1781

Dietmar Gericke
Ernst Bäumler

LEBEN OHNE KRANKHEIT

Vorbeugen · Helfen · Heilen

Hoffmann und Campe

Schutzumschlaggestaltung Peter Albers unter Verwendung
zweier Fotos: *Himmel* Harald Mertes, *Watt* Heggemann/Stern
Graphische Darstellungen Hans-Peter Weiblen
Gesetzt aus der Korpus Century Antiqua
Satz: Dörlemann-Satz, Lemförde
Druck und Bindung: Mainpresse Richterdruck Würzburg
Printed in Germany

Inhalt

Vorwort

An medizinischer Fachliteratur besteht bei uns kein Mangel, auch wenn sie häufig nur in englischer Sprache vorliegt. Man denke nur an Veröffentlichungen über Immunologie oder Gentechnologie. Für den Informationsaustausch der Ärzte untereinander gibt es eine Vielzahl von Publikationsmöglichkeiten, die auch hochspezialisierten Disziplinen noch in ausreichendem Umfang Rechnung tragen.

Wie viele andere Wissenschaftler tun sich jedoch auch Ärzte schwer bei der Vermittlung ihres Wissens an medizinische Laien. Das gilt für den einzelnen Patienten genauso wie für die breite Öffentlichkeit. Das ärztliche Fachvokabular ist nicht dazu angetan, ein größeres Publikum ohne Schwierigkeiten aufzuklären. Zwar gibt es für das bei immerhin vielen Menschen vorhandene anatomische Grundwissen noch einen entsprechenden deutschen Vokabelschatz. Bei der Beschreibung komplizierter Sachverhalte im menschlichen Organismus versagt er aber. Gelingt es nicht, diese sprachliche Barriere am Krankenbett und in der Praxis niederzureißen, nützen alle Beschwörungen des »mündigen Patienten« nichts.

Die Ärzte bleiben unter sich, aber auch sie haben manchmal Probleme. Nur den wenigsten gelingt es ohne besondere Mühe, auf dem laufenden zu bleiben, denken wir etwa an die rasante Entwicklung, mit der die Molekularbiologie in den letzten Jahren vorangeschritten ist. Das ist durchaus verständlich, denn Ärzte gehören bestimmt zu den Schwerstarbeitern. Deshalb darf es nicht verwundern, wenn manche Fachzeitschrift ungelesen bleibt.

Kaum eine andere Wissenschaft berührt die Menschen so unmittelbar wie die Medizin, und unter den erstrebenswerten Gütern steht für den einzelnen die Gesundheit ganz obenan. Nicht zu Unrecht ist der Satz »Gesundheit ist nicht alles, aber ohne Gesundheit ist alles nichts« zum geflügelten Wort geworden. Schopenhauer schrieb über die Schlüsselrolle körperlichen Wohlbefindens in seinen »Aphorismen zur Lebensweisheit«: »Überhaupt aber beruhen neunzehntel unseres Glücks allein auf der Gesundheit. Mit ihr wird Alles eine Quelle des Genusses: hingegen ist ohne sie kein äußeres Gut, welcher Art es auch sei, genießbar, und selbst die übrigen subjektiven Güter, die Eigenschaften des Geistes, Gemüthes, Temperaments, werden durch Kränklichkeit herabgestimmt und sehr verkümmert.« Der Aufklärung über gesundheitliche Gefahren kommt deshalb höchste Bedeutung zu, zumal sich allenthalben bestürzende Wissenslücken auftun. Auch ein Buch wie dieses muß darum eher zuwenig als zuviel Vorwissen voraussetzen.

Das Grundwissen, das die Leser mitbringen, erweist sich nämlich als altersabhängig. Vor allem ältere Leser, deren medizinische Vorbildung sich auf den Schulunterricht beschränkt, können von den neuesten Impfstoffen oder Untersuchungsmethoden keine Vorstellung haben, weil sie erst noch entdeckt werden mußten. Jüngeren Lesern kann die Schule solche modernen Errungenschaften vermittelt haben. Eine Gewähr dafür gibt es aber nicht, und für Zweifel besteht immer wieder Anlaß genug. Solange selbst die meisten Ärzte mit einem Gebiet wie der Kernspintomografie ausgesprochenes Neuland betreten, sollten sich Kritiker der laienhaften Desinformiertheit größte Zurückhaltung auferlegen.

Wer schließlich öfter erlebt hat, welche Verständigungsprobleme Wissenschaftler und Journalisten untereinander haben, wird sich über den Umfang möglicher Voraussetzungen kaum noch Illusionen machen. Das alljährliche Nobelpreisträgertreffen in Lindau ist hierfür ein gutes Beispiel. So faszinierend solche Begegnungen mit den großen Wissenschaftlern unserer Zeit im persönlichen auch immer sein mögen, so zweifelhaft ist das publizistische Echo des wissenschaftlichen Gedankenaustauschs. Nicht selten ist sogar mancher Berichterstatter völlig überfordert, deshalb fällt der Widerhall in den Medien oft recht schwach aus.

In unserem Buch nehmen die Verständnisschwierigkeiten keineswegs ab, wenn das medizinische Wissen um Tatsachen aus der Mikrobiologie, Biochemie und besonders der Gentechnik erweitert wird. Zwar ist schon heute zu beobachten, daß sich die Gemüter über gentechnische Arbeiten erhitzen, aber selbst ein beschränktes Grundwissen auf diesem Gebiet wird wohl auch in den nächsten Jahren nicht so schnell Allgemeingut werden.

Bei den von Monat zu Monat zunehmenden Erkenntnissen der Molekularbiologie müssen manchmal auch berufsmäßige Schreiber passen, denen man gerne nachsagt, sie verstünden von allem wenigstens ein bißchen. Vielleicht liegt darin auch der Grund, warum verhältnismäßig wenige Menschen von der großen biochemischen Revolution Kenntnis haben, die sich in unserer Zeit abspielt, der Entschlüsselung des gentechnischen Kodes nämlich. Dabei gehört sie zu dem aufregendsten, was derzeit auf dieser Erde geschieht.

Wenn die Wissenschaftler selbst das Wort eher zögerlich an die Öffentlichkeit richten, dann beruht das in den seltensten Fällen auf professoraler Eitelkeit. Eher befürchten sie schon, und das zu Recht, die populäre Sprache könne den Gegenstand nur unzureichend erfassen und schlimmstenfalls sogar verfälschen. Nicht umsonst ist Wissenschaftsjournalismus mittlerweile eine Berufssparte, in der nur wenige wirkliche Könner arbeiten. Fast kein anderes

Ressort in den Medien verlangt so harte Arbeit, kaum vergleichbar etwa mit dem Lokaljournalismus. Die hohe Kunst der Wissenschaftsjournalisten findet in den Medien leider immer noch nicht die Anerkennung, die sie verdient. Die Umsetzung kompliziertester Zusammenhänge in einfache Formulierungen gleicht vielfach einer riskanten Gratwanderung, bei der die Sache keineswegs immer bis zum Ziel gelangt. Ein gelungenes Beispiel für ein solches Wagnis stellt unserer Ansicht nach die Einleitung dieses Buches dar. Sie entstammt der Feder von Richard Kaufmann, dem Nestor der deutschen Wissenschaftsjournalisten.

Alle Überlegungen haben freilich nur den Zweck: dem Leser eine Chance zu geben, das vorliegende Buch möglichst vollständig zu verstehen. Unsere besondere Sorge gilt jenem Leser, der das erforderliche Vorwissen nicht mitbringt. Für ihn ist dieses Buch vor allem geschrieben. »Interessierte Laien« werden solche Leser in der Öffentlichkeit gelegentlich genannt, und die Bezeichnung verhehlt eine geringe Mißachtung der Wißbegierigen durchaus nicht.

Daß ihm, dem Nichtmediziner, Nichtmikrobiologen, Nichtbiochemiker, Nichtpharmakologen und Nichtgenetiker ein gehöriges Quantum begreifbarer Aufklärung zusteht, ist unbestritten, fragwürdig aber, wenn sich die Hilfestellung auf Verhaltensmaßregeln beschränkt, die zwar alle der Gesundheit, aber kaum der Einsicht in Zusammenhänge menschlichen Lebens dienen. Diese Einsicht kann hochtheoretisch sein, sie kann aber auch einen sehr praktischen Bezug haben, wenn es um die eigene Lebensführung geht.

Daß die Menschen immer den Wunsch hatten, gesund zu sein, mag zuallererst trivial klingen, aber ein »Leben ohne Krankheit«, wie der Titel des Buches lautet, ist trotz einer ansehnlichen natürlichen Mitgift – wie etwa des Immunsystems – keineswegs selbstverständlich. Der Mensch ist anatomisch und physiologisch eigentlich ein so unglaublich vollkommenes Wesen, das von vornherein gegen viele gesundheitliche Widrigkeiten gefeit ist. Milliarden von Abwehrmolekülen helfen ihm, im Meer von Krankheitserregern zu überstehen, das ihn umgibt und über deren Wirken wir erst in den letzten Jahren ergiebige Erkenntnisse gefunden haben.

Die Prognose scheint nicht gewagt, daß es um unsere Gesundheit im Jahre 2000 dank der neuen immunologischen Methoden besser als heute bestellt sein wird. Sogar dem Verständnis über die letzten Ursachen der Krebsentstehung sind wir nähergekommen, seit amerikanische Forscher das Phänomen der Krebsgene entdeckt haben.

Allen ärztlichen und auch moralischen Anstrengungen zum Trotz ist das Leben jedoch endlich, währe es nun 80 oder 120 Jahre. Mag es auch von der Erkenntnis, wodurch Krebs entsteht, bis zu seiner Verhinderung noch ein weiter Weg sein, die ersten Fortschritte sind gemacht. Zügiger wird wahrscheinlich die Entwicklung auf dem Gebiet der Herz- und Kreislauferkrankungen verlaufen. Seit Systeme gefunden wurden, mit denen der Blutdruck sich regeln läßt, bestehen ganz andere Möglichkeiten, die schlimmen Folgen des Bluthochdrucks zu vermeiden. Überdies sind inzwischen die Möglichkeiten der rationellen gentechnischen Herstellung bekannt.

So bleiben unausweichlich Verschleißerscheinungen, Mißbrauch mit dem Wunderwerk Körper sowie zahlreiche Krankheiten, gegen die wir auch heute noch kein Mittel wissen. Ob ein »Leben ohne Krankheit« jemals verwirklicht werden kann, läßt sich heute noch nicht ermessen. Unser Buch soll jedoch dokumentieren, daß wir dem Wunschtraum aller Menschen in den letzten 100 Jahren schon ein gutes Stück näher gekommen sind.

München/Frankfurt-Main, im September 1984

Dietmar Gericke Ernst Bäumler

Einleitung

Vor 100 Jahren begann in Europa jene Revolution der Heilkunde, deren direkte Auswirkung auf den Patienten bis zur Stunde anhält. Kennzeichen der neuen Medizin, die kein geschlossener Prozeß, sondern eher eine Kette von Evolutionen ist, ist die Anwendung naturwissenschaftlicher Gesetze auf die ärztliche Kunst.

Schon die ersten Behandlungsversuche erregten Aufsehen. Diphtheriekranke Kinder starben nicht mehr an den »braunen Häuten« in den Atemwegen, sondern wurden durch ein neuartiges Diphtherieserum gerettet.

In der Chirurgie führten Narkose und die Kombination von anti- und aseptischen Maßnahmen dazu, daß man tiefer und länger operieren konnte, ohne den Patienten später an Wundrose, Septikämie oder »Blutvergiftung« zu verlieren. Die Chirurgie war damit über Nacht zu einer der erfolgreichsten Methoden in der Medizin geworden: die Zahl der postoperativen Todesfälle (80 bis 95 Prozent vorher) wurde von Jahr zu Jahr kleiner, wo immer man sich an die Vorschriften der Antisepsis und Asepsis von Lister, Holmes und Semmelweis hielt: Semmelweis hatte schon 1847 eine solche Entwicklung vorhergesagt.

Zahlreiche Erfolge gingen auf die Vorarbeit von Chemikern und Pathologen zurück. Das Lebenswerk des Franzosen Louis Pasteur begann mit der Aufdeckung von »Keimen«, die Bestandteil der Luft sind und in ihr schweben:

zwei britische Ärzte hatten zwar 1712 (Place) und 1750 (Pringle) die Begriffe Aseptik und Antiseptik eingeführt, mit Inhalt wurden sie aber erst 100 Jahre später erfüllt; der Göttinger Pathologe Henle, Zeitgenosse Darwins, wagte 1840 eine Beschreibung von Mikroorganismen, die im Menschen nach seiner Ansicht Krankheiten erzeugen: 38 Jahre später sah sie sein Schüler Robert Koch im Mikroskop. Sie entsprachen exakt der Definition seines Lehrers.

Schon in der ersten Hälfte des 19. Jahrhunderts muß die Ahnung einer kommenden Erneuerung eine wachsende Zahl von Ärzten beherrscht haben. Der Experimentalphysiologe François Magendie faßte sie in den Satz: »Setzen wir voraus, daß noch nichts in der Medizin geschehen ist und alles noch geschehen muß!« In Deutschland gingen zu dieser Zeit zwei Ärzte, W. Roser und A. Wunderlich, in einem Artikel »Über die Mängel der heutigen deutschen Medicin und die Nothwendigkeit einer entschieden wissenschaftlichen Richtung in derselben« 1842 mit ihren Kollegen hart ins Gericht. Sie forderten für die Medizin »dieselben Methoden wie für die exacten physikalischen Wissenschaften« und unterstrichen diese Forderung nochmals ausdrücklich: »Die Medizin muß in der Natur studirt werden. Sie ist wesentlich Naturforschung.«

In der »traditionellen Medizin«, einer Bezeichnung für alle Arten von Medizin, die vor der »okzidentalen naturwissenschaftlichen Medizin« praktiziert wurden, war der Arzt ein Herrscher in seinem kleinen Reich, vor allem auf dem Land. Staatsexamen und Doktortitel qualifizierten ihn für seinen Beruf, gegen Bevormundung durch staatliche Behörden war er abgesichert durch die ärztliche Schweigepflicht. Außerdem verstand er mehr von Medizin als die Beamten; am Krankenbett sprach er mit seinen Kollegen lateinisch. Auch die Zwangsversicherung (Krankenversicherung) vom Juli 1874 beeinträchtigte die Ärzte in ihrer Entscheidungsfreiheit nicht. Die Behandlungsmöglichkeiten waren ohnehin auf wenige käufliche Heilmittel, die von

Apothekern nach Vorschrift des Arztes hergestellt wurden, beschränkt.

Die Therapieforschung lag zu Beginn der naturwissenschaftlichen Medizin fast ausschließlich in den Händen von Universitäts-Laboratorien. Sie arbeiteten eng mit den Klinikern zusammen. Die Herstellung der Präparate wurde von kleineren Pharmawerken übernommen, die sich mit der Zeit ebenfalls mit der Erforschung von Krankheiten und der Erfindung von Heilmitteln befaßten.

Die Wirksamkeit der ersten, rein chemischen Medikamente war so gut, daß eine starke Nachfrage einsetzte, die sich nur durch industrielle Fertigung befriedigen ließ. Der Wunsch, gute, standardisierte, luftdicht verpackte Mittel zu erhalten, mit einem Gehalt an Wirkstoffen, der auf Milligramm genau dosiert werden kann, war ein plausibles Argument für die neue Arbeitsteilung. Die Universitäten und großen Kliniken forschen und entwickeln Rezepte, die nicht mehr an den privaten (ansässigen) Apotheker gehen, sondern an ein Pharmawerk, das die fertige, standardisierte und nach gesetzlichen Auflagen sauber hergestellte Apothekenware an große Depots gibt. Dort wird sie von den lokalen Apothekern nach Bedarf abgerufen. Nur so war es möglich, notwendige Arzneimittel bei starkem Bedarf (Grippe-Epidemie, Darmkrankheiten, Poliomyelitis) zu produzieren und zur Verfügung zu stellen.

Bis zum Ersten Weltkrieg wurden in Deutschland rund zwei Drittel aller Medikamente und Wirkstoffe in staatlichen Instituten (meist Universitäten) entdeckt und in ihrer Zusammensetzung festgelegt. Inzwischen ist dieser Anteil auf etwa acht Prozent gesunken. Der Rest der Innovationen stammt von Pharmazeuten, Biochemikern, Ärzten und anderen Spezialisten in den Forschungsabteilungen der Pharmaindustrie.

Auch dafür gibt es Gründe: Die Forschung an den Universitäten wird heute durch Vorlesungen, Seminare, Prüfungen und andere dienstliche Aufgaben stark behindert.

Die Grundlagenforschung erfordert Arbeiten, die über Jahre hinweg dasselbe Ziel verfolgen. Mit den praktischen Aufgaben der Pharmaforschung hat das wenig zu tun. Sie ist nicht nur auf der Suche nach therapeutischen Möglichkeiten für Krankheiten, die bisher nicht bekannt waren, sondern auch nach besseren Arzneimitteln für altvertraute Leiden. Außerdem ist unsere Zeit gekennzeichnet durch die Flucht ganzer Völker, durch Massentourismus und Subkulturen, für die Hygiene erstrebenswertes Ziel, aber noch keine Realität ist. Dadurch können immer wieder Seuchen aus lokalen Herden in andere Länder verschleppt werden, deren Bewohner gegen den Angriff dieser Erreger wehrlos sind. Beispiele dafür sind die Kinderlähmung, die verschiedenen infektiösen Hepatitiden vom Typ A, Typ B, NonA/NonB und Delta, aber auch die Syphilis in Süd- und Südostasien.

Als eine Art Damoklesschwert hängt über den sogenannten hochtechnischen Nationen noch immer die Grippe, deren Erreger die unangenehme Eigenschaft haben, ihre Kennzeichen oder Antigene langsam (drift) oder plötzlich (shift) zu ändern. Entstünde eines Tages irgendwo, vermutlich im Grenzraum zwischen Südrußland und seinen asiatischen Nachbarn, ein Grippevirus mit einer völlig neuen Antigen-Zusammensetzung, wäre eine Wiederholung der Katastrophe von 1918–20 unvermeidlich. Damals wütete die sogenannte »spanische Grippe« in ganz Eurasien und tötete mindestens 20 (nach anderen Quellen 50) Millionen Menschen. Alle mit Grippeforschung befaßten Institute der Welt könnten in einem solchen Fall lediglich die Wanderung der Grippe statistisch festhalten. Nur Pharmawerke, die sich auf Impfstoffe und Sera spezialisiert haben und auch über das erforderliche Know-how verfügen, sind imstande, einen Grippeimpfstoff rasch nach dem neuen Muster zu entwickeln und den Impfstoff über Kühlketten in alle bedrohten Gebiete der Welt zu schicken.

Kehren wir an diesem Punkt noch einmal zurück zu der

Frage, was zwischen dem Ausbruch der Revolution in der Medizin vor 100 Jahren und der Gegenwart geschehen ist, dann lauten die Antworten: Die naturwissenschaftliche Medizin etablierte sich zuerst dort, wo die Grundlagen für sie vorhanden waren: in einigen europäischen Staaten wie Frankreich, England und Deutschland, just als diese sich entschlossen, die parlamentarische, also demokratische Regierungsform zu wählen (oder bereits besaßen). Damit war die Forderung nach Gleichheit und Solidarität gegenüber unterprivilegierten Gruppen verbunden. Auch der Traum von der »physikalischen Methode«, die in der ganzen Medizin (Diagnose, Therapie, Krankheitsforschung, Arzneimittelforschung) angewendet werden müßte, ist seit langem Wirklichkeit geworden. Das vorliegende Buch berichtet über die minuziös betriebene wissenschaftliche Untersuchung von Krankheiten, deren Ursachen oder Erregern. Die Forschung findet, wie in Demokratien üblich, im Wettbewerb zwischen Instituten statt, die sich mit Teilgebieten der Medizin befassen. Auf lange Sicht blieben die Forschungsabteilungen der pharmazeutischen Industrie siegreich. Ihre Forschung müssen sie selbst bezahlen, staatliche Subventionen sind relativ selten.

Pharmazeutische Forschungsabteilungen sind heute nicht nur ein Laboratorium, sondern auch Zentralen des Wissens über die Krankheiten, die es bei uns und anderswo gibt und aufgrund des Flugverkehrs morgen bei uns auftauchen können. Selbst ein glücklicherweise so selten auftretendes Leiden wie das hereditäre angioneurotische Quincke-Ödem, bei dem ein blutender Schnitt im Arm genügt, im Kehlkopf den Vorgang des Erstickens auszulösen, kann heute durch ein Mittel namens C1-Inaktivator rasch beseitigt werden. Das Mittel liegt in Depots auf Abruf bereit. Jeder Arzt in der Bundesrepublik kann innerhalb von zwei Stunden beliefert werden.

Was Arzneimittel und ihre gezielte Wirkung auf Krankheiten betrifft, sind wir eines der bestversorgten Länder

der Welt. Denn Medikamente bilden immer noch die vorderste Front gegen Krankheiten. Kürzt man diesen Posten im Etat der Gesetzlichen Krankenversicherung (GKV), erhöhen sich die Gesamtausgaben der Versicherung erheblich. Alte und kranke Menschen würden bettlägerig und müßten in Krankenhäuser eingewiesen werden. Das läßt die Krankenkassen viel stärker zur Ader.

Im Jahre 1982 mußten von der GKV für Apothekenware 13,8 Milliarden Mark bezahlt werden. Davon wurden 52 Prozent für Rentner ausgegeben. Zu den kostenintensiven Krankheiten infolge des ständig steigenden Durchschnittsalters kommt ein weiterer kostentreibender Faktor. Wir stehen vor einem psychologischen Phänomen: Je umfassender die medizinische Versorgung einer Bevölkerung, desto leichtfertiger wird der Umgang mit der eigenen Gesundheit. Gleichzeitig wächst die Angst vor dem Risiko: Es wird zuviel Kochsalz verzehrt, das erhöht den Blutdruck und führt zur Arteriosklerose und zu Atheromen: es wird zuviel getrunken, doch zuviel Alkohol verursacht ähnliche Schäden und zerstört obendrein die Leber; zu viele Zigaretten werden geraucht, das läßt die Zahl der Kranken mit Bronchial- und Prostatakrebs emporschnellen; die Disziplinlosigkeit im Straßenverkehr fordert jährlich 30 000 bis 40 000 Krüppel und Behinderte. Die Angst vor dem Risiko aber mündet immer häufiger in Angst vor Arzneimitteln. Damit soll das eigene Fehlverhalten verdrängt werden. Dieser kuriose Mechanismus ist bestimmten Gruppen in Redaktionen der Presse und des Fernsehens bekannt, und sie nutzen ihn kaltblütig aus. So fand man einen Sündenbock in Form der Arzneimittel und der Pharmaindustrie.

»Den Deutschen werden zu viele Medikamente verordnet«, schrieb daher im April 1984 eine Wochenzeitung, die vornehmlich von Intellektuellen und Akademikern gelesen wird. Trifft das den Kern der Sache? Wir müssen nochmals Zuflucht nehmen zu jenen Ärzten, die 1842 eine physikalisch orientierte, naturwissenschaftliche Medizin forderten. Damals lebten auf dem Gebiet der Bundesrepublik Deutschland etwa 18 Millionen Menschen. Es gab keine nennenswerten industriellen Ballungsgebiete, keine qualmenden Essen, Ölheizungen, Autos, Dieselzüge, Düsenflugzeuge, keine Asphaltstraßen, auf denen Autoreifen aus Kunststoff Kanzerogene produzieren, keine Farbfernsehgeräte, die mehr schädliche Strahlen aussenden als ein Atomkraftwerk, keine Geräuschüberflutung und keinen Anlaß, über Streß zu klagen.

In dieser »idyllischen Landschaft« starben die armen Leute, bevor sie das vierzigste Lebensjahr erreichten. Sie starben an Überanstrengung, Tuberkulose oder Verschleißerscheinungen. Sie lebten ständig mit Schmerzen. Ihre charakteristischen Leiden scheinen Erkrankungen des rheumatischen Formenkreises gewesen zu sein; Hautkrebs und Zungenkrebs wurden beobachtet wie chronische Bronchitiden und Avitaminosen. Etwa die Hälfte der Bevölkerung mußte Schwerstarbeit leisten; gegen Infektionen war sie wehrlos, denn es gab ja noch keine allgemeinen Schutzimpfungen.

Heute ist Schwerstarbeit die seltene Ausnahme, Infektionen können behandelt, in vielen Fällen durch Impfung verhindert werden; die Tuberkulose ist keine Volksseuche, Avitaminosen sind kein Problem mehr. Die naturwissenschaftliche Medizin, die genau 40 Jahre nach dem Manifest von Roser und Wunderlich mit Robert Kochs Identifizierung eines Infektionserregers begann, war von Anfang an eingebunden in eine industrialisierte Welt. Sie vermittelte dank ihrer Produktivität immer mehr Menschen ein besseres Leben als den Armen von gestern. Deshalb können heute 250 Menschen auf einem Quadratkilometer Land leben, auf dem damals 60 existierten.

Aus diesem Leben auf engstem Raum entstehen aber neben unzähligen Noxen, denen selbst die Bäume nicht mehr gewachsen sind, neue Krankheiten, die im vorigen Jahrhundert unbekannt waren. Infolge ihrer verwaschenen Befunde sind sie häufig noch nicht klar zu diagnostizieren. Manche Symptome, früher nur als Anzeichen einer Krankheit gewertet, haben sich verselbständigt, wie der Bluthochdruck; andere entstehen ohne ersichtliche Ursache. Sind es eingebildete Kranke, die an einer Frustration leiden? Weshalb erscheint im industriellen Paradies manchem jungen Menschen das Leben schon total sinnlos, verpfuscht, nicht lebenswert, als Leben ohne Zukunft? Unter welcher Diagnose soll ein solcher Symptomenkomplex eingereiht werden. Ist er überhaupt klassifizierbar?

Nimmt man solchen bedauernswerten Menschen, Patienten – Leidenden im wahrsten Sinne des Wortes – auch noch ihre Arznei, von der sie subjektiv glauben, sie tue ihnen gut, dann greifen sie vielleicht zur Flasche, zur weichen und später harten Droge, oder sie wählen gar den Freitod. Rund 80 bis 90 Prozent aller heute auf dem Markt befindlichen Medikamente werden aufgrund klarer Indikationen für sicher erkannte Krankheitsbilder gegeben; die restlichen sind wohl Medizin, sie dienen der Beruhigung, sollen das Gefühl vermitteln, vom Arzt nicht abgewiesen, sondern versorgt zu werden.

Moderatoren und Publizisten, die heute ameisenfleißig Material gegen »die Medikamente«, gegen »die Kunstfehler der Ärzte«, die Pharmaindustrie, die Medizin schlechthin sammeln und schubweise verbreiten, handeln in den meisten Fällen fahrlässig, denn sie führen statt der notwendigen Beweise nur ihre eigene Moral vor. Sie handeln dann sogar sadistisch, wenn sie die Zusammenhänge kennen, sie aber nicht beim Namen nennen. So oder so, wer die Angst der Menschen schürt, ohne ihnen Hoffnung zu machen, ist gewissenlos. In den USA hat man für solche Personenkreise längst einen Namen. Man nennt sie »hate merchants«, Haßverkäufer. Der Arzt, der einem von Angst – vor der Schule, dem Leben, der Atombombe, der Zukunft – gepeinigten Schüler eine Packung mit Schlafmitteln in die Hand drückt, tut das, um eben diesem Menschen über eine

Krise in seinem Leben hinwegzuhelfen. Ob es der falsche Weg ist, darüber läßt sich diskutieren; er kann sich aber auch als der richtige erweisen.

Sind wir also nach 100 Jahren naturwissenschaftlicher Medizin wieder da, wo es einmal anfing, bei der Ungewißheit? Es wird sie immer geben. Wer dieses Buch liest, lernt eine Welt der wissenschaftlichen Forschung, der Vernetzung von Erfahrungen und der besessenen Arbeit kennen. Sie ist längst nur noch dem Fachmann zugängig, der seit Jahrzehnten in ihr lebt wie in einer Wohnung. Genaugenommen ist dieses Buch nur ein Zwischenbericht, von dem Teile in wenigen Jahren überholt sein werden. Einzelne Entdeckungen, die uns heute als bedeutend erscheinen, werden dann nur noch ein paar Zeilen wert sein. Darin liegt etwas Beruhigendes. Die medizinische Revolution vor 100 Jahren war der Versuch, im Geschwindschritt und auf zwei Ebenen das Ziel »Gesundheit« zu erreichen. Viele tausend Ärzte lebten in dieser Hoffnung. Heute ist man vorsichtiger, subtiler geworden und weiß, daß die Forschungsarbeit in einer Kugel stattfindet. Immer wenn man den wissenschaftlichen Fortschritt um einen Zentimeter weiter geschoben hat, ist die Außenwand der Kugel, der Kontakt mit dem, was wir noch nicht wissen, in der Potenz gewachsen.

Trotzdem ist die Hoffnung die entscheidende Triebfeder geblieben. Wer sie verliert, hat sich selbst aufgegeben.

Samerberg
im September 1984

Richard Kaufmann

Die Bakterien sind noch nicht besiegt

Wie aus heiterem Himmel

In der Notaufnahme der neurologischen Abteilung eines Frankfurter Krankenhauses wurde an einem Samstag im Sommer 1983 ein 21jähriges Mädchen eingeliefert: Eva Baum. Sie hatte erst vor einiger Zeit ihr Abitur gemacht. Seit sechs Monaten arbeitete sie als Volontärin in einer Tageszeitung. Die Arbeit gefiel ihr. Die Vielzahl der Termine und der Zeitdruck, unter dem sie ihre Berichte schreiben mußte, belasteten sie manchmal allerdings stark.

Seit einigen Tagen litt sie an Kopfschmerzen, die sich jetzt, in der Nacht zum Samstag, von Stunde zu Stunde verstärkten. Die Tabletten, die sie gewöhnlich bei Schmerzen nahm, wirkten nicht. Auch nicht die entsprechenden Zäpfchen. Glücklicherweise kannte Eva Baum ein Arztehepaar, die Eltern einer Schulfreundin. In deren Haus hatte sie sich oft aufgehalten. Ihr Freund rief dort an, als Evas Schmerzen so stark wurden, daß das Mädchen zu schreien begann. »Hat sie auch einen steifen Nacken und Brechreiz?« fragte der Arzt besorgt. »Ja«, sagte der Freund. »Dazu auch ein taubes Gefühl in den Beinen.« Darauf der Arzt: »Dann bringen Sie sie sofort in die neurologische Klinik nach Frankfurt-Höchst. Ich werde Eva dort gleich anmelden.«

Der Arzt in der neurologischen Abteilung brauchte sein diagnostisches Repertoire angesichts der Symptome, besonders der Nackensteife, nicht besonders zu bemühen. Er dachte sofort an eine Entzündung der weichen Gehirnhäute, eine Meningitis. Die Meningen umgeben das Gehirn und das Rückenmark. Vielleicht, so der Neurologe, war die von ihm vermutete Entzündung der Hirnhäute auch mit einer Entzündung des Gehirns verbunden. Sie wird nach dem griechischen Wort für Gehirn (Enkephalon) als Enzephalitis bezeichnet. Die Entzündung von Hirnhäuten und Gehirn heißt »Meningo-Enzephalitis«.

Eine Meningitis bedeutet in der Medizin höchste Alarmstufe. Sie ist selbst heute noch lebensbedrohend. Als Erreger der Krankheit kommt eine Vielzahl von Bakterien in Betracht. Je nach der Art dieser Keime richten sich Verlauf, Therapie und Prognose der Krankheit.

Friedliche und bösartige Bakterien

Den Zugang zu der unsichtbaren Welt der Bakterien hat uns der holländische Amateur-Bakteriologe und Linsenschleifer Antoni van Leeuwenhoek (1632–1723) vermittelt. Er sah in seinem selbstgebastelten Mikroskop zum ersten Mal die vielen »Dierkens« und »Beesterchen« (so Leeuwenhoek), die sich in einem Wassertropfen oder einem Sekret aus der Nase tummeln.

Auch menschliche Samenzellen, die wie »Kaulquappen« aussehen, und ihre besondere Funktion erkannte Leeuwenhoek als erster. Bei der Royal Society, mit der er eifrig korrespondierte, entschuldigte er sich sogar, dabei ein Gebiet zu berühren, das manchen Menschen peinlich sein könnte. Er versichert jedoch, das Material seiner Studien aus dem Überschuß einer ehelichen Vereinigung erhalten zu haben, ohne eine Sünde begangen zu haben.

Erst Louis Pasteur in Frankreich und Robert Koch enthüllten freilich, daß es unter den Mikroorganismen zahlreiche Krankheitserreger gibt, die eine tödliche Bedrohung für den Menschen darstellen. Denn sie sind die Ursache vieler Erkrankungen, auch der Vereiterung von Wunden.

Die Bakterien sind einzellige Lebewesen. Ihre Größe wird in »Mikron« gemessen. Ein Mikron umfaßt ein tausendstel Millimeter. Die kleineren Bakterien sind etwa 0,2 Mikron groß. Andere messen bis zu zwei oder drei Mikron. Sie haben bei allen Unterschieden ein Merkmal gemeinsam: Ihr Zelleib wird von einer Membran und einer Wand umhüllt, die ihnen Gestalt und Form geben.

Im Gegensatz zu den Eukaryonten, etwa zu den Pflanzen und höheren Lebewesen, besitzen Bakterien allerdings keinen Zellkern; ihr Erbmaterial liegt gewissermaßen nackt in ihrem Inneren. Die Gene der Bakterien bestehen aus den beiden Kernsäuren, aus der Desoxyribonukleinsäure und der Ribonukleinsäure. Da sich die Bakterien durch Längsteilung vermehren, wurden sie früher auch oft als »Spaltpilze« bezeichnet.

Die Zellwand dieser Prokaryonten – so werden die kernlosen niederen Lebewesen bezeichnet – besteht aus drei elastischen Schichten. Die innerste Schicht, die auch Stützmembran genannt wird, ist ein Mureinnetz. Die äußeren Schichten enthalten Lipopolysaccharide und Lipoproteide. Lipopolysaccharide sind aus Fettstoffen und Zucker zusammengesetzte Substanzen, Lipoproteide sind Fett-Eiweiß-Verbindungen. Diese Bezeichnungen leiten sich ab von dem griechischen »lipos« für Fett, »poli« für viel und »saccharin« für Zucker.

Wie wir später noch sehen werden, besteht jede Erbsubstanz, auch die von Bakterien, aus einer Aufeinanderfolge von jeweils vier chemischen Basenpaaren, wie in den Chromosomen der Tiere oder Menschen. Die Basen heißen Adenin (A), Guanin (G), Cytosin (C) und Thymin (T), wobei sich jeweils Adenin nur mit Thymin und Cytosin nur mit Guanin verbindet.

Ob es sich um ein Bakterium handelt, das die Schleimhäute befällt, ob um eine Rose, einen Elefanten oder einen Menschen – die vier Bausteine des Lebens sind bei allen gleich. Nur die Aufeinanderfolge (Sequenz) der Basenpaare ist unterschiedlich, vor allem auch unterschiedlich lang: bei Bakterien 1,3 Millimeter, bei Menschen mehrere Meter.

Während in den Keimzellen die genetischen Blaupausen für die Vermehrung der Zellen niedergelegt sind – die Substanz heißt bekanntlich Desoxyribonukleinsäure und wird DNS oder DNA abgekürzt –, sorgt die Ribonukleinsäure für den richtigen Aufbau und die Produktion des Eiweißstoffes. Die Eiweißstoffe (Proteine) bestehen aus einzelnen Bausteinen, den Aminosäuren. Es gibt rund 20 essentielle Aminosäuren, die der menschliche Organismus nicht selbst herstellen kann. Sie müssen mit der Nahrung aufgenommen werden.

Dieser Kode des Lebens ist im übrigen voll entschlüsselt, was vor wenigen Jahren niemand für möglich gehalten hätte. Die revolutionäre Einsicht in das Innere unserer Lebensgrundsätze hat sich vollzogen, ohne daß auch nur ein Bruchteil der Menschheit davon Kenntnis nahm oder nehmen konnte.

»Who is who« im Reich der Bakterien

Bergeys »Manual of Determinative Bacteriology« umfaßt alle Familien, Arten und Spezies der pathogenen Mikroorganismen. Zu den am meisten verbreiteten Bakterien gehören die Kokken. Sie werden so genannt wegen ihrer kugeligen Form. Beispielsweise Staphylokokken, runde Gebilde, die unter dem Mikroskop in Haufen oder Trauben zu sehen sind, und Streptokokken, die als kürzere oder längere Ketten aneinandergereiht sind. Sie sind allgegenwärtig, »ubiquitär«, wie die Bakteriologen sagen. Staphylokokken und Streptokokken besiedeln unsere Haut, die Schleimhäute oder andere Organe, wo sie in der Regel allerdings friedlich schmarotzen. Erst wenn sie Amok laufen und in die Blutbahn eindringen, können sie gefährliche Entzündungen hervorrufen.

Wie Hirnhautentzündungen entstehen

Bei Gehirnhautentzündungen sind in etwa 25 Prozent die Erreger Meningokokken – so genannt, weil sie sich gewissermaßen auf die Hirnhäute, auf die Meningen, spezialisiert haben – oder Pneumokokken, die vor allem auch als Erreger von Lungenentzündungen in Frage kommen. Daneben existiert noch eine Vielzahl anderer Keime, die bei der Meningitis eine Rolle spielen, etwa der Hämophilus influenzae, der besonders bei Hirnhautentzündung von Säuglingen vorkommt und so genannt wird, weil er eine besondere Vorliebe für Blut als Nährmedium hat.

Andere Erreger der Meningitis gehören zur Gruppe der Pseudomonaden oder zu den vorhin erwähnten allgegenwärtigen Staphylokokken und Streptokokken.

Die Inkubationszeit, also der Zeitraum zwischen der Infektion und dem Ausbruch der Erkrankung, beträgt zwischen zwei und vier Tagen. Die Ansteckung geht in den meisten Fällen durch Tröpfchen direkt von Mensch zu Mensch vor sich. Ein Infizierter muß nicht unbedingt erkranken. Der scheinbar Gesunde kann solche Meningokokken auf den Mandeln haben. Dort vermehren sie sich und rufen Erscheinungen hervor, die denen eines Katarrhs ähneln. Beim Niesen oder Husten werden die Bakterien dann in die Umgebung geschleudert und gelangen durch Einatmen in die oberen Luftwege. Über das Blut kommen die Erreger in den Liquor, die Rückenmarksflüssigkeit.

Nicht selten entsteht eine Meningitis als fortgeleitete Infektion, die von eitrigen Infektionen im Kopfbereich ausgeht. Besonders prägnante Beispiele sind Mittelohrentzündungen (Otitis media) oder Nebenhöhlenentzündungen (Sinusitis). Auch im Gefolge von Verletzungen können die Erreger zu den Hirnhäuten vordringen.

Außer den verschiedenen genannten Bakterienarten können Tuberkelbakterien, Treponemen, die Erreger der Lues und vor allem Viren eine Meningitis verursachen. Die von

Tuberkelbakterien hervorgerufene Entzündung des Gehirns und seiner Häute verlief früher fast stets tödlich. Im Zeichen der Antibiotika hat sich das geändert.

Von rund 6000 Meningitis-Fällen, die jährlich in der Bundesrepublik gemeldet werden, geht nur ein kleiner Teil auf das Konto der Tuberkelbakterien, dagegen nahezu 1000 auf Viren.

Grampositiv oder gramnegativ?

Eine Untersuchung des Blutserums beim Verdacht auf Meningitis kann erste Hinweise auf die Art der Erreger und die Schwere der Erkrankung bringen. Dabei werden verdünnte Lösungen des Blutes auf Glasplättchen – Objektträgern – ausgestrichen und mit bestimmten Farbstoffen wie etwa Methylenblau oder Methylviolett versetzt. Bakterien, die sich normalerweise nicht leicht von ihrer Umgebung abheben, färben sich an und werden so sichtbar gemacht.

Je nachdem, welchen Farbstoff die Keime annehmen, können sie unterteilt werden, nämlich in grampositive und gramnegative. Der dänische Bakteriologe Hans Christian Gram hat diese Färbung eingeführt. Es ist gewissermaßen das erste grobe Sieb für den Erkennungsdienst der bakteriellen Übeltäter. Zu den grampositiven Bakterien zählen die Staphylokokken und Streptokokken, zu den gramnegativen z. B. die Gonokokken. Sie werden nach ihrem Entdekker meist »Neisseria gonorrhoeae« genannt. Albert Neisser hatte die Erreger der Gonorrhoe 1879 in Breslau entdeckt.

Grampositive und gramnegative lassen sich weiter dadurch voneinander unterscheiden, daß man prüft, ob sie »Aerobier« sind, also auf künstlichen Nährböden nur mit Hilfe von Sauerstoff gedeihen und sich vermehren, oder »Anaerobier«, die einen möglichst niedrigen Sauerstoffgehalt in ihrer Atemluft haben mögen, manche gehen sogar ein, wenn nur Spuren von Sauerstoff vorhanden sind. Sie gedeihen unter Stickstoff-Kohlenstoffgemischen am besten.

Um bei einer Meningitis wirklich Klarheit zu schaffen, genügt allerdings nicht die Blutuntersuchung. Auch eine Prüfung der Reflexe des Nervensystems erlaubt nur beschränkte Aussagen. Es muß vielmehr der Liquor untersucht werden. Der Liquor cerebrospinalis, populär »Nervenwasser« genannt, umspült das Rückenmark und bestimmte Bereiche des Gehirns. Er wird vorwiegend im Innern der Gehirnkammern – der Ventrikel – gebildet. Die Gesamtmenge des Liquors beträgt etwa 130 Kubikzentimeter.

Normalerweise ist der Liquor klar und hell. Er enthält nur ein paar Zellen, etwas Eiweiß und Zucker. Wenn die Hirnhäute sich entzünden, kann die Zahl der Zellen – Leukozyten oder Lymphozyten – auf mehrere Tausend steigen. Im Falle einer eitrigen Meningitis ist der Liquor trübe und gelblich, dickflüssiger als sonst.

Befund ohne Bakterien

Zurück zu Eva Baum. Sie fühlte den Einstich zwischen die unteren Lendenwirbel, dort, wo kein Rückenmark mehr getroffen werden kann, nur als kurzen Schmerz. Mit einer Hohlnadel wurde Liquor entnommen. Danach beruhigte sie der Arzt: »Jetzt ist das Schlimmste vorbei. Gleich werden wir wissen, woran Sie erkrankt sind.« Stöhnend bat Eva um Mittel gegen ihre Kopf- und Rückenschmerzen, die unerträglich wurden. Sie bekam natürlich auch Medikamente, allerdings nur so viel, daß sie ihre Körperreflexe, die ständig überprüft wurden, und ihr Bewußtsein nicht beeinträchtigten.

Unterdessen wurden im Labor einige Millimeter ihres Liquors verdünnt auf Glasplättchen ausgestrichen und gefärbt, ähnlich wie bei der Färbung des Blutserums. Doch es fanden sich keine Bakterien, weder Meningokokken noch Pneumokokken oder Staphylokokken. Auch Treponemen, Erreger der Syphilis, und Tuberkelbakterien fehlten.

Der Neurologe, der Eva behandelte, war von diesem negativen Befund nicht überrascht. Eva zeigte nicht das für eine eitrige Meningitis typische hohe Fieber. Vieles deutete deshalb schon von Anfang an auf eine weniger stürmisch verlaufende, also subakute Meningitis hin, die auch durch Viren verursacht werden kann.

Vom Mikron zum Millimikron

Das Elektronenmikroskop hat das vielfältige Mosaik dieser Organismen im Niemandsland zwischen Leben und Tod sichtbar gemacht. Mit Ultrazentrifugen und Ultrafiltern können Viren »vermessen« werden. Bakteriologen messen, wie erwähnt, in »Mikron«, dem tausendsten Teil eines Millimeters, abgekürzt »µ«. Die »Elle« der Virologen dagegen ist das Millimikron, der millionste Teil eines Millimeters. Die Wellenlänge eines modernen Elektronenmikroskops vermag sogar noch etwa vier- bis fünftausendstel eines Millimikrons zu messen.

Schon bald, nachdem diese Geräte zur Verfügung standen, wurde das erste Virus beobachtet und gemessen. Es war das Tabak-Mosaik-Virus, das 1935 von dem amerikanischen Chemiker Wendell M. Stanley aus Tabakpflanzen isoliert und auch kristallisiert werden konnte.

In den darauffolgenden Jahren gelang es immer mehr krankheitserregende Viren zu stellen. Im Elektronenmikroskop wurden sie sichtbar gemacht. Als wahre »Riesen« der Mikronenwelt erwiesen sich die Pockenviren, die mit 200 bis 350 Millimikron noch vor dem Herpes-Virus rangieren, das nur 100 bis 175 Millimikron mißt. Von noch kleinerer Statur sind die Myxoviren (70 bis 120 Millimikron), die z. B. Grippe und Mumps hervorrufen.

Zu den kleinsten zählen mit 20 bis 30 Millimikron die sogenannten Enteroviren. Zu ihnen gehören die Verursacher der Kinderlähmung, von Erkrankungen der Luftwege und anderen Leiden.

Viren können als infektiöse biologische Einheiten aufgefaßt werden, als intrazelluläre Parasiten, die ganz auf den Stoffwechsel der von ihnen befallenen Zellen angewiesen sind. Sie bestehen aus einem Eiweißmantel und enthalten als gentechnisches Material eine Nukleinsäure, entweder Desoxyribonukleinsäure (DNS, engl. DNA) oder Ribonukleinsäure (RNA), nie aber beide. Der Unterschied zwischen diesen beiden Kernsäuren besteht darin, daß der DNS-Zucker ein Sauerstoffatom mehr besitzt. Anstelle von Thymin verfügt die RNS über die Stickstoffbase Uracil.

Der Leser wird sich erinnern: Allem Anschein nach wird die RNS von der DNS geformt, und zwar durch eine Art Abdruck von der DNS-Matritze. Danach wird die RNS vom Kern in das Zellplasma entsandt, um dort den Aufbau der Eiweißstoffe zu steuern.

Das Virus programmiert nun die genetische Information der befallenen Zelle um, pfropft die eigene Desoxyribonukleinsäure bzw. Ribonukleinsäure auf. Entweder

- geht die Zelle zugrunde,
- oder sie wird gezwungen, Viruszellen zu produzieren,
- oder es entsteht Krebs.

Weitere Erkenntnisse lieferten die sogenannten Phagen, Virusarten, die nur Bakterien befallen. Jede befallene Zelle kann 100 bis 10000 neue Virionen produzieren. Das hängt einmal vom infizierten Zelltyp ab; es ist ein Unterschied, ob z.B. Haut-, Lungen- oder Darmzellen umprogrammiert wurden. Aber selbstverständlich spielt auch das infizierende Virus eine Rolle im Hinblick auf die Geschwindigkeit und Menge der neugebildeten Virionen. Sie enthalten das gesamte virusspezifische Erbmaterial und befallen damit neue, gesunde Zellen. Es ist aber durchaus möglich, daß die neuen Virionen auch Erbmaterial aus der Zelle mitnehmen (vgl. Krebskapitel).

Vorsicht vor Zecken

Es existiert eine lange Liste von Viren, die bei einer Gehirnhautentzündung in Frage kommen. Sie reicht von den Cox-Sackie-Viren bis zu den Herpes-Erregern.

Die Übertragung von Viren auf Menschen kann direkt und durch Haustiere oder Zecken geschehen. Es handelt sich um die gewöhnliche Zecke, auch Holzbock genannt. Diese Zecken ernähren sich vom Blut und Gewebssaft ihrer Wirte. Auf Gras und Sträuchern lauern die Zeckenlarven darauf, durch vorbeistreifende Wirbeltiere – in erster Linie von Mäusen, aber auch anderen Säugetieren, sowie bodenbewohnenden Vögeln – aufgelesen zu werden. Die Zecken können in ihren verschiedenen Lebensstadien sehr lange, ja sogar jahrelang, hungernd überleben, bis sie ein passendes Objekt finden, an dem sie sich dann festsaugen.

Die Zecken treten gewöhnlich am Anfang und gegen Ende des Sommers gehäuft auf. Ihre Lieblingsorte sind Wälder verschiedenster Zusammensetzung mit dichtem Unterwuchs, in Meereshöhen bis 600 Meter.

Durch den Stich des infizierten Gliederfüßlers gelangt das »Arbo-Virus« in die Blutbahn des Menschen. Diese Kurzbezeichnung leitet sich von »Arthropode borne animal viruses« ab. Das Virus vermehrt sich in Zecken. Sie übertragen es beim Stich mit ihrem Speichel auf Menschen oder Tier. In Europa sind derzeit etwa 60 neuropathogene Virusarten bekannt, die zu einer Meningo-Enzephalitis führen können.

Auch Gehirnzellen wurden angegriffen

Welche Viren hatten nun die Meningitis bei Eva Baum verursacht? Diese Frage konnte auch in den folgenden Tagen nicht beantwortet werden, obwohl Kulturen vom Liquor ebenso angelegt worden waren wie die Infektion von Gewebekulturen, denn Viren können nur in lebenden Zellen, nicht in künstlichen Nährböden vermehrt werden.

Da sie sich in den vergangenen Wochen nicht im Wald aufgehalten hatte, kamen durch Zecken übertragene Arbo-Viren nicht in Betracht. Aber vieles deutete darauf hin, daß Eva nicht nur an einer Meningitis litt, sondern daß die Erreger auch Gehirnzellen angegriffen hatten. Das konnte mit Hilfe eines Elektro-Enzephalogramms – eines EEG – nachgewiesen werden.

Im EEG werden die schwachen, von den Gehirnzellen ausgehenden elektrischen Ströme aufgezeichnet. Sie müssen durch das Aufnahmegerät natürlich vielfach verstärkt werden, damit sie überhaupt sichtbar werden. Bei einem normalen Aktionspotential dieser Zellen bilden sich Wellen, die in bestimmten Abständen nach oben gerichtete Zakken ergeben. Sie werden Alpha- und Beta-Wellen genannt. Die Alpha-Wellen haben eine Häufigkeit von acht bis 15 Wiederholungen (Zyklen) pro Sekunde, die Beta-Wellen eine Frequenz von 16 bis 30.

Auf ein Krankheitsgeschehen deuten Theta-Wellen mit einer Frequenz von vier bis acht Zyklen oder Delta-Wellen mit einer Frequenz von weniger als vier Zyklen pro Sekunde hin.

Das EEG gehört zu den wichtigsten neurologischen Untersuchungsmethoden. Es kann erste Hinweise auf eine Gehirnstörung geben, die durch einen Abszeß, einen Tumor oder durch Erkrankungen wie Epilepsie hervorgerufen werden. Wenn eine Hirnhautentzündung auf das Gehirn übergreift, also zu einer Meningo-Enzephalitis führt, ist das im EEG zu erkennen.

Am frühen Nachmittag – etwa fünf Stunden waren seit Evas Einlieferung in die Klinik vergangen – ließen die Kopf- und Rückenschmerzen etwas nach. Doch Eva fürchtete, daß sie bald wiederkehren würden, und verlangte nach weiteren Schmerztabletten. Vor allen Dingen wollte sie endlich Penicillin oder ein anderes Antibiotikum erhalten. Seit sie einen Film über Alexander Fleming und sein Penicillin gesehen hatte, wußte sie einiges über diese »Wunderdroge«.

Überdies hatte Eva schon einmal bei einer Blasenentzündung Penicillin bekommen. Es war fast unglaublich, wie schnell damals einige Penicillin-Spritzen ihre Krankheit mit Fieber und Schmerzen geheilt hatten. Deshalb meinte sie, sie müsse jetzt in Anbetracht der gefährlichen Hirnhautentzündung doch sofort hohe Dosen des Antibiotikums bekommen.

Gegen Viren wirkungslos

Da ihre Infektion aber durch Viren verursacht wurde, bekam sie zwar Penicillin gegen eine Begleitinfektion. Gegen Virus-Erkrankungen, ganz gleich, ob es sich um Schnupfen handelt oder um schwerste Infektionen, bei denen Milliarden von Zellen zugrunde gehen, können Antibiotika bisher jedoch nichts ausrichten.

Ganz ohne Abwehrmöglichkeiten ist der von Viren bedrängte Organismus freilich nicht. Vom Wirt gebildete Abwehrkörper – Antikörper oder Immunglobuline – können die Viren, ehe sie in fremde Zellen eindringen, erkennen und vernichten.

Selbst Bakterien sind gegen Viren nicht ohne Verteidigungsmöglichkeiten. Sie bilden, wie seit einigen Jahren bekannt ist, bestimmte Enyme, sogenannte Endonukleasen. Diese können die Nukleinsäure des Virus an bestimmten Stellen förmlich zerschneiden.

Was die Natur den Bakterien als Hilfe zum Überleben geschenkt hat, setzen die Gentechnologen heute gezielt bei ihrer Arbeit ein: Mit Hilfe der Endonukleasen, manchmal auch Restriktionsenzyme genannt, nehmen die Gentechnologen im Erbgut von Bakterien die nötigen Einschnitte vor, um neue Erbinformationen, z. B. die Anweisung, Insulin zu erzeugen, einzusetzen. Die Endonukleasen wirken, bildlich gesehen, wie Scheren, die den »Lebensfaden«, die Desoxyribonukleinsäure, auseinanderschneiden. Die gewünschte neue Erbinformation wird eingefügt, und andere

Enzyme »kleben« die DNS-Kette wieder zusammen, die damit natürlich andere Erbeigenschaften als vorher enthält.

Ein von den Zellen gebildeter Stoff – Interferon – wirkt ebenfalls antiviral. Aber Antibiotika sind, wie schon gesagt, im Kampf gegen Viren ohne Bedeutung. Ihre Wirkung beruht gerade auf den Stoffwechselunterschieden zwischen Bakterien und tierischen oder menschlichen Zellen. Natürlich kommen nur Verbindungen in Betracht, die der Wirtszelle möglichst wenig anhaben, aber um so schädlicher für die Bakterien sind. Schon Paul Ehrlich hatte als strategische Losung für derartige Arzneimittel ausgegeben: Sie sollten die Organe des Wirtsorganismus soweit wie möglich schonen, wenig organotrop sein und die Parasiten so stark wie möglich schädigen, parasitotrop sein.

Eva Baum war also ganz auf ihre eigenen Abwehrkräfte, auf ihr Immunsystem angewiesen. Bestimmte weiße Blutzellen dienen als »unsichtbare Verbündete« des Organismus. Sie erkennen fremde Moleküle, die in den Organismus eingedrungen sind. Die Abwehrorganisation unseres Körpers ist ein nahezu perfektes System zum Überleben. Im Knochenmark und in den Lymphknoten werden die für die Abwehr so wichtigen weißen Blutkörperchen gebildet, im Thymus, einer Drüse hinter dem Brustbein, wird ein Teil von ihnen ausgebildet, in den Lymphknoten sind sie stationiert, und in der Lymphe und dem Blut zirkulieren sie.

Die Lymphorgane sind durch eine Art Verkehrsnetz in den Gewebe- und Zellzwischenräumen verbunden. Die darin enthaltene farblose Flüssigkeit, die Lymphe, transportiert die Krankheitserreger zu den Lymphknoten. In diesen »Wachstuben« des Immunsystems, die vollgepackt mit Abwehrzellen sind, werden viele für den Organismus unerwünschte Eindringlinge vernichtet. Später kehrt die Lymphe über die großen Lymphgefäße wieder ins Blut zurück, dessen Kapillaren sie ja auch entstammt.

Ein Enzym, das Bakterien spaltet

Andere Körpersekrete, etwa der Speichel, die Tränen oder Sekrete des Atmungs- und des Verdauungstraktes, enthalten das Enzym »Lysozym«. Es handelt sich hier um ein Eiweißmolekül, das aus 129 Aminosäurenbausteinen besteht. Die hydrolytische Substanz Lysozym kann Bakterienoberflächen angreifen und auflösen. Alexander Fleming hat es entdeckt. Über ihn wird im Zusammenhang mit dem Penicillin noch ausführlich zu sprechen sein.

Eine wichtige Rolle im Abwehrmechanismus spielt auch der Magensaft. Durch seinen Säuregehalt macht er unentwegt Bakterien und Viren, die mit der Nahrung aufgenommen werden, unschädlich.

Von besonderer Bedeutung sind die Freßzellen, weiße Blutkörperchen verschiedenster Form und Größe. Manchmal allerdings gelingt es den Freßzellen nicht, in der Abwehr von Fremdstoffen, Bakterien, Viren oder größeren Parasiten die Oberhand zu gewinnen.

Damit beginnt ein neuer, sehr spezifischer Abwehrmechanismus. Neben eigenständigen T-Lymphozyten, die für die zelluläre Abwehr verantwortlich sind, werden unsere immunologischen Schutzengel zu Hilfe gerufen, die Antikörper oder Immunglobuline. Sie haften sich an die Oberfläche der eingedrungenen Zellen und schädigen sie, indem sie sich mit deren Oberflächen-Antigenen verbinden. Das geschieht nach dem Schloß- und Schlüsselprinzip.

Die Kenntnisse über unsere Abwehrkräfte sind in den letzten Jahren rasch gewachsen. Man erkannte vor allem die Rolle der Antikörper oder, wie sie heute genannt werden, der verschiedenen Formen der Immunglobuline immer besser. Für die Produktion der Immunglobuline, der Antikörper also, sind Lymphozyten verantwortlich, in der Vergangenheit recht wenig beachtete Mitglieder aus der großen Gruppe der weißen Blutzellen, von denen sie etwa 25 bis 30 Prozent ausmachen. Etwa 7000 Leukozyten sind insgesamt in einem Kubikmilliliter Blut enthalten. Die Lymphozyten spielen eine Schlüsselrolle in der Immunabwehr. Sie tragen auf ihrer Zelloberfläche gewissermaßen Antennen.

Wie Antikörper produziert werden

Diese Antennen oder Rezeptoren sind nichts anderes als Antikörper der Art, deren Bauplan der einzelne Lymphozyt in sich trägt. Kommt es nun zu einer Begegnung zwischen einem Eindringling, einem Antigen, und einem Lymphozyten – der Ort dieses Rendezvous kann die Blutflüssigkeit, das Serum, die Lymphe, ein Lymphknoten oder die Milz sein –, dann wird der Lymphozyt aktiviert. Er teilt und vermehrt sich, und schließlich verwandelt er sich in eine großkernige Plasmazelle, die eigentliche Fabrikationsstätte aller Immunglobuline.

Jede Plasmazelle stellt allerdings jeweils nur einen einzigen Typ von Antikörper oder Immunglobulin her. Etwa zehn Tage nach dem ersten Kontakt mit den Antigenen sind genügende Mengen frisch fabrizierter Antikörper in den Körperflüssigkeiten parat. Eine gefährlich lange Zeit für den Organismus, wenn vorher nicht die anderen weißen Blutkörperchen zur Stelle wären.

Beim zweiten Kontakt mit dem gleichen Antigen kann man allerdings schon innerhalb von Stunden das Auftreten der Immunglobuline beobachten. Ihre Zahl ist auch weit höher als das erste Mal. Einige Lymphozyten fungieren nämlich als Gedächtniszellen und halten die »Baupläne« für das entsprechende Antigen gewissermaßen schon bereit. Deshalb ist es notwendig und sinnvoll, die Grundimmunität durch Impfung möglichst außerhalb besonders infektionsgefährdeter Perioden zu installieren. Tritt akute Infektionsgefahr ein, dann verleiht eine Auffrischimpfung einen sehr schnellen und viel intensiveren Schutz, als er mit hohen Dosen eines Heilserums je gegeben werden könnte.

Die Antikörper bildenden Lymphozyten reifen bei Vögeln in der sogenannten Bursa fabricii, einem Teil des Enddarms dieser Tiere, heran: Deshalb werden sie B-Lymphozyten genannt.

Ein unscheinbares Organ wird interessant

Die andere Form der Lymphozyten, die als zelluläre Einzelkämpfer eine große Rolle spielen, wird von einem Organ geprägt, das bis vor wenigen Jahren in den medizinischen Lehrbüchern ein wenig beachtetes, regelrechtes Schattendasein fristete. Es ist der Thymus, im Volksmund »Bries« genannt. Erst in letzter Zeit wurde das anatomische »Mauerblümchen« intensiver untersucht.

Nach dem Thymus werden diese Lymphozyten T-Lymphozyten genannt. Sie spielen in der zellulären Abwehr eine bedeutende Rolle, auch als Helfer für die Antikörperproduktion.

Haben sich Antikörper und Antigene vereinigt, also Immunkomplexe gebildet, dann wird das Komplementsystem aktiv, das aus zirka 20 verschiedenen Eiweißkörpern im Serum besteht.

Das Komplement spielt in der Immunabwehr einen entscheidenden Part. Nach der Bindung der Startkomponenten an die Immunkomplexe werden in schneller Folge die einzelnen Komponenten aktiviert – man verwendet gern den Ausdruck kaskadenartig – zum Angriff auf das Ziel, die Oberfläche des Antigens.

Die aktivierten Komplementteile versuchen, die Membran der fremden, eingedrungenen Zellen zu durchlöchern, so daß das Protoplasma der Zelle nach außen tritt. Das ist dann das Ende der fremden Zelle.

Auch im Fall von Eva blieb nichts übrig, als das »Duell« zwischen den Viren, die ihre Hirnhäute und – wie sich später herausstellte – auch ihr Gehirn befallen hatten, und dem Immunsystem abzuwarten. Die einzige Hilfestellung, die die Ärzte Eva geben konnten, waren Mittel, die die allgemeine Abwehrkraft des Organismus stärkten.

Ein dramatisches Krankheitsbild

Während sich der Zustand von Eva in den nächsten Tagen laufend etwas verbesserte, wurde ein neuer Patient mit Meningitis-Verdacht in die Klinik eingeliefert. Diesmal waren schon die äußeren Umstände wesentlich dramatischer: Der siebenjährige Richard Kremer kam im Notarztwagen mit heulender Sirene. Er litt an hohem Fieber, hatte rasende Kopfschmerzen, konnte den Kopf nicht mehr bewegen und war kaum noch bei Bewußtsein.

Die Eltern von Richard berichteten, der Junge habe sich noch am Vortag vollkommen wohl gefühlt, und die ersten Symptome waren so schwach und uncharakteristisch, daß sie an eine Grippe glaubten, zumal einige Freunde Richards seit Tagen aus diesem Grund das Bett hüten mußten.

Um keine Zeit zu verlieren, erhielt Richard ein halbsynthetisches Penicillin, Ampicillin in hoher Dosis, dazu als zweites Antibiotikum ein Aminoglykosid. Nach der Liquoruntersuchung stellte sich heraus, daß seine eitrige Meningitis durch Meningokokken hervorgerufen worden war. Daher war die auf Verdacht eingeleitete Therapie auch völlig richtig, sind doch Meningokokken gegen Penicillin sehr empfindlich.

Das Penicillin G mit 40 Millionen internationaler Einheiten wird zusammen mit dem zweiten Antibiotikum täglich verabreicht. Unter ihrem Einfluß besserte sich der Zustand des Jungen sehr bald. Die Kopfschmerzen ließen nach, er konnte seinen Kopf allmählich wieder bewegen, die Lähmungserscheinungen an seinen Armen und Beinen wurden schwächer.

Eva und Richard wurden fast zur gleichen Zeit, nach einem Krankenhausaufenthalt von einigen Wochen, entlassen. Um ganz sicher zu sein, daß auch keine kleineren Schäden bei den Gehirnzellen zurückgeblieben sind, wird ihr Liquor in gewissen Abständen überprüft, das EEG und die Reflexe werden kontrolliert. Beide dürfen sich nicht überanstrengen, nicht zu lange lesen und müssen psychische Erschöpfungen vermeiden. Bei Eva hat der Neurologe sogar ein halbes Jahr nach dem Ausbruch der Meningitis eine Kernspintomografie angeordnet.

Sulfonamide – die erste Wunderwaffe

Noch in den zwanziger Jahren starb jeder zweite Meningitis-Patient, besonders Säuglinge oder ältere Menschen. So wie heute noch bei Virus-Infektionen besaßen damals die Ärzte kein Mittel, um die Bakterien zu vernichten, ganz gleich, wo sie sich eingenistet hatten, ob in den Hirnhäuten, Organen wie den Nieren, der Harnblase oder dem Herzen in Form einer Endokarditis, einer Entzündung der Herzinnenwand.

Erst die Sulfonamide brachten die Möglichkeit, bakterielle Infektionen spezifisch zu bekämpfen. Der Mann, der dazu die Voraussetzung schuf, hieß Gerhard Domagk. Domagk, 1895 in Lagow in der Mark Brandenburg geboren, hatte in Kiel Medizin studiert und sich im Jahre 1924 habilitiert. Er war dann zu Bayer nach Elberfeld gegangen, wo ihm die Leitung eines neuen Instituts für experimentelle Pathologie und Bakteriologie übertragen wurde. Sein erstes Ziel war die Bekämpfung bakterieller Infektionen. Er verfolgte zwei Forschungsrichtungen, einmal die Steigerung der Abwehrkräfte des Organismus, zum anderen die Schädigung und Abtötung der Bakterien.

Domagk hat zur Zeit von Robert Koch, Paul Ehrlich und Emil von Behring noch die Schulbank gedrückt. Er gehört gewissermaßen erst zur zweiten Generation der »Mikrobenjäger«. Ihm ist nicht mehr jener grenzenlose Optimismus eigen, der seine großen Vorgänger erfüllte.

Trotzdem prüfte er Farbstoff um Farbstoff auf seine Wirkung gegen Bakterien – seit Ehrlich aus einem Farbstoff, dem Trypanrot, ein Chemotherapeutikum geschaffen hatte. Doch die neuen Farbstoffe schienen nicht gegen Bakterien zu wirken. So ausgedehnt die Versuchsreihen Domagks mit neu synthetisierten Farbstoffen Anfang der dreißiger Jahre auch waren, und selbst wenn er die Farbstoffe in höchster Konzentration stundenlang mit den Bakterien zusammenbrachte, zeigten sie keine wesentliche Wirkung, sondern wuchsen zum Kummer von Domagk unbekümmert weiter.

Im Herbst 1932 erhielt Domagk schließlich einen besonders leuchtenden ziegelroten Farbstoff zur Prüfung. Auch er war im Reagenzglas unwirksam. Tierversuche endeten jedoch mit einem unerwartet günstigen Resultat.

Der erste entscheidende Eintrag, den Domagk und seine Mitarbeiter in Elberfeld wenige Stunden vor dem Heiligen Abend in ihrem Protokoll vermerkten, lautete: »Präparat D 4145 = K. 730 ca. 0,5 Gramm per os verabreicht. Das Tier ist bisher sehr munter, frißt sehr stark, die Gelenkschwellungen an den Zehen und Sprunggelenken sind verschwunden.«

Eine Welle voller Skepsis

Freilich gab es zu jener Zeit noch viele kritische Einwände, denn nicht selten hatten im Tierversuch erfolgreiche Verbindungen später beim Menschen versagt. Manche Forscher glaubten überhaupt nicht mehr an die Möglichkeit, bakterielle Infektionen bei Menschen bekämpfen zu können.

Professor Domagk erinnert sich später: »Was aber konnte wohl schon ein chemotherapeutischer Behandlungserfolg an streptokokkeninfizierten weißen Mäusen bedeuten? Das haben uns 1932 viele gefragt, die von unseren Befunden hörten.« Aus diesem Grund wurde das erste Sulfonamid auch drei Jahre lang ausgiebig in unzähligen Tierversuchen und am Menschen erprobt. Erst dann wurden die Ergebnisse in der Deutschen Medizinischen Wochenschrift veröffentlicht.

Der wundertätige Farbstoff bekam den Namen ›Prontosil‹, und Domagks Publikation trug den bescheidenen Titel »Über das Verhalten von Prontosil gegenüber Mäusen«. Dahinter verbarg sich die sensationelle Metamorphose eines Farbstoffs zum Heilmittel gegen Bakterien par excellence.

Einer der ersten Menschen, der durch Prontosil gerettet wurde, war Domagks eigene Tochter. Sie hatte sich mit einer Stricknadel gestochen. Aus einer harmlos erscheinenden Verletzung entwickelte sich eine heftige Streptokokken-Infektion mit septischem Verlauf. Erst mit einer großen Prontosil-Dosis wurde die Infektion niedergerungen. Was bedeutet dagegen selbst der Nobelpreis, der Domagk 1939 verliehen wurde, den er aber auf Weisung der nationalsozialistischen Machthaber nicht annehmen durfte?!

Mit der Entdeckung des Prontosils, dem sehr bald andere Sulfonamide folgten, wie Albucid, Eubasin, Eleudron, Cibazol, und, durch Kombination mehrerer Sulfonamide, Mischformen von großer Wirkungsbreite, u.a. Supronal oder Protocid, war das Tor zur Bekämpfung bakterieller Infektionen und Infektionskrankheiten aufgestoßen worden. In der Zwischenzeit hatte sich herausgestellt, daß die eigentliche Wirkgruppe nicht der Farbstoff, sondern die Sulfanilgruppe war. Domagks Entdeckung war der Ausgangspunkt für die moderne antibakterielle Chemotherapie und für eine weltweite Forschungsarbeit auf diesem Gebiet.

Ehrlich war sein Vorbild

Der Schauplatz der nächsten großen Entdeckung war London, St. Mary's Hospital. Hier verhalf dem Bakteriologen Dr. Alexander Fleming aus Schottland eine zufällige Beobachtung zum Glück: Er fand das Penicillin.

Fleming war ähnlich wie Domagk »Mikrobenjäger« aus Passion. Sein Lebensziel hieß: Bekämpfung von Infektionskrankheiten. Sein großes Vorbild war das Werk Paul Ehrlichs. Fleming betonte später immer wieder: »Ehrlichs Entdeckung des Salvarsans für die Behandlung der Syphilis im Jahre 1909 war der Beginn der wissenschaftlichen Chemotherapie. Hier war ein Medikament, das Erreger in einer Dosierung tötete, die der menschliche Körper ohne Schaden ertragen konnte. Diese Entdeckung war für mich von besonderem Interesse, denn zu dieser Zeit hatte ich einen Großteil meiner Arbeit im Laboratorium auf die Diagnose der Syphilis durch die Wassermannsche Reaktion abgestellt.«

»Salvarsan war der Anfang«, so schrieb Fleming 1954 am hundertsten Geburtstag von Paul Ehrlich. »Ein großartiger Anfang für die Chemotherapie. Ich glaube, daß es meine Erfahrung mit dem Salvarsan war, die mein Interesse für diesen Zweig der Wissenschaft erst eigentlich weckte, diese Erfahrung und die schreckliche Sepsis, die ich oft bei Verwundeten des Krieges von 1914–18 sehen mußte. Nach den Erfahrungen, die ich in der Behandlung der Syphilis mit Salvarsan gemacht hatte, wünschte ich mir für die Behandlung septischer Kriegsverletzungen irgendein Präparat, das die Eitererreger angreifen würde.«

Der ehemalige Stabsarzt Fleming konnte niemals das große Sterben vergessen, das er einst im Armeelazarett Boulogne erleben mußte – ohne daß es ein Mittel gegen diese Keime wie Staphylokokken oder Streptokokken gegeben hätte.

Sporen kamen durchs Fenster

Eine verdorbene Bakterienkultur führte Fleming zufällig zur Entdeckung des ersten Antibiotikums, des Penicillins. Im Herbst 1928 untersuchte er Eitererreger, nämlich Staphylokokken, und machte dabei eine überraschende Entdeckung: Auf dem Nährboden einer Bakterienkultur hatte sich ein grünlicher Schimmel gebildet. Sporen dieses Schimmels waren durch das offene Fenster ins Labor geflogen und hatten sich vermutlich just in dem Augenblick in der Schale niedergelassen, als Fleming den Glasdeckel abgenommen hatte, um eine Bakterienkultur anzulegen.

Fleming war schon nahe daran, die mißratene Kultur zu vernichten, als er bemerkte, daß am Rande der Schale, rund um die große Kolonie des eingedrungenen Schimmelpilzes der Staphylokokkenrasen verschwunden war – Fleming folgerte daraus, daß dieser Schimmelpilztyp, ein Penicillium, eine Substanz erzeugt, die bakterientötend wirkt. Vermutlich erzeugte der Pilz die antibakterielle Substanz im Kampf ums Überleben, der ja auch in der Welt der Mikroorganismen herrscht.

Doch Fleming konnte das Stoffwechselprodukt des Pilzes weder genügend konzentrieren noch stabilisieren. Nach wenigen Stunden Stehen war die Wirkung nicht mehr zu sehen. In gewissem Sinn erging es ihm wie früher Emil Behring, der sein Diphtherie-Serum nicht genügend anreichern konnte, bis der chemisch weit erfahrenere, ja geniale Ehrlich ihm zu Hilfe kam. So geriet die Entdeckung Flemings aus dem Jahre 1928 in Vergessenheit.

Der Oxford-Kreis bildet sich

Doch 1939 nahmen sich zwei junge Wissenschaftler in Oxford des vernachlässigten Produkts an: Dr. Howard Walter Florey aus Australien und Dr. Ernst Boris Chain, Sohn russischer Einwanderer nach Berlin, der vor der Judenverfolgung im Dritten Reich aus Deutschland geflüchtet war. Beide waren von den Erfolgen der deutschen Sulfonamide fasziniert, den neuen großen »Zauberkugeln« gegen Bakterien. Chain und Florey hatten systematisch alle Veröffentlichungen über antibiotische Substanzen von Mikroorganismen überprüft. Zwangsläufig stießen sie dabei auch auf das

Penicillin. Beide sahen in ihm zunächst keineswegs die »miracle drug«, als die es später gefeiert werden sollte. Aber dieses Pilzprodukt war ohne Zweifel interessant genug, um sich mit ihm intensiv weiter zu beschäftigen.

Chain war ein erfahrener Chemiker. Was Fleming mißlang, schaffte er mit ein paar Mitarbeitern innerhalb weniger Wochen: das Penicillin aus der Kulturflüssigkeit zu extrahieren, zu reinigen und zu stabilisieren. Freilich, ganz reines Penicillin war die winzige, gelbbraune Prise Salz, die Chain hergestellt hatte, auch jetzt noch nicht, aber sie ließ sich jedenfalls für die ersten größeren Tierversuche verwenden.

Am 24. August 1940 war es soweit: Genau 50 Mäuse wurden mit einer unbedingt tödlichen Dosis von Bakterien infiziert, genauer gesagt, jede von ihnen erhielt eine Injektionslösung, in der sich jeweils einige 100 Millionen Streptokokken befanden. Anschließend bekam die Hälfte der Tiere als Gegenmittel Penicillin. Von diesen Mäusen überlebten 24 das Experiment ohne Schaden. Sämtliche Tiere dagegen, die nicht mit Penicillin behandelt wurden, verendeten nach wenigen Stunden.

Ein halbes Jahr später, im Februar 1941, gelang es dem Oxford-Kreis, der durch einen Spezialisten für Mikroanalysen, G. Heathley, und Scharen von Laborantinnen, den »Penicillin-Girls«, wie sie in Oxford genannt wurden, verstärkt worden war, die überragende Wirkung des Penicillins am infektionskranken Menschen nachzuweisen.

Patient war ein Londoner Polizist. Er hatte sich beim Rasieren in den Mundwinkel geschnitten, und durch die winzige Wunde waren Streptokokken und Staphylokokken eingedrungen. Eine schwere Blutvergiftung breitete sich aus, die Abwehrkräfte des Körpers versagten rapide, die Sulfonamide blieben ohne Wirkung. Der Kranke schien unrettbar verloren. Da entschlossen sich die Ärzte des Londoner Radcliffe Hospital, Penicillin zu injizieren. Sie kannten das Mittel kaum, glaubten nicht so recht an einen Erfolg, aber warum sollte nicht ein letzter Versuch unternommen werden?

Die beiden Tage nach den ersten Penicillin-Injektionen sah es so aus, als ob das Präparat weder schadete noch nützte. Der Zustand des unglücklichen Polizisten blieb unverändert. Dann aber begann das Fieber zu sinken, die Schwellungen im Gesicht gingen zurück, der Kranke erwachte aus seiner Agonie. Weitere Penicillin-Injektionen brachten eine zunehmende Besserung. In wenigen Tagen, so schien es, würde die Krankheit besiegt und der Patient über den Berg sein. Doch dann ging der geringe Penicillin-Vorrat zu Ende, die Ärzte konnten nicht mehr weiter injizieren, die schon zurückgeschlagenen Bakterien breiteten sich wieder aus, überfielen den Körper mit neuer Wucht – der Patient starb, bevor genügend neues Penicillin erzeugt werden konnte. So tragisch die Penicillin-Premiere auch endete – bei anderen Kranken konnte bald von aufsehenerregenden Heilungen berichtet werden.

Nun hätte man eigentlich erwarten können, daß die Großproduktion des Penicillins anlaufen würde. Aber dem war keineswegs so. Chain selbst hat 1963 eine einleuchtende Begründung für das im ersten Augenblick schier unbegreifliche Zögern der pharmazeutischen Industrie gegeben: »Als man auf die therapeutische Kraft des Penicillins stieß, war dies gewiß ein dramatischer Akt. Doch nichts bewies, daß damit ein Gebrauchsmedikament erhältlich geworden war. Flemings Schimmelkultur produzierte ungefähr fünf Einheiten Penicillin, etwa drei µ pro Kubikzentimeter. Für ein Gramm zur Behandlung eines einzigen Kranken brauchte man also mindestens 300 Liter Kulturflüssigkeit. Und noch einmal die gleiche Menge mußte für spätere Extraktionsverluste angesetzt werden.

Dies war keine attraktive Rechnung. So schenkten die meisten Pharmafabrikanten in Großbritannien wie in den Vereinigten Staaten den höchst beachtenswerten Penicillin-Resultaten nicht mehr als höfliches Interesse. Den biologischen Herstellungsprozeß des Penicillins bis zu einem brauchbaren Medikament betrachteten sie als unrealistisch.«

In Europa waren wieder einmal die Lichter ausgegangen

Es herrschte Krieg, und seine erste Phase sah für England nicht gut aus. Drohend lag der Schatten einer deutschen Invasion über der Insel. So entschloß man sich im Oxford-Kreis, die amerikanische Regierung und einige der großen pharmazeutischen Firmen für das Penicillin zu gewinnen. Florey flog nach Amerika zu einem regelrechten Werbefeldzug. Sein gewichtigstes Argument, bei dem auch die Militärs aufhorchten: Mit diesem Mittel konnte das Leben von Zehntausenden Soldaten gerettet werden, die sonst an Wundinfektionen sterben mußten.

Florey brachte den Schimmelpilzstamm und Laborbücher über die Penicillin-Erprobungen im Flugzeug mit über den Atlantik. Drei der größten amerikanischen Pharmahersteller, das Landwirtschaftsministerium und die von der US-Regierung mit beinahe unbeschränkten Mitteln ausgestattete Science Agency vereinigten sich in einem gewaltigen Forschungs-, Entwicklungs- und Produktionsprogramm. Die amerikanische Luftwaffe erhielt den Auftrag, von allen Flugplätzen der Erde Bodenproben nach den Staaten zu fliegen, um darin nach neuen Pilzstämmen zu fahnden.

Der größte Fang aber glückte fast vor der Tür eines der bedeutendsten Penicillin-Forschungsinstitute Amerikas: Eine halbverfaulte, über und über von Schimmel bedeckte Melone brachte die Penicillin-Forscher ein entscheidendes Stück voran. Ihr Schimmelpilz – mit dem klangvollen Namen Penicillium chrysogenum – entpuppte sich im Labor als der emsigste Penicillin-Produzent, den die Mikrobiologen bis jetzt in ihren Nährflüssigkeiten hatten.

Dazu kam ein weiterer glücklicher Griff: Gewöhnliches

Maiseinweichwasser – die Amerikaner nennen es »corn steep liquor« – entpuppte sich als ideales Kraftfutter für die Aufzucht der Stämme im Kulturmedium. Ausbeuten von 1000 Oxford-Einheiten pro Kubikzentimeter waren jetzt an der Tagesordnung. Aus den ersten kleinen Fermentationskesseln wurden Behälter mit einigen 1000 Litern Fassungsvermögen. Die großtechnische Produktion des Penicillins war damit möglich. Die Amerikaner können mit Recht behaupten: »Die Briten entdeckten Penicillin, wir entdeckten, wie man es herstellt.«

In normalen Zeiten hätte die gesamte Welt aufgehorcht. Eine so aufsehenerregende Entwicklung wäre sofort in den Fachzeitschriften publiziert und auf medizinischen Kongressen diskutiert worden. Aber es war Krieg, und in England und Amerika betrachtete man Penicillin als eine Art Geheimwaffe, über die keine Einzelheiten verlauten durften. Lediglich ein besonderes Komitee faßte die Berichte für den interalliierten Erfahrungsaustausch zusammen: unter dem Codewort »Pen«.

Auch Hoechst beschäftigt sich mit Penicillin

So wußte man in Deutschland nicht mehr als das, was Fleming und der Oxford-Kreis im »Lancet« veröffentlicht hatten. Das war wenig genug. Trotzdem faßte die Direktion der Farbwerke Hoechst noch im Jahre 1942 den Entschluß, sich ebenfalls in das Penicillin-Geschehen einzuschalten. Die Chancen, mit den Amerikanern gleichzuziehen, waren allerdings fast gleich Null. In England und Amerika waren ungefähr 300 Chemiker mit der Entwicklung und vielleicht möglichen Synthetisierung des Penicillins beschäftigt. In Hoechst standen ein Chemiker und ein Mediziner mit ihren Hilfskräften im Labor.

Nach mühsamen Verhandlungen konnte das »Forschungsteam« um einen dritten Mann verstärkt werden. Er war jedoch nur zeitweilig von der Wehrmacht freigestellt.

Weitere Hindernisse kamen hinzu. Man kannte in Deutschland weder die richtige Nährlösung noch die Fermentierungsmethode. Vor allem aber besaß man keinen geeigneten Pilzstamm.

Allerdings existierte in Baarn in Holland ein Institut, das sich mit der Sammlung dieser bisher wenig gefragten Pilze beschäftigte. Es stellte sich sogar heraus, daß das glänzend eingerichtete Institut vor dem Krieg Flemings Originalstamm erhalten hatte. Doch war der Stamm auf unerklärliche Weise verschwunden.

So dauerte es fast zwei Jahre, bis man in Hoechst einen Pilzstamm aufspürte, der den Grundstock für die Penicillinherstellung abgeben konnte. Sofort wurden Kulturen hergestellt und getestet. Und schon kurz darauf kam aus dem Chemotherapeutischen Laboratorium der Firma die triumphierende Nachricht: Wir haben das erste Penicillin.

Die Ausbeute war allerdings verschwindend gering. Sie reichte gerade hin, um ein paar bescheidene Tierversuche anzustellen. Dazu aber mußte man die Wirkung der einzelnen Lösungen exakt bestimmen. In Oxford hatte man das Penicillin folgendermaßen standardisiert: Man stellte fest, wieviel Penicillin einer speziellen Staphylokokken-Kultur in 50 Kubikzentimeter Fleischbrühe zugesetzt werden mußte, um das Wachstum dieser Kultur zu unterdrücken. Die entsprechende Penicillin-Menge wurde als Oxford-Einheit bezeichnet. Damals ergab ein Kubikzentimeter Nährflüssigkeit kaum mehr als ein bis zwei Oxford-Einheiten.

Völlig unabhängig von Oxford benutzte man in Hoechst ebenfalls einen Staphylokokkenstamm, der in der eigenen Krankenstation des Werkes von einem an einer Staphylokokkeninfektion erkrankten Arbeiter isoliert wurde. So entstand die Hoechster Bakteriostatische Einheit. Selbst heute noch werden die Abkömmlinge dieses mittlerweile berühmt gewordenen Stammes unter der Bezeichnung SG 511 in vielen deutschen Laboratorien verwendet, um Penicillin zu standardisieren.

Noch vor Kriegsende sollte sich herausstellen, daß man trotz aller Abschnürung in Oxford und in Hoechst mit dem »gleichen Maß« gemessen hat: Ampullen von gefangenen amerikanischen Soldaten zeigten bei der Analyse die praktische Identität zwischen der Oxford- und der Hoechster Einheit.

Beide haben inzwischen der internationalen Einheit Platz gemacht.

Flaschen als Produktionsapparatur

Ende 1944 war in Hoechst das Penicillin-Team auf zehn Mann angestiegen. Sie produzierten nicht wie ihre Kollegen aus der Pharmasparte in großen Hallen mit Dutzenden von Kesseln. Ihre Produktionsapparatur bestand vielmehr aus flachen Flaschen, von denen Hunderte täglich neu mit Sporen geimpft oder abgeerntet wurden. Der ganze Betrieb ähnelte mehr einem Laboratorium als einer chemischen Fabrik. Aber auch in Oxford hatte man mit diesen »Bed pans« angefangen. Die Ausbeute wurde in Gramm und Milligramm gemessen und nicht in Tonnen wie in den übrigen Produktionsbetrieben der Hoechster Pharma, wo vorwiegend synthetische Arzneimittel hergestellt wurden. Erst gegen Kriegsende hatten die Flaschen endlich ausgedient.

Zwischenzeitlich war das Oberflächen- durch das Submersverfahren abgelöst worden. Die Schimmelkulturen wurden fortan in hohen Kesseln gewonnen. Diese Gärtanks wurden nicht mehr von der Oberfläche her mit Luft versorgt, sondern durch die Flüssigkeit wurde ständig von unten sterile Frischluft eingepumpt, so daß das Pilzwachstum den ganzen Tank erfüllen konnte. Mit diesem Verfahren ließ sich die Penicillinerzeugung in Hoechst beträchtlich steigern. Betrug sie in den letzten Monaten des Jahres 1943 höchstens einige 100 000 Einheiten, so produzierte man 1944 immerhin rund zehn Millionen Einheiten. Die Penicillinstämme hatten ihr Soll erhöht. Sie lieferten jetzt etwa 50 Einheiten pro Kubikzentimeter.

In der amerikanischen und englischen Armee war Penicillin zu diesem Zeitpunkt bereits ein Standardpräparat. In Lazaretten im Pazifik oder in der Normandie rettete es Tag für Tag Tausende von Menschenleben. Hoechst dagegen konnte zunächst nur bescheidene Mengen von Puder für oberflächliche Hautinfektionen liefern. Erst im Oktober 1944 waren die ersten Injektionspräparate mit je 20000 Einheiten parat. Ein formloses Etikett mit Schreibmaschinenschrift diente als provisorische Gebrauchsanweisung.

Rettung durch Hoechster Penicillin

Die erste Patientin ist eine Frau im Krankenhaus von Edenkoben. An dieser Klinik arbeitet die Frau eines Hoechster Penicillin-Chemikers als Ärztin. Die Patientin leidet nach einer Mastitis – Brustdrüsenentzündung – an einer allgemeinen Sepsis. Obwohl ihr die Ärzte keine Chance mehr gaben, weil die herkömmlichen Mittel versagten, kann sie durch das Penicillin aus Hoechst gerettet werden.

Der erste greifbare Erfolg! Bald schließen sich ihm weitere ebenso überzeugende an. Das wirkt in Hoechst natürlich als mächtiger Ansporn. Obwohl Deutschland schon halb in Agonie liegt, arbeitet die Hoechster Penicillin-Mannschaft weiter. Unverdrossen legt sie noch im Januar 1945 einen Plan zur kräftigen Ausdehnung der Penicillin-Erzeugung vor. Selbst die staatlichen Dienststellen werden jetzt plötzlich wach. Anfang März erreicht eine dringende Anfrage aus Berlin die Firma: »Bitte umgehend melden, wieviel Tagestonnen Penicillin Sie produzieren!«

Als die Amerikaner im März 1945 das Werk besetzen, wird ein Teil der Produktionsanlagen sofort stillgelegt. Erst nach längeren Verhandlungen können gewisse Produkte in kleinen Kesseln weiterproduziert werden – vorausgesetzt, daß die Präparate lebenswichtig sind. Beim Penicillin bereitet der Nachweis keine Schwierigkeit. Überrascht konstatieren die amerikanischen Besatzungsoffiziere, daß auch in Deutschland schon richtiges Penicillin produziert wird. Sie berichten darüber ausführlich nach Washington und schicken einige Proben an amerikanische Labors. Amerikanische Penicillin-Spezialisten besuchen daraufhin die Hoechster Produktionsstätten und regen eine Zusammenarbeit mit amerikanischen Arzneimittelfirmen an.

Eine der größten ist dazu bereit: Merck & Co. in Rahway. Schon während des Krieges ist diese Firma zu den amerikanischen Spitzenproduzenten von Penicillin aufgerückt. 1950 schickt Merck mit Luftpost ein Reagenzröhrchen nach Hoechst. Es enthält auf den ersten Blick nichts weiter als einige Gramm gelbbrauner Erde. Das Innere dieser Erde birgt jedoch eine Kostbarkeit, eine besonders leistungsfähige Spezies des Penicillin-Schimmelpilzes. Überdies versieht Merck die deutschen Kollegen in Hoechst mit dem unerläßlichen Know-how für den Aufbau einer Penicillin-Großproduktion.

Vom Reagenzglas bis zum Fermenter

Die erste Stufe der Penicillin-Erzeugung bleibt immer dem Labor vorbehalten. In Kühlschränken werden die Pilzstämme aufbewahrt. Von der Stammkultur wird die erste Vermehrungsstufe auf festen Nährböden angelegt. Sie bestehen aus Bierwürze als Nährstoff und dem aus Ostasien stammenden Agar-Agar. Er dient nur als Geliermittel, wie z.B. die Gelatine, nur verflüssigt er erst bei über 40 Grad Celsius. Robert Koch hat die mit Agar-Agar herstellbaren festen Nährböden in die Bakteriologie eingeführt. Erst mit ihrer Hilfe lassen sich die Bakterien räumlich voneinander trennen und damit isolieren. Die Nährböden werden mit der Sporensuspension infiziert. Der nach der Bebrütung entstandene Pilzrasen wird auf anderen festen Nährböden weitervermehrt. Hat sich genug Pilzgeflecht gebildet, werden größere Kolben mit flüssigem Nährboden infiziert und auf besondere Schüttelmaschinen gesetzt, um den hohen Sauerstoffbedarf besser decken zu können.

Die Suspension des ersten Fermenters kommt über verschiedene Stufen schließlich in einen Kessel, der 100 000 Liter Inhalt enthält. Hier wächst die Hauptmasse der Pilze. Das wachsende Pilzgeflecht gibt sein Stoffwechselprodukt, das Penicillin, in die Lösung ab.

Pilze sind von unvorstellbarer Fruchtbarkeit. Innerhalb von etwa zwei Wochen entstehen aus rund zehn Gramm Pilzsubstanz ungefähr drei Tonnen. Die Biochemiker interessiert das Pilzgeflecht nicht. Für sie zählt allein die Ausscheidung der Pilze in die Nährlösung. Gewöhnlich enthält diese Nährlösung nur sehr verdünntes Penicillin. 100 Kubikmeter Lösung etwa müssen aufgearbeitet werden, um zwei Tonnen des Antibiotikums zu erzeugen.

Während des gesamten Fermentationsprozesses herrscht das Gebot absoluter Sterilität. Im besonderen gilt dies, wenn nun das Penicillin mit Hilfe von Lösungsmitteln aus dem wäßrigen Filtrat extrahiert wird. Diese Extraktion verläuft in zahlreichen Phasen, bis die eigentliche Substanz ausgefällt wird. Noch immer kann dabei ein einziger Keim die ganze Produktions-Charge zunichte machen.

Die letzte und besonders wichtige Station ist die sogenannte »sterile Metathese«, in der die verschiedenen Penicillin-Salze hergestellt werden. Von dem Augenblick, in dem die Nährlösung zum erstenmal infiziert wird, bis zum Versand des Penicillins in die Abfüllbetriebe sind nicht weniger als 20 Sterilitätsprüfungen zu absolvieren.

Penicillin-Synthese: zu schwierig und zu teuer

Schon Anfang der vierziger Jahre trachteten die Chemiker danach, das Penicillin synthetisch herzustellen. In Amerika glaubte man, den Pilzen in wenigen Jahren endgültig den Abschied geben zu können. Dies waren freilich Hoffnungen, die sich so schnell nicht erfüllten. Als endlich die Penicillin-Synthese glückte, mischte sich in die Befriedigung über diese wissenschaftliche Leistung sehr schnell Enttäuschung. Sie war an so viele Zwischenstufen gebunden, daß die Betriebschemiker und die Kaufleute abwinkten: zu schwierig und viel zu teuer.

Aber etwas anderes erwies sich später als durchaus praktikabel: Chemiker und Biologen verbündeten sich und entwickelten halbsynthetische Penicilline. Die Grundlagen hierfür wurden von einer Gruppe englischer Forscher in den Beecham-Laboratorien geschaffen. Sie ermittelten zunächst das Grundgerüst aller Penicilline: die 6-Aminopenicillansäure.

Bereits 1950 gelang japanischen Wissenschaftlern ein bedeutendes Experiment: Penicillin konnte mit Hilfe bestimmter Enzyme aufgespalten werden. Die japanischen Biologen benutzten für den Spaltprozeß das Pilzgeflecht – Mycel – des Penicillium-Stammes Chrysogenum. Anstelle von Penicillin G erhielten sie so die Aminopenicillansäure und Phenylessigsäure.

Das von den Pilzen produzierte Penicillin G ist gewissermaßen das Vorprodukt für die halbsynthetischen Penicilline. Denn erst nachdem, mit welchem Verfahren auch immer, daraus das Grundgerüst abgespalten wurde, kann der Chemiker in der Synthese die spezifischen Seitenketten anhängen. Das Verfahren gestattet die Herstellung einer Vielfalt an Penicillinen. Je nach der Seitenkette, die an das Penicillin-Grundgerüst angehängt wird, erhält man verschiedene Penicilline. Da die Aminopenicillansäure als Spaltprodukt des Penicillin G in biologischen Prozessen gewonnen wird, während die Seitengruppen durch rein chemische Synthesen entstehen, hat sich der Ausdruck »halbsynthetische Penicilline« eingebürgert.

Die Zahl der halbsynthetischen Penicilline wird immer größer. Man braucht sie, denn keineswegs alle Bakterienarten haben sich dem Penicillin ohne weiteres gebeugt. Einige erwiesen sich von vornherein als arzneifest – andere zeigten sich zunächst empfindlich, begannen dann im Laufe der Jahre aber die Substanz mehr und mehr zu ignorieren: Sie wurden resistent.

Die Antibiotika-Experten unterscheiden allerdings sehr sorgfältig: Resistenz und Resistenz ist nicht immer dasselbe. Fleming hatte schon im frühen Stadium seiner Bekanntschaft mit Penicillin notiert, daß die Substanz zwar eine ungewöhnliche Zahl von Bakterienarten radikal vernichtete, daß sie in sehr hohen Konzentrationen auch robuste Keime zerstörte; bestimmten Bakterienarten vermochte Penicillin dagegen überhaupt nichts anzuhaben. Sie waren a priori resistent.

Die Primär-Resistenz wurde zuerst bei Staphylokokken beobachtet. Zu Beginn der Penicillin-Ära fielen die meisten Staphylokokken dem Antibiotikum programmgemäß zum Opfer. Übrig blieben nur einige wenige Stämme, die von vornherein auf Penicillin nicht reagierten. Die Natur hat sie offenbar bevorzugt und ihnen eine entscheidende Abwehrwaffe mitgegeben: Sie können ein bestimmtes Enzym, Penicillinase, produzieren, die das Penicillin spaltet und es unwirksam macht, noch ehe es die Zelloberfläche der Bakterien angreifen kann.

Nicht jede Resistenz ist indes den Staphylokokken angeboren – sie kann auch erworben sein. Die Sekundär-Resistenz läßt sich sogar planmäßig im Reagenzglas züchten.

Wie die Abwehr-Enzyme übertragen werden

Was geschieht im Innern der Bakterien, die anfangs hochempfindlich sind und sich plötzlich gegen Penicillin zu wehren vermögen? Die Fortschritte in der Molekularbiologie und Gentechnologie lösten das Rätsel: Die Bakterien besitzen Plasmide, ringförmige Gebilde, die Teile der Erbsubstanz, der DNS enthalten. In der DNS befinden sich »genetische Blaupausen« für den Aufbau und die Funktion aller

Zellen, aus denen ein Organismus, Mensch, Tier, Pflanze, Bakterium, besteht. Dazu gehören auch Enzyme, die Katalysatoren aller Lebensvorgänge.

Bakterien, die in ihren Plasmiden die genetische Information – die Kodierung – für die Herstellung von Penicillinasen haben, sind von vornherein unempfindlich gegen Penicillin. Sie können ihre genetische Information auf die Plasmide anderer Bakterien übertragen, die ursprünglich keine solchen Abwehr-Enzyme produzierten.

Es kommt gleichsam zu einer »Nachbarschaftshilfe« von Bakterium zu Bakterium. Mit Hilfe von Ausstülpungen aus dem Bakterienleib – die Wissenschaftler nennen sie »Pili« – vereinigen sich zwei Bakterien für kurze Zeit. Das eine gibt dem anderen dabei sein Plasmid ab, also die ringförmige DNS. Im Plasmid ist, wie schon gesagt, der genetische Kode enthalten, auch das Rezept für die Herstellung von Penicillinase. Die Plasmide werden so zu »Lebensrettern« der empfindlichen Gonokokken.

Der Plasmid-Transfer zwischen Bakterien ist ein fast allgemein gültiges Phänomen, denn bei 70 Prozent aller untersuchten Bakterienstämme konnte er nachgewiesen werden. Das in einem Plasmid enthaltene genetische Material macht nur ein bis drei Prozent des gesamten Erbmaterials eines Bakteriums aus. Geht es verloren durch Übertragung auf ein anderes Bakterium, ist der Vorgang irreversibel. Der gesamte Prozeß wird durch zwölf Gene gesteuert, die ausschließlich in den Plasmiden lokalisiert sind.

Plasmide, Basis der Gentechnologie

Die Plasmide in den Bakterien erweisen sich allerdings nicht nur für Mikroorganismen in ihrem Kampf ums Überleben als nützlich; sie sind mittlerweile von den Gentechnologen erfolgreich auch in den Dienst des Menschen gestellt worden: Mit Hilfe von Restriktionsenzymen werden die Plasmide bestimmter Bakterien »aufgeschnitten«, so daß

z. B. die Information für die Herstellung von Insulin, und zwar von Humaninsulin, eingeschleust werden kann.

Die Gentechnologen benutzen dafür besonders gern ihr »Haustier« Escherichia coli, gramnegative Stäbchen, die z. B. im menschlichen Enddarm leben. Der Grazer Kinderarzt Professor Theodor Escherich hat sie bei Neugeborenen und Kleinkindern Ende des vorigen Jahrhunderts zuerst gefunden.

Wenn die Plasmide die neue genetische Botschaft aufnehmen, erzeugen die Colibakterien, gleich unsichtbaren Produktionsstätten, Insulin. Da sie sich alle 20 Minuten vermehren, kommt eine milliardenfache Produktionseinheit zustande.

Nicht nur Insulin, auch andere Hormone wie das Wachstumhormon, Blutgerinnungspräparate und Antibiotika werden in Zukunft auf diese Weise gewonnen werden. Hoechst hat sich sehr frühzeitig in diese Entwicklung eingeschaltet und betreibt seit Jahren eine enge Zusammenarbeit mit den Genforschern des berühmten Massachusetts General Hospital in Boston. Das Insulin der Zukunft wird nicht mehr von Schweinen oder Rindern stammen, sondern aus E-Coli, gewonnen auf gentechnischem Wege.

Japanische Forscher, vor allem die Paul-Ehrlich-Preisträger Professor Akiba und Professor Mitsuhashi, haben sich ganz besondere Verdienste um die Aufklärung der Resistenzphänomene erworben.

Viele Staphylokokken-Stämme – die Resistenz gegenüber Penicillin ist besonders ein Staphylokokken-Problem – trotzen heute dem gewöhnlichen Penicillin. Was dem klassischen Penicillin jedoch nicht mehr gelingt – oder noch nie gelang –, vermögen manche halbsynthetische Penicilline. Ihnen kann vor allem die Penicillinase nichts anhaben. Im Gegensatz zu ihren rein biotechnologisch erzeugten Geschwistern lassen sich die halbsynthetischen Penicilline nur schwer durch Bakterienfermente spalten.

Naht damit das Ende der Ära des klassischen Penicillins,

wie oft schon vorhergesagt? Die Antwort der Wissenschaftler heißt: keineswegs. Sie plädieren lediglich dafür, in jedem Einzelfall den Erregerstamm exakt zu testen, um eine gezielte Chemotherapie zu betreiben, entweder mit Penicillin oder einem anderen Antibiotikum, auf das die speziellen Keime optimal reagieren. Sprechen die Keime auf Penicillin an, so ist es das Mittel der ersten Wahl. Zwei wesentliche Vorzüge zeichnen es aus: Es ist billiger herzustellen, und die erreichbaren Serumkonzentrationen sind nicht selten höher. Stellt das klinische Labor dagegen einen unempfindlichen Stamm fest, muß man versuchen, ihn mit halbsynthetischen Penicillinen zur Strecke zu bringen.

Die Vielfalt der Penicilline zu überblicken ist nicht ganz einfach. Denn die Amino-Penicillansäure ist praktisch zu einer Art Universalbohrwinde geworden, auf die man – in Form von Seitenketten – je nach Bedarf Bohrer, große und kleine Schraubenzieher, Fräsen und dergleichen aufstekken kann. Die Fülle maßgeschneiderter Penicilline erlaubt dem Arzt eine individuell angepaßte, optimale Therapie.

Glück im Unglück: die Entdeckung des Streptomycins

Penicillin war einem »stroke of good fortune« entsprungen, einem unvergleichlichen Zufallstreffer, wie es Alexander Fleming selbst formulierte. Streptomycin dagegen ist der Sprößling gezielter und systematischer Forschung. Die Vaterschaft gebührt dem amerikanischen Forscher Selman Waksman. Der in der Ukraine geborene Wissenschaftler hatte zunächst Agrikultur studiert und gegen Ende des Ersten Weltkriegs mit dem ehemaligen Ehrlich-Assistenten Sahachiro Hata an amerikanischen Arsenpräparaten gearbeitet. Später spezialisierte er sich ganz auf die Erforschung der im Erdboden beheimateten Kleinlebewesen und von diesen wiederum auf die vielfältigen Gruppen der Strahlenpilze, wissenschaftlich Actinomyceten bzw. Streptomyceten genannt.

Noch bevor der Oxford-Kreis Flemings sanft entschlafenes Penicillin exhumiert hatte, bemühte sich Waksman seit 1939, ein neues Antibiotikum aufzuspüren. »Alles, was ich damals hatte«, erzählt Waksman, »war lediglich eine Theorie, ein in zweieinhalb Jahrzehnten angesammeltes Wissen über die Beziehungen von Erdmikroorganismen, eine systematische Untersuchungsmethode und eine große Menge Enthusiasmus.«

All diese Voraussetzungen hätten Waksman nicht wesentlich weitergebracht, wenn ihm nicht die amerikanische Arzneimittelfirma Merck Hilfestellung gegeben hätte. Trotzdem blieben vier Jahre mühevoller und aufwendiger Laborarbeit ohne Ergebnis. Dann sah es einige Zeit so aus, als ob mit dem »Streptothricin« das große Ziel endlich erreicht worden sei: Forschung und Entwicklung für das neue Antibiotikum waren beendet, die Großproduktion sollte anlaufen. Da machte ein klinischer Bericht alle Hoffnungen zunichte: Streptothricin hatte Nierenschäden hervorgerufen. »Aus der Traum!« kommentierten die Merck-Chemiker lakonisch.

Zu diesem Zeitpunkt aber war im Laboratorium von Waksman ein neues interessantes Antibiotikum isoliert worden. Es entstammte einer Gattung von Strahlenpilzen, die Waksman bereits vor 28 Jahren als junger Student zum erstenmal beschrieben hatte. Das neue Antibiotikum, das den Namen »Streptomycin« erhielt, war wesentlich unschädlicher als sein Vorgänger und besaß die gleichen Heilwirkungen. Ein zweiter glücklicher Umstand kam hinzu: Auch die Fabrikationsmethoden erwiesen sich als beinahe identisch mit denen des Streptothricins. »Wir hatten also schon Vorarbeiten für Streptomycin geleistet, noch ehe es geboren war«, sagte Waksman.

Das war 1943. Zwei Jahre später hat Streptomycin in rasantem Tempo alle bakteriologischen, chemischen, pharmakologischen und klinischen Hürden genommen. Und diesmal dauerte es nicht so lange wie beim Penicillin, bis die

Welt die Bedeutung der neuen Waffe im Kampf gegen die Mikroben erkannte. Konnte man doch mit Streptomycin sogar einer Krankheit zu Leibe rücken, die einst ein großer Engländer »The Captain of the Death of Men« genannt hat: der Tuberkulose.

Im Kampf gegen die Tuberkulose

Gleich an der ersten Patientin sollte sich dies zeigen: Es handelte sich um eine junge Frau, die bereits ein Jahr im Krankenhaus lag. Sie litt an einer schweren Lungentuberkulose. Während der ersten Zeit ihres Krankenhausaufenthaltes gab es einige Besserungsanzeichen. Doch dann häuften sich die gefürchteten Symptome: Schüttelfrost, Fieber und Nachtschweiß. Ein paar Monate später versprach nur noch ein schwerer chirurgischer Eingriff die Rettung. Das Röntgenbild zeigte die zunehmende Vergrößerung der tuberkulösen Infiltration. Überdies war es in der rechten Lunge zur Einschmelzung gekommen, das bedeutete einen großen Verlust an aktivem Lungengewebe. Ein erster chirurgischer Eingriff wurde durchgeführt. Doch zwei Wochen später alamierte ein neuer Befund die Ärzte: Jetzt war auch die linke Lunge befallen.

In dieser aussichtslosen Lage wandten sich die Ärzte an ihre Kollegen der benachbarten Mayo-Klinik in Rochester, dem großen Exerzierfeld der amerikanischen Medizin. Dort hatten drei Wissenschaftler bemerkenswerte Ergebnisse bei fortgeschrittener Lungentuberkulose erzielt, bisher allerdings noch nicht am Menschen, sondern an Versuchstieren. Die mögliche Dosis für Streptomycin war auch nicht bekannt. Neue Tierversuche mit Streptomycin waren erst für die nächsten Wochen vorgesehen.

Das hätte aber in jedem Fall den Tod der Patientin bedeutet. Die Ärzte mußten sofort handeln. Sie injizierten die ersten vorsichtigen Dosen von Streptomycin: ein zehntel Gramm pro Tag. Dabei zeigte sich kein Fortschritt. Dann wurden die Dosen verdoppelt. Wiederum gab es keine Anzeichen von Besserung. Man ging zu einem halben Gramm und schließlich zu 1,2 Gramm über, die man täglich einige Wochen lang injizierte.

Die Ausdauer und Geduld hatten sich gelohnt. Röntgenbilder und mikroskopische Untersuchungen dokumentierten den Heilungsprozeß, ein stolzer Tag für die behandelnden Ärzte. Zwischenuntersuchungen in späteren Jahren bewiesen: die Patientin war endgültig geheilt. Sie hat geheiratet und ist Mutter von drei Kindern.

Als Selman Waksman 1952 den Nobelpreis erhielt, überreichte ihm ein kleines Mädchen einen Blumenstrauß. Sie war durch sein Streptomycin von einer tuberkulösen Hirnhautentzündung geheilt worden. Bei dieser Krankheit war ebenso wie bei der Miliartuberkulose Streptomycin das erste Mittel, das wirklich überzeugende Heilerfolge verbuchen konnte. Den ersten klinischen Fällen folgten Zehntausende andere. Streptomycin zeichnet sich dabei nicht nur im Kampf gegen grampositive Bakterien aus. Es wirkt auch gegen einige gramnegative Erreger, gegen die Penicillin versagt.

Auch noch heute wird der größte Teil des produzierten Streptomycins darauf verwandt, die Tuberkulose in Schach zu halten. Gegenwärtig leiden etwa 15 Millionen Menschen auf der Welt an den verschiedenen Formen dieser Krankheit. Viele andere beherbergen mehr oder weniger virulente Tuberkelbakterien, ohne daß sich daraus eine aktive Tbc entwickelt.

Die Heimtücke der Tuberkelbakterien liegt in ihrer verhältnismäßig schnellen Resistenzentwicklung. Deshalb und wegen der inzwischen bekanntgewordenen Nebenwirkungen von Streptomycin, vor allem auf das Innenohr, spielen heute in der Tuberkulosetherapie andere chemotherapeutische Substanzen eine größere Rolle. Die Grundlagen für die Entwicklung derartiger Tuberkulostatika legte F. Bernheim mit seinen Arbeiten über die p-Aminosalicylsäure (abgekürzt PAS). Nach dem Zweiten Weltkrieg trieb dann der schwedische Biochemiker J. Lehmann diese Forschungen so weit voran, daß PAS praktisch angewendet werden konnte. Man vermutet für PAS einen ähnlichen Wirkungsmechanismus wie für die Sulfonamide: Die Tuberkelbakterien bauen PAS in ihren Stoffwechsel ein und gehen daran zugrunde.

Ein besonders großer Wurf glückte den Chemotherapeuten mit dem Isonicotinsäure-Hydrazid (INH). Gegenüber den anderen Tuberkulostatika hat es zwei entscheidende Vorteile: INH entfaltet einen größeren bakteriostatischen Effekt, ist aber weniger toxisch. Zwar entwickeln die Tuberkelbakterien auch gegen diese Chemotherapeutika eine gewisse Resistenz – einem kombinierten Angriff von Streptomycin und INH oder PAS können jedoch die wenigsten Erreger widerstehen. Auch ohne chirurgische Eingriffe kann heute dank Streptomycin, PAS, INH mit 85 Prozent Heilungen aller Tuberkulosefälle gerechnet werden.

Nicht ohne Nebenwirkungen

Die ewige Gewissensfrage in der Geschichte der Medizin belastet den Arzt freilich auch im Falle des Streptomycins: Bei einer schweren Krankheit verspricht ein Medikament zu helfen, das aber unter Umständen Nebenwirkungen verursacht. Dürfen sie in Kauf genommen werden? Die Frage stellen heißt sie bejahen: Nebenerscheinungen müssen so lange in Kauf genommen und die Verantwortung dafür muß so lange getragen werden, bis eines Tages jene Zauberkugel gefunden sein wird, die jeden Krankheitserreger auf Anhieb zerstört und trotzdem so unschädlich ist wie ein Krümel Brot.

Penicillin und Streptomycin hatten ungeheure Hoffnungen erweckt. Mußte die Natur nicht im Erdboden, in der Luft oder im Wasser Millionen von anderen Pilzen bereitgestellt haben, Pilze mit einer ähnlichen und vielleicht noch breiteren Wirkungsskala? Kam es nur darauf an, sie systematisch aufzuspüren und in den Arzneienschatz einzuführen? Durfte man warten mit der weltweiten Suche, wenn in der Zwischenzeit Menschen starben, die mit neuen Substanzen hätten geheilt werden können? Zählte nicht jeder Monat, jeder Tag?

Es war wie ein Fieber. Es ergriff die Wissenschaftler der Universitäten und der pharmazeutischen Industrie, und es endete nicht in Enttäuschung und Resignation: Benjamin Minge Duggar, ehemals Professor für Pflanzenphysiologie und später wissenschaftlicher Mitarbeiter der großen amerikanischen Arzneimittelfirma Lederle, machte im Kampf der Antibiotika gegen Mikroben den nächsten Zug. Er hatte bereits Tausende von Erdproben aus vielen Teilen der Welt ohne Erfolg untersucht. Da schickte ihm ein Freund ein kleines Fläschchen mit lockerer Erde zu. »Probe 67« stand auf dem Begleitschein. Und weiter: »Columbia. Parzelle Nr. 23, Timothyfield, keine Düngung, Schlammboden. Universität von Missouri«. Duggar isolierte aus diesen paar Gramm Erde einen bis dahin unbekannten Strahlenpilz und gab ihm die Laborbezeichnung A 377.

Die »goldene« Substanz

Zunächst sah A 377 eigentlich nicht wie eine besonders heilkräftige Substanz aus. Die meisten Mitarbeiter rieten Duggar deshalb, A 377 ebenso ad acta zu legen wie Tausende von anderen Pilzprodukten. Duggar aber wollte den Strahlenpilz, der sich auf dem Boden seiner alten Universitätsstadt niedergelassen hatte, nicht so ohne weiteres abtun. Er erprobte ihn weiter, und das Ergebnis seiner Untersuchungen übertraf schließlich die kühnsten Erwartungen: Ein Produkt dieses Strahlenpilzes wirkte gegen weit mehr Infektionen als Penicillin. Ein Junge, der an einer besonders schweren Form von Typhus erkrankt war und den die Ärzte aufgegeben hatten, konnte als erster mit dem goldgelben Pilzprodukt gerettet werden.

Während der klinischen Prüfung wurde die Liste der Krankheitserreger immer länger, die sich vom »Aureomycin« geschlagen geben mußten: Vermochte Penicillin rund 60 verschiedene Keime abzutöten und Streptomycin 15, so hielt Aureomycin mit etwa 120 den absoluten Rekord. Auch Rickettsien und einige größere Viren reagierten auf die »goldene« Droge.

Die gegen den Typhus wirksamen Präparate Chloramphenicol und Oxytetracyclin (Terramycin) konnten ebenfalls aus Strahlenpilzen isoliert werden. Es schien, als überholten sie die bis dahin als Antibiotika-Produzenten führenden Schimmelpilze.

Spaltet man im Aureomycin weiter ein Chloratom ab, dann läßt sich damit verhältnismäßig einfach die Grundsubstanz der Strahlenpilzantibiotika, das Tetracyclin, ohne Seitenketten herstellen.

Das Antibiotika-Terzett

Als das endgültige Formelbild der neuen Antibiotika Terramycin, Aureomycin, Tetracyclin vorlag, wußte man auch, warum ihnen in vieler Beziehung so gleichartige Eigenschaften zukamen. Sie sind chemisch sehr nahe verwandt. Die Strukturformel des Antibiotika-Terzetts ist ein Vierringsystem gleicher Architektur. Aureomycin trägt im ersten Ring ein Chloratom, Terramycin im dritten Ring eine Hydroxylgruppe, und Tetracyclin hat keine Seitenkette.

Von den dreien hat Tetracyclin die wenigsten Nebenwirkungen. Eine Gruppe von Patienten lieferte dafür die ersten Beweise. Sie wurden 120 Tage lang mit täglich fünf Gramm Tetracyclin behandelt. Weder das Nervensystem, die Nieren, die Leber noch das Blut wiesen nach so langer Behandlung Schäden auf. Nur Durchfall und Erbrechen sind gelegentlich Begleiterscheinungen einer Tetracyclin-Behandlung.

Die Siegesparade der Antibiotika reißt nicht ab: Neben

dem heute bereits klassischen Penicillin, dem Streptomycin, dem Chloramphenicol und den Tetracyclinen haben die Forschungslabors der pharmazeutischen Industrie eine große Auswahl weiterer Antibiotika entwickelt.

Da ist die Gruppe der Neomycine mit dem von Hamao Umezawa in Japan entdeckten Kanamycin. Da die Neomycine nicht ungiftig sind – sie können Nerven- und Nierenschäden hervorrufen –, spielen sie heute keine sehr große Rolle mehr.

Anders dagegen die neueren Antibiotika wie das Gentamycin und die Cephalosporine. Gentamycin wurde 1963 bei der Schering Corporation, USA, aus Micromonospora purpurea und Echinospora isoliert. Es besitzt ein unvergleichlich breites Wirkungsspektrum vor allem gegenüber gramnegativen Keimen, die gegen andere Antibiotika resistent sind.

Das gilt vor allem für resistente Staphylokokken, Proteus und Pseudomonas. Aber auch gegen Penicillin unempfindliche Gonokokken lassen sich zu 80 Prozent durch Gentamycin abtöten. Seine Anwendung muß jedoch von genauester ärztlicher Kontrolle begleitet sein, um vor allem Nierenschädigungen der Patienten zu vermeiden.

Bei den Cephalosporinen handelt es sich um eine Gruppe gleichfalls eng verwandter Antibiotika. Ihr »Stammvater« ist Cephalosporium acremonium, 1945 aus Erdproben in Sardinien von Professor Giuseppe Brotzu gefunden und isoliert. Das Wirkungsspektrum ist wesentlich breiter als das der Penicilline, obwohl die Cephalosporine zur gleichen Gruppe der Beta-Laktam-Antibiotika gehören. Auch bei den Cephalosporinen ließen sich durch Variationen des chemischen Grundkörpers der 7-Aminocephalosporansäure mit Hilfe neuer Seitenketten halbsynthetische Cephalosporine schaffen mit besseren Eigenschaften in bezug auf Wirksamkeit, biologische Halbwertzeit, Wirkungsspektrum und weniger Nebenwirkungen.

Das wichtigste halbsynthetische Cephalosporin nach Cephaloridin und Cephalothin ist das Cefotaxim – bekannt als Claforan –, das erste Cephalosporin der dritten Generation. Denn es wirkt nicht nur gegen viele Penicillin-resistente Erreger, sondern hat ein viel breiteres Wirkungsspektrum. Außerdem ist es gegenüber Beta-Laktamase unempfindlich. Selbstverständlich werden die Cephalosporine auch bei Patienten angewandt, die Penicillin schlecht vertragen. Der Wirkungsmechanismus des Cefotaxim ähnelt dem der Penicilline, Cephalosporine sind auch Beta-Laktam-Antibiotika.

Angriffspunkt: die Zellwand

Zunächst muß ein Antibiotikum die äußeren Schichten der Zellwand des Bakteriums unbeschädigt passieren, um den Stoffwechsel des Keims an einer für ihn lebensbedrohenden Stelle zu hemmen. Es muß genügend penetrationsfähig sein. Antibiotika brauchen also ein Durchdringungsvermögen, sonst bleiben sie »draußen vor der Tür«.

Die Beta-Laktamase-Stabilität ist deshalb von so großer Bedeutung, weil sie das Antibiotikum vor der Inaktivierung durch die Abwehr der Bakterien in Form des Enzyms Beta-Laktamase schützt. Die Aktivität von Claforan gegenüber grampositiven Keimen ist vergleichbar mit der anderer neuer Cephalosporine. Ganz wesentlich ist aber seine um ein bis zwei Zehnerpotenzen höhere Wirksamkeit gegenüber vielen gramnegativen Keimen. Dazu gehören Escherichia-Coli-Stämme ebenso wie andere Darmbakterien.

Claforan ist das erste Cephalosporin, das gegen Mikroorganismen der Pseudomonas-Gruppe wirkt. Wichtigster Vertreter ist Pseudomonas aeruginosa, als »Pyocyaneus« gefürchteter Erreger schwer behandelbarer Wundinfektionen. In der Klinik fand man die ganz besondere Aktivität von Cefotaxim gegenüber kindlichen Hirnhautentzündungen, die bis dahin jeder Behandlung getrotzt hatten.

Das »Comeback« der Gonorrhoe

Nach wie vor werden die Antibiotika im Kampf gegen die Geschlechtskrankheiten, die manche schon für immer im Gruselkabinett der Medizingeschichte wähnten, dringend benötigt. Die Gonorrhoe feiert seit einigen Jahren ein von niemandem für möglich gehaltenes »Comeback«.

Allein in der Bundesrepublik wurden 1983 rund 55000 Fälle von Gonorrhoe gemeldet. Wie die Deutsche Gesellschaft zur Bekämpfung der Geschlechtskrankheiten vermutet, dürfte die Dunkelziffer mindestens um das Vierfache höher liegen. Als Ansteckungsnester gelten nicht so sehr die in den Großstädten florierenden »Eroszentren« und die »offizielle« Prostitution als vielmehr Rendezvous-Clubs und auf amouröse Bedürfnisse abgestellte Saunen.

Die Gonorrhoe wird von gramnegativen Kokken hervorgerufen, den Gonokokken, die der deutsche Dermatologe Albert Neisser 1879 entdeckt hat. Die Sulfonamide waren äußerst wirksame Präparate gegen die Gonokokken. Im Verlauf des Zweiten Weltkrieges nahm allerdings die Zahl der sulfonamidresistenten Stämme immer mehr zu. Glücklicherweise kam Abhilfe durch das Penicillin, das in der ersten Zeit den Gonokokken mit einer einzigen Injektion den Garaus machte; besonders, als es gelungen war, Depotpenicilline zu schaffen, und das Antibiotikum genügend hoch dosiert wurde. Mindestens ein bis zwei Millionen internationale Einheiten Penicillin führten zur sicheren Sterilisation. Schon freuten sich viele Optimisten auf eine Welt ohne diese überflüssigsten aller Keime.

Doch bereits nach wenigen Jahren beobachteten die Ärzte, daß ein Teil der Tripperfälle nicht mehr mit Sicherheit durch Penicillin geheilt wurde. Die geringere Sensibilität ließ sich durch eine höhere Dosierung überwinden. Dank seiner außerordentlich geringen Nebenwirkungen ist das ohne weiteres möglich.

1976 wurden dann aber in Westafrika und Südostasien

penicillinresistente Gonokokkenstämme beobachtet. Der internationale Reiseverkehr sorgte für eine schnelle Verbreitung der resistenten Stämme in andere Länder. In Großbritannien etwa verdoppelte sich die Zahl der resistenten Gonokokkenstämme von 1977 bis 1981 jedes Jahr.

Alarmzeichen aus der Frauenklinik

Wie weit sich die Gonorrhoe in der Bundesrepublik ausgebreitet hat, zeigt eine Untersuchung, die an der II. Frauenklinik der Universität München vorgenommen wurde. In der gynäkologischen Ambulanz wurden 3000 Frauen untersucht. Unabhängig von den Beschwerden, weswegen sie eigentlich in die Klinik gekommen waren, wurden sie auch gezielt auf Gonorrhoe getestet.

Das Ergebnis gab zu denken: Unter 3000 Frauen fanden sich 42 Patientinnen mit einer Gonorrhoe. Das waren 1,4 Prozent. Die Hälfte von ihnen verspürte keine Beschwerden. Nur 13 Frauen zeigten Symptome, die den Verdacht auf Gonorrhoe hätten lenken können. Doch nur drei waren zum Arzt gekommen, weil sie eine eventuell vorhandene Gonorrhoe befürchteten; sie hatten erfahren, daß ihr Partner infiziert war.

Da sich in dieser gynäkologischen Ambulanz täglich zwischen 40 und 60 Patientinnen vorstellen, müßte man bei einer Infektionsquote von 1,4 Prozent mit vier Neuerkrankungen in der Woche rechnen.

Das bedeutet: Allein in einer Klinik würden ohne Go-Untersuchungen jährlich etwa 150 Infektionen übersehen. Die Zahl der infektionsgefährdeten Männer könnte demnach schon kaum mehr übersehbar sein, wenn auch die Krankheitssymptome bei Männern viel deutlicher und schmerzhafter sind und Patienten den Arzt deshalb in der Regel schneller aufsuchen.

Immer häufiger: Mischinfektionen

Die Geschlechtskrankheiten werden heute von der WHO als sexuell übertragene Krankheiten (STD = sexually transmitted diseases) bezeichnet. Damit ist der Begriff deutlich erweitert worden. Nach letzten Schätzungen leiden allein etwa 50 Millionen Menschen an einer Gonorrhoe. Jährlich werden etwa 200 Millionen neuerkrankte Gonorrhoe-Fälle festgestellt, und bei der Syphilis sind es 40 Millionen Neuerkrankte pro Jahr. Die Statistik der WHO sagt weiterhin aus, daß die Geschlechtskrankheiten nach den Erkältungskrankheiten die zweithäufigsten Infektionskrankheiten sind. So werden jährlich zusätzlich zu den genannten weitere 500 Millionen Menschen von einer nichtgonorrhoischen Urethritis, einer Entzündung der Harnwege, befallen.

Die »Urethritis gonorrhoica« ist in vielen Fällen keine Monoinfektion mehr, sondern die Ärzte beobachten Mischinfektionen zum Beispiel zwischen Gonokokken und Chlamydien.

Chlamydia lymphogranulomatis (griech. chlamydia = Mantel), wie der vollständige Name lautet, sind Erreger, die sich innerhalb der Zellen (intrazellular) vermehren. Man hat sie deshalb bis vor gar nicht langer Zeit zu den großen Viren oder den Rickettsien gezählt. Die Chlamydien besitzen, wie die Viren, ihre eigene Ribonukleinsäure. Allerdings lassen sie sich – im Gegensatz zu den Viren – durch Antibiotika sicher bekämpfen. Ihre Diagnostik ist in den letzten Monaten durch einen Enzymtest drastisch beschleunigt und vereinfacht worden. Der neue Test liefert bereits nach vier Stunden ein positives Ergebnis.

Eine andere Erregergruppe, die entweder als Mischinfektion mit Gonokokken oder aber eigenständig eine Entzündung der männlichen und der weiblichen Geschlechtsorgane auslösen kann, sind die Mykoplasmen. Im Gegensatz zu Bakterien haben sie keine Zellwand, sondern wie die

Chlamydien nur eine Zellmembran. Deshalb sind sie mit Tetrazyklinen, nicht mit Penicillinen, angreifbar.

Im Gegensatz zu Viren, die nur in der Gewebekultur, also in lebenden Zellen, zu vermehren sind, lassen sich Mykoplasmen auch auf totem Nährboden anzüchten und identifizieren. Mykoplasmen stehen also nach Größe und Eigenschaften zwischen den Bakterien und den Viren.

Die gefährlichste von allen

Aber auch die Syphilis – vielfach Lues genannt – konnte nicht ausgerottet werden. Sie hat sich nicht im gleichen Umfang ausgebreitet wie die Gonorrhoe. Die »klassische« Geschlechtskrankheit, von der die Gelehrten heute noch nicht sicher wissen, ob sie von Kolumbus aus der Neuen Welt nach Europa importiert wurde oder hier, in vielleicht milderer Form, schon immer zu Hause war, birgt für ihren Träger allerdings von jeher wesentlich größere Gefahren als die Gonorrhoe. Sie beginnt zwar auch – etwa drei Wochen nach der Infektion – mit lokalen Erscheinungen, greift aber, wenn sie nicht behandelt wird, als chronische Krankheit viele andere Organe an: z. B. Herz, Arterien, Leber oder Nieren. Besonders gefürchtet sind die Auswirkungen auf das zentrale Nervensystem, die bis zur progressiven Paralyse – einer chronischen Entzündung des Gehirns, im Volksmund »Gehirnerweichung« genannt – oder zur Tabes dorsalis führen können, der sogenannten Rückenmarksschwindsucht.

Die Syphilis kann in vielen verschiedenen Krankheitsbildern auftreten und andere Organerkrankungen imitieren. Deshalb wurde sie oft der »Affe« unter den Krankheiten genannt, und William Osler, der große amerikanische Kliniker, sagte: »Lehrt mich die Syphilis kennen, dann kennt man alle Krankheiten.«

Die Erreger der Syphilis wurden von Fritz Schaudinn im Jahre 1905 entdeckt. Es handelt sich um verhältnismäßig lange und unglaublich dünne, spiralförmige Organismen, die erst nach 18stündigem Anfärben erkennbar wurden. Schaudinn nannte sie wegen ihres blassen Aussehens »Spirochaeta pallida«, die blasse Spirochäte. Auch heute noch reihen die Bakteriologen die Erreger in die Familie der »Spirochaetaceae« ein, und zwar in die Gattung der Treponemen, der genaue Name der Spezies ist Treponema pallidum.

Es ist nicht richtig, wie oft behauptet, daß das Quecksilber im Kampf gegen die Seuche wirkungslos war. In den ersten Stadien konnten mit diesem Metall, später mit dem Wismut und dem Jod, durchaus Erfolge erzielt werden. Doch erst das Arsenobenzol, zuerst »Ehrlich-Hata-606«, dann »Salvarsan« genannt, brachte die entscheidende Wende im Kampf gegen die »Krankheit der Venus«, häufig auch »Franzosenkrankheit« genannt, weil sie zum erstenmal im Heer Karls VIII. bei seinem Feldzug in Italien auftrat.

Ehrlich, seit 1906 Chef des Georg-Speyer-Hauses in Frankfurt, hatte schon in den neunziger Jahren in Berlin die Wirkung eines Farbstoffs, den ihm Hoechst geliefert hatte, auf Malaria-Parasiten festgestellt. Auch in seinen chemotherapeutischen Versuchen am Main konzentrierte er sich bei den Experimenten mit Farbstoffen zunächst auf größere Parasiten, auf die schraubenförmigen Trypanosomen, die Erreger der afrikanischen Schlafkrankheit.

Erst nachdem es gelungen war, Syphilis auf Tiere zu übertragen, prüften Ehrlich und sein japanischer Assistent Hata ihre Verbindungen aus Arsen und Benzol auch gegen die Erreger der Lustseuche. Die Verbindung 606 – bald die berühmteste Präparatnummer der Welt – erwies sich dabei im Jahre 1909 als hervorragend gegen die »Blassen Spirochäten« geeignet. In Zusammenarbeit mit Hoechst schuf Ehrlich 1910 die Chemotherapie, die Domagk mit den Sulfonamiden und Fleming mit dem Penicillin so erfolgreich fortsetzten.

Allerdings hätte Salvarsan heute aufgrund seiner nicht unerheblichen Nebenwirkungen überhaupt keine Chance, als Medikament zugelassen zu werden.

Auch bei Neurosyphilis wirksam

Die Penicillin-Behandlung ist dagegen so wenig mit Nebenwirkungen belastet, daß sie sich in kurzer Zeit durchsetzte. Dazu kommt noch ein weiterer Vorteil: Penicillin führt auch in fortgeschrittenen Fällen zu erstaunlichen Besserungen, wenn nicht sogar Heilungen. Sogar Menschen an der Schwelle des Irreseins und geistigen Zerfalls konnten gerettet werden.

Auch heute noch ist das Penicillin G das Mittel der Wahl, um frische Syphiliserkrankungen zu heilen. Nur bei schlechter Penicillin-Verträglichkeit weicht man auf ein anderes Antibiotikum aus. Mit Hilfe besserer diagnostischer Methoden können Infektionen und Verlauf der Krankheit genau verfolgt werden. Im Gegensatz zur klassischen Wassermann-Reaktion werden mit den modernen Diagnoseverfahren die Erreger direkt festgestellt.

Leider sind die bisherigen Versuche, einen Impfstoff gegen die »Krankheit der Venus« zu entwickeln, der für einen besonders gefährdeten Personenkreis in Frage käme, trotz großer Anstrengungen, besonders in den USA, noch nicht erfolgreich gewesen. Der Hauptgrund dafür liegt darin, daß sich die pathogenen Syphilis-Keime in vitro nicht züchten und kultivieren lassen.

Zum Glück haben die Spirochäten – im Gegensatz zu den Gonokokken – noch keine Resistenzen entwickelt. In ihrem genetischen Steuerungssystem ist offensichtlich die Produktion von Penicillinase nicht vorgesehen. Mit seiner Hilfe könnten sie das Penicillin-Molekül zerstören.

Die »Teufelsspiralen«, wie der Dichter und Arzt Peter Bamm die Syphilis-Keime einmal genannt hat, tauschen auch keine Plasmide aus, mit deren Hilfe die genetische Information zur Bildung von Abwehr-Enzymen vermittelt wird.

Trotzdem ist die seit einigen Jahren zu beobachtende Ausbreitung der »Krankheit der Venus«, die Einschleppung von neuen Stämmen aus Ostasien eine gefährliche Entwicklung. Wer garantiert, daß nicht eines Tages Mutationen im Erbgut einiger Spirochäten die Waffe der bisherigen Antibiotika stumpf machen?

Der Würgeengel der Kinder

Bei der Syphilis mußte in den fünfziger Jahren eine ganze Ärztegeneration wieder zu den alten Lehrbüchern und den Atlanten mit ihren schaurigen Bildern greifen. Aber damit nicht genug: Selbst unsere alten »angestammten« Kinderkrankheiten flackern immer wieder auf. Manche von ihnen sind der jungen Ärztegeneration kaum bekannt, von den älteren in ihren Symptomen manchmal schon halb vergessen. Die Differentialdiagnostik einzelner, seltener Krankheitsbilder sollte deshalb immer wieder aufgefrischt werden.

Aus diesem Grund schilderte die angesehene Ärztezeitschrift »Selecta« am 11. Juli 1983 in ihrer Spalte »Repetitor« folgende Symptome: »Die Krankheit beginnt mit geröteten und geschwollenen Mandeln und intensivem Krankheitsgefühl. Sehr schnell bilden sich weiße Beläge auf den Tonsillen, die zunächst fleckig sind; später laufen sie zusammen. Die grau-weißlichen Pseudomembranen können auf Rachen, Gaumen und Larynx übergreifen. Aus dem Mund des Patienten kommt ein fadsüßlicher Geruch. Fieber ist nicht obligat. Gefürchtete Komplikationen sind der deszendierende Krupp, Myokarditis und Nierenversagen.«

»... und am Abend waren sie tot.«

Vor 100 Jahren hätte wohl kein Arzt, natürlich vor allem kein Kinderarzt, auch nur eine Sekunde gezögert zu sagen, daß es sich hier nicht um eine Angina oder um Pfeiffersches Drüsenfieber handelte, sondern um die klassischen Symptome von Diphtherie, der gefürchteten »Rachenbräune«. Jeder Arzt erlebte die Krankheit täglich am Bett von röchelnden, sterbenden Kindern. In Berlin starben zu jener Zeit an der Diphtherie etwa 50 Prozent aller daran erkrankten Kinder, in anderen Teilen des Kaiserreiches war dieser Prozentsatz kaum geringer.

Bekümmert stellte der berühmte Kinderkliniker O. Heubner damals fest: »Früh kamen die kleinen Patienten mit schweren Croup-Erscheinungen, mittags wurden sie tracheotomiert ... oder später intubiert ... und abends waren sie tot. Dieses Trauerspiel wiederholte sich allwöchentlich mehrmals während der Wintermonate.«

Den Kehlkopfschnitt, die Tracheotomie, mußte damals jeder Arzt beherrschen. Wie bei anderen Infektionen kannten die Ärzte lange Zeit die Ursache nicht. Gab es einen bestimmten Erreger des »Würgeengels der Kinder«? Erst vor 100 Jahren, 1883, kam ihm der deutsche Stabsarzt Friedrich Loeffler auf die Spur, während sein Chef, Robert Koch, in Indien den Choleraerreger entdeckte: Es handelt sich um grampositive, schlanke Stäbchen, drei bis fünf tausendstel Millimeter lang. In der Form ähneln sie winzigen Keulen. Heute werden sie zur Gattung der Corynebakterien gerechnet.

Etwas aber konnte Loeffler zunächst nicht klären. Die Diphtheriebakterien erwiesen sich als äußerst »seßhaft«. Wenn sie Versuchstieren einverleibt wurden, wanderten sie keineswegs durch den Körper, sie blieben vielmehr an der Stelle, wo sie injiziert worden waren: auf den Rachenmandeln und in der Luftröhre. Wieso aber zeigten sich dann an weit davon entfernten Stellen Zerstörungen von Zellen und Geweben, zum Beispiel am Herz- und Nierengewebe? Diese Frage zu beantworten, war aber entscheidend für die Erklärung des Krankheitsbildes.

Toxine, von Bakterien produziert

Loeffler vermutete, daß die Diphtherie-Erreger in der Lage sind, Stoffe auszuscheiden, die sich überall im Körper verteilen, einnisten und Schäden hervorrufen könnten. Den Beweis dafür, daß es sich tatsächlich so verhielt, lieferten der Franzose Emile Roux und der ebenfalls am Institut Pasteur arbeitende Schweizer Alexandre Yersin. Seinen Namen trägt der Pesterreger Yersinia pestis, denn Yersin hat gleichzeitig mit Kitasato das Pestbakterium identifiziert.

Die beiden Forscher bewiesen im Jahre 1888, daß die Diphtherie-Bakterien tatsächlich ein Gift, ein Exotoxin, absondern, das sich vorwiegend über den Blutstrom im Organismus verteilt. Das Gift – Toxin – verursacht die Krankheitserscheinungen, nicht die Bakterien selbst.

Wie sich später herausstellte, sondern nicht nur Diphtherie-Bakterien solche Exotoxine ab, sondern auch Staphylokokken, Streptokokken und vor allem Tetanusbazillen, die Erreger des Wundstarrkrampfs. Endotoxine wiederum werden frei, wenn die Bakterien im Organismus absterben. Sie haben ebenfalls eine starke Giftwirkung.

All diese Entdeckungen wiederum riefen 1889 einen jungen Stabsarzt auf den Plan. Sie führten Emil Behring zu der großartigen Idee, den »Toxinen« ein »Antitoxin«, dem »Gift« ein »Anti-Gift« gegenüberzustellen. Behring war natürlich inspiriert von der Arbeit Pasteurs. Sie bestand – kurz gesagt – darin, Tiere zur Antiproduktion zu veranlassen und diese Antitoxine dann dem erkrankten menschlichen Organismus zuzuführen. Der Aufsatz, den Behring und sein japanischer Kollege Shibasaburo Kitasato im Dezember 1890 über ihre Arbeit in der »Deutschen Medizinischen Wochenschrift« veröffentlichten, ist längst Medizingeschichte.

Doch zunächst gelang es Behring und seinen Mitarbeitern nicht, das von den Tieren gewonnene Serum mit seinen Antitoxinen so stark zu konzentrieren, daß eine eindeutige Heilwirkung bei diphtheriekranken Kindern hätte festgestellt werden können.

Robert Koch und der damalige Forschungschef der Farbwerke Hoechst, Professor August Laubenheimer, brachten Behring mit Paul Ehrlich zusammen. Es kam zu einer geradezu idealen Partnerschaft der beiden gleichaltrigen Ärzte.

Die Vorarbeit für die Diphtherie-Serumproduktion bei Hoechst konnte endlich fortgeführt werden – und August Laubenheimer im Vorstand des Chemieunternehmens allmählich aufatmen.

Vor 90 Jahren: das erste Serum

Im November 1894 war es schließlich soweit: Die Großproduktion von Serum gegen Diphtherie konnte beginnen. Und bald nahmen unter dem Einfluß der von Hoechst hergestellten Heilsera die Erkrankungen, vor allem aber die Todesfälle durch Diphtherie wesentlich ab.

Während der beiden Weltkriege stiegen die Erkrankungszahlen (Morbidität) und die Sterblichkeit (Mortalität) wieder wesentlich an. So etwa waren 1943, also mitten im Zweiten Weltkrieg, 300 000 Erkrankungen und 12 830 Todesfälle zu verzeichnen. Auch in den ersten Jahren nach 1945 waren diese Zahlen noch hoch. Doch dann fielen sie stetig. So wurden 1971 nur mehr 38 Fälle von Diphtherie, davon fünf mit tödlichem Ausgang gemeldet.

Konnte man also auch die »Rachenbräune« endlich vergessen wie andere Infektionskrankheiten? Sicherlich hofften das viele. Doch die Alarmzeichen verloschen nicht. Bis 1972 traten neun lokale Epidemien auf mit ingesamt etwa 600 Erkrankungen und 24 Todesfällen. Schulen und Heime waren der Ausgangspunkt für diese Fälle.

Schließlich meldeten die Schlagzeilen der Zeitungen im Sommer 1983 in Dortmund und Hamburg den Ausbruch von Diphtherie. Ausgangspunkt war in Dortmund ein Heim für behinderte Kinder. Aber auch Erwachsene erkrankten.

»Wie ist diese Situation zu erklären«, fragte 1983 die bedeutende »Münchner Medizinische Wochenschrift«. In ausgedehnten Untersuchungen ergab sich: Bei den Diphtheriestämmen, die für die hohe Letalität von 22 Prozent verantwortlich sind, handelt es sich um Erreger des relativ wenig Gift produzierenden Typs »mitis«. Er ist deshalb normalerweise weniger gefährlich. Die aktuellen Infektionsstämme waren aller Wahrscheinlichkeit nach aus dem Nahen Osten eingeschleppt worden, wo sich diese Stämme noch halten können und sehr virulent sind. Die in der Bundesrepublik vorherrschenden »mitis«-Stämme sind in der Regel »zahmer«.

Jugendliche haben zu wenig Schutz

Ausgedehnte immunologische Untersuchungen in München, Hamburg und Düsseldorf ergaben, daß 70 Prozent der Jugendlichen und jungen Erwachsenen nicht mehr oder nur unzureichend gegen das Diphtherie-Gift geschützt sind. Bei Kindern sind 28,5 Prozent gänzlich ohne und 20,5 Prozent ohne ausreichende Immunität. Nur 51 Prozent der Untersuchten besaßen einen ausreichenden Immunschutz.

Deshalb empfehlen Kinderärzte unbedingt, alle Kinder im ersten Lebensjahr zweimal im Abstand von sechs bis acht Wochen zu impfen. Nach einem Jahr vervollständigt eine weitere Injektion die Grundimmunisierung. Bei der Einschulung sollte eine Auffrisch-Impfung stattfinden. Auch Erwachsene, deren letzte Impfung mehr als zehn Jahre zurückliegt, sollen wiedergeimpft werden.

Jede Angina mit Belägen ist zunächst als diphtherieverdächtig anzusehen. Abstriche vom Rand der Beläge und von der Nase werden am besten durch Boten an die nächste bakteriologische Untersuchungsstelle gesandt. Jede Stunde, die der Patient sein Serum früher bekommt, ist kostbar.

In den Kliniken wird jede schwere oder gar toxische Diphtherie als Notfall behandelt. »Die Verdachtsdiagnose ›Diphtherie‹ sollte auf der Überweisung stehen, weil viele junge Dienstärzte nicht genügend erfahren in der Differentialdiagnose und Therapie sind«, so der obenzitierte Artikel in der »Münchner Medizinischen Wochenschrift«.

Es fehlt Antitoxin

Penicillin G zu geben ist nützlich, denn die Corynebakterien sind empfindlich. Natürlich kann es das bereits im Körper befindliche Di-Toxin nicht neutralisieren.

Das antitoxische Serum ist hochwirksam und relativ eiweißarm. Allerdings stammt es, wie zu Emil von Behrings Zeiten, immer noch vom Pferd. Deshalb besteht im heute seltenen Einzelfall die Möglichkeit einer Überempfindlichkeit gegenüber Pferdeserum. Um das zu vermeiden, spritzt man in der Regel eine kleine Dosis vor.

Allergische Erscheinungen in Form von Quaddelbildung, Rötung, Jucken treten innerhalb kürzester Zeit bis zu einer Stunde auf. Bleiben sie aus, wird die volle Dosis verabreicht.

Leider gibt es bisher kein Diphtherie-Antitoxin, das von Menschen gewonnen ist. Infolge der mangelhaften Immunisierung auch der Blutspender sind die Antitoxinspiegel zu niedrig. Ein höherer Impfschutz der Bevölkerung ist Voraussetzung dafür, daß Serumproduzenten wie die Behringwerke in Marburg Di-Immunglobuline vom Menschen bereitstellen können.

Im Grunde genommen sind das alles leicht zu realisierende Maßnahmen. Schwierig ist es aber leider, die Bevölkerung so zu überzeugen, daß sie an den Schutzimpfungen teilnimmt. Geschieht das, besteht keine Sorge, daß die Diphtherie jemals wieder jene Schrecken verbreitet, die ihre Massenausbrüche im vergangenen Jahrhundert begleiteten. Aber dazu müssen eben auch die »Schwelbrände«

von heute, das gelegentlich lokale oder regionale Aufflakkern, unterdrückt werden.

Besonders gefürchtet: Wundstarrkrampf

Die Probleme des Wundstarrkrampfs, des Tetanus, ähneln denen der Diphtherie. Er war schon in der Antike bekannt. Der Erreger gehört zur Familie der Bacillaceae, den Bazillen, und zwar zur Gattung der Clostridien. Das Clostridium tetani, ein schlankes, gerades Stäbchen, ist überall mit Geißeln versehen. Sein Toxin ist hochgiftig. Die Gefahr geht kaum von den Bazillen aus, vielmehr vom Toxin.

Im Gegensatz zum »Corynebakterium diphtheriae« ist der Tetanus ein »Anaerobier«, er fühlt sich nur in einem sauerstoffarmen Milieu wohl. Dort produziert er Gift und vermehrt sich. In Gegenwart von Sauerstoff gehen die Bazillen schnell zugrunde, oder sie wandeln sich in ihre Dauerform, die Sporen, um. In dieser Form sind sie überall zu finden. Gelangen sie in Wunden, die nur mangelhaft mit Luft versorgt werden, wandeln sie sich wieder in die Stäbchenform um, vermehren sich rasch und scheiden ihr Gift aus. Das gelangt auf dem Blut- und Lymphweg an die Nervenendigungen, die Synapsen, und blockiert die Übertragung der Nervenreize.

Wundstarrkrampf heißt die Krankheit, weil es durch die Blockierung der Synapsen zur krampfhaften Verspannung der Muskeln kommt. Die Symptome können schon nach fünf Tagen auftreten, es kann allerdings auch Wochen dauern. Besonders typisch ist der starke Krampf der Kiefermuskulatur. Der Kranke entblößt dabei seine Zähne, es wirkt, als ob er lache. Die römischen Ärzte kannten dieses Symptom »Risus sardonicus«, das »sardonische Lächeln«. Die Therapie besteht auch hier aus zwei Schritten, der Ausschaltung der Bazillen durch Penicillin beispielsweise und der Neutralisierung des Toxins durch hochdosierte Serumtherapie.

Vorbeugen ist besser als heilen

Es stehen uns heute – seit Emil von Behring – hochwirksame Impfstoffe zur Verfügung. Und jedes Kind sollte rechtzeitig geimpft werden. Am besten haben sich Impfstoffkombinationen – zum Beispiel gegen Diphtherie, Tetanus und Poliomyelitis – bewährt. Tritt der Ernstfall ein, etwa die Gefahr einer Tetanus-Infektion nach einem Unfall, dann schüttet der Patient nach einer Auffrischimpfung innerhalb von Stunden soviel körpereigene Antikörper aus, daß auch eine schwere Infektion ohne Folgen bleibt. Im Gegensatz dazu ist die Serumtherapie nach Ausbruch der Erkrankung eigentlich immer als risikoreiche Notbehandlung anzusehen.

Wie hier sollte auch den wirklich gefährlichen Salmonellosen, Infektionen mit gramnegativen Stäbchen wie Typhus und den verschiedenen Paratyphusformen (A, B, C) möglichst vorgebeugt werden. Mit den vorwiegend in tropischen und subtropischen Gebieten beheimateten Krankheitserregern stecken sich besonders gern Touristen an. Wurden sie vor Antritt der Reise geimpft, ist die Gefahr einer lebensbedrohlichen Erkrankung relativ gering. Denn die vielen Verwandten von Salmonella typhi – es gibt mittlerweile über 500 verschiedene Variationen –, die ihren Platz im Kauffmann-White-Schema gefunden haben, sind nur selten so pathogen, daß sie ihren Träger töteten. Deshalb heilen die Erkrankungen im allgemeinen ohne besondere Behandlung aus, was natürlich nicht heißt, daß sich die Kranken im Einzelfall nicht sterbenselend fühlen mit häufigen Durchfällen, Erbrechen und Fieber. Grundlegend wichtig ist der Ausgleich des starken Wasser- und Mineralienverlustes als oberstes Behandlungsprinzip.

Das ist bei den besonders gefährlichen Erregern von Typhus und Paratyphus anders, denn deren Tätigkeit spielt sich weniger im Darm als in der Blutbahn ab. Typhus ist keine vorwiegende Darmerkrankung, sondern eine Sepsis.

Für die Mikrobiologen und Immunologen sind die Salmonellen besonders interessante Versuchsobjekte, konnte doch an ihnen verhältnismäßig einfach die Vielfalt der Antigene nicht nur auf einem einzelnen Bakterium, sondern auch innerhalb der Art und der Gattung untersucht werden. Bei den monoklonalen Antikörpern wird davon noch die Rede sein.

Für die Zukunft der Impfstoffe sind die Konsequenzen aus den Erkenntnissen der Antigenvielfalt von Salmonellen und anderen Keim- und Virusarten von ausschlaggebender Bedeutung. Man braucht nicht das ganze Bakterium oder Virus für die Herstellung einer hochwirksamen und nebenwirkungsarmen Vakzine. Bakterien enthalten ja oft Hunderte von Antigenen der verschiedensten Art. Entscheidend sind die sogenannten Determinanten dieser Antigene. Sie bestehen nur aus acht bis zwölf Aminosäuren und sind die eigentliche Bindungsstelle für das äußerste Verbindungsstück der Antikörper. Dazu genügen einzelne Antigenbestandteile. Andere sind überflüssig, sie verschlechtern unter Umständen sogar den Impfschutz.

Die Impfstoffe der Zukunft werden einfacher aufgebaut sein. Das ist natürlich absolut nicht gleichbedeutend mit einer einfacheren Herstellung. Denn die gewünschten Antigendeterminanten müssen erst isoliert werden. Dann allerdings wird man sich der Gentechnologie bedienen und die genetische Information einer Determinanten in die Plasmide von E-Coli oder Hefearten oder vielleicht noch besseren Produzenten einbringen. Das kritische Problem für die Gentechnologen ist nicht mehr in erster Linie der Einbau neuer Erbinformationen in die Plasmide von Bakterien oder Hefen. Die Frage ist vielmehr: Wird die neue genetische Information auch konstant an die Nachkommenschaft weitergegeben, und wie kann das Bakterium veranlaßt werden, die erzeugte Substanz auch auszuscheiden?

Falls das veränderte Bakterium nur produziert, ergeben sich große Schwierigkeiten für die weitere Aufarbeitung,

Isolierung, Reinigung. Vielleicht ist ein Vergleich mit der Penicillin-Produktion erlaubt: Unter den genannten Bedingungen müßte das gesamte Pilzgeflecht (Mycel) zerschlagen, und die einzelnen Bestandteile müßten voneinander getrennt werden. Dann erst könnte es gereinigt und konzentriert werden. Wäre das beim Penicillin nur so möglich gewesen, gäbe es heute noch keines. In Wirklichkeit wird das Penicillin in das Nährmedium ausgeschieden (exprimiert).

Damit sind die weiteren Schritte wesentlich weniger kompliziert und mühsam. Genau das wird bei den Impfstoffen der Zukunft auch erreicht werden müssen, um sie nicht nur wirkungsvoller, sondern auch wirtschaftlicher machen zu können. Ob das in zwei oder 20 Jahren sein wird, ist schwer abzusehen; wie überall wird auch hier die Wahrscheinlichkeit in der Mitte liegen.

Ältere Patienten besonders gefährdet

Die Sterblichkeit an bakteriellen Infektionen ist heute gleich hoch wie vor 120 Jahren. Der grundlegende Unterschied liegt nur im Alter: Vor 1864 starben die Zwanzigjährigen daran, heute die Siebzigjährigen.

Lungenentzündungen – Pneumonien – sind genauso häufig wie damals, heute aber sind sie Sekundärinfektionen, z.B. eines Patienten, der mit 70 Jahren nach einem Oberschenkelhalsbruch ans Bett gefesselt ist. Diese Tatsachen erfordern, daß vor allem für alte Patienten neue Arzneimittel gefunden werden müssen. Es geht dabei besonders um die Stärkung des Immunsystems, das bei älteren Menschen in seiner »Kampfkraft« abzunehmen beginnt. Das heißt, daß noch mehr Verbindungen aufgespürt werden müssen, um bei dieser Altersgruppe die verschiedenen Abwehrzellen zu stimulieren, ob es sich um B- oder T-Lymphozyten oder um Makrophagen handelt.

In den Grundzügen ist dieses Problem, nämlich die Stärkung der Immunabwehr, schon vor vielen Jahrzehnten erkannt worden. So haben sich z. B. Ludolph Brauer und Richard Bieling in den zwanziger Jahren mit der Frage der unspezifischen Immunität beschäftigt. Brauer war Lungenarzt in Hamburg-Eppendorf, Bieling Mikrobiologe und Immunologe in Hoechst, Marburg und zuletzt in Wien.

Die allgemeine Abwehrkraft sollte durch bestimmte Präparate stimuliert werden. Der Prototyp dafür war das Omnadin, das noch heute hergestellt wird. Damals fehlte es freilich noch an den Erkenntnissen über die Funktion unseres Immunsystems, die gerade in den letzten Jahren außerordentlich zugenommen haben. Das letzte Wort ist freilich über Wirkung und Natur der allgemeinen Immunstimulantien noch nicht gesprochen. Interessant erscheint auch die Möglichkeit, Mittel der unspezifischen mit Mitteln der spezifischen Immunstärkung zu kombinieren.

Kombination mit Antibiotika

Antibiotika wirken wie beschrieben zuverlässig gegen zahlreiche Erreger. Sie unterdrücken allerdings auch die allgemeine Immunantwort. Das war der Grund, warum man vor 30 Jahren versucht hat, einen Immunmodulator – so nennt man ein derartiges Präparat heute –, in diesem Falle Omnadin mit Penicillin zu kombinieren zum Omnacillin. Heute bemühen sich die Wissenschaftler um Antibiotika, die beide Eigenschaften in sich vereinigen. Sie sollen keimtötend wirken und gleichzeitig die Abwehrkraft stärken.

Bei Hoechst-Roussel wird gegenwärtig ein Präparat geprüft, das sogenannte HR 221. Es ist ein halbsynthetisches Antibiotikum aus der Reihe der Cephalosporine, zu dessen bekanntestem das Cefotaxim (Claforan) gehört. Es ist jedoch keineswegs ein Ersatzpräparat für den Vorgänger, sondern wirkt keimtötend und immunstärkend zugleich. Sein besonderes Anwendungsfeld werden chronische Defekte der Harn-, aber auch der Atemwege sein. Als chronisch wird eine Infektion bezeichnet, wenn sie über längere Zeit hinweg haftet. Eine chronische Infektion ist immer Zeichen einer gewissen Immunschwäche, sonst wäre der Organismus im akuten Stadium damit fertig geworden.

Die Ergebnisse der klinischen Prüfung in den nächsten Jahren werden zeigen müssen, ob die Hoffnungen sich erfüllen, die Experimentatoren und klinische Prüfer in dieses Präparat gesetzt haben. Insgesamt läßt sich sagen, daß die Versuche zur Stärkung der allgemeinen Immunabwehr offenbar gegenwärtig eine Renaissance erleben.

In Zukunft wird das Augenmerk auch viel stärker als bisher auf Infektionen durch Pilze und Hefen zu richten sein. Das gilt nicht nur für den Befall der Darmschleimhäute nach sehr intensiver Antibiotika-Behandlung. Nicht nur die schädlichen, sondern leider auch die nützlichen oder harmlosen Bakterien geraten in den Beschuß der Antibiotika. Sie werden so stark dezimiert, daß plötzlich Pilze und Hefen die Oberhand gewinnen und zu einer Bedrohung werden können.

Wir brauchen also, wie geschildert, neue Antibiotika, um primäre oder sekundäre Resistenzen zu überwinden. Diese Verbindungen sollen allerdings nicht die allgemeine Abwehrkraft des Körpers schwächen. Es müssen Antibiotika entwickelt werden, die gegen Pilze und Hefeinfektionen wirksamer sind als die bisherigen. Das Kapitel Antibiotika ist also bei weitem noch nicht abgeschlossen.

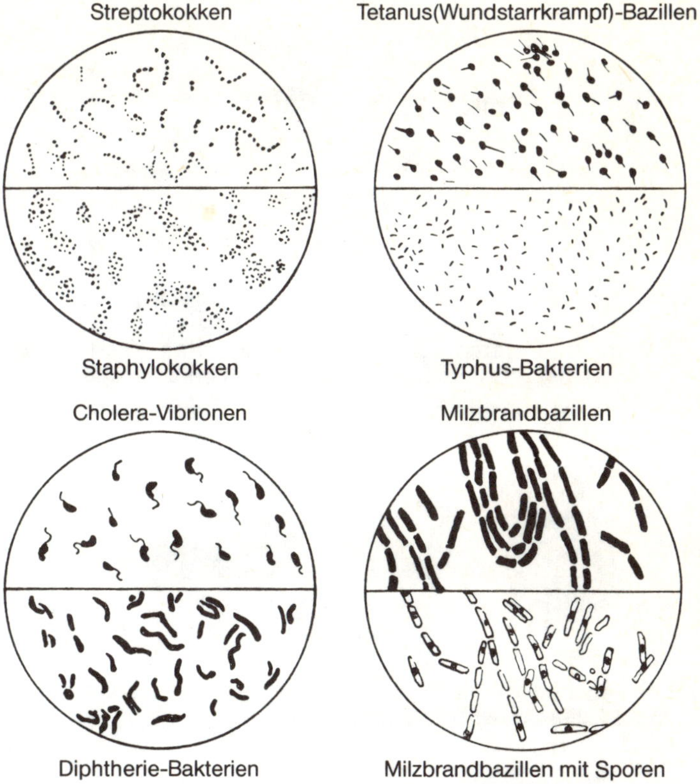

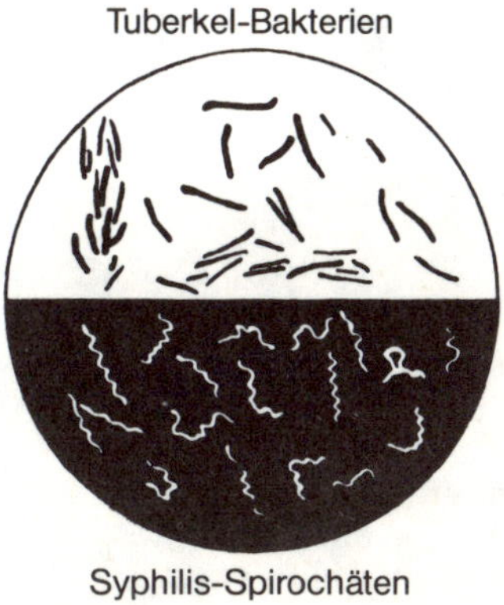

Die Vielfalt der krankheitserregenden – pathogenen – Mikroorganismen. Wir unterscheiden nach der Form: Kugeln, Stäbchen, Schrauben, sie können Geißeln tragen. Durch die Färbung differenziert man grampositiv oder -negativ, säurefest oder nicht. Genauso dienen biochemische und serologische Eigenschaften zur jeweiligen Charakterisierung.

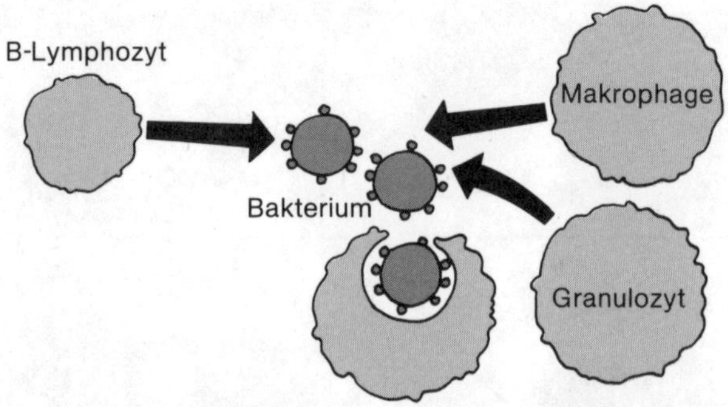

So phaghozytieren, „fressen" Granulozyten, bestimmte Arten weißer Blutkörperchen, Bakterien, Viren, Fremdkörper.

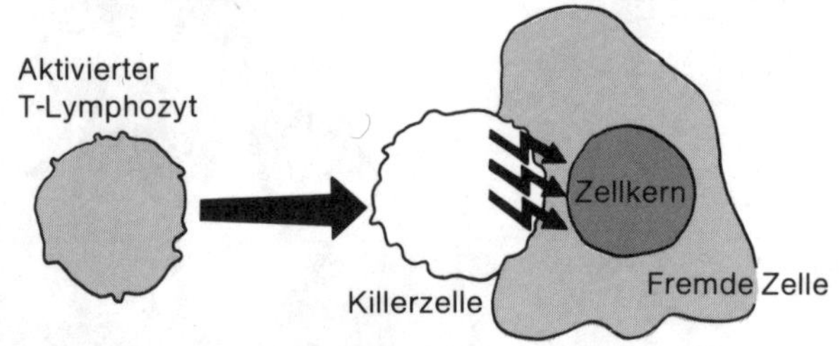

Ein T-Lymphozyt wird aktiviert und zerstört „direkt" infizierte Zellen oder Transplantat.

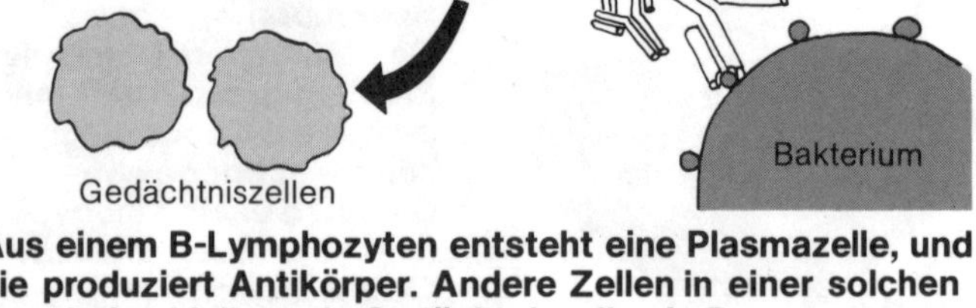

Aus einem B-Lymphozyten entsteht eine Plasmazelle, und sie produziert Antikörper. Andere Zellen in einer solchen Population bleiben als Gedächtniszellen in Reserve.

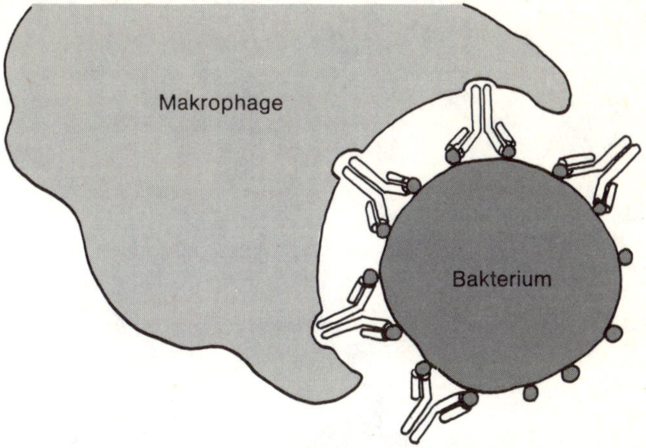

So attackiert ein Makrophage einen Fremdkörper (Bakterien, Virus, etc.)

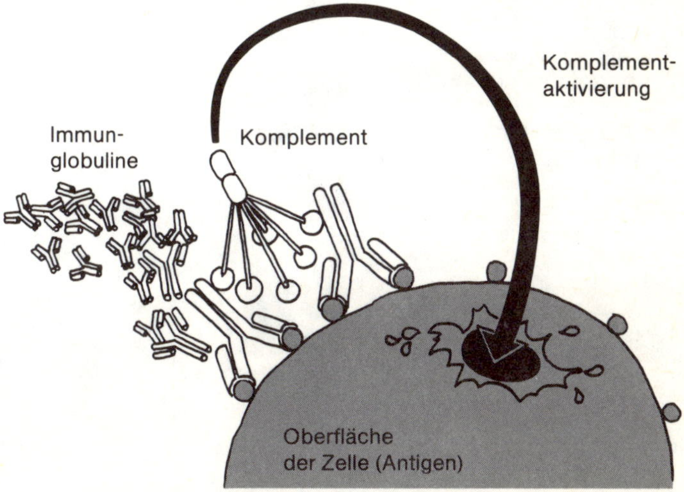

Das Komplement wird aktiviert und löst eine Zelle direkt auf.

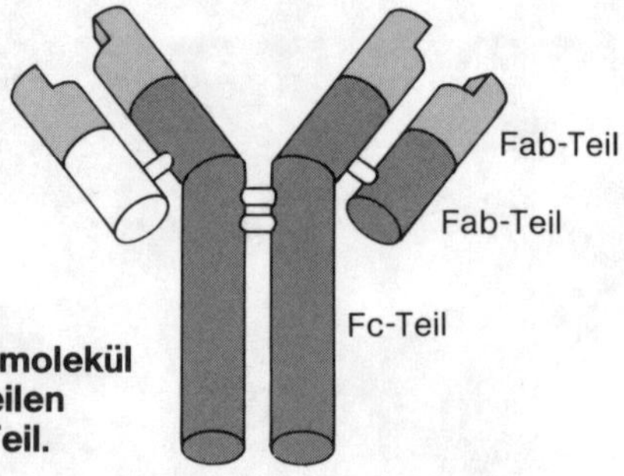

Ein Immunglobulinmolekül mit je zwei Fab-Teilen und je einem FC-Teil.

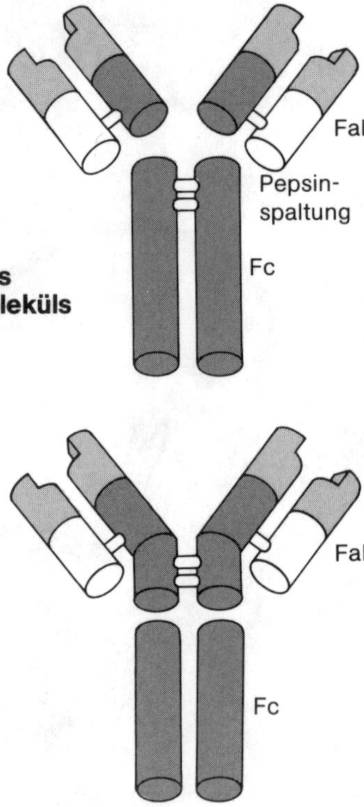

Die Spaltung eines Immunglobulinmoleküls an verschiedenen Bindungsstellen.

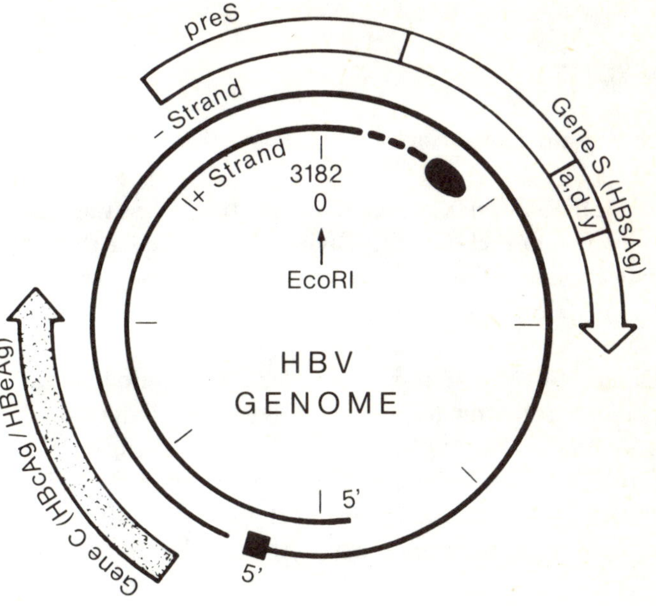

Die neuen gentechnologischen Methoden machen es möglich: Das Genom des Hepatitis B-Virus wird aufgeschlüsselt, die Gensequenzen für die unterschiedlichen Antigen-Strukturen aufgeklärt. Dieses Schema diente als Emblem für das internationale Hepatitis-Symposium in San Francisco 1984.

Viren sind nicht unverwundbar

Eine Schmutzinfektion

Ende Juli 1943 fiel ein deutscher Matrose bei einem Anlegemanöver in den Hafen von Civitavecchia (Italien), wurde an Bord gezogen, wusch sich unter Deck und meldete sich wieder zum Dienst. Die Angelegenheit war nach wenigen Minuten vergessen.

Einige Wochen später wurde der Mann jedoch krank, litt an Fieber und Ohrenschmerzen. Der Flottillenarzt schickte ihn wegen Verdachts auf Mittelohrentzündung in ein Feldlazarett, das ihn an ein anderes Lazarett in der Nähe von Venedig überwies. Er wurde dort flüchtig untersucht und mit einem Flugzeug nach München geschickt. Über den Alpen spürte er plötzlich einen stechenden Schmerz im Ohr, dann entleerte sich etwas nach außen, und er hatte keine Schmerzen mehr.

In München war Fliegeralarm, als die Maschine landete; man packte alle Patienten in einen Lastwagen, der sie zu einem Notlazarett brachte. Als der Matrose dort gründlich untersucht wurde, war er beschwerdefrei, erfuhr aber, daß man ihn noch einige Tage zur Beobachtung dabehalten werde. Ein nächtlicher Luftangriff setzte die Schule in Brand. So wurden die Patienten wiederum auf einen Lastwagen verladen und nach Herrsching am Ammersee in ein Lazarett für Frischoperierte verlegt.

Auch dort konnte man nichts mit dem Matrosen anfangen, behielt ihn aber vorsichtshalber. Als Therapie verschrieb ihm der Chefarzt doppelte Rationen, bestehend aus Cervelatwurst, Butter und Milch. Der Neuankömmling ging, erzählte er später, »wie im Traum umher«, immer müde, mit weichen Knien. Bei seinen Kameraden war er unerhört beliebt, denn er verteilte seine ganze Ration nebst Extras an sie und hielt sich an Kaffee und trockenes Brot. Das rettete ihm vermutlich das Leben. Gelegentlich wunderte er sich, daß sein Urin die Farbe von zu starkem Tee annahm. Der Matrose sagte es auch einem der Ärzte, der ihn kurz anschaute und empfahl, am anderen Tag auf die Sanitätsstation zu kommen. Das war das letzte, woran er sich erinnern konnte.

Als er wieder aufwachte, war eine Woche seines Lebens verstrichen. Man hatte ihn in tiefem Koma auf einem Waldweg neben dem Lazarett entdeckt und sofort mit einem Privatwagen zu einem Speziallazarett nach Bad Tölz gebracht. Dort eröffnete ihm ein Assistenzarzt am siebten Tag, an welcher Krankheit er wirklich litt:

»Ikterus«, sagte er. »Gelbsucht. Sie sind dem Teufel noch mal von der Schippe gehüpft. Gestern abend habe ich noch zum Chef gesagt: wenn er morgen früh nicht aufwacht, dann kratzt er ab.«

»Und was ist das Ganze?«

»Infektion«, sagte der Arzt. »Blutzerfall. Leberversagen. Schauen Sie sich mal in die Augen!« Er hielt ihm einen Spiegel hin. Die Lederhaut war gelblich verfärbt. »Und jetzt Ihre Stirn ... und Ihre Brust!« Alles war gelb.

»Und was tut man dagegen?«

»Hungern«, sagte der Arzt. »Haferbrei. Zwieback. Fruchtsaft. Leber nicht belasten. Das ist der ganze Trick ...«

»Aber mit was habe ich mich angesteckt?«

»Wenn Sie mir das verraten«, erwiderte der Assistenzarzt, »bin ich morgen Abteilungschef im Hamburger Tropenkrankenhaus. Aber ich sehe, Sie wissen es auch nicht. Irgendein winziger Erreger. Keiner kennt ihn.«

Sein Patient hungerte, magerte bis auf die Knochen ab und wurde dann langsam wieder hochgepäppelt. Seine Flottille sah ihn erst im Dezember wieder. Er überstand den Krieg lebend und erzählte viele Jahre später seine Krankengeschichte einem Internisten, der ihn nach Einzelheiten befragte und anerkennend nickte: »Imposant«, sagte er, »ein wahrer Paradefall. Der Chefarzt in Herrsching hätte Sie mit seinen Extrarationen um ein Haar umgebracht. Aber das hätte mir damals auch passieren können. Das hätte jedem von uns passieren können. Wir hatten keine Ahnung, woher die Hepatitis kommt, und keinerlei Mittel.«

Heute weiß man, daß der Erreger der sogenannten Hepatitis A, auch epidemica genannt, ein Picornavirus ist; daß man schon beim ersten Verdacht den Patienten absolut ruhig halten und mit strenger Diät ernähren muß. Denn es handelt sich, wie der Name sagt, um eine Leberkrankheit.

Das Hepatitis-A-Virus in der Gewebekultur

Das Hepatitis-A-Virus kann seit 1979 in Gewebekulturen angezüchtet werden. Damit war ein großer Schritt vorwärts getan: denn seitdem stehen größere Virusmengen zur Verfügung.

Solche Virusmengen benötigt man, um das Virus biochemisch gut zu charakterisieren, seine verschiedenen Antigene zu isolieren und rein zu gewinnen, eine wesentliche Erleichterung für die Diagnostik, aber auch für die Entwicklung eines Impfstoffes. Sie setzt ein Antigen oder Teile eines Antigens voraus. Wie bereits im ersten Kapitel kurz erwähnt, ist jeder fremde Stoff für den Körper ein Antigen. Der körpereigene Erkennungsdienst stellt diese Tatsache an verschiedenen Merkmalen an der Oberfläche dieser fremden Stoffe fest und produziert dagegen Antikörper. Die Antikörper sind also gewissermaßen die Antwort auf die Antigene, einer der fundamentalsten Wirkungsmechanismen im immunologischen System. Als Antigen wirken alle fremden Eiweißstoffe, vor allem aber einer gewissen Größe, aber auch die ebenfalls schon erwähnten Polysaccharide, aus denen z.B. die Hülle von Bakterien besteht.

Anders stehen die Dinge nur, wenn nicht nur Teile des Virusantigens, sondern das ganze Virus als Impfstoff zu viele Nebenwirkungen verursacht. Dann bemüht man sich um die Isolierung der wirklich notwendigen Antigen-Komponenten.

Das Hepatitis-A-Virus und damit auch seine Antigene lassen sich im Stuhl, seine Antikörper in Form von verschiedenen Klassen der Immunglobuline im Blut nachweisen. Deshalb ist es heute möglich, innerhalb von ein bis zwei Tagen mit Sicherheit eine Hepatitis-A zu diagnostizieren.

Ihre Häufigkeit in den Industrieländern nimmt ständig ab, obwohl infolge der hohen Fluktuation zwischen Endemiegebieten, dazu gehören der Mittelmeerraum und viele Teile der Dritten Welt, und dem industriellen Norden immer wieder Nachschub eintrifft. Das ist auch der Grund, weshalb alle Reisenden in solche Länder sich zuverlässig durch die Prophylaxe mit Gammaglobulin, das verschiedene Arten von Antikörpern enthält, schützen sollten. Eine solche Mischung von Immunglobulinen – früher wurden sie generell Gammaglobuline genannt – wird beispielsweise von den Behringwerken hergestellt. Die vom Körper zum Schutz gegen Viren oder Bakterien hergestellten Antikörper werden heute unter dem Begriff der Immunglobuline zusammengefaßt. Auf die Immunglobuline und ihre verschiedenen Klassen wird in diesem Buch noch mehrfach einzugehen sein.

Hepatitis-B, eine schwere Erkrankung

Ganz anders die Hepatitis-B. Bereits um 1940 hatten verschiedene Forscher den Verdacht geäußert, die Gelbsucht sei eine Infektionskrankheit. Jeweils in Kriegszeiten, wenn große Menschenmengen auf engem Raum konzentriert waren – Soldaten zum Beispiel – waren Infektionen viel häufiger zu beobachten als in normalen Zeiten.

Eine wichtige Entdeckung auf dem Weg zu einem Impfstoff gegen Hepatitis-B machte der New Yorker Forscher Baruch Blumberg bei einer bestimmten Bevölkerungsgruppe in Australien. Er fand nämlich, daß die Zellen jener Menschen ein besonderes Erkennungszeichen enthielten, das er als »Australia Antigen« bezeichnete. Wie dann 1968 Alfred Prince am New York Blood Center nachwies, war das »Australia Antigen« allerdings nicht im Gen-Bestand dieser Menschen fixiert, sondern es trat erst im Verlauf der Infektion mit Hepatitis-B-Viren auf – ist also Teil des infektiösen Agens der Hepatitis. Obwohl in der Zwischenzeit einzelne Teile des Hepatitis-B-Virus mit Hilfe des Elektronenmikroskops als tatverdächtig entlarvt wurden – sie werden Dane-Partikel genannt –, gelang es nicht, das ganze Virus in der Gewebekultur zu vermehren, ein entscheidendes Handicap für die Forscher. Immerhin wurden in den letzten Jahren auf der Suche nach den Antigenen des Virus bedeutende Fortschritte gemacht. Sowohl von der Oberfläche (surface) als auch von dem Kern (core) wurden Antigene isoliert. Eines davon ist das Hepatitis-B-Antigen, das abgekürzt als HB_sAg bezeichnet wird. Das »s« steht für Oberfläche nach dem englischen Wort »surface«. Das andere Hepatitis-B-Antigen, das im Kern gefunden wurde, wird HB_cAg abgekürzt, das »c« bedeutet Kern, im Englischen »core«.

Die Hepatitis-B-Antigene haben sich für die Diagnostik der Krankheit als sehr nützlich erwiesen. Mit ihrer Hilfe lassen sich die verschiedenen Formen der Hepatitis-B erkennen und voneinander abgrenzen.

Für die Beurteilung des Verlaufs und eine Voraussage auf den Ausgang der Erkrankung genügt nicht ein einzelner Wert aus dem Blut. Entscheidend ist die Beobachtung des Krankheitsverlaufs und die Kontrolle von mindestens zwei Werten, die innerhalb von zwei bis drei Wochen gemessen werden. Immerhin kann man aber bei der Hepatitis-B nun in verhältnismäßig kurzer Zeit vorhersagen, ob sie nur akut aufgetreten ist und im Verlauf von einigen Monaten ausheilen oder ob sie in ein chronisches Stadium übergehen wird. Eine solche Entwicklung ist natürlich die weit gefährlichere.

Virusinfektion mit der größten Verbreitung

Die Hepatitis-B ist gegenwärtig wohl das größte Problem weltweit unter den Virusinfektionen. Bei etwa 170 Millionen Menschen in aller Welt können HB_S-Antigene nachgewiesen werden. Sie sind gewissermaßen chronische Träger des HB_S-Ag. In Teilen Ostasiens und Afrikas schwanken die Infektionen an Hepatitis-B zwischen 20 und 50 Prozent. Es werden nämlich längst nicht alle Erkrankungen gemeldet, und viele verlaufen ohne Gelbsucht (Ikterus). Sie werden deshalb gar nicht erst erkannt.

Die Annahme des Bundesgesundheitsamtes, 20 000 bis 40 000 Fälle im Jahr seien realistisch, dürfte deshalb nicht falsch sein. Davon gehen fünf bis zehn Prozent in die chronische Form über mit der Gefahr einer späteren Leberzirrhose, seltener eines primären Leberkarzinoms.

Dazu noch ein Hinweis auf die Kosten, die die Hepatitis-B verursacht. Im Jahr 1981 mußten allein die Berufsgenossenschaft (für Gesundheitsdienst) und die Wohlfahrtspflege aufgrund von Hepatitis-B-Erkrankungen 23,5 Millionen Mark aufbringen.

Auch in der Art der Infektion unterscheiden sich Hepatitis-A und -B grundsätzlich. Der Weg der Hepatitis-Viren vom Typ A geht vom Stuhl über den Mund wieder zum Darm und zur Leber. Das Hepatitis-Virus B dagegen wird mit Blut oder anderen Körperflüssigkeiten wie Samen, Scheidensekret und ähnlichem übertragen. Deshalb ist der gefährdete Personenkreis auch ganz anders zusammengesetzt. Gefährdet ist an erster Stelle das medizinische Personal. Sein Infektionsrisiko liegt, über alle Gruppen gerechnet, bei 19 Prozent, im Gegensatz zu den 0,5 Prozent Risiko der normalen Bevölkerung. 44 Prozent aller Anträge zur Anerkennung der Hepatitis-B als Berufskrankheit stammen bei uns von Ärzten und medizinischem Personal.

Dazu gehören weiter Dialysepatienten, Bluter, Tumorkranke oder Patienten unter immunsuppressiver Behandlung (nach einer Transplantation etwa), aber auch Prostituierte, Homosexuelle und Drogensüchtige sowie das Personal und die Patienten in psychiatrischen Anstalten, schließlich Neugeborene von Müttern, bei denen zum Zeitpunkt der Geburt eines der Hepatitis-Antigene »surface« oder »core« nachgewiesen ist. Für all diese Menschen besteht die Gefahr einer Infektion mit dem Hepatitis-Virus. Die Hepatitis-A kann man, etwas überspitzt ausgedrückt, als Reisekrankheit bezeichnen. Die Hepatitis-B firmierte früher sehr oft als Serum-Hepatitis, wurde sie doch am häufigsten durch Bluttransfusion oder Serumpräparate übertragen.

Dieser Infektionsweg läßt sich heute allerdings durch serologische Diagnostik der Blutspender nahezu ausschließen. Auch Menschen, die an der Bluterkrankheit (Hämophilie) leiden und deshalb mit einem gerinnungshemmenden Präparat (Faktor VIII) der Behringwerke behandelt werden müssen, brauchen die Möglichkeit einer Infektion nicht mehr zu fürchten. Das für Bluter lebenwichtige Faktor-VIII-Präparat wird heute so vorbehandelt, daß Hepatitis-Viren nicht überleben.

Bestimmte Leberwerte im Blut, zum Beispiel die Transferasen (früher wurden sie Transaminasen genannt), sind bei Hepatitis-A oder -B ähnlich hoch. Während ein gesunder Mensch pro Kubikmillimeter Blut Transferasen vom Typ SGOT (Serum Glutamat-Oxalacetic-Transaminase) im normalen Bereich zwischen zehn bis 40 Einheiten hat, sind sie bei Hepatitis-Kranken um das 100fache gesteigert. Ebenso verhält es sich mit einem anderen Stoffwechselenzym, der

SGPT (Serum Glutamat Pyruvat Transaminase). Das verstärkte Auftreten dieser Enzyme im Blut, die sich normalerweise in den Zellen von Herz, Leber und anderen Organen befinden, signalisiert den Untergang von Körperzellen. Die Differentialdiagnose zwischen Hepatitis-A und -B ist heute absolut zuverlässig.

Chemotherapie bisher unwirksam

Eine wirksame Chemotherapie der Hepatitiserkrankungen (Hepatitiden) gibt es noch nicht. Ihr Problem ist dem der Krebschemotherapie sehr ähnlich, denn auch hier gilt es, nur die Virusvermehrung in der Zelle zu hemmen, ohne die Zellstoffwechselvorgänge zu beeinträchtigen, insbesondere aber die gesunden Zellen nicht zu schädigen.

Zu Beginn der sechziger Jahre wurde ein Anfang gemacht mit Antimetaboliten, das sind Substanzen, die in den Stoffwechsel – den Metabolismus – der Zellen eingreifen. Hoechst hatte für die Behandlung des Hornhautgeschwürs durch Herpesviren ein solches Präparat Jod-desoxyuridin (JDU) zur Verfügung gestellt. Lokal war die Wirkung im Beginn der Erkrankung sehr gut; ist aber erst ein Geschwür oder Ulkus entstanden, nutzte JDU nichts mehr. Für eine Anwendung als Tablette oder Injektion befürchtete man zu hohe Nebenwirkungen auf das genetische Material gesunder Zellen. Deshalb konnten weder JDU noch seine Nachfolger bei der Hepatitis angewendet werden.

Impfstoffe stehen zur Verfügung

Für die Leberentzündungen (Hepatitiden), wie für alle übrigen Virusinfekte, gilt der Satz: Vorbeugen ist besser als heilen. Seit dem Jahr 1981 stehen in der Bundesrepublik zwei wirksame Impfstoffe zur Verfügung. Die Behringwerke in Marburg, eine Tochtergesellschaft der Hoechst AG, brachten den Impfstoff gegen Hepatitis-B, Heptawax, heraus. Weil das B-Virus bisher noch nicht in der Gewebekultur züchtbar ist, muß aus dem Blut von Menschen das Hepatitis-B-Surface-Antigen isoliert, angereichert und dann inaktiviert werden.

Ein New Yorker Kinderarzt, Saul Krugman, trug zur Entwicklung des Impfstoffs bei. Er hatte nämlich 1971 beobachtet, daß mit durch Hitze inaktiviertem Serum von Menschen, die eine Hepatitis-B durchgemacht hatten, Gesunde geimpft werden können, so daß Antikörper entwikkelt werden, die gegen eine nachfolgende Infektion schützen.

Die Produktion einer Charge ist außerordentlich lange, sie dauert 65 Wochen. Die Inaktivierung der Hepatitis-Antigene geht in drei Schritten vor sich. Zunächst läßt man ein Verdauungsferment, das aus Eiweißkörpern bestehende Pepsin, in einem sehr sauren Milieu (pH-Wert 2) auf die Vakzine einwirken, behandelt sie dann mit Harnstoff und schließlich noch mit dem Desinfektionsmittel Formalin. Damit ist auch die Infektionsgefahr mit dem AIDS-Virus durch die Anwendung eines solchen Impfstoffs ausgeschaltet. Diese Aussage gilt für den Impfstoff der Behringwerke und von Merck-Sharp and Dohme/USA.

So ist eine wirksame Prophylaxe gegen die Hepatitis-B möglich. Eine spezifische, gegen das Virus gerichtete Therapie gibt es nicht, weder für die Hepatitis-A oder -B, auch nicht für bestimmte Formen jener Hepatitiden, die als Nicht-A/Nicht-B bezeichnet werden.

Bemerkenswert sind besonders Arbeiten von Pablo Valenzuela und Geoffrey Smith und ihren Kollegen. Sie haben das Hepatitis-B-Surface-Antigen synthetisiert. Valenzuela und sein Team verfügen über einen Zellstamm, einen Klon, der Hepatitis-Antigen-Teile produziert, die denen aus dem menschlichen Blut gleich zu sein scheinen.

Das Pockenvirus als Impfstoffproduzent

Noch nicht völlig akzeptiert ist die geniale Methode von Geoffrey Smith. Das Pockenvirus konnte bekanntlich dank einer weltweiten Aktion der WHO ausgerottet werden, indem man die Bevölkerung der Dritten Welt systematisch mit einer Vakzine aus Kuhpocken-Virus durchimpfte. Geoffrey Smith machte sich das zunutze und baute in das Kuhpocken-Virus das Hepatitis-B-Surface-Antigen ein. Das geschieht mit Hilfe eines sogenannten Plasmids.

Plasmide sind kleine genetische Bestandteile von Mikroorganismen, die getrennt von der eigentlichen Erbsubstanz, der DNA, vorhanden sind. Sie sind gewissermaßen ein zusätzlicher Speicher für die Erbinformation, die von der Gentechnologie gezielt verändert wird. Indem man die genetische Information für die Herstellung von Insulin in das Plasmid von Colibakterien einfügte, konnte einer der größten gentechnologischen Erfolge unserer Zeit erzielt werden.

Bedenken gegen die Smith-Vakzine

Um auf Geoffrey Smith zurückzukommen: Er hatte nunmehr einen Zellklon, also einen Stamm, der aus lauter genetisch gleichartigen Zellen zusammengesetzt ist und genügend Hepatitis-B-Surface-Antigen produziert.

Zwei große Hindernisse aber bleiben:

Zum ersten: Das Kuhpocken- oder Vaccinia-Virus kann eine schwere Gehirnentzündung (Enzephalitis) verursachen, wenn Erwachsene zum ersten Mal damit geimpft werden. Die postvakzinale Enzephalitis – nach Pocken-Vakzine-Impfung – kann zur Verblödung, zu schweren geistigen Schäden oder zum Tode führen. Eine Kuhpocken-Virus-Vakzine, so wie es Geoffrey Smith vorhat, wird deshalb in den USA und Europa schwerlich zugelassen werden.

Zum zweiten: Als zweites Hindernis erweist sich ironischerweise gerade der große Erfolg der Kuhpocken-Immunisierung in der Dritten Welt. Dort hat die Bevölkerung einen sehr hohen Gehalt von Antikörpern gegen das Kuhpokken-Virus im Organismus. Die hohen Antikörpertiter sind die Folge der Impfungen mit dem Kuhpocken-Virus.

Als Gegenspieler des Virus verhindern die Antikörper eine genügend starke Vermehrung des durch einen Eingriff in das Plasmid veränderten Kuhpocken-Virus. Damit werden nicht genügend Hepatitis-B-Surface-Antigene produziert, die zur Immunisierung des Organismus in die Kuhpocken-Viren eingeschleust wurden. Wie und ob diese Probleme gelöst werden können, ist im Augenblick noch nicht klar. Es wird in jedem Fall noch Jahre dauern, bis entsprechende Impfstoffe vorliegen und gefahrlos verwendet werden können.

Außer dem Hepatitis-A-, dem -B-Virus und der Nicht-A/Nicht-B-Hepatitis gibt es noch das sogenannte Delta-Virus. Es wurde 1977 zum ersten Mal beschrieben. Es ist ein defektes Virus, das die Hepatitis-B-Surface-Antigene braucht, um sich vermehren zu können. Pfropft sich eine Delta-Virus- auf eine Hepatitis-B-Virus-Infektion auf, dann kann das zu einer chronischen Hepatitis führen. Erfolgen beide gleichzeitig, verläuft die Erkrankung nach bisherigen Beobachtungen, vor allem in Süditalien, besonders schnell und schwer.

Weder A- noch B-Hepatitis

Von der Nicht-A- und Nicht-B-Hepatitis kennen wir bis heute weder den oder die Erreger, noch wissen wir, mit wieviel Formen wir rechnen müssen. Sie ist infektiös, das ist durch Schimpansenversuche vor einigen Jahren bewiesen worden, und obendrein die häufigste Ursache einer Hepatitis nach Bluttransfusionen: denn sie macht bis ein Viertel aller klinischen Fälle von Hepatitiden, also der Leberentzündungen, des Erwachsenen aus.

Da der oder die Erreger nicht bekannt sind, gibt es auch keine serologische Nachweismethode. Die Diagnose erfolgt per exclusionem – durch Ausschluß von A und B und allen anderen Ursachen einer Leberentzündung. Mangels Antigenen läßt sich auch keine Vakzine herstellen, und die B-Vakzine allein schützt nicht. Diese Form der Hepatitis ist nach wie vor eine echte Herausforderung an die experimentelle und klinische Virologie. Ihre Lösung bleibt kommenden Jahren vorbehalten.

Eines gilt für die Behandlung und Nachbehandlung aller Leberentzündungen: Alkohol fügt der Leber, vor allem der entzündeten, schwerste Schäden zu. Daher lautet auch die oberste Forderung aller Hepatologen: totale Alkoholabstinenz. Auch nicht das kleinste »Gläschen« ist erlaubt.

In West-Berlin mehr Hepatitis-Fälle

Für deutsche Verhältnisse kann als Kuriosum vermerkt werden, daß seit Jahren in West-Berlin Hepatitis-Erkrankungen wesentlich häufiger auftreten als in der übrigen Bundesrepublik. 1978 und 1979 war dort die Zahl der Hepatitiden, auf jeweils 100 000 Einwohner berechnet, mehr als doppelt so hoch als im übrigen Deutschland. Sie wurden in erster Linie durch das Hepatitis-A-Virus ausgelöst. Insgesamt zeigten 52 Prozent der untersuchten Fälle Antikörper oder Immunglobuline vom Typ M gegen das Hepatitis-Virus A, 31 Prozent solche gegen das Hepatitis-Virus B, und 17 Prozent mußten als Nicht-A/Nicht-B eingestuft werden.

Während die deutschen Patienten allen Altersgruppen angehörten, waren die ausländischen Hepatitis-A-Patienten zu 92 Prozent Kinder unter zehn Jahren aus der Türkei, Griechenland und Jugoslawien, wo die Hepatitis-A endemisch ist. Damit ist natürlich die Infektionsgefahr vor allem in den Berliner Stadtteilen, die vornehmlich von Ausländern frequentiert werden, etwa Kreuzberg, besonders hoch.

Schon Hippokrates kannte Herpes

Eine andere Virus-Gruppe macht ebenfalls viel von sich reden: die Herpes-Viren. Schon Hippokrates hat Formen der Herpesinfektion beschrieben (herpo = ich krieche, schleiche). Am weitesten verbreitet ist das Herpes-simplex-Virus (HSV), Typ 1 und Typ 2. Alle – auch die anderen – zur Herpesgruppe zählenden Viren sind DNA-Viren, also aus Desoxyribonukleinsäure aufgebaut (A = acid = englisch = Säure).

Die unterschiedlichsten Erkrankungen werden durch das Herpes-simplex-Virus ausgelöst. Bekannt sind die Bläschen am Mund, sie können akut auftreten und dann wieder verschwinden. Bei Frauen kündigen sie nicht selten die Regelblutung an oder den Ausbruch einer Erkältung. Eine Gehirnentzündung durch das Herpes-simplex-Virus verläuft mitunter schwer, sogar tödlich, ebenso die Herpes-Sepsis der Neugeborenen. Die Gürtelrose, der Herpes zoster, ist ebenso auf Herpes-simplex zurückzuführen wie das bereits erwähnte Geschwür der Hornhaut, das zur Erblindung führen kann.

Mehr als 80 Prozent sind infiziert

In den USA schätzen die Ärzte, daß rund 80 Prozent aller Menschen im Alter von mehr als 14 Jahren mit Herpesviren infiziert sind. Man könnte diese Viren mit gefährlichen Agenten vergleichen, die sich über viele Jahre hinweg unauffällig verhalten. Sie hausen verborgen in dem einmal infizierten Menschen. Plötzlich aber können sie zu einer tödlichen Bedrohung werden. Wechselt das Virus durch bisher noch ungeklärte Einflüsse aus der latenten in die akute »lytische« Phase, dann produziert es massenhaft neue Virionen (neue Virus-Partikel), die die Wirtszellen zerstören und andere neu befallen.

Die Bläschen an der Mundschleimhaut oder um den

Mund, Herpes labialis genannt, sind wie die an den Geschlechtsorganen von Mann und Frau nur so lange infektiös, als sie noch nicht geplatzt und von gelblichen Krusten bedeckt sind. Das aktive, infektiöse Stadium dauert jeweils drei bis vier Tage.

Sexually Transmitted Diseases und Herpes genitalis

Besonderes Aufsehen erregten 1983 einige dramatische Berichte aus den USA, Herpes genitalis sei die Geschlechtskrankheit, die geradezu explosionsartig zunähme und am weitesten verbreitet sei. Mit zu einer solchen Vorstellung von einer immensen Zunahme der Geschlechtskrankheiten hat die heutige Auslegung des Begriffs »Geschlechtskrankheit« geführt. Die Amerikaner, und mit ihnen die WHO, halten sich nämlich nicht mehr strikt an die herkömmliche Definition, derzufolge es fünf Geschlechtskrankheiten gibt: an der Spitze Gonorrhoe oder Tripper, gefolgt von der Syphilis, dem weichen Schanker oder Ulkus molle und der Lymphogranulomatosis inguinalis sowie dem Granuloma venereum, meist tropischen Ursprungs.

Die WHO bezeichnet als Sexually Transmitted Diseases (STD) alle Infektionen, die mit dem Geschlechtsverkehr weitergegeben werden. Dazu zählen auch die in den letzten Jahren vermehrt auftretenden Infektionen mit Mykoplasmen und Chlamydien.

Mykoplasmen sind Mikroorganismen, die keine Zellwand, nur eine Zellmembran haben und deshalb in vielerlei Gestalt vorkommen. Sie lassen sich auf künstlichen Nährböden züchten und sind gegen Antibiotika wie Tetrazykline empfindlich, nicht aber gegen Penicillin, der fehlenden Zellwand wegen, an der das Penicillin sein Bakterienzerstörungswerk beginnt. Als Krankheitserreger sind Mykoplasmen sehr vielseitig, sie rufen Entzündungen in praktisch allen Organen hervor. Früher hießen sie PPLO – Pleuro-Pneumonia-Like-Organisms.

Chlamydien stehen den Mykoplasmen sehr nahe, sie wurden früher zu den großen Viren gerechnet. Der Japaner Yoneji Miyagawa hat 1935 den Erreger der sogenannten 4. Geschlechtskrankheit – nach Syphilis, Gonorrhoe und weichem Schanker –, der Lymphogranulomatosis inguinalis, entdeckt. Dieser Erreger gehört zur Gruppe der Chlamydien. Auch Chlamydien sind unempfindlich gegen Penicillin, aber durch Tetrazykline behandelbar. Sogar Infektionen mit Hefen und dem Sporenpilz Candida albicans, mit Trichomonaden, kurz: Parasiten und Pilzen, werden zu sexuell übertragenen Krankheiten gerechnet.

Damit hat sich nicht nur die Zahl der befallenen Patienten drastisch erhöht. Auch die Behandlung ist natürlich längst nicht mehr einheitlich. Denn Parasiten wie die sehr verbreiteten Trichomonaden, die bei Frauen zu unangenehmen Scheidenentzündungen führen, reagieren ebensowenig auf Penicillin wie etwa Filzläuse. Dagegen ist der Syphilis-Erreger Treponema pallidum auch heute noch, über 50 Jahre nach Alexander Flemings Entdeckung, sehr empfindlich gegenüber Penicillin und anderen Antibiotika. Auch Pilz- oder Hefeinfektionen können mit Penicillin relativ leicht behandelt werden.

In jahrelanger Arbeit wurde in Hoechst das Ciclopiroxolamin entwickelt, das unter dem Warenzeichen Batrafen bekannt geworden ist. Seine Geschichte liefert ein klassisches Beispiel dafür, daß es keineswegs damit getan ist, wirksame Substanzen zu synthetisieren: man muß sie auch als therapiegerechtes Medikament anbieten. Im Reagenzglas war Ciclopiroxolamin hoch wirksam. Als dann an Tieren systematische Mykosen – das sind Pilzinfektionen, die im Gesamtorganismus auftreten – getestet wurden, zeigten sich Schwierigkeiten, die Substanz in eine Form zu bringen, die nicht nur von Haut und Schleimhaut vertragen wird, sondern den Wirkstoff auch in genügender Menge und genügend lange abgibt. Als das Problem in Tierversuchen gelöst schien, erwies sich allerdings wieder einmal, daß der menschliche Organismus in seinen Reaktionen weder Maus noch Meerschweinchen vergleichbar ist: das bereitete den Galenikern noch lange Zeit enorme Schwierigkeiten.

Inzwischen stehen Zubereitungen in Form von Creme, Lösung und Vaginaltablette zur örtlichen Behandlung von Pilzinfektionen mit Batrafen zur Verfügung. Das Präparat hat auch in der Klinik gehalten, was es im Tierexperiment versprach. Die Behandlung der Scheidenpilze, die zu den STD gehören, ist eine sehr wesentliche Forderung an das Präparat.

Typ eins und Typ zwei können dasselbe

Zurück zum Herpesvirus. Ursprünglich galt die Annahme, der Typ eins rufe alle Infektionen oberhalb des Nabels hervor, der Typ zwei dagegen alles unterhalb jener Zone. Das gilt in dieser Form nicht mehr; denn mindestens jeweils zehn Prozent der Infektionen im Kopf- und Brustbereich werden durch den Typ zwei (genitalis) und genitale Infektionen durch den Typ eins hervorgerufen. Die Gründe hierfür mag sich jeder selbst ausmalen.

Fest steht, daß Herpes-Virusinfektionen schon vor 2000 Jahren bekannt waren und beschrieben worden sind. Doch in Deutschland ist eine fulminante Zunahme von Herpes-Virusinfektionen bisher nicht beobachtet worden. Das bestätigte kürzlich Professor Sawko Wassilew, der an der Hamburger Hautklinik die Herpes-Sprechstunde leitet.

Die Frage, ob die Herpes-Infektion die »Lustseuche« des 20. Jahrhunderts ist, kann daher noch nicht entschieden werden. Objektive Befunde sprechen eher dagegen. Die Notwendigkeit, solche kranken Patienten genauso wie Herpes-zoster-Patienten wirksam zu behandeln, bleibt nach wie vor die wichtigste Aufgabe des Arztes. Dazu ist noch zu sagen, daß gerade die Zoster-Infektion in ihrer Schmerzhaftigkeit über lange Zeit (manchmal lebenslang) so quälend sein kann, daß sich nicht wenige Patienten deshalb das Leben genommen haben. In der Bundesrepublik werden etwas mehr als 1000 Selbstmordfälle im Jahr auf unstillbare Schmerzen zurückgeführt: sicher die Hälfte davon Spätfolgen einer Gürtel- oder Gesichtsrose, wie die Herpes-Virusinfektionen populär genannt werden.

Chemotherapie gegen Herpesviren

Kein Wunder, daß in aller Welt nach Substanzen oder Möglichkeiten gesucht wird, die weitverbreiteten Herpes-Virusinfektionen wirksam zu behandeln und, wenn möglich, auch zu heilen. Vom Jod-Desoxyuridin oder JDU wurde schon gesprochen: der amerikanische Augenarzt Dr. Herbert Kaufman in New Orleans hat es als einer der ersten mit Erfolg angewandt.

In letzter Zeit haben zwei Präparate von sich reden gemacht, das Vidarabin, ein Adenin-Arabinosid, und Acyclovir. Beides sind Antimetaboliten wie JDU, aber insofern spezifischer, als Vidarabin zwei Enzyme, nämlich die DNA-Polymerase und die Thymidinkinase, blockiert, während Acyclovir durch eben diese Thymidinkinase erst aktiviert wird. Für beide Präparate ist also das während der Virusvermehrung in den infizierten Zellen auftretende Enzym Thymidinkinase ganz entscheidend und insofern wichtig, als es in Normalzellen kaum vorkommt. Beide Präparate wirken nur in der akuten Anfangsphase der Infektion. Gegen die latente Infektion sind sie wirkungslos, können ein Rezidiv nicht verhindern.

Die zweite Karriere des Interferons

Das ist der Grund, weshalb so große Hoffnungen auf die Interferone gesetzt wurden und werden. Anlaß zum Optimismus gibt z.B. eine Studie an der Tübinger Medizinischen Universitätsklinik, in der Interferon, als Dauerinfusion bei frischen Infektionen verabreicht, innerhalb von Stunden die akuten Schmerzen der Gürtelrose, des Herpes zoster also, gemildert hatte. Verwendet wurde das vom Bundesgesundheitsamt als erstes zugelassene Interferonpräparat der Firma Bioferon in Laupheim an der Riss.

Interferon kann an zwei Stellen in den Prozeß der Virusvermehrung eingreifen, es sei denn, daß der eigentliche Wirkort bereits vor dem Eindringen des Virus in die Zelle auf deren Oberfläche liegt.

Was ist Interferon, von dem schon viel gesprochen wurde? Mit diesem Namen belegten 1957 der inzwischen verstorbene Engländer Alick Isaacs und der Schweizer Jean Lindenmann – jetzt Direktor des Hygiene-Instituts der Eidgenössischen Technischen Hochschule in Zürich – den Eiweißkörper, den sie aus mit einem Virus infizierten Gewebe isolieren konnten.

Der Eiweißkörper schien für die Interferenz zweier aufeinanderfolgender Virusinfekte verantwortlich zu sein. Interferenz bedeutet, daß Zellen gegen die Infektion durch ein zweites Virus resistent sind, wenn die Infektion mit dem zweiten Virus innerhalb einer bestimmten Zeit nach der Erstinfektion erfolgt.

An sich war die Interferenz bereits lange bekannt. Isaacs in London und Lindenmann in der Schweiz wendeten aber bei ihren Forschungen einen Trick an, indem sie auf Normalzellen inaktiviertes, also totes Influenza-Grippe-Virus gaben. Die Zellen sonderten daraufhin einen Stoff ab. Wurde er zu frischen, unbehandelten Zellen gegeben, schützte er vor einer Virusinfektion. Die Substanz nannten die beiden Interferon.

Damals gab es gegen Virusinfektionen kein Mittel. Deshalb ging die Nachricht von der Entdeckung des Interferons in kürzester Zeit um die Welt. Rasch machten sich Forschergruppen in Belgien, der ČSSR, Finnland, Frankreich, der UdSSR und in den USA auf die Suche nach weiteren Einzelheiten der Wundersubstanz. Eine regelrechte Interferon-Euphorie brach aus. Da es nur in minimalen Mengen gewonnen werden konnte, wurde ausgerechnet, daß ein Pfund reines Interferon zehn Milliarden Mark gekostet hätte.

Die Ernüchterung folgte

Doch dann machten die Wissenschaftler eine ernüchternde Feststellung: Interferon wirkt nur bei der Spezies, von der es stammt: Mäuseinterferon bei der Maus, Kälberinterferon nur beim Kalb; für Behandlungsversuche beim Menschen braucht man Interferon aus menschlichen Zellen.

Daneben aber, und das war wieder ermutigend, stellte sich heraus, daß nicht nur aktive oder inaktive Viren die Zellen veranlassen können, Interferon zu produzieren und freizusetzen. Auch polymere Verbindungen sind dazu in der Lage. Darunter versteht man sehr große Moleküle, die aus tausenden und abertausenden Molekülen bestehen. Dazu gehören z.B. im Körper die großen Moleküle der Nukleinsäuren sowie die industriell hergestellten Kunststoffmoleküle.

Um Interferon freizusetzen, werden solch große Moleküle verwendet wie die Poly-Inosinic-Poly-Cytidylic-Säure, kurz Poly I:C genannt. Große Hoffnungen wurden lange an eine sehr einfach gebaute Verbindung geknüpft, die Tilorone heißt. Tilorone ist die Bezeichnung für eine chemische Substanz, die als erste niedermolekulare Verbindung in der Lage ist, Interferon zu induzieren, also die Zelle zu veranlassen, Interferon abzugeben.

Moleküle auf der Waage

Was heißt niedermolekular, was bedeutet hochmolekular, was ist unter dem Molekulargewicht zu verstehen, von dem in diesem und anderen Kapiteln immer wieder die Rede ist? Nun, auch Moleküle, so winzig sie sind, haben ein Gewicht – das absolute Molekulargewicht. Es berechnet sich aus der Summe der Atomgewichte. Ein Molekül Wasser wiegt demnach das gleiche wie zwei Atome Wasserstoff ($2 \times 1{,}6 \times 10^{-24}$ Gramm) und ein Atom-Sauerstoff ($16 \times 1{,}6 \times 10^{-24}$ Gramm) zusammengenommen, also $18 \times 1{,}6 \times 10^{-24}$ Gramm.

Neben dem absoluten ist aber auch ein relatives Molekulargewicht festgelegt. Es gibt an, wieviel mal schwerer das Molekül ist als ein Wasserstoffatom bzw. als ein Zwölftel des Kohlenstoff-12-Isotops. Da das relative Molekulargewicht häufiger angegeben wird, wird es auch kurz als »das« Molekulargewicht bezeichnet. Es ist eine für das Molekül spezifische Größe, die zu dessen Identifizierung und Charakterisierung dient.

Das Molekulargewicht von Wasser beispielsweise ist 17,99, das von Ammoniak 17,0, das von Harnstoff 60,0. Das kleinstmögliche Molekulargewicht ist zwei. Eins ist nicht möglich, da Wasserstoff allein ein Atom ist und kein Molekül.

Die meisten Substanzen von chemischem Interesse haben Molekulargewichte im Bereich um 100. Diese Stoffe werden als niedermolekular bezeichnet. Sie unterscheiden sich von den hochmolekularen Stoffen, deren Molekulargewicht über 1000 liegt.

Die höchsten Werte bei biochemisch interessierenden Körpern liegen bei etwa zehn Millionen. Zu den hochmolekularen Stoffen gehören die äußerst wichtigen Körperbausteine der Proteine (Eiweißkörper) und der Nukleinsäuren.

Quellen der Interferongewinnung

Beim Menschen erwiesen sich für die Interferongewinnung als geeignet:

Weiße Blutzellen, also Leukozyten,

Lymphoblasten, das sind noch nicht reife weiße Blutkörperchen aus den Lymphknoten, und

T-Lymphozyten, die schon mehrfach zitierten Abwehrzellen. Leukozyten lassen sich aus Blut, Lymphoblasten aus dem Burkitt-Lymphosarkom isolieren.

Menschliche Fibroblasten (Bindegewebszellen), um wieder zum Thema Interferon zurückzukommen, werden aus der Vorhaut Neugeborener gewonnen, und T-Lymphozyten stammen wiederum aus menschlichem Blut, wo sie eine wichtige Abwehraufgabe gegen virale oder bakterielle Feinde haben. Die einen lassen sich zur Interferonabgabe mit apathogenen, also nicht krankheitserregenden, oder inaktivierten Viren, die zweiten durch Poly I:C, die T-Lymphozyten schließlich durch spezifische Antigene oder aber auch durch besondere Präparate wie Concanavalin A provozieren. Doch es wird noch komplizierter.

Dreifalt der Interferone

Als nach einiger Zeit die Interferon-Präparationen gereinigt und untersucht worden waren, stellte sich heraus, daß es hier eine unvermutete Dreifalt gab. Die drei Gruppen von Interferonen werden heute mit den Buchstaben Alpha, Beta und Gamma bezeichnet. Interferon Alpha aus Leukozyten ist säurestabil, ebenso Interferon Beta aus Fibroblasten. Das Interferon Gamma aus T-Lymphozyten dagegen verträgt keine Säure.

Bis heute konnten 16 Alpha-Interferone differenziert werden. Das »Rezept« für ihre Herstellung ist auf dem neunten von den 46 menschlichen Chromosomen lokalisiert.

Bisher wurde nur ein Gamma-Interferon gefunden, von dem sogar schon bekannt ist, aus welchen Bausteinen sein Eiweiß zusammengesetzt ist, nämlich aus der Aufeinanderfolge (Sequenz) von 146 Aminosäuren. Im Vergleich zu anderen Eiweißstoffen ist das schon eine recht respektable Zahl von Aminosäuren. Eine Reihe wichtiger Substanzen, wie etwa das blutdruckregelnde Angiotensin II (acht Aminosäuren), besteht nur aus ganz wenigen Aminosäuren. Die kleinen Aminosäureverbindungen heißen Peptide. Bei bis zu acht oder zehn Aminosäuren wird häufig der Ausdruck Oligopeptide gebraucht, bei zehn bis 100 Aminosäuren je Molekül spricht man von Makropeptiden. Zu ihnen gehören besonders die Eiweißstoffe.

Insulin, auf das wir noch sehr ausführlich eingehen, besteht aus zwei Ketten von insgesamt 51 Aminosäuren. Aber es gibt auch Eiweißverbindungen, die viele Hunderte, ja Tausende dieser Bausteine enthalten. Sie sind die eigentlichen Proteine.

Das Geheimnis der Interferon-Wirkung

So wenig bisher die optimale Zusammensetzung eines Interferons bekannt ist, ob nun Alpha-Interferon mit Beta- und Gamma-Interferon oder ob Beta- und Gamma-Interferon die richtige Kombination zur wirksamsten Virusbekämpfung darstellen, so wenig ist bisher völlige Klarheit geschaffen worden, wie Interferon eigentlich wirkt. Sicher scheint nur zu sein, daß eine doppelstrangige Ribonukleinsäure (RNA), wie sie praktisch in allen Viren vorkommt, der beste Anreiz ist, Interferon zu produzieren oder schon vorhandenes abzugeben. Im allgemeinen scheinen die Zellen allerdings zeitlich nur zu einer begrenzten Produktion fähig. Wenn früher als nach 72 bis 96 Stunden ein neuer Reiz erfolgt, entstehen für die Zellen »Nachschubprobleme«. Es kann kein neues Interferon abgegeben werden.

Das von der Zelle freigegebene Interferon lagert sich an die benachbarten Zellen an. Es hilft ihnen, sich gegen eine eventuelle Virusvermehrung zur Wehr zu setzen. Wie die »Waffenbrüderschaft« zwischen Interferon und Zellen gegen Viren zustande kommt, ist noch unbekannt. Sicher ist lediglich, daß die Interferon-Produktion von zwei Enzymen angeregt wird. Das eine Enzym erzeugt eine Reihe von Verbindungen – für Leser, die es genau wissen wollen, das sogenannte 2'-, 5'-Oligo-Adenylat. Dieses Enzym ist imstande, eine bestimmte Ribonukleinsäure, die Boten- oder Messenger-RNA, zu zerstören, die für die Synthese der Eiweißstoffe verantwortlich ist.

Das zweite durch Interferon veranlaßte Enzym fügt eine Phosphatgruppe an einen Eiweißkörper (Protein), der für den Beginn der neuen Proteinsynthese notwendig ist. Durch die Anlagerung von Phosphat an Protein wird der Start der viralen Proteinsynthese beeinträchtigt. Beide Enzyme scheinen durch die doppelsträngige Virus-RNA aktiviert zu werden. Über die Einzelheiten dieser Vorgänge wissen wir aber noch nicht Bescheid.

Interferon macht den Freßzellen Appetit

Darüber hinaus vermehren sich mit Interferon behandelte Zellen schneller. Sie sind auch beweglicher. Der Appetit und das Aufnahmevermögen der großen Abwehrzellen (Makrophagen), die alle Fremdstoffe im Blut zu verschlingen versuchen, scheint gesteigert. Diese Art von Vernichtung fremder Moleküle heißt Phagozytose nach dem griechischen Wort phagos für Fresser und zytos für Zellen.

Schließlich wird auch die Aktivität der Natural Killer Cells rasch erhöht. In dieser Beziehung ist Gamma-Interferon sicher am wirkungsvollsten. Die Killer-Zellen wirken zellauflösend (zytolytisch).

Kari Cantell war der erste

Noch Anfang der achtziger Jahre war Interferon eine Rarität. Die Ärzte konnten lediglich über sehr kleine Mengen verfügen. Es gab nur zwei Gewinnungsmethoden mit sehr geringer Ausbeute, einmal das Leukozyten-Interferon von

Kari Cantell, dem Leiter des finnischen Blutspendedienstes in Helsinki, ein Alpha-Interferon. Das zweite wurde aus der Gewebekultur von menschlichen Fibroblasten gewonnen. Es ist das schon erwähnte Beta-Interferon.

Sowohl die Massenkulturen von Lymphoblasten als auch von Fibroblasten brauchen verhältnismäßig viel Platz, denn bisher ist es nicht gelungen, die Fibroblasten in Suspensions- anstatt wie bisher in Einschicht-(Monolayer-)Kulturen zu vermehren. Daher die Riesenoberflächen von Kulturmedien.

Jetzt, 1984, steht endlich genügend gentechnologisch gewonnenes Interferon, z. B. in Hoechst, zur Verfügung. Das Unternehmen stellte der Öffentlichkeit im Juli 1984 nicht nur gentechnisch gewonnenes Insulin, sondern ebenfalls dieses Interferon aus der Alpha-Gruppe vor. Die Produktion ist nahezu unbegrenzt möglich, die klinischen Prüfungen haben erfolgreich begonnen; bald wird auch der Preis für Interferon dem für normale hochwertige Arzneimittel gleichen.

Bis jetzt war die Rede von Interferonen, die den Menschen von außen zugeführt werden. Wie aber kann der erkrankte Mensch selbst veranlaßt werden, genügend Interferon zu produzieren? Es lag nahe, diesen Versuch mit Poly I:C oder Poly A:U, Tilorone oder anderen aus der Gewebekultur bekannten Interferon-Stimulatoren zu unternehmen. Zwar stellt die Zufuhr von zu großen Molekülen eine Belastung für die Leber dar, doch das könnte bei lebensbedrohenden Viruserkrankungen in Kauf genommen werden.

Leider gelang eine solche Interferon-Stimulation beim Menschen bisher nicht. Die Interferon-Titer, die nach der Anwendung im Blut der Patienten gemessen wurden, waren nahezu unverändert. Genauso entmutigend verliefen die klinischen Prüfungen.

»Gut und böse« liegen dicht beieinander

Hoechst hat längere Zeit versucht, entsprechende Inducer zur Interferon-Produktion zu entwickeln. Bei der Forschung nach diesen Inducern oder »Anregern« ergaben sich allerdings interessante Feststellungen. Die Wissenschaftler erlebten, daß »gut und böse« eng beisammen liegen: Aus Bakterien konnte ein Interferon-Inducer isoliert werden, der bei Mäusen, sehr gut geeigneten Versuchstieren für Interferon, geradezu phänomenale Interferon-Titer auslöste. Als das Präparat dann bei einer experimentellen Mäuse-Virus-Leukämie angewendet wurde, starben zur großen Überraschung die behandelten Tiere eher als die unbehandelten.

Weitere Untersuchungen ergaben: Die Inducer bewirkten zwar eine gesteigerte Interferon-Produktion, gleichzeitig unterdrückten sie massiv die Abwehrkräfte gegen die Leukämie. Als Folge dieser Immunsuppression starben die Tiere. Alle Bemühungen, das Molekül so aufzubrechen, daß nur die eine oder die andere Wirkung erhalten blieb, schlugen fehl. Eine, wie es zunächst schien, hoffnungsvolle Entwicklung mußte abgebrochen werden. Später wurden aus den USA ähnliche Beobachtungen berichtet.

Versuch einer Chemotherapie

In Philadelphia hat Paul Doetsch mit seinen Mitarbeitern interessante Versuche gemacht. Es wurden Moleküle synthetisiert, die ähnliche – analoge – Eigenschaften wie ein im Organismus natürlich vorkommendes Enzym haben. Diese Enzyme wurden zu menschlichen Lymphozyten gegeben, die mit dem Epstein-Barr-Virus infiziert waren.

Das Epstein-Barr-Virus, abgekürzt EBV, gehört zur Herpes-Gruppe. Es kann die verschiedensten Erkrankungen verursachen. Dazu gehört beispielsweise das Pfeiffersche Drüsenfieber, eine akute Infektionskrankheit, auch infektiöse Mononukleose genannt. Die Kranken zeigen dick geschwollene Lymphdrüsen – sowohl die Rachenmandeln als auch alle anderen Lymphdrüsen können befallen sein. Die Patienten haben hohes Fieber und fühlen sich sehr elend. Eine Hepatitis kann ebenso hinzukommen wie eine massive Milzvergrößerung.

Außerdem – und das ist mit dem Epstein-Barr-Virus zum ersten Mal überhaupt festgestellt worden – wird das Virus regelmäßig bei dem afrikanischen Lymphosarkom, dem Burkitt-Lymphoma, gefunden. Der Schluß liegt nahe, daß ein kausaler Zusammenhang zwischen der Infektion mit dem Epstein-Barr-Virus und dem Tumor besteht.

Die nun zu den infizierten Lymphozyten gegebenen Enzyme, genau gesagt: 2'-, 5'-Oligo-Adenylat-Moleküle, verhinderten, daß sich die Virusinfektion wie bei den nicht infizierten Tieren entwickelte. Dieser Befund erregt mit Recht einiges Aufsehen. Vielleicht ergeben sich aus den Arbeiten von Paul Doetsch weitere Ansätze für die Bekämpfung von Tumoren, die ähnlich wie das Burkitt-Lymphosarkom von Viren erzeugt werden.

Welche Rolle Interferone in der Behandlung bösartiger Geschwülste spielen, wird in dem Kapitel für Krebs geschildert. Gegenwärtig zeichnen sich für die Interferone als besondere Indikationsgebiete ab: Leukämien, Krebs der Lymphozyten und Krebs der Haut.

Viren sind vielseitig

Viren sind allgegenwärtig, viele sicherlich noch gar nicht erkannt. Eines aber ist den meisten gemeinsam: Sie terrorisieren den Menschen. Was von Viren, diesen Gebilden im Niemandsland zwischen lebender und unbelebter Materie noch alles angerichtet werden kann, zeigen nüchterne Zahlen:

In den achtziger Jahren waren etwa 20000 Fälle von Virus-Hepatitis jährlich im Register der nach dem Bundes-Seuchengesetz meldepflichtigen übertragbaren Krankheiten. Die zweitgrößte Gruppe betraf Fälle von Meningitis/ Enzephalitis, insgesamt über 6000 Fälle im Jahr. Wieviel Herpes-Virus-bedingte Enzephalitiden darunter waren, läßt sich leider nicht ausmachen. 889 davon sind als virusbedingt erkennbar, 2329 Fälle sind als »übrige Formen« deklariert (diese Aufschlüsselung bezieht sich nur auf das Jahr 1981).

Dagegen nimmt sich die Zahl von nur elf Poliomyelitis-Erkrankungen als bedeutungslos aus. Doch der Augenschein trügt: Die Zahl sagt nichts aus über das Leid, das über diese elf Patienten gekommen ist. Sie erinnert auch die Allgemeinheit nicht an die Gefahr, in der sie schwebt, wenn die Impfbeteiligung weiter so abnimmt, wie das gegenwärtig der Fall ist. Auch wenn augenblicklich die Polio in Europa und Nordamerika mit weniger als einer Erkrankung auf eine Million Einwohner keine Rolle zu spielen scheint, dürfen keine voreiligen Schlüsse gezogen werden.

Denn in Amerika blieben die Erkrankungen mit 10,18 auf eine Million in den letzten fünf Jahren konstant, im östlichen Asien zeigten sie zunehmende Tendenz, in Südostasien stiegen sie von 16 auf 20 Fälle (im Maximum fast 26) und in Mittelost sogar von 31 auf 40 Fälle an, mit einem Maximum von 51 auf eine Million Einwohner.

Impfmüdigkeit kann gefährlich werden

Die Zahlen zeigen deutlich, in welchem Maß wir in Europa gefährdet sind, wenn nicht möglichst alle Kinder gegen Polio geimpft und Erwachsene nachgeimpft werden, bevor sie in polioverseuchte Gebiete reisen. Dabei ist neben Pocken, die hoffentlich für immer ausgerottet sind, die Polio das beste Beispiel, wie eine lebensbedrohende, zu Lähmungen führende Krankheit durch konsequente Impfung ihren Schrekken so sehr verlieren kann, daß sie beinahe vergessen wird.

Die übrigen Viruskrankheiten wie Masern, Röteln, Mumps, Windpocken haben ihr Gesicht nicht verändert.

Wohl aber hat sich das Panorama, also die Anteile der einzelnen Viruskrankheiten am Gesamtbild aller Virusinfektionen, gewandelt, denn aufgrund der konsequenten Impfung der Kinder ist heute in den USA die Zahl der durch Windpocken ausgelösten Gehirnentzündungen (Enzephalitiden) höher als die von Masern verursachten.

Wenn alle jungen Mädchen vor Eintritt in die Pubertät gegen Röteln geimpft würden, ließe sich auch diese den Embryo bedrohende Krankheit ausrotten.

Gefahr im Frühsommer

Eine Virusinfektion, die erst vor einigen Jahren in Österreich und auf dem Balkan bekannt wurde, ist die durch Zecken übertragene Frühsommer-Meningo-Enzephalitis, abgekürzt FSME. Sie wurde 1932 im österreichischen Neunkirchen beobachtet, wo der Primarius (Chefarzt) Dr. Hans Schneider einen Patienten hatte, dessen Krankheitsbild zwar gewisse Symptome einer Poliomyelitis zeigte, insgesamt aber mit keinem der damals bekannten Infektionskrankheiten übereinstimmte.

Schneider hat diese Frühsommer-Enzephalitis-Meningitis bis ins kleinste Detail beschrieben. In den sechziger Jahren, als immer mehr Fälle von Frühsommer-Meningo-Enzephalitis diagnostiziert wurden und das auslösende Virus isoliert wurde, ließ sich der von ihm beschriebene Fall als Frühsommer-Meningo-Enzephalitis einordnen. Dem Virologen Christian Kunz gelang am Wiener Hygiene-Institut in den siebziger Jahren die Herstellung des ersten wirksamen Impfstoffs gegen die Frühsommermeningitis. Seitdem sollten sich gefährdete Personen mit einer solchen Impfung vor der Infektion schützen.

Die Frühsommer-Meningo-Enzephalitis ist alles andere als ungefährlich. Auch im Jahr 1984 gab die bayerische Ärzteschaft eine Warnung an Ärzte und Bevölkerung heraus, daß man mit einer erhöhten Anzahl von Frühsommer-

Meningo-Enzephalitis-Infektionen rechnen müsse, vor allem entlang der Donau und ihrer Zuflüsse, östlich von Traunstein bis nach Österreich, rund um den Waginger See. 1982 waren 75 Fälle in Bayern diagnostiziert worden.

Die Tollwut gefährdet nicht nur Förster, sondern auch Menschen, die engen Umgang mit Haus- oder Wildtieren haben. Die Tollwut-Viren bestehen hauptsächlich aus Ribonukleinsäure, die in einem Mantel aus Eiweiß steckt. Die Tollwutviren gehören zur Gruppe der Rhabdoviren, einer Gruppe von stäbchen- bzw. geschoßförmigen Viren (griech. rhabdom bedeutet stäbchenförmig). Der bekannteste Vertreter der Rhabdoviren ist das Tollwut-(Rabies-)Virus, in letzter Zeit auch das Marburg-Virus. Angehörige dieser Virusart haben vor einigen Jahren in Marburg bewiesen, wie gefährlich sie sein können. Damals waren Rhabdoviren aus Afrika eingeschleppt worden. Von den damit infizierten Menschen gingen einige elend zugrunde.

Das Tollwut-Virus steht schon seit langem in der viralen Verbrecherkartei. Louis Pasteur hat die erste Tollwut-Vakzine geschaffen und einem neunjährigen Jungen, Joseph Meister, so das Leben gerettet. Der Tag, an dem dies geschah, der 6. Juli 1885, ist in die Medizingeschichte eingegangen.

Tollwutvirus – ein Spätzünder

Das Tollwutvirus ist ein ausgesprochener Spätzünder im Gegensatz zu anderen Infektionskrankheiten. Es gelangt mit Speichel tollwütiger Tiere in die Bißwunde oder aber durch Lecken in die nur scheinbar ungeschädigte Haut. Die Inkubationszeit beträgt mindestens zehn Tage, kann sich aber auch bis zu einem Jahr ausdehnen. Im Durchschnitt sind es 30 bis 50 Tage.

Nur eine schnelle Impfung kann dem Virus Schach bieten. Früher zögerten die Ärzte manchmal mit der Impfung, da sie mit erheblichen Nachwirkungen belastet war. Die frühere Vakzine wurde nämlich noch aus dem Gehirn von mit Tollwut-Virus infizierten Kaninchen gewonnen.

Die Nebenwirkungen des Impfstoffes, den die Behringwerke unter dem Namen Rabivac zur Verfügung stellen, sind äußerst gering. Alle gefährdeten Personen können deshalb prophylaktisch geimpft werden. Es besteht aus inaktiviertem Tollwut-Virus. Die Weltgesundheitsorganisation (WHO) hat für diese Impfungen entsprechende Vorschläge gemacht. Wird ein Mensch gebissen, soll der WHO-Empfehlung gemäß die Impfung am selben Tag, ferner am 3., 7., 14., 30. und 90. Tag stattfinden.

Neueste Empfehlungen lauten: Neben der aktiven Immunisierung darf gleichzeitig mit Immunglobulin von anderen Menschen passiv immunisiert werden.

Um noch einmal den Unterschied zwischen aktiver und passiver Immunisierung deutlich zu machen: Zur aktiven Immunisierung wird der Körper durch abgetötete Viren oder Bakterien zur Bildung von Antikörpern (Immunglobuline) veranlaßt. Der Körper spielt also eine aktive Rolle bei der Abwehr von fremden Antigenen. Typische Beispiele sind Impfstoffe gegen bakterielle Infektionen wie Diphtherie, Tetanus, Typhus und Tuberkulose. Gegen Virusinfektionen stehen ebenfalls zahlreiche Impfstoffe zur Verfügung, angefangen mit dem gegen Poliomyelitis, Röteln, Masern, Virusgrippe, um nur einige zu nennen.

Bei der passiven Immunisierung erhält der Körper Immunglobuline von außen. Sie wurden früher meistens von Tieren in Form von Sera gewonnen, heute dagegen meistens vom Menschen. Das vom Menschen gewonnene Immunglobulin verursacht natürlich weniger Nebenwirkungen.

Impfung gegen Grippe?

Ein eigenes Kapitel müßte eigentlich der Influenza und der Diskussion »Impfung oder nicht?« gewidmet werden. Die Vakzine schützt nur gegen die echte Influenza, die durch verschiedene Virus-Typen verursacht wird und vor allem für ältere, kreislaufgefährdete Menschen ein tödliches Risiko birgt. Sie wirkt allerdings nicht gegen andere Virustypen, die etwa den Schnupfen erzeugen, oder gegen bakteriell verursachte Erkältungskrankheiten.

AIDS verbreitet Schrecken

Eine andere Krankheit, die wahrscheinlich auch von Viren verursacht wird, lehrt derzeit manchen Menschen das Gruseln. Denn die vier Buchstaben AIDS sind seit einigen Jahren fast täglich in den Schlagzeilen zu finden. Sie bedeuten »Acquired Immunity Deficiency Syndrom«, zu deutsch: ein erworbenes Syndrom des Immunitätsausfalls. Was steckt dahinter?

Bis zum Juli 1984 waren dem Center of Diseases Control in Atlanta (Georgia) 4000 Fälle von AIDS gemeldet worden, die meisten davon aus den USA. 1700 Patienten erlagen ihrem Leiden. In Europa haben 14 Länder mitgeteilt, daß AIDS aufgetreten sei. Fast 400 Menschen erkrankten. In der Bundesrepublik sind bis Juli 1984 genau 82 Erkrankungen (78 Männer und vier Frauen) mit 33 Todesfällen bekannt geworden.

Wie kam es zu dieser auffälligen »Immunschwäche durch Infektion«? In das »Department for Health« der Medical School an der Universität von Kalifornien wurde im Januar 1981 ein 30 Jahre alter Mann eingewiesen, der an einer für den Menschen außerordentlich seltenen Erkrankung litt, einer Lungenentzündung durch Pneumocystis carinii. Es handelt sich um einen Parasiten, der als Erreger von Lungenentzündungen (Pneumonien) bei Tieren weltweit bekannt ist, aber im Jahre 1942 erstmals als Ursache einer Lungenentzündung beim Menschen gefunden wurde. Seitdem ist immer wieder einmal in medizinischen Zeitschriften über solche Erkrankungen berichtet worden, aber jeweils als seltenes Ereignis.

Die Symptome sind: Der Patient leidet an Atemnot, ist sehr matt, hat hohes Fieber und verliert an Gewicht. Dazu gesellen sich mitunter Durchfall und Schwellungen aller Drüsen, das Krankheitsbild einer Lymphoadenopathie also. Pfropft sich auf die Pneumocystis carinii noch eine Ansteckung mit Hefen wie Candida albicans oder Pilzen auf, dann ist das Schicksal des Patienten besiegelt.

Erst nur Männer, später auch Frauen befallen

Innerhalb weniger Wochen wurden vier weitere Patienten mit den gleichen Symptomen und der gleichen Diagnose »Pneumocystis-carinii-Infektion« in die Klinik eingeliefert. Alle fünf Männer zeigten einen ausgeprägten Mangel an weißen Blutkörperchen, besonders an T-Lymphozyten. Alle gaben an, homosexuell zu sein. Das führte zu der vorläufigen Bezeichnung GRID »gay related immune deficiency«. (»Gay« ist die Bezeichnung für Homosexuelle. Die Übersetzung von GRID lautet: Immunitätsverlust im Zusammenhang mit Homosexualität.)

Doch bald erfaßte nicht nur die »Gays« die bisher unbekannte Krankheit, sondern auch Einwohner und Touristen aus Haiti. Da viele Gays des Geldes wegen häufig Blut spenden, sind natürlich Empfänger dieser Blutspenden, beispielsweise Bluterpatienten, gefährdet, solange es nicht gelingt, das AIDS verursachende Agens zu identifizieren und auszuschalten.

Bald darauf wurden auch heterosexuelle Frauen befallen, die mit Drogenabhängigen verkehrten. Deshalb setzte sich der neutrale Name AIDS durch.

Eine bis dahin sehr seltene Tumorform, das Kaposi-Sarkom, tritt bei AIDS-Kranken gehäuft auf. Weisen junge Menschen die charakteristischen knotenförmigen, blauroten, schmerzhaften Tumoren an mehreren Stellen des Körpers auf, muß das sofort den Verdacht auf AIDS wecken.

Auch Virusinfektionen sind im Spiel

Im Lauf der Zeit wurden nicht nur Fälle von Pneumocystis carinii beobachtet, es häuften sich auch Infektionen mit dem zur Herpesgruppe gehörenden Cytomegalie-Virus. Dieses Virus verursacht anhaltendes Fieber, Müdigkeit, Abgeschlagenheit, Nachtschweiß, Muskel- und Gelenkschmerzen. Auch die Lunge kann befallen sein. In diesem Fall gleicht das Krankheitsbild einer GRID. Sind bei starker Verminderung der Leukozyten die Monozyten, eine besondere Form der weißen Blutkörperchen, deutlich vermehrt, dann erinnert die Cytomegalie-Infektion an das beim Epstein-Barr-Virus beschriebene Pfeiffersche Drüsenfieber.

Bis dahin waren solche Cytomegalie-Infektionen eigentlich nur bei Patienten beobachtet worden, die nach Organtransplantationen hohe Dosen von Verbindungen erhalten hatten, von denen die Abwehrreaktionen unterdrückt wurden (Immunsuppressiva). Diese Schädigung des Immunsystems mußte in Kauf genommen werden, um die Abstoßung des übertragenen Organs zu vermeiden.

Weiteres Licht in das Dunkel um AIDS wurde auf einem Kongreß der Augenärzte in San Francisco gebracht. Dort referierte Dr. Gary N. Holland über die Rolle des Augenarztes bei der frühzeitigen Diagnose eines AIDS. Nach seinen Untersuchungen zeigt sich die Cytomegalie-Infektion entweder in Form einer Netzhautentzündung an oder als sogenannte Cotton-Wool-Exsudata-Herde. Das sind helle Flekken am Augenhintergrund.

Stellt der Augenarzt solche Veränderungen fest, meinte Holland, müsse an AIDS gedacht werden. Die Prognose für solche Patienten ist besonders schlecht. Von Hollands Patienten mit Cotton-Wool-Herden starben 81 Prozent. Von AIDS-Kranken ohne diese Symptome erlagen 44 Prozent ihrem Leiden. Damit ist das Spektrum von AIDS aber noch keineswegs erschöpft.

Bluttransfusion und AIDS

Noch reichlich mysteriös ist der Zusammenhang zwischen Bluttransfusion und AIDS. Von Januar 1981 bis August 1983 haben allein in den USA mehr als 20 Millionen Menschen Bluttransfusionen bekommen, während insgesamt nur 1831 Fälle von AIDS bekannt wurden. Es kann also ganz sicher nicht die Transfusion mit dem Blut eines AIDS-Kranken allein die Ursache für die Erkrankung sein. Auch sind gehäufte AIDS-Fälle unter monogamen Homosexuellen unbekannt. Sie finden sich nur bei Männern mit häufigem Partnerwechsel.

Rätselraten um die Krankheit

Das Rätselraten um die Krankheit, ihre Ursachen und die Möglichkeiten ihrer Behandlung hält an. Ein Experte hat vor kurzem gesagt: »We know for certain, that we don't know the cause.«

Spekulationen reichen – so der Stand im Sommer 1984 –, was die Verursacher von AIDS angeht, von einer Variante der afrikanischen Schweinepest bis hin zu dem von Robert Gallo in Bethesda entdeckten Human-T-Cell-Leukemia-Virus (HTLV).

Zunächst zum Schweinepest-Virus: Frau Dr. Jane Teas von der Harvard School of Public Health vermutet, ein Homosexueller aus Haiti, der mit dem Virus durch Verzehr von Schweinefleisch infiziert worden sei, habe durch sexuellen Kontakt mit amerikanischen Touristen die ganze Welle in Gang gebracht.

Frau Dr. Teas begründet ihren Verdacht mit der großen Ähnlichkeit zwischen AIDS und den Vorläufern der afrikanischen Schweinepest: Fieber, Appetitverlust, Lymphknotenschwellungen. Vor allem verursacht dieses Virus eine starke Unterdrückung der Abwehrstoffe (Immunsuppression). Das Virus wird über Blut, Stuhl und Urin verbreitet.

Außerdem ist bekannt, daß die Schweine in Haiti nicht selten mit dem afrikanischen Schweinepestvirus infiziert sind.

Wie das Ticken einer Zeitbombe ...

Professor Dr. Wolfgang Stille, Frankfurt, berichtet von einer Schweizer Patientin, die fünf Jahre nach einem Trip zur Insel Haiti an AIDS erkrankte. Er meint zu diesem Problem: »Bei wem diese Zeitbombe noch alles tickt, weiß ich nicht. Das ist jedenfalls der größte Horror, der in der Medizin jemals stattgefunden hat.«

Damit hat er zwar ein wenig übertrieben, doch dem Sprecher des Center of Diseases Control (CDC) in Atlanta, Dr. William Foege, ist zuzustimmen, wenn er einen massiven Zuwachs der Erkrankungsraten befürchtet: »Vieles spricht dafür, daß wir es bis heute nur mit der Spitze des Eisbergs zu tun hatten.«

Die Hypothese von Robert Gallo von einer Beteiligung des Human-T-Cell-Leukemia-Virus hat ebenso wie die Schweinepestvirus-Theorie Befürworter. Sie findet Unterstützung durch Untersuchungen von Dr. Max Essex und seiner Gruppe in Bostons Harvard University School of Public Health. Sie fanden, daß das Katzen-Leukämie-Virus (Feline Leukemia Virus) eine starke Immunsuppression verursacht, so daß viel mehr mit diesem Virus infizierte Katzen an akuten Infektionen und nicht an ihrer Leukämie starben.

Essex und seine Mitarbeiter konnten schließlich im Serum von AIDS-Kranken Antikörper gegen Antigene nachweisen, die mit dem Human-T-Leukämie-Virus assoziiert sind. Allerdings waren es nur 35 Prozent der 98 untersuchten Patienten, die solche Antikörper aufwiesen. Und unter 386 Seren von Homosexuellen, gesunden Blutspendern, Dialyse- und Hepatitis-Patienten fanden sich nur dreimal die gleichen Antikörper.

Besonderes Aufsehen erregte auf der 90. Tagung der Deutschen Gesellschaft für innere Medizin im April 1984 der von Dr. J. Schuepbach, einem Mitarbeiter von Robert Gallo, gegebene Bericht. Danach hat sich in der Zwischenzeit herausgestellt, daß es drei Typen des Human-T-Cell-Leukemia-Virus gibt. Gegen den Typ III hat der größte Teil, nämlich 88 Prozent der untersuchten AIDS-Patienten Antikörper gebildet. Außerdem konnte das Virus bei einer erheblichen Anzahl von Patienten isoliert werden.

Das HTL-Virus III hat ausgesprochen zellzerstörende (zytopathische) Wirkung. Gallo mit seinen Mitarbeitern ist davon überzeugt, mit diesem HTL-Virus III den Erreger von AIDS gefunden zu haben. Für seine Annahme spricht die offizielle Bekanntgabe der Untersuchungsergebnisse durch den Direktor des CDC, Dr. Mason, am 23. April 1984.

Auf einer ähnlich heißen Spur sind auch zwei französische Arbeitsgruppen. Schließlich haben sich auch Mitarbeiter des Bernhard-Nocht-Instituts in Hamburg in die Suche eingeschaltet. Sie glauben in einem anderen Virus, einem Corona-Virus, die Ursache für AIDS gefunden zu haben. Daß die Entdeckung des AIDS-Erregers nobelpreisverdächtig ist, dürfte den Wissenschaftlern zusätzlicher Ansporn sein.

Neue Hoffnung auf baldige Aufklärung schöpften die Forscher, als kürzlich aus Kalifornien und aus Massachusetts gemeldet wurde, insgesamt 24 Affen seien mit den typischen Zeichen des AIDS gestorben: Lymphknotenschwellungen, Durchfällen, Fieber, merkwürdigen Hauterscheinungen und starkem Gewichtsverlust. Im Gegensatz zum Menschen, wo hauptsächlich Männer erkranken, waren bei den Affen nur Weibchen betroffen. Bisher ist nicht bekannt, wodurch es zu solch einer Infektion der Affenkolonien gekommen ist. Immerhin läßt sich nun die Krankheit an den Affen intensiver studieren.

Große Schwierigkeiten macht auch, daß die Inkubationszeit, also die Zeit zwischen Ansteckung und Ausbruch der Krankheit, sehr unterschiedlich ist. Sie kann länger als ein Jahr betragen, aber auch bedeutend kürzer sein.

Mit Interferon gegen AIDS

Bis zum Sommer 1984 hat offensichtlich nur eine einzige Klinik versucht, AIDS-Kranke mit Interferon zu behandeln. Dr. Carl Welte vom Memorial Sloan-Kettering Cancer Center (MSKCC) in New York berichtete kürzlich darüber im Frankfurter Klinikum. Danach könnten durch größere Dosen Gamma-Interferon vielleicht Besserungen erzielt werden. Für eingehende Studien steht aber erst jetzt genügend Interferon zur Verfügung.

So wird die Antwort auf die Frage nach der zweiten Karriere des Interferons – oder richtiger: der Interferone – wohl schon in einigen Jahren vorliegen. Die Großproduktion im Industriemaßstab steht, wenn nicht alle Anzeichen trügen, unmittelbar bevor. Und dann wird das Problem nicht mehr sein: Wo bekommt man genügend Interferon her, sondern: Für welche Therapien sind Interferone geeignet? Die ersten Ergebnisse erscheinen vielversprechend. Grund zum Jubeln aber sollten nur gesicherte Erkenntnisse sein, damit sich zu der ersten Enttäuschung über das Interferon nicht eine weitere gesellt.

Parasiten plagen die Dritte Welt

Die »Krankheit der schlechten Luft«

Georg Hamann, Kaufmann aus Hamburg, saß auf dem Feldstuhl im Camp und starrte den weißen Gipfel des Kilimandscharo an. Es war die letzte Stunde einer Drei-Wochen-Safari, mit der er sich einen Jugendtraum erfüllt hatte. Doch er war gar nicht glücklich, denn seit gestern fühlte er sich ausgesprochen elend und hatte wahnsinnige Kopfschmerzen. Auf seinen Knien lag eine Decke. Wenn seine Zähne zu klappern begannen, zog er sie bis zum Hals hoch, wenn die Fieberanfälle kamen, warf er sie hinunter. Auf der Piste wartete schon die »Focker Friedship«, die seine Reisegruppe nach Nairobi bringen sollte; von dort hatten sie direkten Anschluß nach Hamburg.

»Ich muß mir das irgendwo geholt haben«, grübelte Hamann. »Sollte ich direkt ins Tropenkrankenhaus in der Bernhard-Nocht-Straße? Sicher finden die heraus, was mir fehlt. Zu Hause würde ich nur meine Frau und die Kinder anstecken.«

Hamann ist einer der 500 Deutschen, die im Jahr 1980 eine handfeste Malaria von einer 10000-DM-Safari oder einem anderen Trip in tropische Gefilde mit nach Hause brachten. Der Erreger dieser »Krankheit der schlechten Luft« (mala aria) ist ein winziges, einzelliges Plasmahäufchen, das Plasmodium. Es hält fest an einer uralten Etikette: Übertragungen von Mensch zu Mensch sind verboten, zur Vermehrung braucht man neben seinem »Wirtstier

Mensch« noch einen Moskito, eine Stechmücke namens Anopheles, »die Nutzlose«.

Plasmodien kommen in zweierlei Gestalt vor: als Geschlechtstiere (männlich und weiblich) in der Mücke, wo sich die beiden vereinigen und eine ungeschlechtliche Form entwickeln, die Sporozoite, die viele ungeschlechtliche Nachkommen oder Sporen erzeugt. Ein einziger Mükkenstich genügt, um viele Sporozoiten in die Blutbahn des Menschen zu befördern. Von dort aus verkriechen sie sich zunächst in die Leber, wo sie sich durch Teilung vermehren. Ein einziger Sporozoit erzeugt bis zu 40 000 Merozoiten, die dann die roten Blutkörperchen attackieren und zerstören. Da sie dies in einem biologischen Rhythmus tun, durchlebt der Kranke periodisch Tage mit Schüttelfrost und hohem Fieber neben anderen, die ruhig verlaufen.

Es gibt vier Plasmodien-Arten, die den Menschen gefährden. Allerdings führt nur eine Form ohne ärztliche Behandlung direkt zum Tode. Das ist die Malaria tropica, auch perniciosa oder tertiana maligna genannt. Ihre Ursache ist Plasmodium falciparum. Die anderen drei Plasmodienarten, genannt Vivax, Ovale und Malariae, rufen nicht nur das akute Fieber hervor, sondern sie sind auch in der Lage, Schäden an Herz und Nieren und Rezidive, erneute Krankheitsausbrüche, nach kürzeren oder längeren symptomfreien Intervallen hervorzurufen.

Mit dieser kurzen Charakteristik wissen wir zwar noch wenig über Krankheitsbild, Verlauf, Therapie und Spätschäden, doch sind wir jetzt schon in der Lage, über eine Strategie gegen die Krankheit Nummer eins der Erdbevölkerung nachzudenken, genau gesagt: die Möglichkeit, verschiedene Strategien zu bewerten.

Strategien zur Bekämpfung

Die erste Möglichkeit heißt Therapie. Heute ist selbst eine Malaria tropica mit Mehrfachinfektionen erfolgreich zu behandeln. Bei Herrn Hamann, dem Kaufmann auf Löwenjagd mit der Kamera, lag dieser schwerste Fall vor. Die Häufung der Fieberanfälle ließ auf eine massive Infektion schließen. Sicher hat er in mehr als einer Nacht das schützende Moskitonetz verlassen, um tropische Sternbilder zu bewundern oder dem unheimlichen Gelächter der Hyänen zu lauschen. Dabei war er den Stichen vieler Moskitos ausgesetzt, die mit Plasmodium falciparum infiziert waren. Die Vermehrung in Hamanns Blut ging sehr massiv und ungleichmäßig vor sich. Deshalb war seine Fieberkurve uncharakteristisch, zwischen den einzelnen Fieberschüben lagen nur acht bis zehn Stunden, nicht 48 wie bei der Malaria tertiana oder 72 wie bei der Quartana.

Hamann wurde geheilt. Aber er war, was er nie erfuhr, ein »untypischer Fall«, einer der wenigen Glücklichen, dem nach der Exposition (dem Stich der Mücken) die geradezu ungeheuerliche medizinische Infrastruktur der Industrieländer zugute kam: direkter Flug zu einem der besten Tropenkrankenhäuser Europas, Spezialärzte, Spezialmedikamente, Diagnostika und andere Hilfen bei der Einkreisung seiner ganz persönlichen Krankheit.

Stellt man dagegen die Tatsache, daß ein Malarialand (s.u.!) wie Indien mit seinen 700 Millionen Einwohnern nur so viele ausgebildete Ärzte wie die kleine Bundesrepublik Deutschland hat, dann ist leicht einzusehen, daß im ganzen Malariagürtel der Erde kaum ein Patient so viel Hilfe von der sozialen und medizinischen Infrastruktur seines Landes erwarten darf wie Herr Hamann. Malariaexponierte Indonesier oder Afrikaner wären in seinem Fall höchstwahrscheinlich gestorben – anonyme Opfer einer Krankheit, die kurz nach dem Ende des Zweiten Weltkriegs auszusterben schien, die dann aber mit vermehrter Wucht wieder die vorübergehend von der Malaria befreiten Tropen- und Subtropenländer überfiel.

Die Therapie ist zwar eine, aufs Ganze gesehen jedoch unbefriedigende Waffe gegen die Krankheit. Deshalb muß nach Strategien gesucht werden, die für die Hauptbetroffenen mehr Schutz, mehr Hilfe und eine geringe Sterblichkeit im Fall der Infektion versprechen. Drei Möglichkeiten bieten sich an:

1. Angriff gegen die Mücken (Anopheliden), die durch ihren Stich einen der vier Plasmodiumerreger (s.u.) an den Menschen weitergeben. Kann man sie ausrotten, verschwindet auch die Malaria.

2. Angriff gegen die Parasiten, die, von der Mücke ausgehend, Blutbahn und Leber des Menschen verseuchen. Hier wäre ein guter Impfstoff zu wünschen, der nicht nur die ungeschlechtlichen Plasmodiumformen im Menschen vernichtet, sondern auch verhindert, daß ausgereifte Sporen, die dabei sind, sich wieder in geschlechtliche Formen zu verwandeln, bei einem neuerlichen Stich vom Menschen an eine – noch nicht infizierte – Mücke übergehen.

3. Ein chemischer Stoff, der die geschlechtlichen Formen in der Mücke tötet, so daß sich keine neuen Sporozoiten bilden können.

Mit diesen ungelösten Fragen befassen sich heute nicht nur in Frankfurt, New York, Tokio und London, sondern in sämtlichen Ländern der Welt Ärzte, Zoologen, Biochemiker und Chemiker. Genau betrachtet, verfolgen alle das gleiche Ziel: die verhängnisvolle Transportkette zwischen Mensch und Mücke, die nur den Plasmodien zugute kommt, an irgendeiner Stelle zu unterbrechen, sei es durch den Tod der infizierten Mücke, sei es durch die Prophylaxe, die im Lebensraum der Plasmodien angreift: Bei der Mücke sind Magen (Ort der Paarung), Magenwand (Bildung einer mütterlichen Großsporozoite) und Speicheldrüse (Arsenal der infektiösen Sporen) die »Tatorte«.

Beim Menschen könnte man sich vorstellen, daß die eintreffenden Sporen von einer vorher aufgebauten Immunabwehr erwartet werden, die sie augenblicklich vernichtet.

Eine besondere Komplikation kommt hinzu: Zwar zeigte die Dezimierung der Mücken zwischen 1950 und 1960 deutliche Erfolge – doch dann rächte sich die Natur, indem sie dank ihrer zeitlosen Evolutionsmethode Mücken wachsen ließ, die gegen die vorhandenen Gifte, speziell gegen das DDT, resistent sind. Die Natur setzte dem »Großversuch des Menschen« einen eigenen Großversuch der Mutation entgegen. Sein Ergebnis waren die DDT-festen Anophelen. Auch die wesentlich feineren immunologischen Experimente sind noch nicht ausgereift.

Bei uns in Mitteleuropa ist die Malaria heute eine vergessene Krankheit. Doch noch vor Beginn des Zweiten Weltkriegs gab es Anophelesmücken in Memel, im Spreewald und in Ostfriesland; theoretisch hätte ein Mensch in Memel also an einer Malaria erkranken können, vorausgesetzt, er wäre von einer Mücke gestochen worden, die sich vorher an einem Malariakranken infiziert hatte. Tatsächlich gab es in Württemberg bis Ende des 19. Jahrhunderts noch Tertiana-Patienten aufgrund seines Klimas, seiner Sümpfe und Seen. Das dokumentiert eine Doktorarbeit aus Tübingen im Jahre 1941. Der Mediziner Friedrich Baumann wurde in diesem Jahr mit seiner Arbeit »Malaria in Württemberg« an der Rupprecht-Karls-Universität zum Doktor der gesamten Medizin promoviert.

Noch schlimmere Verhältnisse gab es in den berüchtigten Pontinischen Sümpfen Italiens, die erst vor Jahrzehnten trockengelegt und malariafrei gemacht wurden.

Der Plasmodien-Zyklus

Die Geschichte ihrer Bekämpfung begann am 5. November 1880. An diesem Tag sah der französische Militärarzt Alphonse Laveran zum ersten Mal ein Plasmodium im Mikroskop, während er in Algerien arbeitete. Er meldete es der französischen Akademie der Wissenschaften. Doch erst 27 Jahre später erhielt er den Nobelpreis für seine säkulare Entdeckung, die der Tropenmedizin einen neuen Impuls gab. Danach dauerte es noch viele Jahre, bis man den

Kreislauf der Plasmodien-Entwicklung in Insekt und Mensch geklärt hatte. Erst vor kurzer Zeit fanden J. F. G. Meis und seine Mitarbeiter in Nijmegen und London heraus, daß die nach einem Stich ins menschliche System eindringenden Sporozoiten tatsächlich zuerst die Leber befallen, und zwar die Kupferschen Sternzellen, später die Hepatozyten, und daß sie sich dort rund 50 Stunden aufhalten, bevor sie erstmals ins Blut ausschwärmen.

Die »Methode des dicken Tropfens« wurde entwickelt: ein Blutstropfen, der auf dem Objektträger antrocknet und dem Arzt ermöglicht, auf engstem Raum viele Erythrozyten (rote Blutkörperchen) zu sehen und in ihnen die ringförmigen Erreger der tropischen Malaria zu entdecken.

Die Entwicklung der Malaria im Blutstropfen (er wird nach Stunden durch einen neuen ersetzt) zu verfolgen, erlaubte den Malariaforschern, die Phasen des Plasmodienkreislaufs mit den Krankheitsphasen des Patienten abzustimmen. Vermehren sich die eingedrungenen Ringe im Blutkörperchen, werden aus ihnen winzige Merozoiten. Im Fall der »Tropica« zerstören sie so viele Erythrozyten, daß der Kranke schon nach wenigen Tagen in eine Krise gerät, er fällt ins Koma, es tritt eine Hypoglykämie (Unterzuckerung) auf, an der er, wenn ihm nicht geholfen wird, stirbt.

Zu beobachten war jetzt auch, wie sich neben den ungeschlechtlichen Merozoiten Geschlechtsformen entwickeln, Gametozyten, die nur darauf warten, von einer hungrigen Mücke während des Stichs aufgenommen zu werden, um dann erneut den Kreislauf im Insekt zu beginnen; haben sie sich im Magen der Stechmücke gepaart, erscheint der Ookinet, das große Ei, aus dem eine Sporozyste wird, die wieder Mutter unzähliger Sporen ist.

Ungleiche Rollenverteilung

Soviel über den Zyklus des Plasmodium falciparum oder »sichelförmigen Plasma-Einzellers«, der als Plage des Menschen offenbar erst aufgetreten ist, als dieser vom Jäger zum Sammler, zum bodenständigen Züchter von Kulturpflanzen und Haustieren in den feuchten Flußtälern und Niederungen geworden war. Das begann vor rund 10000 Jahren auf einer geographischen Achse, die vom chinesischen Hoang-ho über Südostasien, Indien und das Zweistromland bis zum ägyptischen Nil verläuft. In diesem Gebiet blühte innerhalb kürzester Zeit die Landwirtschaft auf. Der neue Überfluß führte rasch zu ungeahnten Menschenmassen, zu Überbevölkerung. Dezimiert wurden sie durch die Mitbewohner des feuchten Landes, die Stechmükken und Plasmodien.

Zwei Systeme entstanden nebeneinander: hier der Mensch mit seinen neuen Techniken, der Agrarwirtschaft, neuen Werkzeugen wie dem Pflug, neuartigen Kanälen und Wassergräben; dort die Natur, die immer raffiniertere, ineinander verzahnte parasitäre Systeme förderte. Erst Ende des 19. nachchristlichen Jahrhunderts konnten Biologen, Chemiker und Ärzte aufklären, warum die fruchtbarsten Paradiese immer zugleich Orte der schrecklichsten Krankheiten oder Geißeln sind. Leiden war offenbar ein Teil des Kaufpreises, den der Mensch für die Zivilisation zahlen mußte.

Im Grenzraum zwischen Natur und Zivilisation entstand vor 100 Jahren die moderne, medizinisch-naturwissenschaftliche Forschung. Ihr Ziel, den Menschen von Leiden zu befreien, enthält zugleich die ausgesprochene Absicht, ihn von den evolutionären Systemen der Parasiten abzukoppeln. Denn diese sind »para sitos«, das heißt, sie sitzen »neben dem Getreide«, neben dem, was der Mensch geschaffen hat – Nutznießer kultureller Errungenschaften, die sie, die Parasiten, durch ihre Existenz ständig in Frage stellen.

Nach jahrhundertelangen Versuchen, bei denen immerhin schon die Chinarinde gegen die Malaria und die Jennersche Kuhpockenimpfung gefunden worden waren, begann die naturwissenschaftliche Ära der Medizin und Hygiene, die sich radikal gegen alles »Pathologische« richtet. Die Methoden werden von Physik und Chemie geliefert, die Ziele dagegen immer öfter von Ärzten und Hygienikern bestimmt. Dabei wird ein Unterschied bemerkbar: Alle mechanischen, physikalischen, chemischen und elektrischen »Anwendungen« sind darauf abgestellt, »für« den Menschen zu arbeiten; die Medizin dagegen arbeitet »am Menschen«.

Erste Erfolge der Chemotherapie

Die Leitfigur dieser frühen Jahre war Paul Ehrlich. Zwar hatte ihn die Arsenverbindung »Salvarsan« gegen die Syphilis mit einem Schlag weltberühmt gemacht, doch hatte er lange zuvor gegen die Malaria gearbeitet. Er bediente sich der Stoffe, die in jenen Jahren von der jungen chemischen Industrie angeboten wurden. Als leidenschaftlicher »Färber« stellte er fest, daß einige Farbstoffe vom menschlichen Gewebe nicht angenommen werden, während sie den Körper der Erreger geradezu durchdringen.

Das brachte Ehrlich gemeinsam mit Professor Paul Guttmann in Berlin auf den Gedanken, Malariakranke mit Methylenblau, einem sehr reinen Farbstoff von Hoechst, zu behandeln. Der Versuch wurde von Professor August Laubenheimer, dem Forschungsleiter von Hoechst, unterstützt. Beide Patienten wurden geheilt; doch die Autoren schreiben in ihrem Bericht für die »Berliner Medizinische Wochenschrift« 1891 sehr vorsichtig und zurückhaltend:

»Ob die Methylenblaubehandlung des Wechselfiebers [gemeint ist die Malaria] vor Recidiven der Krankheit, die auch bei Chininbehandlung öfters auftreten, schützen wird, sind wir heute noch nicht in der Lage zu beurteilen. Ebenso wird erst die Zukunft die so wichtige Frage entscheiden müssen, ob bei den tropischen Formen der Malaria, die dem Chinin so vielfach trotzen, eine Kombination der Chininbehandlung mit der Methylenblaubehandlung Heilung herbeiführt.«

In derselben Arbeit stellen Ehrlich und Guttmann fest, daß Methylenblau eine verhältnismäßig starke Wirkung auf die Parasiten und eine verhältnismäßig schwache Affinität zu den Zellen des menschlichen Organismus hat. Ehrlich entdeckt eine wirksame »Parasitotropie« des Methylenblaus neben schwacher »Organotropie« – Bezeichnungen, die in seinen späteren chemotherapeutischen Arbeiten immer wiederkehren werden.

Damit begann die Geschichte der Chemotherapie: nicht nur bei Paul Ehrlich, sondern auch in Hoechst. Interessant ist die Permanenz der Probleme. Paul Ehrlich hat schon damals die Resistenz der Malariaerreger erkannt, wenn er sie auch nicht zu erklären vermochte.

Auf Ehrlichs Arbeiten fußten spätere Untersuchungen in Hoechst. Professor Robert Schnitzer war ein Schüler des Ehrlich-Mitarbeiters Julius Morgenroth. Der Chemiker Ludwig Benda, von Cassella zu Ehrlich delegiert, synthetisierte Acridin-Derivate, die gegen Bakterien und Parasiten geprüft wurden. Daraus entstand durch Robert Schnitzers Untersuchungen das heute noch viel benutzte Metifex, ein naher Verwandter des bewährten, oberflächenwirksamen Trypaflavin.

Die Prüfung auf Malariawirksamkeit krankte lange daran, daß ein geeignetes Modell fehlte, das dann schließlich in Form der Vogelmalaria eingeführt wurde. Hier, wie für alle »Modelle«, gilt natürlich, daß sie nur ein ins Labor verlegtes Beispiel sein können, das gewisse, aber keine endgültigen Schlüsse auf mögliche klinische Wirkungen erlaubt: ein Problem, mit dem wir heute genauso konfrontiert sind wie damals Schnitzer und sein Nachfolger Rudolf Fußgänger in Hoechst, Gerhard Domagk und Richard Gönnert bei Bayer. Bis in die jüngste Zeit wurde in Hoechst an Malariapräparaten gearbeitet. Erst 1981 mußte die Prüfung einer Substanz abgebrochen werden.

Denn überall auf der Welt wird heute fieberhaft nach neuen Präparaten gegen die Tropica gesucht. Grund dafür ist die geradezu phantastische Fähigkeit der Malariaparasiten, gegen ein Arzneimittel resistent zu werden. Jüngstes Beispiel ist das noch vor zehn Jahren fast als Wundermittel gepriesene Fansidar, mit dem anfangs 90 Prozent aller Malariafälle in Thailand zu heilen waren. Heute liegt die Erfolgsquote unter 20 Prozent; selbst die Thais erkranken wieder tödlich. Aus dem benachbarten Vietnam ist bekannt, daß die Amerikaner dort während des Krieges höhere Verluste durch Malaria als durch direkte Feindeinwirkungen hatten.

Auf der Kombination von Pyrimethamin und Sulfodoxin ruhten deshalb so große Hoffnungen, weil sich damit erstmalig eine neue chemische Substanzklasse als hochwirksam gegen Malaria erwiesen hatte. Alle klassischen Malariamittel waren nämlich vom Chinin ausgegangen; es waren Chinolin-Derivate, deren erfolgreichster Vertreter seit Jahrzehnten Chloroquin (Resochin) ist.

Chloroquin wird heute noch von der Deutschen Tropenmedizinischen Gesellschaft für die Prophylaxe mit 300 Milligramm wöchentlich empfohlen. Bei Einreise in ein Malariagebiet sollten in der ersten Woche 600 Milligramm genommen werden. Eine solche Prophylaxe darf erst sechs Wochen nach Verlassen des Malariagebiets enden: denn noch am letzten Tag ist eine Infektion möglich, und die würde unbeeinflußt bleiben, wenn der Malariaschutz mit dem Heimflug endete. Für Reisende in Gebiete mit bekannter Chloroquin-Resistenz wie Ostasien oder Südamerika sollten Chloroquin und das genannte Fansidar (eine Tablette wöchentlich) kombiniert werden.

Gleiches gilt für die Therapie von Erkrankten. Das Mittel der ersten Wahl heißt nach wie vor Resochin. Seine einzige beachtenswerte Nebenwirkung ist die Blutdrucksenkung. Sie würde natürlich bei Patienten mit niedrigem Blutdruck zu verstärkten Beschwerden (Kopfschmerzen, Schwindelanfällen) führen, zu Symptomen also, die auch mit der Malaria einhergehen und deshalb fälschlich als unwirksame Behandlung gedeutet werden könnten.

Kommt ein Patient wie Georg Hamann aus einem Gebiet mit bekannter Chloroquin-Resistenz, dann wird der Arzt zum Fansidar greifen. Bei Patienten aus Thailand oder den Philippinen dagegen muß das gute alte Chinin heran, eben der Fansidar-Resistenz wegen.

Alle Behandlungsmethoden müssen natürlich noch durch zusätzliche Maßnahmen ergänzt werden: denn die Chemotherapie richtet sich nur gegen Erreger, nicht gegen Folgen und Begleiterscheinungen.

Neue Entwicklungen in den USA und in China

Weil die Zusammenhänge gut bekannt sind, ging die Suche nach neuen Mitteln weiter. Eines davon stammt aus der Forschung der amerikanischen Armee, eine Weiterentwicklung des Chloroquins, das Mefloquin. Eigentlich sollte es gar nicht in den Handel kommen, sondern nur für sonst nicht behandelbare Fälle aufgehoben werden. Die Situation verlangte aber doch eine breitere Anwendung.

Aus Fernost kommen zwei Meldungen, über die gegenwärtig noch diskutiert wird. Die eine stammt aus dem Reich der Mitte. Auch in China wurden in den letzten Jahren in zunehmendem Maß Chloroquin-Resistenzen beobachtet. Dort besannen sich die Wissenschaftler auf eine Heilpflanze namens Artemisia annua Linné, deren Extrakt seit über 2000 Jahren in der Volksmedizin gegen Malaria benutzt wurde. Daraus haben chinesische Forscher inzwischen einen kristallinen, relativ reinen Extrakt hergestellt, das Quinghaosu. Nicht nur der Name ist exotisch, vorläufig ist es auch die Wirkung. Erstaunlicherweise soll sie sowohl gegen Plasmodium vivax wie auch gegen alle getesteten

Falciparum-Stämme wirksam sein, gleich, ob diese auf Chloroquin reagieren oder nicht.

Eine Gruppe von Wissenschaftlern hat auf der Insel Hainan, wo Malaria endemisch ist, Quinghaosu mit Mefloquin verglichen und festgestellt, daß Quinghaosu schneller und intensiver wirkte als Mefloquin. Noch fehlen Bestätigungen der Befunde.

Kontroverse zwischen zwei Wissenschaftlern

Die zweite Meldung betrifft einen Kampf zwischen zwei Wissenschaftlern: dem Australier Jan Clark und dem Amerikaner Anthony Allison. Im »Lancet« erschien 1982 ein Artikel von Allison, der eine Sensation bedeutete, weil darin von einem völlig neuen Prinzip der Vernichtung von Malaria-Parasiten im Blut berichtet wird. Anthony Allison und seine Assistentin Elisie Eugui berichteten unter dem Titel »A radical interpretation of immunity to malaria parasites«, daß Malaria-Parasiten mit hochreaktiven Substanzen, nämlich Abkömmlingen des Superoxids, vernichtet werden könnten. Solche Substanzen seien das Alloxan genauso wie das l-butyl-hydroperoxid. Sie hätten diese Idee abgeleitet von der Beobachtung, daß das menschliche Immunsystem aus speziellen Zellen solche freien Sauerstoff-Radikale abgebe und damit die Malaria-Parasiten abtöte. Tony Allison arbeitet im Forschungszentrum der Syntex im kalifornischen Palo Alto.

Sechs Wochen später – so lange dauert es auch heute noch, bis ein Artikel aus London in Australien und eine Erwiderung von dort in London erscheint – publizierte »Lancet« eine sehr ärgerliche Replik von Jan Clark, der, wie jedermann wußte, 1977 bei Tony Allison zum Ph. D. promoviert hatte. Clark wurde bei dieser Antwort unterstützt von drei sehr angesehenen Wissenschaftlern der Universität Canberra und Newcastle in New South Wales. Alle vier Forscher stellten fest, die Ideen in Allisons Artikel stammten von ihnen, und Allison wüßte das ganz genau. Dieser wiederum behauptete, er habe die Idee bereits 1978 gehabt und damals am Clinical Research Centre in Harrow die ersten Versuche gemacht. Einer seiner Mitarbeiter aus jener Zeit, Dr. David Morgan, meint allerdings: »Wenn Tony das damals gedacht hat, gesagt hat er es nicht.« Jan Clark hat nie mit seinen Ideen hinter dem Berg gehalten, sondern sie immer sehr freimütig mit anderen diskutiert, nicht nur in Australien, sondern auch in Europa und den USA. Seinen letzten Vortrag in den USA hat er in Allisons Labor gehalten.

Als er von dort nach Australien zurückgekehrt war, begann er, malaria-infizierte Mäuse mit Alloxan zu behandeln, einem Präparat, das nicht nur beim Kaninchen einen Diabetes erzeugen kann, sondern das dafür bekannt ist, freie Sauerstoff-Radikale zu produzieren. Der Parasitenbefall der Mäuse wurde wirklich drastisch gesenkt. Die Veröffentlichung der Ergebnisse lehnte die Zeitschrift »Nature« zwar ab, doch sie wurde von »Infection and Immunity« akzeptiert und erschien im Januar 1983. Im August 1982 hatte Clark seinen Kollegen Allison wieder besucht und ihm eine Kopie des Manuskripts gegeben. Später fragte Allison noch nach den Details über eine neue Substanz, das t-butyl-hydroperoxid, mit der Clark zu jener Zeit gerade arbeitete. Und im Dezember 1982 erschien bereits Allisons Veröffentlichung im »Lancet«, vier Wochen vor Clarks Beitrag.

Allison hat sich inzwischen gegen Clarks Vorwurf des geistigen Diebstahls zur Wehr gesetzt und sagt seinerseits, die Alloxan-Experimente hätte zwar Clark gemacht, die Idee stamme aber von ihm.

Dieser wissenschaftliche Streit ist noch nicht ausgestanden, sondern hält unvermindert an. Hinsichtlich der Malaria-Therapie mag das uninteressant sein; wichtig daran ist die neue Idee, den Parasiten mit anderen chemischen Verbindungen zu Leibe zu rücken.

Die Arbeiten gehen weiter, unabhängig von der persönlichen Fehde. Stehen die bisherigen Malariamittel, von Chinin angefangen, auf der Basis einer Volksmedizin, so werden neue Präparate aufgrund biochemischer und molekularbiologischer Kenntnisse gefunden. In beiden Fällen lautet die Frage, wie die Malaria-Parasiten im Körper angegriffen und abgetötet werden können. Sicher wird noch einige Zeit vergehen, bis die neuen Mittel experimentell und klinisch durchgeprüft sind; sie könnten sich aber doch als ein Licht am Ende des Tunnels erweisen: der wirksamen Behandlung nicht nur Chloroquin-resistenter Malariaerreger.

Kommt die Rettung von der Immunologie?

Bereits Robert Koch äußerte die Vermutung, daß immunologische Prozesse bei der Malaria eine entscheidende Rolle spielen könnten. Es ist bekannt, daß in Endemiegebieten Neugeborene zunächst durch passiv von der Mutter übertragene Antikörper geschützt werden. Nach ein paar Wochen nimmt dieser Schutz immer mehr ab, worauf die Kleinkinder schließlich schwer erkranken.

Die Experten der WHO schätzen die Zahl der Kinder unter 14 Jahren, die an Malaria sterben, jährlich auf etwa eine Million. Das heißt also, der körpereigene Immunschutz ist höchst unvollständig.

Solange es nicht möglich war, Malaria-Parasiten, vor allem Plasmodium falciparum, im Reagenzglas zu züchten, konnten mangels Masse gar keine weiterführenden Arbeiten begonnen werden. Den Amerikanern William Trager und John Jensen gebührt das Verdienst, 1976 erstmals eine solche Methode entdeckt zu haben.

Eine weitere Voraussetzung sind die entsprechenden Modelle. Dazu braucht man aber Versuchstiere. In den sechziger Jahren wurde ein bestimmter Affentyp mit dem wissenschaftlichen Namen Aotus trivirgatus gefunden, der mit den vier menschlichen Erregertypen infiziert werden kann.

Und seit kurzem ließen sich auch Mäuse mit bestimmten Plasmodienarten infizieren. Das war allein von den Kosten her ein Riesenschritt vorwärts. Denn jetzt konnte das eigentliche Hauptproblem angepackt werden: die Frage, in welchem Stadium immunisiert werden soll.

Da wären erstens, wie schon erwähnt, die Sporozoiten. Mit einer entsprechenden Vakzine würde die Infektion des Menschen in dem Augenblick unterbunden, wenn die Mücke durch den Stich die Sporozoiten in die Blutbahn des Menschen spritzt. Ein derartiger Impfstoff müßte allerdings absolut sicher, also nicht infektiös sein. Andernfalls würden die Impflinge nicht geschützt, sondern mit Malaria angesteckt. Nur ein einziger lebender Sporozoit genügt, um eine solche Infektion zu verursachen. Entkommt er in die Leber, kann er allein etwa 40 000 Merozoiten produzieren, die dann die roten Blutkörperchen befallen. Bisher ist es noch nicht gelungen, Sporozoiten in vitro zu züchten; sie müssen aus ihrem natürlichen Reservoir, den Speicheldrüsen infizierter Mücken, isoliert werden.

Die zweite Möglichkeit bieten die Merozoiten selbst, also die Blutformen der Sporen. Eine Vakzine gegen sie könnte die gesamte Entwicklung in den Erythrozyten verhindern, damit auch die Entstehung der Schizonten und Gametozyten. Infolgedessen wird ein so geimpfter Mensch nicht erkranken. Er kann prophylaktisch und therapeutisch geschützt werden. Durch das Trager-Jensen-Verfahren sind die Merozoiten auch in genügendem Maße vermehrbar.

Drittens: Eine Gametozyten-Vakzine verhindert die Entstehung der Geschlechtsformen im Blut des Menschen. Damit kann sich die Mücke nicht mehr infizieren, und ihr Beitrag zur Entwicklung von Parasiten und zur nachfolgenden Infektion wäre ausgeschaltet. Das große »Aber« gegen diese Vakzine ist: Sie schützt den Geimpften nicht gegen die Infektion, die Blutphase, und damit nicht gegen die Erkrankung. Die Gametozyten-Vakzine könnte eigentlich nur als zweiter Schritt angesehen werden oder in Kombination mit einem Sporo- oder Merozoiten-Impfstoff.

Dank Trager und Jensen ist New York mittlerweile zum Mekka der Malariaforschung geworden. Während die beiden an der Rockefeller-Universität arbeiten, haben zwei andere Forscher an der New Yorker Universität von sich reden gemacht: Ruth und Victor Nussenzweig, deren Geschichte ein Beispiel dafür ist, daß die Entwicklung eines dringend notwendigen Malaria-Impfstoffs auch aus betriebsfremden Gründen gebremst werden kann.

Hilferuf in »Science«

Die beiden begannen ihre Forschungen über Tropenkrankheiten an der Universität von São Paulo in Brasilien. Als Victor 1963 eine Guggenheim-Fellowship bekam, gingen sie in die USA. Seit 1966 sind sie an der New York University (NYU) mit einer Sporozoiten-Vakzine voll engagiert, deren Risiko sie kennen. Wie gesagt, genügt ein einziger lebender Sporozoit, um die Malaria auszulösen. Sie haben ein Protein auf der Oberfläche der Sporozoiten isoliert, das bei verschiedenen Malariaformen identisch ist, bei mäusepathogenen wie auch bei Plasmodium falciparum und vivax.

Leider wissen die Nussenzweigs nicht, wie sie ihr Projekt realisieren sollen. Es ginge zwar durch Zusammenarbeit mit der Genentech, dem bekanntesten Unternehmen für Gentechnologie überhaupt. Natürlich möchte Genentech aber eine solche Kooperation nur eingehen, wenn sie das Recht bekommt, allein alle Lizenzrechte auszuschöpfen. Dem kann wiederum die WHO aus Prinzip nicht zustimmen. Zu allem Unglück hat die NYU aber das Patent 1981 zu einem Zeitpunkt eingereicht, als noch das alte Patentrecht galt. Das bedeutet, im Allgemeininteresse verfallen alle Rechte zugunsten der Regierung, und die erteilt Zwangslizenzen.

Die Lage war schließlich für die Nussenzweigs so schwierig, daß sie in »Science«, der Zeitschrift der American Association for Advances in Science, im Februar 1983 einen Artikel mit der Überschrift veröffentlichten: »NYU's Malaria Vaccine: Orphan at Birth?« – »Malaria-Vakzine der New Yorker Universität bereits bei der Geburt ein Waisenkind?« Ein ungewöhnlicher Hilferuf.

Am Institut Pasteur in Cayenne arbeitet eine Gruppe um Professor Louis Pereira Da Silva an einer Merozoiten-Vakzine. Er hat Affen damit gegen eine nachfolgende Infektion geschützt. Einen ähnlichen Weg ist auch eine deutsche Gruppe am Max-Planck-Institut für Biochemie in Martinsried bei München gegangen: unter Leitung von Dr. Hans-G. Heidrich, der ebenfalls eine Merozoiten-Vakzine anpeilt.

Bisher sind etwa 30 Malaria-Antigene bekannt, die alle im einen oder anderen Modell schützen. Die Größenordnung reicht von einem Molekulargewicht von 44 000 bis zu einem solchen von 235 000. Das bedeutet: Bis ein brauchbarer Impfstoff vorliegt, werden noch Jahre vergehen. Zur Zeit haben sich rund 20 Laboratorien in aller Welt darauf konzentriert.

An diesem Zeitraum ändert wohl auch die Tatsache nichts, daß es amerikanischen Wissenschaftlern in New York gelungen ist, ein Antigen von der Oberfläche der Sporozoiten von P. Knowlesii in Colibakterien einzuschleusen. Sie konnten einen Bakterienklon gewinnen, der dieses Sporozoiten-Protein produziert. P. Knowlesii ist nur bei Affen krankheitsverursachend. Und schließlich ist es eben eine Sporozoiten-Vakzine mit all ihren möglichen Handicaps.

Angriff auf den Zwischenwirt

Ein anderer Angriffspunkt, von dem aus die Malaria bekämpft werden kann, ist der Zwischenwirt und Überträger, die weibliche Anopheles-Mücke. Das klingt so einfach: die »Anopheles«. Dabei gibt es »die Anopheles« gar nicht. Mindestens 50 verschiedene Arten von Anopheliden sind bekannt. Die Generationsfolge der Mücken ist sehr kurz. Sie leben jeweils nur wenige Tage. So können auch in sehr kurzer Zeit widerstandsfähige, resistente Stämme entstehen.

Eine Möglichkeit, sich dieser Leid und Tod bringenden Tiere zu entledigen, wäre die Beseitigung der Brutstätten, wie es am Beispiel der Pontinischen Sümpfe bei Rom erfolgreich demonstriert wurde. Aber das ist nur beschränkt möglich. Was soll mit den riesigen Tropenwaldgebieten in Afrika, Indien und Südamerika geschehen? Ihre Trockenlegung würde das Biotop ganzer Landschaften, ja Subkontinente verändern, wahrscheinlich für immer verwüsten.

Darum schien es wirklich ein Wink des Schicksals, als 1939 der Schweizer Chemiker Paul Müller das DDT und seine tödliche Wirkung auf Insekten entdeckte. Die WHO hat nach 1945 ihren weltweiten Feldzug mit DDT gegen die Anopheles eröffnet. Zunächst sah alles auch nach einem schnellen Erfolg aus. In Indien sank die Zahl der Erkrankten von mehr als 100 Millionen innerhalb zehn Jahren auf 50 000; in Sri Lanka, das damals noch Ceylon hieß, gar von vier Millionen auf wenig mehr als 20 Einzelfälle.

Der Rückschlag kam innerhalb weniger Jahre. Indien meldete wieder sechs, Sri Lanka zwei Millionen Neuerkrankte im Jahr. Die Anophelesmücken haben gezeigt, daß sie nicht totzukriegen sind. Es ist nicht zu entscheiden, ob einige primär resistente Mücken die Stammütter DDT-fester Generationen wurden oder ob, ähnlich wie bei Bakterien, mit Plasmiden übertragbare Resistenzgene für diese Entwicklung verantwortlich sind. Heute sind mindestens 42 »chemiefeste« Anopheles-Arten bekannt. Auch die Vermehrung der DDT-Mengen bis auf mehr als das Doppelte ändert nichts an dieser Situation.

Wurden die Länder erst einmal frei von Malaria, vermehrte sich die Bevölkerung dort besonders stark. Für ihre Ernährung brauchte man mehr Nahrungsmittel, also wurden mehr Monokulturen angelegt, möglichst mit künstlicher Bewässerung. Damit wurde den Mücken geradezu ein Reservat offeriert, und sie konnten sich besonders gut und schnell vermehren.

Es überrascht nicht, wenn der weltbekannte australische Immunologe Gustav Nossal resignierend konstatiert: »Wie sollen wir je die Malaria in einem Riesenland wie Nigeria unter Kontrolle bringen, wo Moskitos selbst im weggeworfenen Kronenkorken einer Coca-Cola-Flasche ihre Nachkommen ausbrüten können?« Und ein einziger Sporozoit im Blut produziert als Erstausstattung 40000 Merozoiten, ein solcher Malariakranker ist also ein Herd für eine ganze Provinz.

Fische gegen Mücken

Die andere Feststellung in der international bedeutenden Zeitschrift »Nature« ist genauso erschreckend: »Mehr und neue Insektizide gegen die Malariaüberträger erhöhen zwangsläufig die Malariagefahr.« In Anbetracht der Unmengen Schädlingsbekämpfungsmittel, die ja nun erneut nicht nur die Mücken, vielmehr alles andere, was da kreucht und fleucht, schädigen, erscheinen Vorschläge wie das Aussetzen steriler Mückenmännchen oder, noch wirksamer, die Anwendung eines Giftes des Bacillus thuringiense var. israelicusis auf die Mückenbrut interessant. Das Endotoxin, das der Keim produziert, zerstört den Darm von Kriebelmücken und Stechmücken. Bisher scheinen zumindest die Anophelen noch keine Resistenz dagegen entwickelt zu haben, und für die Umgebung ist es offenbar wegen seiner kurzen Halbwertzeit unschädlich. Beides muß aber noch genauer untersucht werden, und die kurze Halbwertzeit könnte sich ungünstig auf die erwünschte Wirkung gegen die Mückenbrut auswirken.

George Davidson, Entomologe an der London School of Hygiene and Tropical Medicine hat alle möglichen ökologiefreundlichen Methoden vorgeschlagen, z.B. den Fisch Gambusia affinis auszusetzen, der besonders gern Mückengelege vertilgt und sich schnell vermehrt – ein Weibchen bringt 200 bis 300 Nachkommen im Jahr zur Welt. Ein weiterer Vorschlag lautet, anstelle der Anophelen, die gute Zwischenwirte für die Plasmodien abgeben, andere Mücken einzubürgern, die den Parasiten keine Vermehrungsbedingungen bieten. Davidson vermutet fast eine Mafia hinter dem Beschluß, keine Insektizide mehr anzuwenden, und überschreibt seinen Beitrag im »New Scientist« ironisch: »Who doesn't want to eradicate malaria?«

Wohin wir bei der Malaria sehen, Probleme über Probleme: bei der Prophylaxe mit Hilfe von Medikamenten, bei den in Arbeit befindlichen Vakzinen, bei der Therapie der Kranken und schließlich bei der Bekämpfung der Zwischenwirte und Überträger, den Mücken. Wahrscheinlich wird der 1984 verstorbene Professor Adolf Wacker, Direktor des Instituts für therapeutische Biochemie in Frankfurt am Main, recht behalten, der einmal sagte: »Die Malaria ist ein lösbares Problem; nur die Zeit, in der es gelöst werden wird, läßt sich im Moment noch schwer abschätzen.«

Plagen des Südens

Ganz sicher ist die Malaria die Tropenkrankheit Nummer eins. Doch stehen ihr andere, etwa die Pärchenegel-Erkrankungen, die Filariosen und die Trypanosomen-Infektion in den befallenen Gebieten nicht nach.

Dazu ein Ratschlag: Wer dienstlich oder als Tourist in südliche Länder reist, soll sich lange vor Antritt der Reise über die Situation in den betreffenden Gebieten informieren, speziell über die endemischen Krankheiten. Auskünfte erteilen die Tropenmedizinischen Institute (in Tübingen, Hamburg oder Basel). Reiseveranstalter sind in dieser Beziehung nicht immer gute Ratgeber, falls sie sich überhaupt darum kümmern. Auch staatliche Dienststellen zeigen sich in solchen Fragen mitunter schlecht informiert. Ein Geschäftsmann in einer deutschen Mittelstadt, der sich bei seinem Gesundheitsamt erkundigte, welche Krankheiten ihn auf einer Indienreise erwarten und wie er sich darauf vorbereiten könne, erhielt von der diensttuenden Ärztin die verblüffende Antwort: »Indien? Das heißt wohl heute Pakistan.« Sie schlug tatsächlich in ihrem blauen Buch das Stichwort Pakistan auf und war etwas verärgert, als er sagte, seines Wissens liege Indien immer noch in Indien.

Eine Reiseroute aufzustellen und sich detailliert nach den einzelnen Stationen zu erkundigen, ist auch aus einem anderen Grund geraten. In Neu-Delhi ist die allgemeine Gesundheitslage anders als in Madras, Hyderabad oder auf dem Dekka-Plateau. Die Parasiten wechseln von Ort zu Ort.

Neben den großen Tropenkrankheiten gibt es andere, über die hier nur kurz berichtet werden soll. Nicht nur der berüchtigte Pärchenegel Ägyptens gehört zu den Würmern, und bei diesen zu den Plathelmintes, sondern auch Leber- und Lungenegel. Neben den Plattwürmern gibt es Nemathelmintes, Rund- oder Fadenwürmer, mit so unangenehmen Parasiten wie dem Spulwurm (Ascaris), Peitschenwurm (Trichiuris) und Madenwurm (Enterobius), schließlich auch noch die Anneliden oder Ringelwürmer. Insgesamt sind 30 Wurmarten für den Menschen pathogen, keineswegs immer tödlich, aber mitunter sehr lästig.

»Der Fluch Ägyptens«

Eine deutsche Touristin, die im Winter 1982 mit Blut im Harn nach Württemberg zurückkehrte, verdankte ihre – glücklicherweise heilbare – Infektion nicht einem winterlichen Bad im Nil. Sie war lediglich bei einer Fahrt von einer Welle naßgespritzt worden. Der Arzt glaubte ihr. Wie ist eine solche Blitzinfektion möglich, die zur Bilharziose oder Schistosomiasis führen kann?

Der deutsche Arzt Theodor Bilharz hat 1852 in Kairo

erstmals die Schistosomen entdeckt und ebenfalls als erster ihre Bedeutung für die Entstehung von Blasenerkrankungen erkannt. Bilharziose war deshalb lange Jahre der Name für diese Krankheit. Heute spricht man weltweit vorwiegend von der Schistosomiasis. Dieser Name kommt von den griechischen Wörtern schistos, gespalten, und soma, Körper. Der Körper des Männchens ist der Länge nach gespalten. In der Rinne, die dadurch gebildet wird, liegt das Weibchen. Mit einem Saugnapf am Kopf und Darm halten die beiden sich fest und leben in einer Dauerkopula, wobei das Weibchen laufend Eier produziert und an die Umgebung abgibt.

Um welche Größenordnungen es dabei geht, läßt sich englischen und amerikanischen Untersuchungen entnehmen. Bei einem Patienten wurden drei Wochen lang täglich die mit dem Urin ausgeschiedenen Eier gezählt; man fand zwischen 28 000 und 96 000 Eier täglich. Ein Ei wiederum kann im geeigneten Zwischenwirt, einer bestimmten Schneckenart, 100 000 Zerkarien oder Gabelschwanzlarven produzieren. Addiert man dazu noch die Ergebnisse der Wurmzählungen von Edward Goldsmith von der New Yorker Cornell-Universität und seinen brasilianischen Kollegen aus Bahia, dann kommt man auf wahrhaft astronomische Zahlen. Sie fanden bei einem 29jährigen Bauern 146 Exemplare von Schistosoma mansoni, dem Darmegel, 157 Egel bei einem zwölfjährigen Jungen und 799 solcher Pärchenegel bei einem 14jährigen. Bei der Methode, mit deren Hilfe die Parasiten gefangen und gezählt wurden, gibt es sicher eine sehr hohe Dunkelziffer, so daß die Zählungen nur Mindestwerte darstellen. Machen wir die Rechnung auf: 500 Pärchenegel produzieren je 50 000 Eier, die je 100 000 Nachkommen haben, dann ist ein Schistosoma-Kranker an einem Tag für 25 000 000 000 000 Infektionsquellen gut. Diese Menge sich vorzustellen, ist kaum möglich.

Nach Angaben der Weltgesundheitsorganisation gibt es in 72 Ländern der Erde, also im Lebensraum von 1,3 Milliarden Afrikanern, Südamerikanern und Ostasiaten, Schistosomen; rund 230 Millionen Menschen sind mit Würmern einer der drei menschenpathogenen Spezies infiziert.

Der »Fluch Ägyptens«, der Blutharn, als Zeichen der Harnblasenschädigung durch die Schistosomen, ist sicher mehr als 3500 Jahre alt: Es gibt stilisierte Hieroglyphen auf dem Papyrus Ebers, dem Papyrus Berlin und dem Papyrus London. Die Symptome der Erkrankung sind exakt dargestellt. In Mumien aus der Pharaonenzeit wurden verkalkte Egeleier als Beweis für diese Annahme gefunden. Im Durchschnitt sind heute 37 Prozent, in ländlichen Regionen Ägyptens sogar 100 Prozent der Bevölkerung befallen.

Charakteristisches Symptom der Krankheit ist das Blut im Morgenurin, daneben brennender Schmerz in der Harnröhre, geschwächter Allgemeinzustand, Schlappheit, Unlust und mangelnde Arbeitsfähigkeit als Ausdruck des Eisenmangels durch den ständigen Blutverlust. Auch Bleichsucht (Chlorose) tritt gelegentlich auf.

Ursache des »Blutharns« sind Geschwüre der Blasenschleimhaut, hervorgerufen durch die Wurmeier, die sich mit ihrem Stachel durch die Blasenwand den Weg in die Welt bahnen. Dabei werden kleinste Blutgefäße zunächst beschädigt und beginnen zu bluten; später infizieren sie sich, es entstehen Geschwüre, und schließlich kommt es zur Blasenperforation, gelegentlich auch zum Blasenkrebs. Bisher ist Schistosoma haematobium der einzige Parasit, der mit der Entstehung einer Krebserkrankung direkt in Verbindung gebracht werden kann.

Eingangspforte: Blutgefäße

Der Entwicklungskreislauf der Schistosomen ist genauso abenteuerlich wie der Zyklus der Malariaerreger. Auch er liefert Ansatzpunkte für Prophylaxe und Behandlung. Die Eier verlassen den Kranken mit dem Urin und müssen in warmes, möglichst stehendes Wasser kommen, denn nur dort gibt es die Schnecken, die er als Zwischenwirt braucht. Im Wasser platzen die Eier; heraus kommen winzige Larven, Mirazidien genannt. Sie suchen eine spezifische Süßwasserschnecke. Haben sie das Tier gefunden, dringen sie in es ein. Es ist die Muttersporozyste, ein Sack voller Keimlinge, Redien oder Tochtersporozysten genannt. Diese wiederum setzen sich in einer Darmdrüse fest, der sogenannten »Leber der Schnecke«, und produzieren dort Gabelschwanzlarven.

Aus einer infizierten Schnecke schwärmen täglich Hunderte solcher Larven oder Zerkarien aus und suchen einen Menschen – meist einen Fellachen, der in bewässerten Feldern arbeitet –, vor allem aber auch Kinder, die mit Vorliebe in den Wassergräben mit ungeschützten Beinen herumlaufen oder baden. Auch im Wasser von Swimmingpools können Schnecken leben, mit deren Hilfe sich Schistosomen aus Eier entwickeln.

Die Larven (Zerkarien) sind phantastisch ausgerüstet. Sie haben einen Lichtrezeptor, der ihnen sagt, wann die günstigste Schwärmzeit ist. Am Kopf sitzen fünf Drüsen, deren Sekret ein Loch in die oberste Hautschicht des Menschen bohrt, sobald sie auf ihn treffen. Chemische Signale (Chemotaxis) verraten ihnen, wann das der Fall ist. Durch dieses Loch schiebt sich der Kopf mit Hilfe des wirbelnden Gabelschwanzes bis ins Unterhautgewebe des Opfers. Dann bricht der Gabelschwanz der Zerkarie ab. Der Kopf enthält alles Erbmaterial für die weitere Entwicklung.

In der Unterhaut entsteht aus ihm das Schistosomulum, ein Würmchen, als weiteres Larvenstadium. Es dringt in die Blutgefäße ein, und nun beginnt eine lange Wanderung durch den Körper. Manchmal erleiden frisch Infizierte einen Hustenanfall, wenn eine größere Anzahl Schistosomula zur gleichen Zeit die Lunge passiert. Ihr Ziel haben sie aber erst in der Blasenwand oder deren Umgebung erreicht. Inzwischen vergeht natürlich Zeit, und die brauchen die Würmchen auch, um zu reifen, zu männlichen oder weiblichen Egeln heranzuwachsen. Haben sie sich vereint, dann können sie bis zu 40 Jahre leben und Eier produzieren.

Es erhebt sich die Frage, wie man in das ebenso komplizierte wie unheimliche Geschehen eingreifen kann. Mehrere Möglichkeiten bieten sich an. Das naheliegendste wäre, die Menschen zur Hygiene zu erziehen, damit sie die Gewässer mit ihrem Urin oder Stuhl nicht infizieren. Bis heute erwies sich diese erzieherische Aufgabe als unlösbar, weil ein einziger Kranker ganze Gewässerkomplexe mit einem Schlag zum Infektionsherd machen kann.

Eine Vernichtung der Schnecken, also der Zwischenwirte, ist probiert worden; bisher fand sich kein Weg, die Schnecken allein – sie gewähren den Tätern ja gewissermaßen Unterschlupf – und nicht den gesamten Biotop, den natürlichen Lebensraum, zu vernichten.

Kupfer tötet Schnecken

Eine andere Möglichkeit zeichnet sich ab. Schon vor Jahren hatten Forscher der International Telephone and Telecommunications Corps (ITT) in Harlow (England) die Aufgabe erhalten, besonders widerstandsfähige Glasfasern für ein elektronisches Gerät herzustellen. Das Ergebnis war eine »Panne«; denn die Faser hatte die unerwartete Eigenschaft, sich im Wasser aufzulösen. Einige Zeit später fand der Chemiker Cyril Drake, daß man der Glasfaser Stoffe beimischen und die Zerfallsgeschwindigkeit regulieren kann. Nun ist seit langem bekannt, daß Kupfer nur die Schnecken tötet, ohne anderen Schaden anzurichten.

Auf diesem Umweg kam die Liverpool School of Tropical Medicine auf die Idee, daß sich hier eine Möglichkeit bietet, über längere Zeit hinweg genau dosiert Kupfer ins Wasser abzugeben und so nur die Schnecken zu vernichten. Die Idee war richtig; ein kupferhaltiges »Controlled Release Glass (CRG)« wurde hergestellt, erste Feldversuche fanden in den verseuchten Gewässern von Lusaka in Sambia statt. Wenn sie halten, was die Experimente versprachen, sollte eine Lösung des Problems möglich sein. Das kupferhaltige Glas läßt sich sogar in lokalen Betrieben des Landes herstellen; die Kosten sind relativ niedrig: ein Dollar pro Kopf der Bevölkerung im Jahr.

In der Therapie der Pärchenegel-Krankheit zeichneten sich lange keine Fortschritte ab. In den betroffenen Ländern wurde dem Patienten Antimon gespritzt. Die Injektionen mit diesem Schwermetall waren schmerzhaft. Inzwischen wurde aber die Behandlung dank dem Medikament Praziquantel, einem Pyrazino-Isochinolin-Derivat, auf eine neue Ebene gehoben. Dieses Mittel übertrifft die bisherigen bei weitem und ist bedeutend wirksamer. Es wurde gemeinsam von den Firmen E. Merck, Darmstadt, und Bayer entwickelt.

Vor der Schweizerischen Gesellschaft für Tropenmedizin und Parasitologie wurde im Oktober 1982 über erfolgversprechende Ergebnisse berichtet. Danach ist Praziquantel sehr wirksam, wird gut vertragen, auch von stoffwechselgeschädigten Patienten. Die Substanz wurde bisher an über 25 000 Patienten in Afrika, Südamerika und Ostasien erprobt.

Entscheidend dürfte sein, daß Praziquantel bereits bei einmaliger Behandlung wirksam ist. Denn nur diese Methode ist unter epidemiologischen Bedingungen in Ländern der Dritten Welt praktikabel: Jede individuelle Mehrfachbehandlung erfordert einen so hohen logistischen Aufwand, daß sie unbezahlbar wird. Selbst bei diesem Mittel gibt es noch große Finanzierungsschwierigkeiten, wie der Kairoer Zeitung »Al Ahram« zu entnehmen ist. Kein Wunder, wenn man weiß, daß die Entwicklung seit 1972 läuft und dabei »über 400 Derivate« geprüft werden mußten, bevor man die ersten klinischen Erprobungen durchführen konnte. Übrigens gehören zu den inzwischen Behandelten auch über 3000 von Schistosomen befallene Menschen in der Volksrepublik China. Dort stellen sich die gleichen gesundheitlichen Probleme wie im übrigen Ostasien, also Schistosomiasis, Malaria oder Wurminvasionen.

Der vierte Weg gegen die Schistosomiasis, es gar nicht erst zur Infektion kommen zu lassen, wäre der beste. Im Dezember 1982 fand in Kairo ein Symposium unter dem Titel »How Can Immunology Contribute to Solving Health Problems in Tropical Countries?« statt. Eine Arbeitsgruppe der Behringwerke in Marburg berichtete bei dieser Gelegenheit über erfolgreiche Versuche, Menschen mit einem Enzym aus Schistosoma mansoni zu immunisieren. Die Vakzine löst eine starke Antikörperbildung im Serum aus, so daß zu hoffen ist, daß sie sowohl für die Immunisierung als auch als Antigen für die serologische Diagnostik sehr geeignet sein sollte.

Angesichts neuer Entwicklungen, etwa mit dem Kupferpräparat (CRG) zur Vernichtung der Schnecken oder dem Praziquantel zur Behandlung der Kranken erhebt sich allerdings die Frage: Können die Millionen Mark noch verantwortet werden, die investiert werden müßten, um die vielversprechende Vakzine bis zur praktischen Anwendung zu bringen? Die Antwort fällt um so kritischer aus, wenn man sieht, welche finanziellen Schwierigkeiten bereits der Behandlung mit Praziquantel entgegenstehen. So oder so – in wenigen Jahren werden wir wissen, ob der »Fluch Ägyptens« ebenso wie die Geißel Südamerikas und Ostasicns besiegt werden kann.

Gefährliche Nachtschwärmer

Über 400 Millionen Menschen leiden an Hakenwürmern. Sie kommen überall dort vor, wo die Temperaturen niemals unter zehn Grad Celsius sinken. Zu diesen Würmern gehören der Hakenwurm Ankylostoma duodenale und seine Unterart Necator americanus.

Rein tropische Erkrankungen sind der Befall durch Fadenwürmer mit zum Teil absurd klingenden Namen. Da gibt es Loa-loa, Onchozerca volvulus, Wuchereria bancrofti, Acanthocheilonema persistans und Dracunculus medinensis – kleine Würmer, die sich in Blutgefäßen oder in den Augen ansiedeln und dort schwere Schäden anrichten.

Alle sind Filarien: alle werden sie von verschiedenen Zwischenwirten, blutsaugenden Insekten wie Bremsen, Stechmücken, Kriebelmücken auf den Menschen, manchmal auch auf Tiere übertragen. Insgesamt gibt es rund 400 Millionen Filarien-infizierte Menschen auf der Welt. Die wichtigsten Erkrankungen sind die Elefantiasis durch Wuchereria bancrofti, die Flußblindheit durch Onchozerca volvulus und die Loiasis durch Loa-loa bei rund 13 Millionen Menschen in Afrika, Amerika und Asien.

Wuchereria bancrofti wird durch Stechmücken übertragen, die nur nachts schwärmen und stechen; die Mikrofilarien, also die kleinen Formen des Fadenwurms erscheinen nur nachts im Blut, deshalb heißen sie auch nocturna, die »nächtlichen«. Der australische Tropenarzt Joseph Bancroft hat diese Mikrofilarien zum ersten Mal gesehen und beschrieben. Sie werden ca. zehn Zentimeter lang und 0,2 bis 0,3 Millimeter dick. Die Blutformen dieser Würmer wachsen im Bindegewebe, in den Lymphgefäßen und den Lymphknoten heran. Für ihre Entwicklung brauchen sie Jahre.

Je mehr Filarien im Gewebe sind und je größer sie werden, desto mehr verhindern sie den Abfluß der Lymphe, vor allem aus den unteren Extremitäten. Dadurch nimmt der Umfang der Beine außerordentlich zu; die armen Menschen bekommen Elefantenbeine, bei Männern schwillt der Hodensack unförmig an, so daß die Patienten vollkommen unbeweglich werden. Kommen diese Formen der Erkrankungen fast ausschließlich in den Tropen vor, so wurden in letzter Zeit auch in Europa Reisende aus solchen Gebieten mit einer Filariose der Augen beobachtet.

Flußblindheit durch Fadenwürmer

Dramatischer verlaufen Flußblindheit und Loiasis. Bei den afrikanischen Kriebelmücken, die Onchozerca volvulus als Zwischenwirt und Überträger beherbergen, handelt es sich fast immer um Simulium damnosum. Die Larvenformen, ebenfalls Mikrofilarien, werden von den bis zu 70 Millimeter langen reifen Weibchen im Unterhautbindegewebe abgesetzt, dort von den blutsaugenden Mücken bei Stich und anschließendem Saugakt aufgenommen. Dort wachsen sie bis zur Infektionsreife heran, um dann erneut durch Stechen und Saugen auf andere Menschen übertragen zu werden.

Im Menschen brauchen die Mikrofilarien wiederum etwa ein Jahr, um sich fortpflanzen zu können, und zwar durch Larven. Erst dann entsteht das Krankheitsbild der Onchozerkose; es handelt sich um eine chronische Hautentzündung, die den Menschen durch anhaltenden, starken Juckreiz quält.

Wo sich erwachsene Männchen und Weibchen unter der Haut ansammeln, bilden sie Knoten, die Onchozerkome. Daraus schießen immer wieder Abzesse in die Höhe, die, weil sie jucken, aufgekratzt werden, sich mit Bakterien infizieren und damit ein Bild ähnlich der durch Milben hervorgerufenen Krätze erzeugen. Die chronische Entzündung läßt die Haut verdicken, ödcmatös anschwellen und sich verfärben, weshalb sie von britischen Händlern in den Kolonien auch »leopard skin«, Leopardenhaut genannt wurde.

Die schlimmste Folge einer Invasion – es handelt sich wirklich um Einwanderung, nicht um Infektion – mit Onchozerka volvulus entsteht aber, wenn die Mikrofilarien in die Hornhaut, die Vorderkammer oder den Glaskörper des Auges vordringen. Wird das Auge nur oberflächlich befallen, was man eigenartigerweise häufig bei Einwanderern und Tropenreisenden sieht, dann geht es meist harmlos aus. In Epidemiegebieten wie in Obervolta dagegen erblinden Eingeborene in einem langen, quälenden Leiden. Es führt über die chronische Entzündung der Hornhaut der Iris und der Netzhaut zum Verschwinden des Sehnervs, zur Optikusatrophie mit begleitendem Star und endet in Blindheit.

Im Voltabecken sind mindestens zehn Millionen Menschen mit Onchozerka volvulus befallen, mehr als 120000 völlig erblindet. Um das ganze Ausmaß dieser Katastrophe zu ermessen, muß man wissen: Das Voltabecken ist knapp dreimal so groß wie die Bundesrepublik und umfaßt Obervolta, Teile von Mali, Elfenbeinküste, Ghana, Togo und Niger. 14000 Kilometer lang ist das Flußnetz des Schwarzen, Roten und Weißen Volta, der Brutstätten für Kriebelmükken. Sie brauchen schnellfließendes, sauerstoffreiches Wasser für die günstigste Vermehrung, deshalb lieben sie die vielen kleinen Stromschnellen in den Flüssen. Es handelt sich, wie man sieht, um genau entgegengesetzte Lebensbedingungen wie bei den Larven der Anopheles, die stehendes und warmes Wasser bevorzugen.

Ein neuer Weg, die Kriebelmücken zu bekämpfen, ist die Infektion der Larvenbrut mit Bacillus thuringiense var. israelicusis, deren Endotoxin den Darm der Larven zerstört und sie tötet. Auf einem 19 Kilometer langen Abschnitt des Marahoué-Flusses an der Elfenbeinküste konnte die gesamte Brut der Kriebelmücken vernichtet werden. Wenn die Versuche, die gegenwärtig in verschiedenen Gewässertypen durchgeführt werden, erfolgreich verlaufen, könnte dieses Verfahren den Einsatz chemischer Insektizide überflüssig machen.

Allerdings ist das Thuringiense-Gift eine chemische Substanz, von der bisher nicht bekannt ist, welche schädlichen Nebenwirkungen sie bei Anwendung großer Mengen auf das Biotop hat. Auch die Frage, ob die Methode billiger ist, läßt sich noch nicht beantworten. Schließlich müssen Bazillen in Massenkultur vermehrt, gereinigt, stabilisiert und gefriergetrocknet werden, bevor sie als Suspension versprüht werden können.

Seit 1974 bemüht sich die WHO, die Situation in den Griff zu bekommen. Bisher scheint nur der Weg über die Ausrottung der Kriebelmücken möglich zu sein. Wirksame Heilmittel gibt es bis heute nicht. So werden mit Helikoptern Insektizide, nicht DDT, sondern das viel teurere, aber unschädliche Abate abgesprüht, im letzten Jahr allein 270000 Liter. Rund 700 Mitarbeiter arbeiten an diesem zur Zeit größten und teuersten Gesundheitsprojekt der Welt, das bis 1985 als zweite Phase 170 Millionen Dollar verschlingen wird. Auf den Erfolg kann man heute nur hoffen; denn Würmer leben 15 Jahre im Menschen, es sei denn, der Patient stirbt vorher; und die stark Befallenen sterben sicher davon. Deshalb muß das Projekt 20 Jahre laufen, ehe sich wirklich beweisen läßt, ob die Theorien, auf denen es beruht, richtig und realisierbar sind.

Loa-loa, der Augenwurm

Die dritte in Westafrika verbreitete Filariose, die Loaiose, wird durch Loa-loa oder Filaria diurna, »die am Tag Verbreitete«, verursacht. Diese Mikrofilarien werden nicht durch Mücken oder Kriebelmücken, sondern durch Fliegen der Gattung Chrysops verbreitet. Chrysops, zu deutsch »Goldauge«, ist eine Bremse, die nur am Tag fliegt. Beim Stechen saugt sie die von den reifen Wurmweibchen produzierten Mikrofilarien auf. In den Fliegen häuten sich die Larven zweimal, bevor sie infektionsreif sind und nun auf dem gleichen Weg auf den Menschen übertragen werden. Ein bis vier Jahre brauchen sie zur Geschlechtsreife. Die reifen Würmer liegen nicht wie Onchozerka im Knoten unter der Haut, sondern vagabundieren im Körper hin und her. Daher der Name Wanderfilarien. Es kommt zu heftig juckenden Schwellungen, die je nach Landstrich als Kalabarschwellung oder Kamerunbeule bezeichnet werden.

Loa-loa wird auch Augenwurm genannt, weil sie bei Wanderung durch den Körper gelegentlich unter der Bindehaut der Augen auftaucht. Den Patienten quälen dann Juckreiz und stechende Schmerzen, das Auge zeigt Anzeichen einer akuten Bindehautentzündung mit Rötung, Jucken, Tränenfluß. Das dauert manchmal nur Stunden, dann ist die Filarie wieder verschwunden. Loa-loa kann aber auch in die Vorderkammer einwandern, ebenso in die Lider, sogar in die Augenhöhle. Dann entsteht ein Lidödem oder eine Vorwölbung des Augapfels, eine Protusio bulbi. Die glasige, etwa fingergliedlange Filarie, etwa so dick wie eine Violinsaite, ist unter der Bindehaut sichtbar. Sie kann operativ entfernt werden.

Der Juckreiz und die lokalen Schmerzen können Ausdruck einer allergischen Reaktion des Körpers auf Ausscheidungsprodukte oder Bestandteile der Wurmoberfläche sein. Daher ist bei medikamentöser Behandlung mit starken allergischen Reaktionen zu rechnen.

Jeder vierte erkrankt

Auf einem Kongreß für Tourismus, Reisen und Gesundheit in München 1983 wurden dazu einige interessante Zahlen genannt. Zwischen 1950 und 1980 stieg die Zahl der Auslandsreisenden von 25 Millionen auf 285 Millionen an. Deutsche Bundesbürger gaben mit 20 Milliarden Dollar ein Fünftel der Summe aus, die weltweit in dieses Geschäft investiert wird. Im Jahre 1983 lagen die Devisenausgaben der bundesdeutschen Urlauber bei 38,4 Milliarden Mark. Jeder vierte Ferntourist kommt krank zurück, wobei Durchfälle, Verstopfung und Schlafstörungen an der Spitze stehen. Den alten Satz englischer Kolonialsoldaten: »Peel it, cook it or forget it« (»Schälen, kochen oder liegen lassen«), sollten wirklich alle Fernreisenden zur absoluten Weisung Nummer eins machen.

Außer Malaria und Wurmbefall drohen aber noch viele

andere, parasitenbedingte Erkrankungen in den Tropen und Subtropen. Als große Parasitengruppen kommen noch die Trypanosomen, Leishmanien, Babesien, Toxoplasmen und Amöben in Frage.

Paul Ehrlich und die Trypanosomen

Die Trypanosomen erinnern an die Anfänge der experimentellen Chemotherapie. Typanosomen sind schraubenförmige Parasiten, die ihren Namen den griechischen Wörtern trypan für Bohrer und soma für Körper verdanken. Als Erreger der Schlafkrankheit verwendete sie Paul Ehrlich zu ausgedehnten Versuchen. Er erprobte Farbstoffe und andere Substanzen, z.B. das Atoxyl, an Mäusen, die mit Trypanosomen infiziert worden waren. Atoxyl ist eine Substanz, die atoxisch oder ungiftig sein sollte, was sie dann doch nicht war.

Tausende von Mäusen mußten damals im Institut von Paul Ehrlich für den Fortschritt sterben. Das Interesse an mit Trypanosomen infizierten Mäusen hatte mehrere Gründe. Auf der einen Seite sind Mäuse nicht nur leicht mit Trypanosomen infizierbar, auch die Zählung der Parasiten im Blut ist relativ einfach und liefert quantitative Ergebnisse. Überdies waren damals tropische Erkrankungen, so wie sie von Trypanosomen verursacht werden, eines der großen Forschungsgebiete der Bakteriologen. So ging beispielsweise Robert Koch fast jedes Jahr auf Expeditionen in Afrika, berichteten die großen englischen Tropenmediziner laufend von Studien über die Schlafkrankheit, über die Nagana der Rinder, beides in Afrika. In Südamerika entdeckte Carlos Chagas Überträger und Erreger der nach ihm benannten Chagaskrankheit oder Trypanosomiasis americana ...

Drei große Krankheiten bei Menschen und Tieren werden durch vier Trypanosomenarten verursacht:
Trypanosoma gambiense die mildere,

Trypanosoma rhodesiense die fast immer tödliche Form der Schlafkrankheit,

Trypanosoma brucei (nach Sir David Bruce) verursacht die tödliche Rinderpest »Nagana«, und

Trypanosoma cruzi (zu Ehren des brasilianischen Tropenmediziners Osvaldo Cruz so benannt) ist für die Chagas verantwortlich.

Schlafkrankheit und Tsetsefliege

Die Schlafkrankheit wird durch die Fliege Glossina palpalis, afrikanisch Tsetse genannt, übertragen. Die Tsetsefliege ist in einem breiten Gürtel Afrikas, vom Atlantik bis zum Indischen Ozean, heimisch. Bis zur ostafrikanischen Seenplatte herrscht fast ausschließlich Trypanosoma gambiense (in Gambia erstmals 1902 von Dutton bei einem Europäer gefunden), von dort bis zur ostafrikanischen Küste regiert Trypanosoma rhodesiense. In Ländern wie Uganda, Tansania, Rhodesien, Angola und im Tschad sind ebenso wie in 33 anderen afrikanischen Staaten insgesamt 45 Millionen Menschen von der Schlafkrankheit bedroht.

Die Trypanosomen reifen im Rüssel und in den Speicheldrüsen der Tsetse heran, bis sie infektionsfähig sind. Nach dem Stich entstehen ein Juckreiz und eine Schwellung. An dieser Stelle können zwei bis drei Tage später lokal Trypanosomen nachgewiesen werden. Hohes Fieber mit Kopfschmerzen und Hauterscheinungen, die einer Nesselsucht ähneln, folgen. Dann tauchen die Trypanosomen im Blut auf. Die Lymphdrüsen schwellen. Thomas Winterbotton hat 1803 das nach ihm benannte Symptom beschrieben. Er hatte bei Sklavenhändlern beobachtet, daß eben gefangene Sklaven immer wieder mit beiden Händen an den Hals griffen. Geschwollene Lymphdrüsen zeigten an, daß sie von der Schlafkrankheit befallen waren.

Die Schlafkrankheit hat ihren Namen von der nächsten Phase, wenn die Trypanosomen in die Rückenmarksflüssigkeit, den Liquor spinalis, eindringen und dabei eine Meningo-Enzephalitis erzeugen, eine Entzündung der Hirnhäute und des Gehirns. Die Kranken werden antriebsärmer, essen nicht mehr, magern zum Skelett ab und sterben schließlich vollkommen entkräftet und besinnungslos. Trypanosoma gambiense braucht zwei bis sechs Jahre, um einen Menschen auf diese Weise zu töten.

Trypanosoma rhodesiense ist wesentlich aggressiver. Die Betroffenen sind von Anfang an schwer krank, die Lymphdrüsen schwellen kaum, dafür werden Herz und Zentralnervensystem schnell attackiert, so daß die Krankheit unbehandelt nur mehrere Wochen, höchstens einige Monate dauert.

Bisher war nicht klar, wo sich die Trypanosomen zwischen der ersten und zweiten Phase der Krankheit verborgen halten. Bevor sie im Liquor cerebro-spinalis auftauchen, sind sie eine ganze Zeit lang nicht nachweisbar, da sie dann aus dem Blut verschwunden sind. Der Engländer Dr. David Ormerod und sein nigerianischer Kollege Dr. M.O. Abolarin haben sie jetzt in den Zellen des Plexus choriodei schlafkrankheitinfizierter Mäuse, entdeckt. Diese Adergeflechte finden sich in den Hirnventrikeln, Hohlräumen im Gehirn, in denen die Rückenmarksflüssigkeit gebildet wird. Dort, jenseits der Blut-Hirnschranke, kann das Abwehrsystem des Wirtes die Eindringlinge nicht erkennen, die obendrein bei dieser Gelegenheit ihre Oberflächenantigene ändern. Das hat zwei Konsequenzen: Eine Vakzine aus Blutformen der Trypanosomen kann keine Antikörperbildung gegen die neuen Antigene veranlassen, die Erreger sind hier nur für Medikamente erreichbar, die die Blut-Liquorschranke passieren können. Dazu ist das Germanin beispielsweise nicht in der Lage, wohl aber die Arsenverbindungen, die schon Paul Ehrlich von Hoechst synthetisieren ließ und die (in Form des Salvarsans und seiner Nachkommen) eine so große Rolle in der Chemotherapie gespielt haben.

Die Behandlung der Schlafkrankheit stellte den zweiten großen Erfolg der Chemotherapie dar. Seit 1921 ist Germanin (Bayer 205) das Mittel der Wahl in der ersten, versagt allerdings in der zweiten, zentralnervösen Phase. Dafür erwies sich das 1907 in Hoechst synthetisierte und noch von Paul Ehrlich geprüfte Tryparsamid als hervorragend wirksam, ebenso das von E. A. H. Friedheim in den USA entwikkelte Mel B.

Das Problem der Schlafkrankheit ist nicht die Therapie, sondern die Ausschaltung der Invasion. Dabei ist die Glossina palpalis insofern ein biologisches Kuriosum, als das Fliegenweibchen in seinem Leben nur zwölf bis 15 Nachkommen hervorbringt, eine wahrhaft kleine Zahl; doch es gibt genug Glossinen, so daß die Schlafkrankheit bisher nicht ausgerottet werden konnte.

Raubwanzen als Überträger

Der Erreger der Chagaskrankheit, Trypanosoma cruzi, wird durch ganz andere Insekten übertragen, nämlich durch Raubwanzen wie Triatoma infestans oder Rhodnius prolixus. Es sind bis zu drei Zentimeter große, überaus schnelle und lichtscheue Tiere. Sie lebten ursprünglich in den aus Reisig gebauten und mit Lehm befestigten Hütten der Armen auf dem Lande in Brasilien, Venezuela und Kolumbien. Aber auch in Argentinien, Chile, Bolivien, Ecuador, Uruguay, Peru und Mexiko sind 65 Millionen Menschen exponiert, 24 Millionen chronisch krank. Die Einheimischen nennen die Raubwanzen »barbeiros«, denn wie der Barbier betätigen sie sich nur im Gesicht ihrer Opfer. Die weiche Haut unter dem Auge hat es ihnen angetan. Dort bildet sich nach dem Stich ein Lidödem, an dem der

Kranke, der unter der »molesta do barbeiro« leidet, zu erkennen ist.

Aber nicht etwa mit dem Stich oder Saugakt infiziert der Barbeiro sein Opfer; das besorgt der Gestochene selbst. Unmittelbar nach oder während des Blutsaugens setzt die Raubwanze ihren Kot ab; auf den Juckreiz hin reibt sich der Schläfer die Umgebung des Stiches und massiert dabei die Trypanosomen in die Wunde.

Die akute Phase der Chagaskrankheit, in zahlreichen Fällen während der Kindheit, geht mit hohem Fieber, Anschwellen der Lymphknoten, sehr schnellem Herzrhythmus (Tachykardie), geschwollener Leber, Milz und Hoden in 14 Tagen bis drei Wochen, behandelt oder unbehandelt, vorüber.

Die akute Phase ist aber nicht entscheidend; das ist vielmehr die chronische Form, die nach 20 bis 30 Jahren, manchmal auch mehr, vor allem Männer im besten Alter an akutem Herzversagen sterben läßt. Kein Wunder: Wenn man sie obduziert, findet man, daß sie ein Herz von der Größe eines Fußballs haben. Aber auch eine übermäßige Ausweitung von Speiseröhre, Magen oder Darm ist möglich.

Selbst heute sind längst nicht alle Rätsel der Chagaskrankheit gelöst, wenn auch der in Brasilien lebende und naturalisierte Pathologe Fritz Köberle viel zur Aufklärung beigetragen hat. Weshalb und wie aber von den Trypanosomen die Nervenschaltzellen oder Ganglien zerstört werden, ist zur Zeit ebensowenig bekannt wie die Gründe für die anscheinend lange inaktive Phase der Trypanosomen. Deshalb scheint auch die Chemotherapie wenig geeignet, in dieser Situation Entscheidendes zu leisten. Eher könnte Vernichtung der Raubwanzen oder, wenn das nicht möglich ist, die frühe Diagnostik und noch besser die Prophylaxe in Form einer Immunisierung Besserung bringen.

Die »barbeiros« haben sich schon angepaßt. Die Riesenwanzen sind geborene Hausbesetzer. Einer der Autoren dieses Buches, Dietmar Gericke, hat beobachten können, wie schnell sie von modernsten Hochhäusern im venezolanischen Caracas Besitz ergriffen, als die Bewohner des Außenrings dieser Weltstadt aus ihren »ranchos«, armseligen Wellblech- oder Lehmhütten, dorthin umgesiedelt wurden. Innerhalb von Tagen waren die Neubauten fest in der Hand von Raubwanzen, die im bescheidenen Gepäck der Bewohner mitgereist waren. Auch in modernen Häusern gibt es Schlupfwinkel jeder Menge für Ungeziefer und auch für »barbeiros«.

Der anderen Aufgabe der Serodiagnostik, Entwicklung von Vakzinen und damit Immunisierung, haben sich besonders Wissenschaftler der Behringwerke gewidmet. In Zusammenarbeit mit einheimischen Wissenschaftlern haben Fritz Köberle in Brasilien und Dr. Maekelt in Venezuela ein Antigen für die Diagnostik entwickelt, mit dem Infizierte im chronischen Stadium erfaßt und überwacht werden können. Auf dem schon erwähnten Symposium in Kairo 1982 hat B. Enders über die Erfolge seiner Gruppe in Marburg mit einer erst kürzlich entwickelten Vakzine berichtet. Das entscheidend Neue ist die Präparation aus Epimastigoten, einer frühen Entwicklung der Trypanosomen, die sich im Reagenzglas züchten läßt.

William Leishman und die schwarze Krankheit

Drei Krankheiten sind es, die von Verwandten der Trypanosomen, den Leishmanien, verursacht werden. Der britische Pathologe Sir William B. Leishman (1885–1926) und der Physiologe Charles Donovan (1863–1951) fanden 1903 in Indien fast zur gleichen Zeit bei einem Patienten Kala-Azar (»Schwarze Krankheit« auf hindu). Der sie verursachende Parasit heißt daher mit vollem Recht Leishmania donovani.

Kala-Azar ist eine schwere Allgemeinerkrankung, die unbehandelt immer tödlich verläuft. Sie ist in Indien und im Mittelmeerraum heimisch. Die Parasiten werden durch Schmetterlingsmücken (Psychodien) übertragen. Das Reservoir sind vor allem herumstreunende Hunde. Leishmanien befallen Leber und Milz, die sich stark vergrößern. Die Haut der Patienten ist blaß-gelblich bis dunkelbraun. Was anfangs aussieht wie ein Schnupfen, dann über unklare Magen-Darm-Beschwerden, Mattigkeit, Kopfschmerzen uncharakteristisch weitergeht, wird durch die hohen Temperaturen über 40 Grad Celsius zum schwersten Krankheitsbild. Die Diagnose ergibt sich aus der Anamnese (die Inkubationszeit schwankt zwischen zehn Tagen und 24 Monaten) und aus dem Nachweis der Parasiten in Leber- oder Milzzellen. Kala-Azar ist ebenso wie die Hautleishmaniosen heilbar durch Antimon- bzw. Diamidinpräparate.

Keine direkte Lebensgefahr bedeutet die durch Leishmania tropica verursachte Orientbeule, auch Aleppo-, Delhi- oder Bagdad-Beule genannt. Damit ist ihr Vorkommen geographisch abgesteckt. Eine andere Form ist die südamerikanische Haut-Leishmaniose mit Namen wie Uta, Espundia, Chidero, Barou-ulcer oder Leishmania braziliensis. Sie ist verantwortlich für zunächst unauffällige Papeln oder Knötchen, die später zu Geschwüren aufbrechen. Auch hier ist der Erregernachweis entscheidend, ebenso die Anamnese, denn erst viele Monate nach der Übertragung der Leishmanien können sich die Krankheitszeichen bemerkbar machen. Von der Behandlung wurde schon gesprochen.

Urtierchen auch in Europa

Zurück nach Europa führen die beiden letzten Parasitosen, deren Erreger erwähnt werden sollen: Babesien und Toxoplasmen, die in Tropen und Subtropen genauso zu Hause sind wie bei uns. Ursprünglich glaubte man, sie seien nur tierpathogen, also Ursache von Zoonosen (griech. zoon = Tier, nosos = Krankheit). In Mitteleuropa ist dafür ein Beispiel die Tollwut.

Babesien sind Protozoen, sogenannte Urtierchen (griech. protos = das erste, zoon = Tier). Diese Einzeller, Verwandte der Malaria-Parasiten, befallen ebenfalls die roten Blutkörperchen. Es gibt zwei Formen, Babesia divergens und microti. Microtus ist der lateinische Name der Maus, und Mäuse bilden auch das Hauptreservoir. Zecken infizieren sich beim Blutsaugen an ihnen und geben die Parasiten durch Stich und Saugen an den Menschen weiter. Dort vermehren sie sich in den Erythrozyten. Beide lassen sich im »Dicken Tropfen« nachweisen und werden dort nicht selten mit Plasmodium falciparum verwechselt.

Appetitlosigkeit, extreme Müdigkeit, Fieber, Erbrechen, Durchfall, nach geraumer Zeit eine Anämie durch die Zerstörung der roten Blutkörperchen prägen das Bild einer Krankheit, die aber im Gegensatz zur Malaria tropica nicht auf das Gehirn übergreift. Die Inkubationszeit ist sehr kurz.

In den USA hat sich in diesem Zusammenhang ein ganz besonders tragischer Fall ereignet. Bei einer 69jährigen Frau brach sechs Wochen nach einer Bluttransfusion eine Babesiose aus. Die Erreger konnten im Blut nachgewiesen werden. Ihre Herkunft war leicht zu ermitteln, weil der Blutspender bekannt war. Er stammte aus Cape Cod, einem Endemiegebiet für die Krankheit. In seinem Blut fanden sich bei mehrmaligen Untersuchungen keine Babesien. Erst als ein Arzt auf den Gedanken verfiel, Hamster mit dem Blut des Spenders zu infizieren, vermehrten sich die Parasiten in den ihnen besonders zusagenden Wirten so kräftig, daß man sie nachweisen konnte.

Das Mittel der Wahl zur Behandlung und Heilung ist Chloroquin: dagegen scheinen Babesien, im Gegensatz zu Plasmodium falciparum, noch keine Resistenz entwickelt zu haben. Da vor allem immungeschwächte Menschen oder solche, denen die Milz entfernt wurde, anfällig für die Erreger sind, würde es nicht überraschen, wenn bald auch bei AIDS-Patienten über Babesia-Infizierte berichtet würde.

Eine Immunschwäche ist auch häufig bei Patienten vorhanden, die an Toxoplasma gondii leiden. Sie wird durch Sporozoen vermehrt. Das sind länglich-ovale oder bogenförmige Erreger in Form einer Apfelsinenscheibe (toxon heißt im griechischen Bogen, gondii stammt von dem deutschen Forscher Gonder).

Der Entwicklungszyklus für Toxoplasma gondii hat Ähnlichkeit mit dem der Malaria-Parasiten; es gibt ungeschlechtliche und geschlechtliche Vermehrung. Der spezifische Wirt ist die Hauskatze, unspezifische Wirte können Menschen, Hunde, kleinere Säugetiere oder auch Vögel sein. Da bestimmte Formen mit dem Kot ins Freie kommen, bedarf es keines Insekts als Überträger; Toxoplasmen können mit infizierten Nahrungsmitteln, durch Schmutz- oder Schmierinfektion, aber auch während der Schwangerschaft von der unerkannt infizierten Mutter auf das Neugeborene übertragen werden.

Vor etwa 30 Jahren publizierte der später berühmte Arzt Albert Sabin, Erfinder der Lebend-Vakzine gegen die Polio, zusammen mit seinem Kollegen Michael Feldman eine Methode zum Nachweis von Antikörpern gegen Toxoplasma gondii. Der Sabin/Feldman-Test erregte allgemeines Erstaunen, als Reihenuntersuchungen in aller Welt ergaben, wie viele Menschen mit diesen Parasiten Bekanntschaft gemacht hatten. Um so mehr wurden die Ergebnisse von Sabin/Feldman angezweifelt. In Deutschland hat besonders Professor Dr. Gerhard Piekarski mit seinen Untersuchungen zur besseren Kenntnis der epidemiologischen Situation beigetragen. Danach steigt der Prozentsatz der infizierten Bevölkerung mit zunehmendem Lebensalter.

Erwachsene können akut oder chronisch erkranken, eine Schwellung der Lymphknoten an Kopf und Hals rechtfertigt zumindest die Verdachtsdiagnose auf »Toxoplasmose«. Symptome wie Fieber, heftige Kopfschmerzen oder Angina sind unspezifisch. In schweren Fällen entwickelt sich daraus eine Meningitis oder Meningo-Enzephalitis. Aus den USA kam vor einiger Zeit der Bericht über gehäufte Enzephalitiden durch Toxoplasma gondii bei Erwachsenen. In diesen akuten Fällen war die serologische Diagnostik gar nicht sehr typisch, auffällig dagegen war der starke Rückgang der Lymphozyten. Die Amerikaner behandelten mit Fansidar und warnten vor Kortikosteroiden, deren hochdosierte Daueranwendung sie sogar für den Immundefekt verantwortlich machten, der die Toxoplasma-Infektion erst haften ließe.

Besonders gefährlich ist die Infektion für Ungeborene in der zweiten Hälfte der Schwangerschaft. Hat die Mutter vor der Gravidität eine Toxoplasmose durchgemacht und wurde erfolgreich behandelt, braucht sie für ihr Baby nicht zu fürchten. Steigt aber ab dem vierten bis fünften Monat der Antikörpertiter gegen Toxoplasmen an, dann sollte sie energisch mit Tetrazyklinen oder Fansidar behandelt werden, sonst könnte der Embryo absterben; Totgeburten sind ebenso häufig wie Frühgeburten.

Wird das Baby mit einer Infektion geboren, macht sich das unter Umständen erst nach Wochen oder Monaten bemerkbar: leichter Wasserkopf, Trinkfaulheit, Krampfneigung, Verhärtungen der Ärmchen und Beinchen, aber auch das Gegenteil in Form von Athetosen: langsame, geschraubte, bizarre, bisweilen überdehnte Bewegungen, manchmal willkürliche Bewegungen in Form eines Tics. Deshalb müssen Neugeborene von toxoplasmotischen Müttern besonders gut beobachtet, rechtzeitig behandelt und vor Spätschäden bewahrt werden.

Auf den Darm spezialisierte Amöben

Eine besondere Form der Erkrankungen durch Parasiten ist manchen Touristen schmerzhaft in Erinnerung: die Amöbenruhr. Während die bakterielle Ruhr akut mit vielen, häufig wässrigen Durchfällen verläuft, die wegen des schnellen Flüssigkeits- und Mineralienverlusts zum Schock führen kann, wird die Amöbenruhr anfangs oft gar nicht bemerkt. Der Erreger heißt Entamoeba histolytica. Er richtet ernsten Schaden an der Darmschleimhaut nur an, wenn sich seine Minutaform, mit der sich der Mensch infiziert, in die toxische Magnaform umwandelt. Das muß aber nicht sein; es wird oft erst durch zusätzliche Belastung wie Klimawechsel, Diätfehler oder eine zusätzliche Infektion (Superinfektion) mit Bakterien provoziert.

Die Magnaform zerstört die Darmschleimhaut, die darauf blutet, Stuhl mit glasigem Schleim und Blut sind typische Zeichen der Amöbenruhr. Die Amerikanerin Ellen Lynch in Woods Hole/Massachusetts glaubt einen Eiweißkörper gefunden zu haben, den Entamoeba histolytica ausscheidet, um die Darmzellen besonders anfällig für ihr Toxin zu machen. Mit Hilfe des Proteins bohrt sie gewissermaßen Löcher in die Zellwände. Virulente Stämme produzieren mehr Protein als avirulente. 750 Amöben schieden in 43 Stunden so viel davon aus, daß die Widerstandsfähigkeit der Zellwand um das Vierfache herabgesetzt war. Es wäre das erste Mal, daß ein solches Phänomen bei Parasiten entdeckt wurde, während man es von Bakterien, z.B. Vibrio cholerae, sehr gut kennt.

Dieses Protein wäre als Antigen verwendbar, mit dem gegen die Amöbenruhr immunisiert werden kann. Vorläufig sind die Ergebnisse der Woods-Hole-Gruppe allerdings noch nicht bestätigt. Die Chemotherapie der außerordentlich weit verbreiteten Erkrankung, die keineswegs auf Tropen und Subtropen beschränkt ist, vielmehr auch in gemäßigten Zonen auftritt, bereitet keine Schwierigkeiten. Wie bei anderen »exotischen« Krankheiten müßten Patienten und Arzt an diese Möglichkeit denken, um nach der richtigen Diagnose auch die richtige Therapie einzuschlagen.

Das Herz soll länger schlagen

Eine alltägliche Geschichte

Am Schreibtisch seines Arbeitszimmers, von dem man bei guter Sicht die Berge am Horizont erkennen kann, sitzt der Schriftsteller Emil Berger und tippt auf seiner Schreibmaschine. Berger, der erst seit einiger Zeit vom Journalismus zur Schriftstellerei umsattelte, ist heute besonders nervös. Sein Manuskript müßte längst beim Verlag sein, denn im Herbst, zur Buchmesse, soll Bergers erstes Werk vorgestellt werden. Sein tägliches Pensum – zwischen fünf und sechs Schreibmaschinen-Seiten -- hat Berger heute ebensowenig wie gestern geschafft, obwohl der Abend schon begonnen hat. Dafür ist der Aschenbecher noch voller als gewöhnlich. Berger hat nicht weniger als 30 Zigaretten in den letzten acht Stunden geraucht.

Berger weiß, daß er damit gegen seine Gesundheit sündigt. In seinem Schreibtisch liegt der letzte Befund seines Arztes; danach steht es um Herz und Kreislauf nicht allzu gut. Berger leidet an Hochdruck, besitzt leichtes Übergewicht, sein Cholesterinspiegel ist erhöht. Der Arzt hat ihm empfohlen, weniger oder gar nicht mehr zu rauchen, sich mehr Bewegung zu verschaffen und alle Formen von Aufregung zu vermeiden. »Leben Sie vernünftiger, werden Sie doch einfach gelassener«, hatte der Arzt ihm geraten. Beachtenswerte Worte, dachte Berger, wenn das alles nur so einfach wäre! Besonders für einen Schriftsteller, der mit dem Schlußkapitel seines Buches nicht zu Rande kommt und plötzlich voller Zweifel ist, ob sein Erstlingswerk überhaupt gelungen ist.

Vielleicht habe ich mich überschätzt, denkt Berger, während er an seiner Zigarette zieht – vielleicht hätte ich doch lieber bei der Zeitung bleiben sollen. Doch auch in der Redaktion hat es nicht an Hektik und Aufregung gefehlt.

Während seiner Grübelei spürt Berger wiederum wie schon seit einigen Tagen – oder sind es Wochen? – leichte, ziehende Schmerzen in seiner Brust. Gewöhnlich verschwinden sie nach einer oder zwei Minuten. Doch dieses Mal ist es anders. Die Schmerzen werden stärker, sie strahlen bis in den linken Arm aus, ja bis zur Hand. Bergers Brust ist wie eingeschnürt – er bekommt kaum noch Luft. Wenn nur meine Frau endlich da wäre, denkt er und schleppt sich zu seiner Hausbar. Irgendwo hat er einmal gelesen, daß in solchen Situationen Alkohol guttut, weil er die Gefäße erweitert. Berger trinkt zwei Cognacs, die Schmerzen lassen in der Tat vorübergehend etwas nach. Doch dann kehren sie mit um so größerer Intensität zurück. Der Schriftsteller bricht zusammen. Wenige Minuten später findet ihn seine Frau am Boden liegend. Sie handelt sofort und ruft den Notarzt.

Zwölf Minuten später ist Berger bereits in der Klinik, wird in der Kardiologie an den Elektrokardiographen, das EKG-Gerät, angeschlossen, um seine Herzströme aufzuzeichnen. Die Veränderungen im EKG sind eindeutig. Für einen Infarkt spricht noch die vorhandene ST-Hebung, die T-Zacke ist schon deutlich spitz-negativ, und die Q-Zacke ist so groß, daß die R-Zacke von ihr völlig überdeckt wird.

Diagnose: Herzinfarkt

Im Blut sind einige Enzyme, besonders die Kreatin-Phosphokinase (CPK), erhöht, ein Befund, der typisch für den Herzinfarkt ist; und auch ein anderes Enzym, die Laktatdehydrogenase (LDH), ist vermehrt nachweisbar. Die Diagnose Herzinfarkt steht damit außer Zweifel.

Der Patient wird sofort auf die Intensivstation verlegt; da seit Eintritt des Infarkts erst knapp zwei Stunden vergangen sind, wird alles vorbereitet, um eine neue Behandlungsmethode anzuwenden. Ursache eines Infarkts (Verschluß eines Astes der Herzkranzgefäße) kann eine Arteriosklerose sein.

Berger ist erst 34 Jahre alt. Er könnte deshalb eigentlich noch nicht an einer solchen Schädigung seiner Gefäße erkrankt sein. Zwei Gründe sprechen leider gegen eine solche Ausnahme: Erstens, Veränderungen der Gefäßwand können schon im Kindesalter auftreten; es zeigen sich dann linsenförmige, grauweiße, bläschenartige Erhebungen an der innersten Schicht der Arterien, der Intima. An diesen Erhebungen können sich fetthaltige oder auch eiweißhaltige Blutbestandteile festsetzen; so entstehen im Laufe der Jahre die für die Arteriosklerose typischen Plaques und daraus wieder Beete.

Zweitens kann sich aber auch im Frühstadium ein Mikrothrombus bilden, das ist ein nur im Mikroskop erkennbares Gerinnsel. Es wird zum Ausgangspunkt für den weiteren Verschluß des Gefäßes. Der Wiener Pathologe Karl Freiherr von Rokitansky hat schon im vorigen Jahrhundert solche Mikrothromben beobachtet und sie für spätere Arterienverschlüsse verantwortlich gemacht.

Nikotin schädigt die Gefäße

Bei Berger können Frühschäden vorgelegen haben. Er hatte sich schon während seiner Schulzeit an Zigaretten gewöhnt, 30 bis 40 Stück am Tag waren keine Seltenheit. In diesem Punkt sind sich alle Ärzte einig: Den schlimmsten Schaden für die Gefäßinnenwand richtet das Nikotin an; den Einfluß der anderen Bestandteile des Zigarettenrauchs, also der Teerprodukte und des Kohlenmonoxids, kann man heute noch nicht sicher beurteilen. Fest steht aber, daß Raucher, die nicht inhalieren, ein viel geringeres Risiko eingehen, da bei ihnen weder Nikotin noch Teer noch Kohlenmonoxid über die Lungenbläschen in die Blutbahn gelangen.

Es gibt ein einfaches Experiment, um die schädliche Wirkung zu testen, die das Inhalieren einer Zigarette auf die Gefäße ausübt. Mit Infrarotstrahlen, aber auch mit sogenannten Flüssigkristallen lassen sich Hauttemperatur und Durchmesser oberflächlicher Arterien messen und sichtbar machen. Nach wenigen Lungenzügen verengen sich bereits die Gefäße, die Hauttemperatur nimmt ab, der Puls wird schneller. Beim Rauchen werden viele Arterien geschädigt, besonders die Herzkranzgefäße. Denn die Schadstoffe gelangen von den Lungenbläschen, den Alveolen, direkt und in hoher Konzentration in die Herzkranzgefäße, mindestens des linken Herzens; tatsächlich ist die Wirkung an den Herzkranzgefäßen wesentlich höher als die an den Blutgefäßen unter der Haut.

Manche Menschen glauben, durch Jogging, Wald- oder Geländelauf und andere Freizeit-Sportarten könnte man sich vor den Folgen der Selbstschädigung durch Rauchen schützen. Das ist ein Irrtum: Bewegung repariert die Schäden durch das Rauchen nicht. Der Verschluß eines der vielen Gefäße, die den Herzmuskel mit Blut und damit mit Sauerstoff versorgen, ist der vorläufige Endpunkt der Entwicklung.

Gerinnsel werden aufgelöst

Bei einem Herzinfarkt ist das vordringlichste Behandlungsziel, die Durchblutung so schnell wie möglich wieder in Gang zu setzen. Sind bereits drei bis vier Stunden vergangen, ist die Chance meist schon vertan. Dann muß der Patient durch langsam aufbauendes Trainung die ausgefallene Muskulatur vernarben lassen.

Früher mußten Infarktpatienten sechs Wochen lang völlig ruhig liegen, bevor Reaktivierung und Rehabilitation beginnen konnten. Inzwischen wird, wenn irgend möglich, das Enzym Streptokinase angewendet, das Blutgerinnsel innerhalb der Herzkranzgefäße, also intrakoronar, auflöst. Streptokinase ist wie alle Enzyme eine Eiweißverbindung, besteht aus 416 Aminosäuren und hat ein Molekulargewicht von 47 000. Von den Erfolgen der Streptokinase zeugen mittlerweile viele Berichte in der Fachpresse. Seine Bedeutung beim Herzinfarkt ist damit nicht mehr bestritten.

Der Infarkt kann sowohl an der Vorder- als auch an der Hinterwand des Herzens entstehen. Einige Meßwerte zeigen, welche Blutmengen das Herz in Ruhe und bei maximaler Belastung braucht, in Ruhe kaum 450 Milliliter, also knapp einen halben Liter pro Minute; beim belasteten Herz steigt dieser Bedarf bis auf zwei Liter pro Minute an. Das ist nur die erforderliche Blutmenge, die das Herz selbst mit Sauerstoff und Nährstoffen versorgt. In Ruhe pumpt das Herz fünf Liter durch den Körperkreislauf, also das Zehnfache des eigenen Ruhebedarfs; bei Hochleistung aber steigt der Wert bis zu 25 Liter an. Das geht natürlich nicht allein durch Erhöhung des Schlagvolumens; vielmehr steigt dabei auch die Zahl der Schläge von rund 70 pro Minute auf 180 bis 200.

Diese Extremwerte zeigen, wie unterschiedlich ein Infarkt das Herz treffen kann. Wird nämlich einer der drei Hauptäste der Herzkranzgefäße versperrt, dann ist das in vielen Fällen tödlich.

Ein solches Ereignis tritt sehr selten ohne Vorboten ein, mehr oder weniger schwere Fälle von Angina pectoris gehen immer voraus. Infarktpatienten unterdrücken derartige Erlebnisse allerdings häufig und geben sie erst auf sehr eindringliches Befragen zu.

Um einen Thrombus im Herzen aufzulösen (intrakoronare Thrombolyse) wird ein sehr dünner Schlauch, ein Katheter, in der Leistenbeuge in die linke Oberschenkelarterie eingeleitet. Dort liegt die Arterie relativ oberflächlich; jeder Mensch kann fühlen, wie sie pulsiert und mit welch mächtiger Energie das Blut hier am Übergang vom Bauchraum zur Extremität in den Oberschenkel gepumpt wird.

Schon im vorigen Jahrhundert gab es den Begriff der Fibrinolyse, Auflösung eines Fibringerinnsels. Aber erst 1933 haben zwei Amerikaner festgestellt, daß blutauflösende (hämolysierende) Streptokokken ein Enzym produzieren, das zu dieser Leistung fähig ist. Solche Streptokokken werden in einer speziellen Nährlösung in großen Fermentern oder Tanks gezüchtet, die man mit sterilem Sauerstoff durchlüftet. Nachdem sich die Bakterien vermehrt und genügend Enzym gebildet haben, wird es aus der Nährlösung ausgefällt, sorgfältig über verschiedene Stufen gereinigt und gefriergetrocknet. Aus dem unsichtbaren Flüssigkeitsbestandteil entsteht ein weißes, geruchloses Pulver, die Streptokinase.

Da es sich bei der Streptokinase – die Markenbezeichnung der Behringwerke heißt Streptase – um ein fremdes Eiweißmolekül handelt, erzeugt der Organismus dagegen Antikörper, dies um so eher, da das Streptasemolekül ein verhältnismäßig großes Molekulargewicht besitzt und eine Sequenz von immerhin 416 Aminosäuren hat. Im Vergleich dazu, wie wir noch im einzelnen sehen werden, besteht das Insulin-Molekül aus 51 Aminosäuren und hat ein Molekulargewicht von 6000.

Ist eine Streptasebehandlung abgeschlossen und soll nach einer Pause von mehr als acht Tagen wieder begonnen werden, muß der Patient erst auf Antikörper untersucht werden. Andernfalls kann es zum Schock kommen, denn in der Zwischenzeit haben sich viele Antikörper gebildet, die bei einer Wiederbegegnung mit den Antigenen leicht Überreaktionen erzeugen können. (Die verschiedenen Schockreaktionen werden im Kapitel über Allergien ausführlich geschildert.)

Da die Streptase, wie erwähnt, von Bakterien gewonnen

wird, wirkt sie stärker antigen als etwa ein Eiweiß, das von höher entwickelten Tieren stammt. Für eine Behandlung mit Streptase gibt es aber eine Alternative, nämlich die Urokinase, beispielsweise das Actosolv der Behringwerke. Die Urokinase (Molekulargewicht 53 000) wurde 1947 von Macfarlane und Pilling entdeckt. Sie entsteht im Nierengewebe und wird aus menschlichem Urin gewonnen, hochgereinigt und durch Gefriertrocknung konzentriert. Da Urokinase vom Menschen stammt, kommt es selten zur Antikörperbildung; sie kann daher über lange Zeiträume hinweg gegeben werden. Daß man zuerst Streptase anwendet, geschieht aus Kostengründen; es ist natürlich billiger, Streptokokken zu züchten als Urin von gesunden Spendern zu sammeln und aufzuarbeiten. Zur Zeit laufen bei Behring Bemühungen, Urokinase mit Hilfe gentechnisch veränderter Bakterien zu produzieren.

Ein Unterschied im Wirkungsmechanismus liegt auch darin, daß Streptokinase nur indirekt auf das Plasminogen-Plasmin-System wirkt und dadurch die Auflösung des Fibrins herbeiführt, während Urokinase das Plasminogen direkt aktiviert. Das Plasminogen-Plasmin-System ist ein Abschnitt im außerordentlich komplizierten Gerinnungsprozeß, an dem mindestens 13 Faktoren beteiligt sind.

Im Jahr 1955 versuchten die Amerikaner Sherry, Johnson und McCarthy in New York erstmals, mit Streptokinase eine Fibrinolyse bei Patienten durchzuführen; in den sechziger Jahren standen bereits hochgereinigte und -konzentrierte Enzympräparate zur Verfügung. Seitdem wird systematisch versucht, den Herzinfarkt mit Streptokinase zu behandeln. 1979 wurden die Erfolge des Verfahrens in einer europäischen Studie aus elf Kliniken nachgewiesen.

Amerikaner untersuchten auch als erste Infarktpatienten unmittelbar nach dem Ereignis mit der Koronarangiografie, einer Methode, für die Werner Forßmann, zusammen mit seinen amerikanischen Kollegen André Cournand und Dickinson W. Richards, 1956 den Nobelpreis erhielt.

In San Francisco berichteten 1981 deutsche Kliniker über 232 Patienten, bei denen – wie auch bei etwa 1000 Patienten in den USA – Herzinfarkte intrakoronar mit Streptokinase aufgelöst worden waren. Kann die Methode innerhalb etwa drei Stunden nach dem Infarkt angewendet werden, liegt die Chance, das Gefäß wieder zu öffnen (rekanalisieren) bei etwa 80 bis 90 Prozent.

Für die drei Hauptäste werden schon spezielle Katheterenden entwickelt; unter Umständen muß man vorher oder nachher das Gefäß mit einem Ballonkatheter mechanisch erweitern. Dabei sollte in jedem Fall geprüft werden, ob der ursprünglich ausgefallene Wandbezirk wieder beweglich wurde, das heißt erneut durchblutet ist. Unter Umständen muß mit Hilfe einer Bypass-Operation das geschädigte Gefäß ersetzt oder, wie der Name Bypass sagt, umgangen werden. Als Gefäßersatz dient entweder ein Abschnitt aus einer Beinvene des Patienten oder eine Kunststoffröhre.

Wettlauf gegen die Zeit

Leider nimmt die Erfolgsquote offensichtlich drastisch ab, wenn die intrakoronare Thrombolyse, die Auflösung des Pfropfens, später als drei Stunden nach dem Infarkt stattfindet. Dann sollte möglichst rasch ein Bypass gelegt oder der Patient mit Hilfe von Medikamenten und dem Aufbautraining rehabilitiert werden. Neuerdings haben Ärzte, anstatt einen Bypass zu legen, die Blutgerinnsel im Herzen auch erfolgreich mit Laserstrahlen beseitigen können. Dieser Behandlungsmethode werden für die Zukunft gute Chancen eingeräumt.

Der Patient Emil Berger, der zu Anfang des Kapitels geschildert wurde, gehörte zur ersten Gruppe. Bei ihm konnte durch die Streptase der Thrombus aufgelöst und damit die Durchblutung wieder hergestellt werden.

Jeder Infarktpatient wird vom Risiko eines Reinfarktes bedroht. Er wird deshalb mit gerinnungshemmenden Mitteln wie Cumarin und Heparin behandelt. Cumarin, bekannt unter dem Markennamen Marcumar, ist eine niedermolekulare Verbindung (Molekulargewicht: 146,14), die aus Pflanzen gewonnen wird. Heparin ist ein Makromolekül mit einem Molekulargewicht von 16000. Es entsteht in der Leber (griech. hepa).

Die Behandlung mit Cumarin oder Heparin muß von genauen Kontrollen begleitet sein, nicht etwa, wie ein Arzt einmal unbekümmert formulierte: »Blute ich aus der Nase, habe ich zuviel Cumarin, habe ich Schmerzen in der Brust, habe ich zuwenig genommen.« Der Quick-Test ist eigens hierfür entwickelt worden, und mit ihm läßt sich die Dosis steuern.

Mit dem Quick-Test wird die Geschwindigkeit der Gerinnung gemessen. Die Gerinnung ist ein komplizierter Prozeß, der von den Wissenschaftlern auch gern als Gerinnungskaskade bezeichnet wird. Viele Faktoren, Eiweißbestandteile des Blutes, spielen darin eine Rolle; sie müssen in bestimmter Reihenfolge miteinander reagieren. Wem sagt es schon etwas, daß der Faktor VII zunächst mit Faktor X, dann aber mit V und II und I reagieren muß? Und die Gerinnungszeit soll bei kunstgerechter Behandlung der Norm gegenüber eben verlängert sein auf das Zwei- bis Vierfache. Während der Behandlung mit Streptase oder Urokinase muß der Quick-Wert täglich ein- bis zweimal kontrolliert werden; später, bei Heparin- oder Cumarin-Anwendung, genügt zweimal in der Woche.

Außerdem bekommen solche Patienten Nitroglycerin und Nifedipin als Prophylaxe, zusätzlich zum körperlichen Training. Nitroglycerin ist als Herzmittel seit langem bekannt, Nifedipin gehört zu den Kalzium-Antagonisten, auf die wir auf den nächsten Seiten noch ausführlich eingehen werden.

Eine der wichtigsten Vorbeugungsmaßnahmen aber ist die strikte Vermeidung von Nikotin. Um so mehr verwundert es, daß über ein Drittel aller Infarktpatienten wieder zur Zigarette greift, ja, selbst Reinfarktpatienten können es nicht lassen, sondern werden rückfällig und inhalieren wieder ihre Zigarette. Dabei wissen sie genau, daß sie sich auf solche Weise umbringen können.

Das sind die Risikofaktoren

Grundlage des Infarkts ist in nahezu allen Fällen die Arteriosklerose. Wie entsteht sie und welche Risikofaktoren sind beteiligt?

Beim Herzinfarkt
- Fettstoffwechselstörungen
- Zigaretten-Rauchen
- Bluthochdruck
- Zuckerkrankheit
- Gicht

bei Schlaganfall, Störung der Hirndurchblutung, zerebraler Ischämie und dem Apoplex
- Bluthochdruck
- koronare Herzkrankheit
- Diabetes
- Fettsucht

bei Verschlüssen der Arm- und Beinarterien
- Zigaretten-Rauchen
- Fettstoffwechselstörungen
- Diabetes

Immer spielen auch Fettstoffwechselstörungen eine erhebliche Rolle; ihnen wird oft die gleiche Bedeutung beigemessen wie dem Nikotin.

Wie lassen sich solche Störungen nun am besten definieren? Fettstoffwechselstörungen beruhen auf erhöhten Spiegeln der aus der Nahrung stammenden Fette. Wird menschliches Blut zentrifugiert, dann zeigt sich das normale Serum als gelbliche, klare Flüssigkeit.

Doch etwa eine Stunde nach einer fetthaltigen Mahlzeit

trübt sich das Serum: Es enthält nun die an Eiweißkörper gebundenen Fette, die Lipoproteine, in Form einer Suspension. Im Laufe der nächsten zwei bis vier Stunden klärt sich das Serum wieder, denn die Lipoproteine werden durch bestimmte Enzyme (Lipolysine) gespalten. Es entstehen kleine Moleküle, die schließlich in der Leber umgebaut und in die Zellen eingeschleust werden. Der Reihenfolge nach sind die Chylomikronen am größten und am fetthaltigsten. Sie befördern zunächst die Nahrungsfette.

»Gute« und »schlechte« Cholesterine

In der Leber werden eine Reihe von Eiweißstoffen gebildet, ferner Eiweißfettverbindungen, die Lipoproteine. Von diesen Lipoproteinen gibt es zwei Klassen, die Very Low Density Lipoproteins (VLDL = Lipoproteine mit sehr geringer Dichte), und die Triglyceride, die aus Glycerin aufgebaut werden. Das Gesamt-Cholesterin besteht aus LDL und den HDL (Low Density Lipoproteins = Lipoproteine niedriger Dichte und High DL = Lipoproteine hoher Dichte).

Am gefährlichsten sind, wie man erst seit kurzem weiß, die LDL. Denn sie greifen direkt die innersten Schichten der Arterien an, zerstören sie und dringen dann weiter in die Arterienwand ein. Sie stammen aus cholesterinreichen und gesättigten Fetten, die wiederum fast ausschließlich in tierischen Fetten enthalten sind.

Durch Versuche an Menschenaffen oder an Schweinen läßt sich ein der menschlichen Arteriosklerose vergleichbares Krankheitsbild entwickeln. Auch einen Herzinfarkt kann man im Verlauf der Krankheit erzeugen. Werden Affen mit einer Kost gefüttert, die viel LDL enthält, finden sich die Lipoproteine im Serum und in den Gefäßwänden wieder. In wenigen Monaten, bei manchen Tieren schon nach Wochen, treten alle Stadien der menschlichen Arteriosklerose auf, die auch mikroskopisch nachweisbar sind.

Für die Allgemeinheit aber viel wichtiger ist die ebenfalls

in Tierversuchen gewonnene Erkenntnis, daß sich die arteriosklerotischen Veränderungen zurückbilden, wenn die gefährliche LDL-reiche durch eine LDL-arme oder besser noch durch eine HDL-reiche Kost ersetzt wird. Denn, und das ist eben eine hochinteressante Feststellung aus den letzten Jahren, die HDL treten offenbar als Antagonisten oder Gegenspieler der LDL auf. Sie transportieren das Cholesterin aus Zellen und Gefäßen hin zur Leber, wo es abgebaut wird.

Die Fettdiagnostik des Blutes hat sich in den letzten Jahren immer weiter verfeinert. Deshalb heißt es jetzt nicht mehr einfach: Hohes Cholesterin (220–260 Milligramm/Prozent und darüber) bedeutet erhöhtes Arteriosklerose-Risiko, sondern die Triglyceride müssen erhöht (mehr als 150–220 Milligramm/Prozent), LDL-Cholesterin erhöht (mehr als 150–190) und HDL-Cholesterin reduziert (weniger als 35) sein. Sind diese drei Werte über längere Zeit verändert, dann ist Gefahr im Verzug.

Solche Befunde sind nicht reine Theorie, wie Erfahrungen in den USA beweisen. Dort starben an Erkrankungen der Herzkranzgefäße in den Jahren 1968 bis 1978 weniger Menschen, nämlich 24 Prozent weniger weiße und farbige Männer, 26 Prozent weniger weiße und gar 31 Prozent weniger farbige Frauen. Die Ernährung änderte sich insofern, als seit 1963 fast 50 Prozent weniger gesättigte Fettsäuren aus tierischen Fetten, aber 74 Prozent mehr pflanzliche Fette verzehrt wurden. Durch diese Umstellung sanken die Cholesterin-Werte bis zu zehn Prozent. Dennoch sterben prozentual immer noch mehr Amerikaner als Deutsche an den Folgen der Arteriosklerose. Das Übergewicht spielt dabei eine große Rolle.

Wie in den USA hat sich der Magenfahrplan in Australien verändert. Auch dort ging die Zahl der Todesfälle durch koronare Herzkrankheiten eindeutig zurück. In Kanada, Südafrika, Belgien, Finnland und Norwegen zeichnen sich ähnliche Entwicklungen ab. Auf einem Internationalen Symposion in Berlin (1982) wurde festgestellt, daß 1980 an akutem Infarkt 84144 Bundesbürger, an ischämischen Herzerkrankungen (Ischämie: mangelnde Blutversorgung) allgemein 129520 und an Krankheiten des Kreislaufsystems insgesamt 359503 Personen starben.

Nur 30 Prozent aller Deutschen in der Bundesrepublik sind völlig frei von allen Risikofaktoren. Fast die Hälfte, nämlich 42 Prozent haben Cholesterinspiegel über 220 Milligramm/Prozent und ein Viertel, 25 Prozent, sogar solche über 260 Milligramm/Prozent.

Wer also weniger Cholesterin bzw. gesättigte Fettsäuren verzehrt, lebt gesünder. Nur sind sich die Wissenschaftler keineswegs über das Ausmaß einig. Auf Ärztekongressen Anfang der achtziger Jahre wurde immer wieder festgestellt, daß Nikotin den Fettabbau in den Blutgefäßen fördert; aus den triglyceridreichen Lipoproteinen entstehen die aggressiven LDL bereits in den Arterien, anstatt erst in den Zellen abgebaut zu werden. Ein weiterer Minuspunkt für die Zigarette.

Die wichtigste Vorbeugung gegen Arteriosklerose besteht in der Umstellung der Ernährung. Sie erfordert vom Betroffenen freiwillige Mitarbeit und Opfer. Eine bewährte Hilfe ist das körperliche Training, intensives Laufen. Gehen, Tennisspielen, Schwimmen. Jede körperliche Anstrengung steigert die fibrinolytische Aktivität des Blutes. Diesen Gewinn an Abwehrkraft gegen den Infarkt kann man noch eineinhalb Stunden nach echtem Training nachweisen.

Die »lautlose« Krankheit

Die Arteriosklerose ist eine der Grundkrankheiten des Bluthochdrucks. In der Bundesrepublik leiden mehr als sechs Millionen Menschen an Hypertonie. Allein in der Stadt München sind 170000 Menschen zwischen 30 und 69 Jahren Hypertoniker. Leider verursacht ein leichter Hochdruck kaum Beschwerden. Deshalb gibt es so viele Patienten, deren Hochdruck eigentlich mehr zufällig entdeckt wird. Autoren mit einer Vorliebe für pointierte Bezeichnungen sprechen beim Bluthochdruck vom »lautlosen Killer«.

Die Weltgesundheitsorganisation (WHO) teilt die Hochdruckkrankheit in vier Stadien ein. Entscheidend für die Beurteilung ist nicht der systolische Druck, der beim Austreten des Blutes aus dem Herzen auf dem Höhepunkt der Kontraktion erreicht wird, beim Blutdruckmessen also der obere Wert. Dieser obere Wert, der systolische, bewegt sich normalerweise zwischen 120 und 150. Viel wichtiger ist der diastolische Druck in der Phase zwischen zwei Systolen, während also das Herz durch einströmendes Blut gefüllt wird. Überschreitet er nicht die 100 Millimeter Quecksilbersäule (Hg) am Blutdruckmeßgerät und ist der Augenhintergrund unauffällig, zeigen sich also keine veränderten Blutgefäße, dann handelt es sich um das Stadium I.

Werden konstant mehr als 100 Milligramm Hg bis 115 Milligramm Hg gemessen und treten Kopfschmerzen, Müdigkeit, erste Anzeichen einer Angina pectoris, kurzfristige Ausfälle von Hirnfunktionen, schnelles Atmen bei Belastung, manchmal Eiweiß im Urin ohne Störungen der Nierenfunktion auf, handelt es sich um das Stadium II der Hypertonie.

Steigt der diastolische Druck konstant auf über 115 Millimeter Hg, verbunden mit Zeichen der Herzschwäche, eingeschränkter Nierenfunktion, Schädigungen des Gehirns, dann bezeichnet die WHO das als Stadium III.

Im Stadium IV zeigt der Patient dauernd deutliche Zeichen schwerer Erkrankung. Der diastolische Druck ist höher als 130 Millimeter Hg, die Nieren sind geschädigt. Der Augenhintergrund ist hochgradig in Mitleidenschaft gezogen. Die Arterien sind verengt. Blutungen treten auf, jederzeit ist mit weiteren Krankheitserscheinungen wie Infarkt oder Schlaganfall zu rechnen.

Patienten müssen mithelfen

Gleich der Arteriosklerose entsteht natürlich auch die Hypertonie nicht von heute auf morgen. Sie hat Gründe, und man kann den Anfängen wehren; sind sie bereits vorhanden, läßt sich die weitere Entwicklung nicht nur stoppen, sondern sogar zurückdrehen. Dazu braucht der Arzt, genau wie bei der Arteriosklerose, die Mitarbeit des Patienten. Einige Kilo Gewicht weniger, kein Kochsalz und auf Rauchen verzichten wirken fast wie ein Wunder. Leider sind nur wenige Patienten so vernünftig. Glücklicherweise gibt es inzwischen eine ganze Reihe hervorragender Medikamente gegen Hypertonie, angefangen bei den Diuretika über die Betarezeptorenblocker, die Kalzium-Antagonisten bis zu den Angiotensin-Converting-Enzyme-Hemmern. Als Diuretikum hat sich Furosemid (Lasix) seit fast 20 Jahren bestens bewährt. Die Synthese dieses Präparats in den Forschungslaboratorien von Hoechst war ein Schritt ins Neuland. Furosemid erwies sich gegenüber anderen Diuretika (Diuretika sind Stoffe, die die Harnausscheidung steigern) als mehrfach überlegen, wirkt schnell und hilft auch Patienten, bei denen andere Mittel wirkungslos geworden waren.

Als »Lasix« eingeführt wurde, bedeutete gerade die schnelle Ausscheidung eine willkommene, weil entscheidende und neue Eigenschaft. Heute werden wieder Diuretika vom »sanft wirkenden Typ« bevorzugt. So mußten bei der pharmazeutischen Zubereitung (Galenik) alle Möglichkeiten angewendet werden, um das schnell wirkende Lasix in Lasix long zu verwandeln.

Zu der Behandlung der Hypertonie gehören ferner die Betarezeptorenblocker.

Beta-eins-(β1)-Rezeptoren im Herzen werden durch Adrenalin gereizt. Seine Ausschüttung veranlaßt der Nervus sympathicus. Er ist ein Teil des vegetativen oder autonomen Nervensystems, das unserem Willen nicht unterworfen ist. Die Reizleitung wird ebenso verstärkt wie die Kontraktion des Herzens. So wird das Herz zur höheren Leistung gezwungen.

Werden die Empfänger dieser Reize, die Beta-Rezeptoren, blockiert, dann tritt das Gegenteil ein: Weniger Reize kommen an die Rezeptoren, die ja durch das Medikament besetzt, blockiert sind. Außerdem ist die Reizleitung verlangsamt, die Kontraktion abgeschwächt. Der Erfolg ist eine langsame, dauernde Abnahme des Blutdrucks und ein Ausgleich der beim Hochdruckkranken oft beobachteten Herzrhythmusstörungen der Arrhythmien.

Der Nachteil der Betablocker bei der Behandlung von Arrhythmien ist das Absinken des Blutdrucks, wenn sie bei Patienten mit Hypotonie angewendet werden müssen. Dann verschwinden zwar die Arrhythmien, aber der ohnehin niedrige Blutdruck sinkt weiter und macht entsprechende Beschwerden. Insgesamt überwiegt aber der Nutzen von Betablockern deren Nebenwirkungen bei weitem, sonst hätten sie nie ihren Weg in den Arzneischatz gefunden.

Weiterer Schutz für das Herz

Und nun zu zwei neuen Therapeutika gegen Hypertonie, die Kalzium-Antagonisten und die Hemmer (Inhibitoren) des Angiotensin-Renin-Systems. Die Kalzium-Antagonisten und die Angiotensin-Hemmer sind Substanzgruppen, die das Einströmen von Kalzium in die Zelle hindern. Damit lassen sie die glatte Muskulatur der Gefäße erschlaffen, was eine Senkung des Blutdrucks aufgrund der Gefäßerweiterung zur Folge hat.

Es gibt heute bereits eine ganze Reihe von Kalzium-Antagonisten, die unterschiedliche Wirkungen haben. Ein wesentlicher Faktor ist, daß sie ganz präzise – gewebeselektiv – wirken. Die glatten Muskeln in Gefäßen und anderen Organen des Körpers reagieren nämlich unterschiedlich. Das gilt besonders für die Herzmuskulatur.

Kalzium-Antagonisten wirken nicht nur blutdrucksenkend, sie erweitern die Herzkranzgefäße – dilatieren die Koronarien –, sie schützen das Herz – sind koronarprotektiv –, gleichen Rhythmusstörungen aus – sind antiarrhythmisch – und verhindern die Aneinanderlagerung von Blutplättchen – sind also aggregationshemmend. Und sie scheinen darüber hinaus der Entstehung einer Arteriosklerose entgegenzuwirken, sind damit antiatherogen (heute wird im allgemeinen nicht mehr von Arterio-, sondern von Atherosklerose gesprochen).

Im Tierversuch konnte bewiesen werden, daß eine diätbedingte Arteriosklerose unterdrückt wird, obwohl die verwendeten Kalzium-Antagonisten die Blutfette nicht beeinflußten. All diese Befunde, die letztgenannten konnten am Patienten noch nicht bestätigt werden, zeigen aber, daß das Blatt Kalzium-Antagonisten bestimmt noch nicht ausgereizt ist. Ständig kommen neue Erfolgsmeldungen, die vor allem deshalb so faszinieren, weil sie bisher offensichtlich ohne nennenswerte Nebenwirkungen erzielt werden.

Ein Umwandler wird gehemmt

Auch die Angiotensin-Hemmer (ACE-Hemmer) haben in den letzten Jahren zunehmendes Aufsehen erregt. Ihre Bedeutung läßt sich am ehesten verständlich machen, wenn man den Vorgang schrittweise darstellt:

In der Nierenrinde entsteht ein zu den Gewebshormonen gehörender Stoff von blutdrucksteigender Wirkung namens Renin. Er wird ins Blut abgegeben, und dort wird dann das sogenannte Angiotensinogen, ein Peptid mit 14 Aminosäuren, gebildet. Dieses Peptid nun wird in das unwirksame (inaktive) Angiotensin I (ein Peptid mit zehn Aminosäuren) gespalten.

Jetzt tritt – was verhindert werden soll – das ACE auf den Plan. ACE steht für Angiotensin Converting Enzyme, ein Enzym also, das das Angiotensin umwandelt (engl. to convert = umwandeln). Es macht aus dem unwirksamen Angiotensin I das hochaktive Angiotensin II, ein Peptid mit acht Aminosäuren. Dieses Angiotensin II erst ist die Substanz in unserem Körper, die den stärksten Reiz auf die glatte Muskulatur der Gefäße ausübt, so daß sie sich zusammenzieht und der Blutdruck gesteigert wird. Den gesamten Prozeß bezeichnet man als Renin-Angiotensin-System, abgekürzt RAS.

Um die Bildung des blutdrucksteigernden Angiotensin II zu verhindern, mußte also ein Präparat gefunden werden, das das umwandelnde Enzym, das genannte Angiotensin Converting Enzyme (ACE), blockiert oder zumindest hemmt. Die Gleichung der Wissenschaftler lautete ganz einfach: kein ACE – keine Umwandlung von Angiotensin I in Angiotensin II – kein blutdrucksteigender, gefäßkontrahierender Effekt.

Tatkräftige Helfer fanden die Angiotensin-Convertig-Enzyme in den vorher geschilderten Kalzium-Antagonisten (antagonistisch bedeutet soviel wie gegensätzlich, entgegengesetzt). Angiotensin II wirkt nämlich ohne das Vorhandensein von Kalzium nicht. Was lag näher, als die Kalzium-Antagonisten zur Unterstützung der ACE-Hemmer zu mobilisieren. Auch sie helfen also mit, das Renin-Angiotensin-System auszuschalten.

Es bedurfte vieler Stufen, bis endlich eine Verbindung (Captopril) synthetisiert werden konnte, die diese Anforderungen erfüllt, und zwar, fast ideal, sogar als Tablette. Die Pharmakologen hatten insofern Glück, als es einen Rattenstamm gibt, dessen Bluthochdruck von den Eltern auf die Nachkommen vererbt wird, der also genetisch bedingt ist. Er ähnelt dem menschlichen Bluthochdruck sehr. Damit stand ein Modell zur Verfügung, mit dem nicht nur Captopril, sondern auch andere Substanzen geprüft werden können. Die Blutdrucksenkung ist eindeutig und regelmäßig zu erzeugen.

Aber es zeigte sich auch, daß die Wirkung von Angiotensin-Converting-Enzyme-Inhibitoren (ACE-Inhibitoren) vielseitiger ist. Sie greifen nicht nur an einer Stelle in das Krankheitsbild des Bluthochdrucks ein. Sie beeinflussen auch den Nervus sympathicus, der eine Blutdrucksteigerung verursacht, während sein Gegenspieler, der Nervus vagus, das Gegenteil tut. Damit aber nicht genug, man fand auch noch eine lokale Wirkung in der Niere, am Herzen, am Gehirn und an den Gefäßwänden.

Neue Perspektiven in der Therapie

Was auch immer die Pharmakologen noch an spezifischen Wirkungsmechanismen finden und welche Konsequenzen die Chemiker daraus ziehen werden – heute schon steht fest, die Auffindung der Angiotensin-Converting-Enzyme-Hemmer hat die Szene der Bluthochdruckbehandlung völlig verwandelt. Bislang sind schätzungsweise mehr als eine Million Menschen allein mit dem ersten Präparat aus dieser Gruppe, dem Captopril, behandelt worden. Und es hat sich weiter gezeigt, daß sich mit Molekülveränderungen die anfänglich beobachteten Nebenwirkungen herabsetzen oder ausschalten lassen.

Hier öffnen sich neue Perspektiven für die Behandlung des Bluthochdrucks. Noch vor 40 Jahren war der Ablauf der hypertonischen Erkrankung schicksalmäßig, es gab kein Mittel, das den Verlauf entscheidend beeinflussen oder sogar eine Heilung herbeiführen konnte. Nun ist diese Situation völlig verändert. Denn mit den Diuretika, den Betablockern, den Kalzium-Antagonisten und den Angiotensin-Converting-Enzyme-Inhibitoren steht ein ganzes Arsenal von Arzneimitteln zur Verfügung, das dem »schleichenden Killer« Bluthochdruck und seinen schlimmen Folgen im Laufe der nächsten Jahre eigentlich den Garaus bereiten sollte.

Schlaganfall im Schlaf

Die schlimmste Folge des Bluthochdrucks – und die häufigste Todesursache überhaupt – ist der Apoplex, der Schlaganfall. Etwa 15 Prozent aller Todesfälle gehen darauf zurück.

Für den Ausgang eines Schlaganfalls ist es gleichgültig, ob er von einer Blutung oder einem Gefäßverschluß verursacht wurde. Das Ergebnis bleibt dasselbe: schwere bis tödliche Störungen des Hirnstoffwechsels. Denn obwohl das Gehirn bloß zwei Prozent des Gesamtkörpergewichts ausmacht, verbraucht es 15 Prozent des im Kreislauf vorhandenen Blutes. Es entnimmt ihm täglich die benötigte Energie in Form von 115 Gramm Glukose (Traubenzucker). 100 Gramm Gehirnmasse brauchen mindestens 58 (maximal 130) Milliliter Blut in der Minute, um ausreichend versorgt zu sein. Kinder und Heranwachsende benötigen sogar 100 (maximal 200) Milliliter Blut in der Minute, alte Menschen nur etwa 50 Milliliter.

Diese Mindestmenge ist jedoch lebenswichtig; sinkt sie plötzlich auf 35 bis 40 Milliliter pro Minute ab, entstehen akute Versorgungsschwierigkeiten. Bei vollkommenem Durchblutungsstopp im Gehirn wird der Mensch nach zwölf Sekunden bewußtlos. Nach 30 bis 40 Sekunden erlöschen die Gehirnströme im Elektro-Enzephalogramm (EEG), nach drei bis vier Minuten unterbrochener Durchblutung ist das Hirngewebe schwer und nicht reparabel geschädigt. Einen totalen Stopp der Durchblutung von neun Minuten überlebt in der Regel niemand.

Zum Glück hat uns die Natur sehr großzügig ausgestattet, denn nicht nur zwischen den Schlagadern (den Arterien) der rechten und linken Körperseite bestehen Gefäßverbindungen, Kollateralen, sondern auch zwischen denen auf der Vorder- und Rückseite des Körpers. Dadurch kann die Durchblutung zur Not aufrechterhalten werden, wenn ein Gefäß ausfällt.

Wenn große Gefäße ausfallen, kommt es zum Schlaganfall. In der überwiegenden Zahl ereignet er sich im Schlaf. Allerdings kann er auch am Tag, wenn der Patient sich völlig wohl fühlt, auftreten. In Wirklichkeit hat der hohe Blutdruck als Folge von Arteriosklerose oder Diabetes schon längere Zeit bestanden. Anzeichen wie Kopfschmerzen, Unwohlsein oder Unruhe wurden nicht beachtet.

Bewußtlosigkeit als Krankheitszeichen wird in der Regel nur bemerkt, wenn die Apoplexie nicht während des Schlafes geschieht. Deutliche Zeichen wie Halbseitenlähmung mit oder ohne Sprachstörungen aber erlebt der Patient, wenn er morgens aufwacht. In leichteren Fällen sind nur der Arm, das Bein oder Teile der Gesichtsmuskulatur gelähmt. Die Empfindlichkeit gegenüber Temperaturänderungen, gegenüber Schmerzen ist genausowenig gestört wie das Denkvermögen.

Sprachstörungen gehen fast immer wieder zurück. Lähmungen schlagen zunächst ins Gegenteil um, in die sogenannten Verspannungen, bevor auch sie sich zurückbilden. Die Schwere des Krankheitsbildes reicht von tagelanger Bewußtlosigkeit bis zu leichten Ausfällen in Form einer kaum wahrnehmbaren Lähmung oder Sprachstörung. Sie ist abhängig vom Umfang der Blutung und/oder der Größe des Gefäßverschlusses; denn davon hängt die Größe des geschädigten Hirngebiets ab.

Entscheidend ist ferner, wo der Schaden lokalisiert ist. Lähmungen treten immer auf der gegenüberliegenden Körperseite auf. Das Sprachzentrum befindet sich zum Beispiel in der linken Hirnhälfte. Eine Apoplexie in der rechten Hemisphäre wird also Lähmungen auf der linken Körperseite zur Folge haben, aber keine Sprachstörungen.

Ähnlich wie beim Herzinfarkt kann auch die gestörte Durchblutung des Gehirns operativ oder mit Medikamenten behandelt werden. Die operative Therapie ist heute noch keineswegs völlig befriedigend. Es ist aber zu hoffen, daß nicht nur sie sich im Lauf der nächsten Jahre verbessern läßt, sondern auch die Darstellung der Gefäße und die genaue Lokalisation des Verschlusses.

Wird zufällig eine Gefäßverengung entdeckt, warnen heute noch die meisten Spezialisten vor einem sofortigen Eingriff; dadurch könnte ein Schlaganfall provoziert werden. Das gilt für alle Verengungen im Bereich der äußeren Halsschlagader, der Arteria carotis externa. Im Schädel sind die Beseitigungen von Verschlüssen ungleich schwieriger, es sei denn, sie sind durch einen Bypass zu umgehen.

Als Medikamente stehen die genannten Gerinnungshemmer Cumarin oder Heparin zur Verfügung. Allerdings kann als Folge einer solchen Therapie eine Embolie aus dem Herzen auftreten, weil der Schlaganfall nur Ausdruck eines allgemeinen Gefäßschadens ist.

Medikamente gegen den Schlaganfall

Deshalb bevorzugt man Medikamente, die das Zusammenballen der Blutplättchen, eine Thrombozytenaggregation, verhindern.

Vor einigen Jahren stellte sich heraus, daß die als Kopfschmerzmittel weltweit geschätzte Acetylsalizylsäure, kurz ASS genannt – am populärsten unter dem Namen Aspirin –, Zusammenballungen von Thrombozyten verhindern kann, weil ASS Prostaglandin H_2 über ein Enzym hemmt; dadurch wird das Prostazyklin T_2 herabgesetzt.

Über die Prostaglandine wird im Hormonkapitel noch ausführlich zu sprechen sein. Welche Bedeutung sie bekommen haben und werden, geht aus der Verleihung des Nobelpreises 1983 für Medizin an drei Prostaglandinforscher hervor.

ASS bindet das Enzym und läßt es nicht mehr los. Von anderen Substanzen wie Sulfinpyrazon oder Dipyridamol konnte eine gleiche Wirksamkeit bisher nicht sicher bewiesen werden. Überhaupt sind die Therapieergebnisse in den verschiedenen Untersuchungsgruppen sehr unterschiedlich. So wurde die seinerzeit als klassisch geltende Framingham-Studie gerade durch eine großangelegte amerikanische Studie völlig in Frage gestellt.

Es handelt sich um den im September 1982 im Journal der amerikanischen Ärzteschaft (J.A.M.A.) veröffentlichten Versuch »Multiple Risk Factor Intervention Trial«. Insgesamt waren 12866 Menschen zwischen 35 und 57 Jahren einbezogen. Sie gehörten zu den Personen mit hohem Risiko (persons of high risk). Die eine Hälfte wurde ganz besonders behandelt: Die Versuchspersonen erhielten Blutdrucksenker, sollten möglichst nicht mehr rauchen, die Ernährung wurde darauf abgestellt, die Cholesterinwerte zu senken. Demgegenüber stand eine Gruppe, die normal lebte und nicht besonders behandelt wurde.

Die Ergebnisse nach sieben Jahren waren in der Tat im höchsten Grad überraschend, denn weder bei der Sterblichkeit am akuten Herztod noch bei der Sterblichkeit insgesamt ergaben sich entscheidende Unterschiede; im Gegenteil, fast schien bei der intensiv behandelten Gruppe die Sterblichkeit höher zu sein. Allerdings waren insgesamt erheblich weniger gestorben als vorausberechnet. Hatten zu Beginn der Studie, an der 22 klinische Zentren in den USA mit einem Aufwand von 115 Millionen Dollar beteiligt waren, 59 Prozent geraucht, taten das am Ende nur noch 30 Prozent.

Ein fast gleich hoher Rückgang war bei den Unbehandelten zu konstatieren, womit der Risikofaktor Nummer eins sich bei beiden Gruppen nicht mehr wesentlich unterschied. Ähnliches galt auch für die Blutdruck- und Cholesterinwerte beider Gruppen.

So kamen nicht nur den Autoren, sondern auch den Kritikern Bedenken, ob die Studie richtig angelegt war, ob das Ergebnis wirklich relevant war.

Diese Zweifel scheinen um so berechtigter, als aus dem Nationalen Herz-, Lungen- und Blutinstitut in Bethesda, ebenfalls 1982, eine Studie herauskam, die in dem angesehenen »New England Journal of Medicine« veröffentlicht wurde. In diese Studie waren fast 8000 Patienten mit eingeschlossen. Sie litten an Hochdruck I der WHO-Klassifikation (also diastolischer Wert zwischen 90 und 104 Millimeter Hg). Hier konnte durch eine intensive Behandlung des Hochdrucks die Rate von Menschen, die innerhalb von fünf Jahren starben, um 20 Prozent gesenkt werden. Wesentlich erscheint in dieser Studie die Feststellung, daß schon der leichte Hochdruck energisch behandelt werden muß.

Der sicherste Weg, einem Schlaganfall vorzubeugen, ist immer noch und wird es wohl auch bleiben, den Blutdruck regelmäßig zu kontrollieren. Ist er zu hoch, wie in der Stadieneinteilung der WHO definiert, sollte man sich strikt an die ärztlichen Anordnungen halten. Sie zielen immer auf eine Normalisierung des Blutdrucks ab. Als Faustregel kann gelten: Jedes Kilo Übergewicht weniger demonstriert sich an einem etwas niedrigeren Blutdruck.

Wenn die Beine schmerzen

Die »Schaufensterkrankheit« ist heute für viele ein Begriff. Mit dieser Bezeichnung ist der scheinbare Schaufensterbummel von Menschen gemeint mit einem Verschluß der Beinarterie. In Wirklichkeit bleiben diese Menschen stehen, weil die mangelhafte Durchblutung eines Unterschenkels oder eines ganzen Beines ihnen Schmerzen bereitet.

Die Claudicatio intermittens verschwindet, wenn der Sauerstoffmangel in der Muskulatur beim Stehenbleiben wieder ausgeglichen wird. Ebenso wie der Hochdruck in vier Stadien eingeteilt wird, geschieht dies auch bei der peripheren arteriellen Verschlußkrankheit (PAVK) nach Symptomen.

Stadium I macht keine Beschwerden, es wird meist nur zufällig entdeckt durch Arteriografie oder mit einem Schallmeßgerät, der Dopplersonde. Kribbeln der Arme oder Füße nachts im Bett, durch die der Patient aus dem Schlaf aufgeweckt wird, sind erste Anzeichen!

Im Stadium II treten beim Gehen Schmerzen auf, bei IIa nach über 300 Meter Gehstrecke, bei IIb nach 100 bis 300 Meter: bei IIc werden Schmerzen schon nach weniger als 100 Meter gemeldet. Gemeint ist wirklich schnelles Gehen, nicht Bummeln.

Im Stadium III lassen die Schmerzen auch in der Ruhe und beim Schlafen nicht nach.

Geschwüre, abgestorbenes Gewebe (Nekrose) und Brand (Gangrän) kennzeichnen das Stadium IV.

Ein solcher Gefäßverschluß in der Oberschenkelarterie oder in deren Verästelungen zum Fuß hin ist in keinem Fall als isoliertes Krankheitsgeschehen zu betrachten. Jeder zehnte Mann über 55 Jahre zeigt solche Symptome einer Arteriosklerose; von diesen Patienten hat wieder jeder dritte Veränderungen an den Herzkranz- oder an den Hirngefäßen.

Was kann man gegen Gefäßverschlüsse tun?

Was für die Herzkranzgefäße gilt, trifft natürlich auch für die Arterien der Arme oder Beine zu. Durch völligen Verzicht auf die Zigarette, durch fettarme Diät und damit Gewichtsabnahme und durch körperliches Training, vor allem scharfes Gehen bis zum Schmerz, lassen sich in 60 bis 80 Prozent aller Fälle die Symptome stoppen. Sehr häufig bilden sie sich zurück.

Auch bei Verschlüssen solcher Gefäße kann man operieren, mit Ballonkathetern das Gefäß öffnen oder mit Streptase-Infusionen wieder durchgängig machen.

Das sind aber meist letzte Maßnahmen, um eine Amputation zu vermeiden. Vielversprechender sind die Versuche, das Blut flüssiger zu machen, ein neuer Zweig der Wissenschaft, Hämorheologie genannt (griech. hämos = das Blut, rheein = fließen). Das läßt sich erreichen, indem das Fibrinogen abgebaut wird, jener Eiweißkörper, der hauptsächlich für die Gerinnung verantwortlich ist. Schlangengift-Enzyme wie Ancord oder Batroxobin eignen sich dazu.

Die Fibrinogen-Abbau-Methode ist indes nicht frei von unerwünschten Nebenwirkungen. Deshalb ist der Versuch, die roten Blutkörperchen, die Erythrozyten, elastischer, besser verformbar zu machen, immer lohnend. Starre Erythrozyten können die kleinen und kleinsten Kapillaren nicht passieren. Sie verschließen die Gefäße, das Gewebe erhält zu wenig Sauerstoff, Kohlendioxid ist allzu reichlich vorhanden. Das traurige Endergebnis sind Geschwüre, Brand, Verlust von Zehen, Fuß, Unterschenkel.

Mit Pentoxyfillin, dem »Trental« genannten Präparat der Hoechst-Tochter Albert-Roussel, wurde das Prinzip, die Fließeigenschaften des Blutes zu erhöhen, erstmals in die Therapie eingeführt. Es hat sich bei vielen Patienten seit Jahren bewährt.

Die Wiener Medizinische Universitätsklinik hat mit der Infusion von Prostazyklin, wie das Prostaglandin PGJ_2 auch genannt wird, gute Erfahrungen gemacht. Dieses Gewebshormon wirkt lokal und erweitert die Gefäße. Außerdem hemmt es die Zusammenballung (Aggregation) der Blutkörperchen. Der große Vorteil der Methode liegt in der Möglichkeit, die Patienten ambulant zu behandeln, denn die Infusionen dauern zwar jeweils zwölf Stunden, die Patienten brauchen sich dabei aber nicht im Bett aufzuhalten.

Im Stadium IIb und IV, vor allem bei älteren Verschlüssen, ist Prostazyklin nach Ansicht der Wiener Klinik das Mittel der Wahl. Bei einem frischen Verschluß lohnt sich primär immer der Versuch, mit Streptokinase oder Urokinase das Gefäß wieder durchgängig zu machen. Nach Wiener Erfahrungen lassen sich Verschlüsse auf diesem Weg in etwa 70 Prozent der Fälle noch erfolgreich behandeln, wenn die Behandlung nicht später als sechs Wochen nach Auftreten der ersten Symptome beginnt.

Die Lokalisation des Verschlusses ist entscheidend für den Erfolg einer Behandlung: In den Arterien des Unterschenkels läßt er sich mit weniger Aussicht auf Heilung angehen als beispielsweise im Oberschenkel. Sicher wird aber die Gefäßerweiterung mit dem Ballonkatheter in Zukunft sich noch mehr durchsetzen.

Wie bei allen arteriellen Erkrankungen gilt hier ganz besonders: Vorbeugen ist besser als heilen; kein Nikotin, Halten des Normalgewichts und körperliches Training sind dafür die besten Voraussetzungen.

»Morgenmuffel« können nichts dafür

Durch Hypotonie (zu niedriger Blutdruck) gehen in der Bundesrepublik Deutschland jährlich ca. 4,8 Millionen Arbeitstage verloren. Der durch Hypotonie verursachte Produktionsausfall ist höher als der durch Hypertonie, den zu hohen Blutdruck.

Menschen mit zu niedrigem Blutdruck fühlen sich am Morgen oft gar nicht wohl. Sie meinen, ihr Kopf sei hohl, konzentriertes Nachdenken fällt ihnen schwer, beim Aufstehen wird ihnen schwarz vor Augen, das Herz klopft, sie fühlen sich schlapp und schwindelig. Am liebsten würden sie sich wieder hinlegen, denn im Liegen geht es ihnen relativ gut. Besonders stark sind diese Menschen beeinträchtigt, wenn der Föhn kommt; sie sind ausgesprochen wetterfühlig.

Was ist los mit den »Schweigern am Frühstückstisch«? Im allgemeinen haben sie einen niedrigen Blutdruck, der Beschwerden bereitet, sobald sie sich erheben, also in die Senkrechte gehen. Dann versackt ihr Blut in der unteren Körperhälfte; Gehirn und Herz werden weniger durchblutet, und die unmittelbare Folge ist der »schlaffe Eindruck«.

In den USA, in Kanada und in England erkennen die Ärzte die Symptome der Hypotonie gar nicht als Krankheit an, sie wird dort sogar scherzhaft »German disease« genannt. Auch in Deutschland gibt es nicht wenige Doktoren, die genauso denken; sie bezeichnen den Symptomenkomplex als vegetative Dystonie.

Es ist aber sicherlich ein unbestreitbares Symptom: Bei solchen Männern liegt der systolische Druck, also der obere Wert, unter 110 Millimeter Hg, bei Frauen sogar unter 100 Millimeter Hg.

Neben einem niedrigen Blutdruck ist daran auch eine mangelnde Elastizität der Gefäße maßgeblich beteiligt. Da sie sich nicht richtig zusammenziehen, schaffen sie eben keinen Ausgleich. Das Blut sammelt sich in der unteren Körperhälfte.

In manchen Ländern leiden etwa 15 Prozent der Bevölkerung unter solchen Beschwerden. Zwei Altersgruppen, Jugendliche zwischen 17 und 19 Jahren und Erwachsene zwischen 40 und 50 Jahren, sind besonders davon betroffen. Natürlich bleiben auch andere Altersklassen nicht verschont. Schlanke Menschen neigen dazu ebenso wie dicke, in deren Familie solche Symptome des orthostatischen, des absackenden Blutdrucks bekannt sind. So nennt die Medizin die erwähnten Beschwerden.

Aber nicht nur Veranlagung kann die Ursache sein: Auch ein längerer Aufenthalt im Bett wegen einer anderen Erkrankung, Schlafmangel, zu viel Rauchen, ein opulentes Mahl oder aber eine psychische Streßsituation können solche Erscheinungen auslösen. Seelische Belastung im Beruf oder im Privatleben wirkt auf den Kreislauf zurück. Gerade die Pflichtbewußten, die fürchten, ihren Aufgaben nicht gerecht und als Versager betrachtet zu werden, sind häufig in der Gruppe der Orthostase-Patienten zu finden.

Der Hypotoniker muß aktiviert werden

Daraus ergeben sich allerdings auch Möglichkeiten, die Beschwerden zu überwinden. Der beste Weg ist die Aktivierung: zwar langsam aufstehen, aber dann unter der Dusche, durch häufigen Wechsel von Warm auf Kalt, die Gefäße zu einem elastischen Verhalten trainieren, sowohl was das Zusammenziehen (Kontraktion) als auch das Erweitern betrifft. Abbürsten mit der Wurzelbürste, kräftiges Frottieren oder eine kurze Morgengymnastik werden ihre Wirkung nicht verfehlen.

Auch die Mahlzeiten sollten entsprechend eingerichtet werden: klein, leicht, häufig, mindestens fünfmal über den Tag verteilt. Am besten ist, viel zu gehen, morgens hin zur Arbeit, abends zurück nach Hause, oder körperliche Tätigkeit in der Freizeit wie Tischtennis, Radfahren, Ballspiele. Auch eine Aussprache über die täglichen Probleme kann Wunder wirken.

Medikamentös ist leider bisher noch nicht viel erreicht worden. Eine Ausnahme sind die Gefäße, die mit Hormonen zum Zusammenschluß veranlaßt werden können. Dies geschieht mit dem 1904 erstmalig synthetisierten Suprarenin, das auch bei der Lokalanästhesie angewendet wird, um Blutungen zu vermeiden. Nur hält leider die Kontraktion durch Suprarenin für die Hypotoniker nicht lange genug vor. So bleibt vorerst das körperliche Training als wichtigste Hilfe.

Leben mit fremden Organen

Der Mann mit den zwei Geburtstagen

»Bicou, Bicou«, rufen die Marseiller Fischfrauen, wenn am Vormittag ein kleiner Herr an ihren Ständen vorbeispaziert. »Bicou, wie geht's dir heute«, fragen sie, und der kleine Herr mit den lustigen Augen, dem verwegenen schwarzen Menjoubärtchen lächelt breit, winkt jeder fröhlich zu und sagt: »Gut, meine Lieben, das wißt ihr doch. Bicou geht es immer gut, weil sein Herz jung und das Leben schön ist.«

»Bicou« ist der Spitzname für Monsieur Emmanuel Vitria, den »Senior« unter den Menschen mit einem zweiten, einem transplantierten Herzen. Er hat an diesem Vormittag, als er im Hafen auftaucht, schon ein ausgiebiges Programm hinter sich. Um sieben Uhr ist er aufgestanden, pünktlich wie jeden Tag. Seine Frau Josette hat ihm – wie jeden Morgen – eine Spritze gegeben mit einem Mittel, das die Gerinnungsfähigkeit des Blutes etwas vermindert.

Anschließend stand »Bicou« auf dem kleinen Balkon seiner Wohnung im fünften Stock in der Avenue, um ein wenig Frühsport zu treiben. Er stemmt dabei auch einige Hanteln, um einem Muskelschwund vorzubeugen. Danach hat er ausgiebig gefrühstückt und sich die erste Zigarette angezündet. Er rauche, sagt er entschuldigend, nur etwa zwanzig Gauloises am Tag.

Wer einen Tag mit ihm verbringt, mag an dieser Angabe einigen Zweifel hegen: »Eh bien«, meint Bicou, »natürlich können es auch ein paar mehr sein. Wer will das schon so genau wissen! Wir wollen doch keine kleinlichen Rechner sein, n'est-ce pas?«

»Bicou« Vitria genießt ohne Zweifel die Popularität, die er dem glücklichen Umstand verdankt, daß er nun schon seit über 15 Jahren mit einem fremden Herzen lebt.

Sein erster Geburtstag ist der 24. Januar 1920, sein zweiter, wie »Bicou« sagt, der 27. November 1968. An diesem Tag pflanzten ihm Professor Edmont Henri und der junge Arzt Dr. Montiez, zusammen mit ihrem Team, ein neues Herz ein. Es stammt von einem jungen Marinesoldaten, der wenige Stunden zuvor mit einem Lastwagen verunglückt war und tödliche Kopfverletzungen erlitten hatte. »Es war die erste Herzverpflanzung, die wir ausführten«, erzählt Professor Jean-Raoul Montiez, heute leitender Chirurg in der Klinik Salvatore. »Wir haben vorher nur experimentelle Erfahrungen gesammelt, unter anderem auch bei Nierentransplantationen.« Um letzte Fragen der operativen Technik zu klären, ist er damals eigens zu Professor Norman E. Shumway nach Stanford in Kalifornien gereist, dem großen Mann auf dem Gebiet der Herztransplantationen.

Die Transplantation war bei Vitria 1968 notwendig gewesen, weil sein Herz – möglicherweise sogar durch frühere sportliche Überanstrengungen – mehr und mehr zu versagen drohte. Er litt an starken Ödemen und war ein todgeweihter Mann, wie die Ärzte seiner Frau Josette eröffnen mußten.

»Bis auf gleich!«

Hat Vitria Angst gehabt, als sie ihn in den Operationssaal schoben? »Natürlich«, sagt er, »große Angst. Aber ich habe mir, glaube ich, nicht viel anmerken lassen.« »Alors, bis bald dann«, sagte er zu den Ärzten, als der Anästhesist mit der Narkose begann.

Die Operation verlief reibungslos, ebenso die Rekonvaleszenz.

Natürlich hat es auch bei Vitria Abstoßungsreaktionen gegeben. »Es waren bis heute vier große und mehrere kleinere«, sagt Professor Montiez, der Bicou noch heute betreut, denn Professor Henri ist vor einigen Jahren an Herzversagen gestorben. »Die erste schwere Krise trat eineinhalb Monate nach der Herzverpflanzung auf, dann jeweils eine im Anfang des vierten und des fünften Jahres. Zwischendurch gab es kleinere Probleme. Im zehnten Jahr mußten wir Vitria auch einen Schrittmacher einsetzen, weil das Herz plötzlich schlechter arbeitete. Doch das hat sich erfreulicherweise wieder gegeben.«

Nur noch Routineuntersuchungen

In der ersten Zeit wurde Vitrias Blut täglich auf seine Gerinnungsfähigkeit überprüft, heute nur noch zweimal im Monat, wenn Vitria ohnehin zur Routineuntersuchung zu Professor Montiez kommt. Die tägliche Medikamentation erledigt Vitria selbst. Dazu gehört die erwähnte Injektion von Heparin, einer gerinnungshemmenden Substanz. Vitria injiziert sie dreimal täglich oder läßt dies von seiner Frau machen. Außerdem schluckt er Prednisolon-Tabletten und Imurek, das ebenso wie Prednisolon die Immunkräfte unterdrückt, also immunsuppressiv wirkt.

Es ist unglaublich: Selbst nach 15 Jahren haben die weißen Blutkörperchen, vor allem die Lymphozyten, noch immer nicht vergessen, daß in dem Organismus, in dem sie ihre »Polizeigewalt« ausüben, ein Fremdling lebt, das fremde Herz, das eigentlich nicht geduldet werden darf, weil es »nicht-selbst« ist. Angesichts der medikamentösen »Unterdrückungs«-Maßnahmen tolerieren sie das fremde Organ, aber sie akzeptieren es nie völlig. »Aufstände« gegen den »ungeliebten Gast« sind jederzeit möglich.

»Bicou«, seine Frau Josette, Madame Heike Montiez, die

aus Frankfurt stammt, und Professor Montiez sind in den Jahren nach der Transplantation gute Freunde geworden. Auf diese Weise ist die psychologische Fixierung des Patienten auf seinen Arzt kein Problem. Man ist auch privat viel zusammen, kleinere medizinische Fragen können so nebenher erledigt werden. »Uns imponiert Bicou sehr«, sagt Heike Montiez. »Er zeigt uns, wieviel Mut und ein unzerstörbarer Optimismus bewirken. Überdies kann man sich kaum einen liebenswürdigeren Freund denken.«

Etwas traurig ist »Bicou« nur, daß das Hormonpräparat Prednisolon zur Immunsuppression nicht ohne Nebenwirkungen auf sein Knochensystem geblieben ist. Als er vor sechs Jahren zum letzten Mal seine Größe gemessen hat, mußte er feststellen, daß er um runde 17 Zentimeter kleiner geworden ist – eine Folge der damals schon neun Jahre währenden Hormonzufuhr.

Die Überlebenszeit wird länger

War vor 15 Jahren die Operation eine Sensation – übrigens ist sie für das Marseiller Team die einzige geblieben –, so wurden allein von Januar 1981 bis Dezember 1982 in zwölf Herztransplantationszentren der Erde 216 Transplantationen durchgeführt. 1975 starben in den ersten 40 Tagen nach der Operation 70 Prozent der Patienten, heute überleben 70 Prozent die ersten drei Monate. Die Chirurgen rechnen sogar damit, daß 50 Prozent ihrer Patienten noch fünf Jahre nach der Überpflanzung leben.

Die Eingliederung solcher Patienten in den Alltag ist nach wie vor ein zentrales Problem. Nur 21 Prozent nehmen nach der Statistik der Internationalen Herztransplantationsgesellschaft in Richmond (USA) ihre Arbeit wieder auf. Obwohl aus den Todgeweihten durch die Transplantation wieder voll funktions- und leistungsfähige Menschen werden, halten vor allem die Versicherungen das Risiko wohl für zu groß, um sie wieder berufstätig werden zu lassen. Damit entsteht eine seelische Belastung, die leicht vermeidbar wäre.

Kosten-/Nutzenrechnung

Laut Angaben der Internationalen Herztransplantationsgesellschaft kostet die Transplantation eines Herzens 50 000 bis 100 000 Dollar. In den USA werden für solche Patienten pro Jahr rund 20 Millionen Dollar ausgegeben. Das sind natürlich erheblich höhere Summen, als sie für Nierentransplantationen veranschlagt werden müssen. Das Verpflanzen einer Niere kostet in Deutschland (Mitteilung der Deutschen Gesellschaft für Heimdialyse e. V.) etwa 30 000 Mark und etwa je 2000 Mark für die Betreuung dieser Patienten in den folgenden drei Jahren. Dem stehen jährlich Kosten von 60 000 Mark für die Heimdialyse oder etwa 100 000 Mark für die Klinikdialyse pro Jahr gegenüber. Viel wichtiger aber ist das fast normale Leben der Menschen mit einer neuen Niere, im Gegensatz zu den erheblichen und einschneidenden Belastungen des Dialysepatienten.

Darum ist es nicht leicht zu verstehen, warum in der Bundesrepublik im Jahre 1982 nur 922 Nieren übertragen wurden, denn weltweit sind inzwischen etwa 80 000 Nierentransplantationen ausgeführt worden. In der Bundesrepublik müßten es anstatt 1000 rund 4000 jährlich sein. Größtes Handicap ist offenbar die von der »Organisationszentrale Nierentransplantation« (OZN) in Neu-Isenburg bei Frankfurt am Main konstatierte mangelhafte Zusammenarbeit zwischen Krankenhäusern und den über 20 Transplantationszentren, worüber der OZN-Vorsitzende, Professor W. Schoeppe, schon vor Jahren klagte. Die Spendebereitschaft in der Bevölkerung sei zwar erfreulich groß, aber die Auswertung des Angebots stoße auf enorme Schwierigkeiten.

Der Weg zur neuen Niere

Bei rund 15 000 Verkehrstoten im Jahr allein in der Bundesrepublik Deutschland stünden eigentlich genügend gesunde Nieren von potentiellen Organspendern zur Verfügung. Tatsächlich aber sterben die meisten Unfallpatienten in Krankenhäusern, die nicht auf die Entnahme und Konservierung von Organen eingerichtet sind. Gäbe es wenigstens einen »heißen« Draht zur OZN, könnten manche Patienten noch in Kliniken verlegt werden, in denen diese Methoden Routine sind. An sich existiert ein Organisationsrahmen für Organtransplantationen, aber häufig sind die praktischen Schwierigkeiten einfach so groß, daß das Organ eines Spenders nicht zum passenden Empfänger kommt.

Nehmen wir ein konkretes Beispiel: Jemand verunglückt im Straßenverkehr und wird schwer verletzt in ein Krankenhaus eingeliefert. Er ist nicht zu retten. In seinen Papieren findet sich die Willenserklärung zur Organspende. Nun müßten im Idealfall drei Vorgänge gleichzeitig anlaufen.

1. Die Angehörigen müßten gefragt werden, ob sie der Bereitschaft des Spenders nicht widersprechen.

2. Es müßte ein Ärzteteam gerufen werden, das zuständig ist für die rechtsverbindliche Diagnostik des Hirntodes; es besteht aus einem Neurologen, einem Radiologen und einem Internisten.

3. Das Explantationsteam muß aber zur gleichen Zeit bereitstehen, um sofort nach der Feststellung des Hirntodes Nieren oder andere Organe entnehmen zu können. Während das geschieht, muß schon die Organisationszentrale des Arbeitskreises Organspende bzw. das nächste Transplantationszentrum informiert werden, denn bis dahin liegen noch keinerlei Daten über die Gewebstypisierung des Organspenders vor. Sie sind aber unbedingt notwendig, denn ohne sie kann der Vergleich zwischen Spender und Empfänger nicht durchgeführt werden. Das können jedoch

in der Regel nur Transplantationszentren oder aber die Zentrale »Eurotransplant« in Leiden (Niederlande).

Aus diesen wenigen Angaben wird erkennbar, wie kompliziert der Vorgang ist. Nach der Entnahme muß das Organ so schnell wie möglich durch Rettungswagen oder Flugzeug zum nächsten Transplantationszentrum oder nach Leiden gebracht werden. Während der gesamten Zeit wird die Niere mit Speziallösungen durchströmt, um sie funktionsfähig zu erhalten, dazu gehört ferner die Aufbewahrung bei niedriger Temperatur. Beides setzt den Stoffwechsel herab und verlängert die Überlebenszeit der Niere.

Erst nachdem die HLA-Antigene, die genetischen Fingerabdrücke, die er an seinen Zellen trägt, bestimmt sind, kann der passende Empfänger gesucht werden, der so schnell wie möglich zum Transplantationszentrum gebracht werden muß. Vor der Operation ist ein Cross-match, die direkte Probe auf Gewebeverträglichkeit, zu machen. Ist das alles geschehen, kann das Transplantationsteam an die Arbeit gehen, um dem unter Umständen schon seit Jahren wartenden Patienten die neue Niere einzupflanzen.

Die ersten vier Schritte: Einlieferung eines Organspenders – Feststellung des Hirntodes – Meldung an die Organisationszentrale und Explantation – finden fast immer »draußen«, also in Krankenhäusern statt, die für solche Ereignisse nicht vorbereitet sind. Sollten optimale Verhältnisse geschaffen werden, müßten spezielle Teams neu gebildet werden. Und das scheitert nicht zuletzt an den enormen Kosten.

Auch Organe sind ein Erbe

So wird verständlich, warum in der Bundesrepublik nicht mehr Organe transplantiert werden können. Daher hat Professor Dr. Rudolf Pichlmayr, der Chef des Transplantationszentrums an der Medizinischen Hochschule Hannover, ein Umdenken gefordert. Auf dem 100. Kongreß der

Deutschen Gesellschaft für Chirurgie sagte er im April 1983 in Berlin, es sei nach seiner Ansicht nicht übertrieben, vom Beginn einer neuen Epoche in der Transplantationsmedizin zu sprechen. Für die Behandlung schwerkranker Menschen bedeute das zwar ein Mehr an Chancen, aber auch an Verpflichtung und Aufgaben.

Mit dieser Feststellung verband Pichlmayr den Appell an alle: »Wir jetzt Lebenden haben die Möglichkeit, bei unserem Tod sehr viel mehr Menschen, und diesen sehr viel besser als bislang, helfen zu können – wenn wir dies wirklich wollen.« Das macht aber, sagt er, ein Umdenken erforderlich. »Es ist selbstverständlich, daß bei unserem Tode alle unsere Güter weitervererbt werden, an Angehörige, Freunde oder an die Gesellschaft. Keinesfalls werden diese Güter vernichtet oder dem Verfall preisgegeben. Genau dies tun wir aber mit unserem Leichnam, also auch mit den bei unserem Tode noch gesunden Organen. Bislang galten diese ja auch nicht als ›Güter‹. Die Erd- oder Feuerbestattung des Leichnams im unversehrten Zustand entsprach – und entspricht – unserem Pietätsgefühl. Wenn diese Organe aber durch die medizinische Entwicklung zu einem Gut werden, das für andere Menschen wichtig, ja ohne Zweifel das wichtigste ist, dann wird ein Umdenken unausweichlich.

Der Begriff Vererbung ist juristisch an den von Sachen gebunden. Er kann somit für menschliche Organe nicht verwendet werden. In Analogie zur Vererbung könnte man von Weitergabe unserer Organe sprechen. Das würde ausdrücken, daß wir unsere Organe als für andere erhaltungswürdig erkannt haben und bereit sind – ja, es wünschen –, dieses Gut nach unserem Tode anderen zum Nutzen werden zu lassen, eben ihnen weiterzugeben (im Englischen wird der Organspender schon lange als ›donor‹ oder ›Geber‹ bezeichnet). Interessiert an Organentnahmen sind nicht die Ärzte, sondern nur die so – und nur so – behandelbaren Patienten. Dies kann jederzeit auch jeder von uns sein. Da wir alle heute selbstverständlich erwarten, im Krankheitsfall bestmöglich behandelt zu werden, liegt also auch die prinzipielle und rechtzeitige Verfügbarkeit eines Organs in unser aller ›vitalem‹ Interesse. Moralisch berechtigt ist diese Erwartungshaltung aber nur, wenn sie verbunden ist mit unserer Bereitschaft, eine solche Behandlung auch mit den eigenen Organen einmal – nach dem eigenen Tode – zu ermöglichen. Interessiert an Organgewinnung und Organverwendung sind also alle in doppelter Hinsicht: als Patienten oder potentielle Patienten und als Menschen, die ihre wesentlichen Güter anderen schenken, das heißt juristisch weitervererben möchten. Dem Arzt fällt dabei die Aufgabe zu, diesen Interessen und Wünschen zur Verwirklichung zu verhelfen. Er ist dann Vollzieher des Wunsches des Verstorbenen.«

Pichlmayr plädiert also ganz allgemein dafür, die Organspende nicht als außerordentliche, sondern als natürliche Maßnahme anzusehen, die, könnte man etwas überspitzt formulieren, die Erhaltung der Art im Sinne eines »Recycling« als oberstes Gebot anerkennt. Das mag manchem als außerordentlich extremer Standpunkt erscheinen.

Bedenkt man aber, daß die Erhaltung der Sehkraft nur durch eine Hornhautübertragung möglich ist, die Erhaltung der Funktionsfähigkeit eines versteiften Gelenks nur durch Übertragung eines menschlichen Knorpels wiederhergestellt werden kann, dann könnten die Argumente Professor Pichlmayrs als allgemeingültig akzeptiert werden, zumal die großen christlichen Religionen keinerlei Bedenken gegenüber der Organentnahme nach dem Tode haben; vielmehr in der Bereitschaft zur Organspende einen Ausdruck christlicher Nächstenliebe sehen.

Ein Kalb machte den Anfang

Rund 81 Jahre vor diesem Plädoyer Rudolf Pichlmayrs hatte im Juni 1902 ein Dr. Emmerich Ullmann vor dem Wiener Chirurgenkongreß ein Kalb demonstriert, dem er eine Hundeniere in den Nacken transplantiert hatte, die dort sogar funktionierte. Das war die erste Demonstration einer Nierentransplantation, gleichzeitig aber auch das letzte öffentliche Auftreten des Dr. Ullmann, denn seine Kollegen hielten ihn für unseriös, zumal wenige Tage später das Transplantat abgestoßen wurde. Grund dafür war die Differenz der Arten Hund und Rind, die damals zwar schon bekannt, aber nicht erforscht war.

Antigene programmieren die Zukunft

Noch weniger wußte man, daß jeder Mensch an seinen Zellen eigene Antigene besitzt, unverwechselbare Erkennungszeichen des genetischen Systems. Die Forschung über die besonderen Antigene, von denen im Kapitel über Insulin die Rede sein wird, ist erst in den letzten Jahren vorangekommen. Grundlegend waren die Arbeiten der Amerikaner Baruj Benacerraf und George D. Snell sowie des Franzosen Jean Dausset, die für die Erforschung der Histokompatibilitätsantigene 1980 den Nobelpreis für Physiologie und Medizin erhielten. Diese Antigene bestimmen unsere Individualität. Sie sind so unverwechselbar, daß wir unter Milliarden von Menschen keiner Kopie von uns begegnen können, es sei denn, es handelt sich um eineiige Zwillinge.

Seit 1975 wird der gesamte Gen-Komplex der Histokompatibilitäts-Gen-Orte als HLA bezeichnet, eine Abkürzung für Human Lymphocyte Antigens, menschliche Lymphozytenantigene.

Wir wissen bisher von vier Gruppen solcher HLA, nämlich HLA-A; -B; -C; D/DR. Die Zahl der HLA heute anzugeben, ist deshalb so schwer, weil immer neue gefunden werden. Sie wurden ursprünglich einfach mit Zahlen belegt, also HLA-A1 oder -B8. Inzwischen hat sich aber eingebürgert, vorläufige Bezeichnungen anzuwenden. Da sie auf Workshops vorgetragen werden, haben sie die zusätzliche Bezeichnung »w«. Man spricht also von HLA-Aw36, -Aw43 und -Bw42, um nur einige Beispiele zu nennen.

Die beiden erstgenannten Antigene kommen vor allem in Europa, kaum aber bei Asiaten oder Afrikanern vor; das letztgenannte fand man bisher nur bei Negriden, andere wieder (wie -A2, -A9, -A10, -B15, -Bw16, -Bw35) sind in beachtlicher Häufigkeit auf der ganzen Welt anzutreffen. Wenn man sich vorstellt, daß die vier Gruppen zwischen acht und 39 unterschiedliche Antigene aufweisen, die in beliebiger Kombination auftreten können, dann ergibt sich eine Zahl von mehreren Millionen. Um es noch einmal zu unterstreichen: Jeder Mensch hat also eine Genkombination, die ihn von anderen Menschen unterscheidet. Es läßt sich mit Sicherheit sagen, mit Ausnahme eineiiger Zwillinge gibt es und wird es nie zwei identische Menschen geben, jeder Mensch ist also wirklich einmalig.

Gut, daß die Vorstellung vom »einmaligen Menschen« erst aus den letzten Jahren stammt. Hätte es sie schon am Anfang der Transplantationsära gegeben, würde es vermutlich kein Chirurg gewagt haben, ein Organ von einem Menschen auf einen anderen zu übertragen. Damals sah aber alles viel einfacher aus. Landsteiner hatte als einzigen Unterschied zu Beginn des Jahrhunderts die Blutgruppen gefunden; davon gab es vier, und infolgedessen ließen sich die Menschen in verschieden große Gruppen entsprechend ihrer Blutgruppen A, B, AB und O einteilen.

Später gesellten sich die Rhesus-Antigene dazu, positiv oder negativ, Rh und rh. Und am Anfang dieser Ära standen eben auch nur einige wenige HLA-Antigene fest. Man konnte also prüfen, ob Übereinstimmung oder wenigstens weitgehende Übereinstimmung der Antigene bestand. Denn das Grundproblem ist die Fähigkeit eines Menschen, gegen ein Antigen einen spezifischen Antikörper zu bilden. Im Falle der HLA-Antigene bedeutet das aber: Die Abstoßungsreaktion als Antwort auf die als fremd empfundenen Antigene tritt früher oder später heftig oder weniger heftig auf.

Immerhin läßt sich durch das »Matching« (Verkuppeln)

der Blutzellen von Spender und Empfänger eine Voraussage machen. Je weniger Reaktionen sich zwischen den Zellgruppen zeigen, desto besser sind die Chancen für eine schwache oder gar keine Abstoßungsreaktion.

Das große Problem: Immunreaktion

Dem heute 63jährigen Weinhändler Bicou Vitria aus Marseille wurden zur Beherrschung solcher Abstoßungskrisen seit seiner Transplantation im Jahr 1968 zahlreiche Medikamente gegeben. Sie sollten die Immunreaktion des Empfängerorganismus gegen das Transplantat unterdrücken. Die entgegengesetzte Form »der Unterdrückung« ist die Graft versus Host Reaction, die Attacke des Transplantats (Graft) gegen (versus) den Wirt (Host). Darüber mehr bei der Knochenmarkstransplantation.

Die Immunsuppressiva Azathioprin (Imurek), Methotrexat und Cyclophosphamid sind Medikamente, die aus dem Reservoir der tumorwirksamen Zytostatika stammen. Die ersten beiden bezeichnet man als Antimetaboliten (Mittel, die in den Stoffwechsel eingreifen), das dritte ist das bisher am breitesten angewendete Zytostatikum aus der Reihe der alkylierenden Substanzen, die im Zellkern wirksam werden.

Genau wie die Nebennierenrindenhormone oder Kortikosteroide haben sie den Nachteil, auf alle Zellen des menschlichen Körpers zu wirken, und das führt zu einer erhöhten Infektanfälligkeit so behandelter Patienten. Die meisten Empfänger von Transplantaten der Frühphase sind entweder an einer Abstoßung des überpflanzten Organs oder an einer Infektion gestorben. Bakterien und Viren als Infektionserreger halten sich dabei die Waage.

Einen Weg aus dem Dilemma wies die Entwicklung des Anti-Thymozyten- und des Anti-Lymphozytenglobulins ATG bzw. ALG. An diesen Arbeiten waren besonders die Behringwerke in Marburg beteiligt, und zwar in enger Kooperation mit Professor Walter Brendel, dem Chef des Instituts für chirurgische Forschung an der Universität München. Das Anti-Lymphozytenserum ist ein Immunglobulin von Pferden, die gegen menschliche Lymphozyten immunisiert wurden. Seine Antikörper sind also spezifisch gegen menschliche Lymphozyten gerichtet, nicht gegen andere Zellen, auch nicht gegen andere Zellbestandteile.

Bluttransfusion vor der Operation

Die Anti-Lymphozytensera haben allerdings Nebenwirkungen. Deshalb wird nach neuen Wegen gesucht. Shumway in Stanford entnimmt bei Herztransplantationen mit einem speziellen Katheter aus dem Herzen Gewebeproben, um die immunologische Abwehrreaktion zu erkennen; der Finne Hyäri und der Amerikaner Tilney haben zu diesem Zweck Feinnadelbiopsien der Niere bzw. der Leber entwickelt.

Damit läßt sich die notwendige Dosierung der Immunsuppressiva laufend und individuell abstimmen und von Fall zu Fall entsprechend variieren. Der nächste Schritt war die Erkenntnis von Paul Terasaki in Los Angeles, daß mehrfache Bluttransfusionen vor der Transplantation die Abstoßungsreaktion herabsetzen. Bis dahin (1975) waren vorhergehende Bluttransfusionen sogar als Grund gegen eine Transplantation, als Kontraindikation, gewertet worden. Ob die günstigen Ergebnisse nur für Nierenübertragungen, vor allem für Nieren von Toten, gelten oder ob sie allgemein anwendbar sind, muß sich im Lauf der nächsten Jahre zeigen.

In der Zwischenzeit ist nämlich ein neues Mittel entdeckt worden, das die Unterdrückung von Immunreaktionen nach Transplantationen sehr erleichtert. Es heißt Cyclosporin A. Der englische Transplantationschirurg Roy Calne hat seine ersten Erfahrungen mit diesem Präparat 1979 veröffentlicht. Sie waren bei 32 Nierenempfängern viel besser als mit der nun als konventionell bezeichneten Kombination von Imurek und Kortikosteroiden. Cyclosporin ist ein Antibiotikum aus dem Bodenpilz Tolypocladium inflatum Gamis, der im Boden des Hardanger Vidda, einer baumlosen Hochebene in Südnorwegen, gefunden wurde.

Ursprünglich hatte man geglaubt, einem antibakteriellen Wirkstoff auf der Spur zu sein. Erst zwei Jahre später zeigte sich die starke immunsuppressive Wirkung. Aber auch das wäre noch nicht überwältigend gewesen, wenn sich nicht herausgestellt hätte, daß Cyclosporin nur die immunkompetenten Lymphozyten unterdrückt und nicht die Phagozyten, die Bakterien-Freß-Zellen. Deshalb ist die Infektanfälligkeit der Patienten unter Cyclosporin-Behandlung deutlich geringer. Auch hat man in der Zwischenzeit gelernt, die Dosis besser anzupassen. Deshalb hat sich die anfangs gefürchtete Giftigkeit für die Nieren stark verringern lassen; ebenso ist die Entstehung von bösartigen Geschwülsten wie Lymphomen praktisch auszuschließen.

Zwei große Multizenterstudien, die eine in Europa an acht europäischen Nierentransplantationszentren, die zweite an zwölf kanadischen Zentren, haben den anfänglichen überschwenglichen Optimismus zwar etwas gedämpft, aber doch die Aussage bestätigt, daß eine Kombination von Cyclosporin und Kortikosteroiden, etwa dem Urbason von Hoechst, der konventionellen Immunsuppression mit Zytostatika überlegen ist.

»Ersatzteile« aus Kunststoff

Insgesamt sind es also nicht die chirurgischen Probleme, die nach der anfänglichen Euphorie vor allem die Zahl der Herztransplantationen zurückgehen ließen, sondern es waren und sind die immunologischen Komplikationen.

Das ist auch der Grund dafür, daß die Suche nach künstlichen Organen intensiver wurde, je besser man die technischen Details beherrschte. Dank der Ergebnisse der Weltraumtechnik wurde es möglich, immer handlichere

Herzschrittmacher oder implantierte Pumpen für die Insulin- oder Chemotherapeutika-Zufuhr zu konstruieren. Wir werden darauf noch ausführlich zurückkommen.

Eine Aufgabe, der sich Konstrukteure an mehreren Stellen der Welt verschrieben haben, ist ein künstliches Herz.

»Ersatzsystem« für das Herz

Die Bezeichnung »Kunstherz« ist sicherlich falsch. Bestenfalls kann es sich um eine primitive Nachahmung des wundervoll gebauten Organs Herz handeln. Unser Herz mit seinen Gefäßen zur Eigenversorgung, seinen ganz speziell geformten, verschiedenen Klappentypen, ob Segel- oder Taschenklappen, das Herz mit seinem autonomen elektrischen Steuerungssystem in Form einer eigenen Nervenanlage, von der die Befehle zur Kontraktion und zur Erschlaffung der Muskulatur ausgehen, wohlkoordiniert zwischen Vorhof und Kammer, und das doppelt, rechts und links, für den kleinen, den Lungen-, und den großen, den Körperkreislauf, ist nämlich eines der größten Wunder der Evolution. Daher ist auch der englische Ausdruck »cardiac support system« (Herzersatz-System) nüchterner und realistischer als das deutsche »Kunstherz«.

Die erste Pumpe dieser Art setzte William de Vries am Utah Medical Center in Salt Lake City dem 61jährigen Barney Clark am 2. Dezember 1982 ein, und diese Operation fand ein ähnliches Echo wie einst die erste Herztransplantation von Christiaan Barnard.

Zu rechnen war damit schon seit 1981, denn in der »New York Times« hatte ein Bericht von Associated Press eine solche Operation angekündigt:

»Salt Lake City, 12. Februar 1981. Wie ein Sprecher der Universität mitteilte, wurde das Jerseykalb, das einen Rekord aufgestellt hat, indem es 267 Tage mit einem künstlichen Herzen lebte, gestern getötet, nachdem es nicht gelungen war, eine Infektion mittels Antibiotika zu beseitigen.

Wie Larry Hastings, ein Laborant am Herzlaboratorium des Medical

Center der Universität von Utah sagte, litt das Tier, das den Namen Alfred Lord Tennyson trug, an einer Infektion entlang der Röhren, die das luftgetriebene Herz mit einer Energiequelle verbanden; es hatte hohes Fieber. Nach Versuchen, das Kalb mit Antibiotika zu behandeln, beschlossen die Forscher, das Tier zu töten. Der frühere Rekord für das Überleben eines Tieres mit künstlichem Herzen lag bei 221 Tagen; ihn hatte ein anderes Kalb aufgestellt. Tennysons Herz war etwas größer als das Modell, das Chirurgen vom University Medical Center wahrscheinlich noch dieses Jahr einem Menschen einzupflanzen beabsichtigen.

Nach mehr als 20 Jahre währenden Experimenten mit künstlichen Herzen in Tieren hat ein Universitätskomitee den Forschern die Genehmigung erteilt, ein derartiges Herz einem menschlichen Patienten einzupflanzen. Die Forscher sind gerade dabei, ihren Vorschlag der Federal Food and Drug Administration zu unterbreiten. Wird er gutgeheißen, so wollen sie mit der Suche nach einem geeigneten Patienten beginnen, einem Patienten, der ohne künstliches Herz sterben würde. Dr. William C. de Vries, der Universitätschirurg, wird die Operation ausführen.«

Der Biochemiker und Philosoph Erwin Chargaff, geboren in Wien, seit 1935 Mitglied der Columbia University, hat den Bericht in seinem letzten Buch »Warnungstafeln«, zusammen mit einem bitteren Kommentar, zitiert. Als Chargaff sein Buch schrieb, lebte Barney Clark noch ohne Kunstherz, schwer krank. Wenig später war er nach einem Martyrium von 111 Tagen, 17 Stunden und 53 Minuten tot. Die Diskussion über Sinn bzw. Recht und Unrecht eines solchen Eingriffs hat tiefe Gräben aufgerissen, sowohl unter Ärzten in aller Welt als auch unter den potentiellen Patienten.

Ein Schlaglicht auf diese Situation wirft die Meldung, daß der bekannte englische Herzchirurg Magdy Yacoub am Harefield Hospital einem 61jährigen Infarktpatienten ein Kunstherz implantiert hat. Yacoub hat bereits 48 Herztransplantationen vorgenommen. Von den Empfängern leben noch 23. Der Patient, dem Yacoub eine Maschine, ähnlich der »Jarvik 7« von Barney Clark, eingesetzt hatte, überstand die Operation nicht.

Professor Emil S. Bücherl in Berlin hat in Deutschland wohl die meisten und längsten Erfahrungen mit dem experimentellen Ersatz des Herzens durch ein Pumpensystem. Natürlich wurde er von allen Seiten mit Fragen bestürmt, warum William de Vries und nicht er, Bücherl, die erste Implantation vorgenommen habe. Bücherls Kommentare gipfelten in dem Satz: »Ich bin überzeugt, daß mit einer fortschreitenden Entwicklung auch der Kunstherzersatz unter Berücksichtigung aller Aspekte sich als sinnvoll herausstellen wird. Schließlich ist die Funktion des Herzens als Pumpe nicht allein Kriterium für das Leben eines Menschen, sondern nur eine Voraussetzung, die es zu erhalten gilt.«

Wie sehr die Entwicklung hinter den Voraussagen herhinkt, ergibt sich aus der Prognose M. E. De Bakeys, dem vielleicht erfahrensten und erfolgreichsten Herzchirurgen der Welt. 1968 prophezeite er, daß vielleicht schon 1975 mehr als 150000 Menschen mit einem künstlichen Herzen leben würden. Heute ist seine Prognose hinfällig, denn es lebt keiner. Und wie viele werden es im Jahr 2000 sein?

De Bakey hatte 1967 am Baylor College of Medicine in Houston/Texas den linken Ventrikel eines künstlichen Herzens als extrakorporale Hilfspumpe benutzt. Das Bypass-Herz hat seiner Trägerin das Leben gerettet. Nach einigen Tagen konnte es wieder entfernt werden. Die Tage der Entlastung hatten aber ausgereicht, um die Kreislaufkrise der kranken Mexikanerin zu überwinden.

Das zweite Kunstherz stammt von Dr. Domingo Liotta, einem Mitarbeiter De Bakeys. Auch Denton Cooley kommt aus seiner Schule. Er hatte sich 1965 selbständig gemacht: »auf der anderen Seite der Straße«, im St. Lukes Episcopal Hospital von Houston/Texas. Am 4. April 1969, vier Monate nach De Bakey, setzte er dem 47jährigen Patienten Haskell Karp ein Kunstherz ein. Weil es von Liotta stammte, nahm ihm mit Recht nicht nur sein früherer Chef De Bakey, sondern die gesamte Fachwelt diesen Versuch übel. Der Patient Karp lebte 63 Stunden mit dem Kunstherzen, dann ersetzte Cooley es durch ein menschliches Herz, das über 40 Stunden später seinen Dienst versagte.

Aufgabe für die Zukunft

Welche Fehlermöglichkeiten müssen in Zukunft bei der Einpflanzung von Kunstherzen ausgeschaltet werden, damit es nicht nur eine Episode bleibt, sondern eine Realität? Dr. Robert Jarvik, der »Jarvik 7«, die Pumpe in Barney Clarks Brust entwickelt hat, sagte: »Wir wünschen uns ein künstliches Organ, das dauerhaft und zuverlässig arbeitet. Der Kranke muß vergessen können, daß ein Kunstprodukt in seiner Brusthöhle pocht.«

Ausgangspunkt für die heutigen »Modelle« ist die von dem berühmten Chirurgen Alexis Carrel und dem Ozeanflieger Charles Lindbergh konstruierte gläserne Blutpumpe. Größte Erfahrungen hat augenblicklich wohl der Holländer Willem J. Kolff mit seinem Team. Kolff ist der Vater der Nierendialysegeräte. Beim Kunstherzen sind mehrere Probleme gleichzeitig zu lösen:

Erstens müssen die Wände so beschaffen sein, daß keine Gerinnungsinseln und damit später Thromben entstehen. Der ideale Werkstoff dafür ist noch nicht gefunden, wenn auch weiche Lycra- und Dacronfasern wesentlich besser geeignet zu sein scheinen als alle bisher verwendeten Materialien.

Das zweite Problem ist der Antrieb. Arbeitet man mit Druckluft, dann hängt der Kunstherzträger an einer umfangreichen, schwerfälligen Apparatur. Daher hatten großzügige Sponsoren ein Haus für Clark gestiftet, in dem es keinerlei Schwellen oder Stufen gab, damit er die Maschine hinter sich herziehen konnte. Zweifellos keine ideale Lösung.

Die dritte Schwierigkeit bilden die Klappen. Etwa 40- bis 50millionenmal schlägt ein menschliches Herz in einem Jahr. Das ergibt in 70 Jahren drei bis vier Milliarden Druckwechsel. Bis heute kennen wir noch keinen technischen Werkstoff, der mehr als 50 Millionen solcher Lastwechsel ausgehalten hätte. Die meisten gehen schon früher zu Bruch. Deshalb erhebt sich die Frage, ob nicht ein anderes System den Kreislauf mit genügend Blut und Sauerstoff versorgen kann. Dafür käme beispielsweise das Frauenhofer-Modell einer rotierenden Turbine, also einer Zentrifugalpumpe, in Frage.

Am Frauenhofer-Institut für Festkörpertechnologie in München wird unter Leitung von Diplomingenieur Günter Bramm an einem solchen Gerät gearbeitet. Die Turbinenpumpe würde den Organismus nicht pulsierend, sondern in gleichmäßigem Durchfluß mit Blut versorgen. Das Pulsieren des normalen Herzens allein ist keine Voraussetzung für ein normales Leben. Voraussetzung des Lebens ist der Transport, ausgehend vom Überdruck im Herzen.

Auch wenn diese drei Probleme gelöst sind, bleibt noch eines, das bisher nur vom natürlichen Herzen bewältigt wird: daß es sich den wechselnden Anforderungen eines Menschen oder eines Tieres jeweils optimal anpassen kann, weil seine Förderleistung eben nicht konstant ist. Sie richtet sich vielmehr nach dem, was es leisten muß, um den Sauerstoffbedarf im Gehirn und im Körper zu decken und den Kohlendioxidüberschuß zu beseitigen.

Natürlich forschen Mediziner und Techniker in den USA, in Japan, aber auch bei uns in Berlin auf diesem Gebiet. Eine französische Gruppe um Dr. Didier Lapeyre in Paris hat sogar schon in die Wände eines Kunstherzens Druckfühler eingebaut, die eine Regulation der Schlagfrequenz und des Ausstoßvolumens der rechten Herzkammer über ein elektronisches Steuersystem ermöglichen.

Wie groß muß eine Ersatzleber sein?

Dank Willem J. Kolff ist die künstliche Niere oder, genauer: »das Gerät zur Blutwäsche« nicht nur technisch so weit entwickelt worden, daß nierenkranke Patienten einigermaßen mit ihrer Umwelt Schritt halten können, bis ein Organspender gefunden wird, der sie vom Anschluß an eine Maschine erlöst. Anders sieht es aus bei der biochemischen Fabrik unseres Körpers, der Leber. Es ist unvorstellbar, daß es in absehbarer Zeit eine künstliche Leber geben könnte. Nach den derzeitigen technischen Möglichkeiten müßte sie in einer Art Kleinautomobil hinter dem Besitzer herfahren, weil allein der Teil, der den Zuckerbedarf des Blutes reguliert und jeweils der Stoffwechsellage anpaßt, die Größe eines Farbfernsehers haben müßte. Tatsächlich leistet die Leber aber Hunderte solcher biochemischen Aufgaben, von denen zahlreiche noch nicht technisch äquivalent gelöst werden können. Sie arbeitet nämlich mit einer Reservekapazität von 50 Prozent, was besagt, daß über 30 Prozent ihres Gewebes ausfallen könnten, bevor der Mensch spürt, daß er krank ist.

Erfolge, die keine Schlagzeilen machen

Ist die künstliche Leber vorerst noch eine Utopie, sind doch bereits in anderen Bereichen der Ersatzteilchirurgie Erfolge zu verzeichnen. Man denke an einpflanzbare elektronische Hörhilfen, das künstliche Hüftgelenk, künstliche Adern, das künstliche Kniegelenk, Herzschrittmacher, Blasenschrittmacher.

Außerordentlich ermutigend – so daß sie schon fast als Routineoperationen gelten – sind die Ergebnisse bei der Transplantation von Eierstöcken, Knochenmark, Gehörknöchelchen, der Augenhornhaut, bei der Milz und der Haut, und zwar mit den Reverdinschen Läppchen.

Der Genfer Chirurg Jacques-Louis Reverdin hat, lange

bevor etwas über die Blutgruppen oder die HLA-Antigene bekannt war, nämlich 1869, seine Methode der Übertragung kleiner Hautstückchen auf große Hautdefekte, z.B. nach Verbrennungen, beschrieben. Seine Beobachtung war richtig, die Erklärung freilich falsch. Reverdin hatte die Erfahrung gemacht, daß große Hautstücke abgestoßen werden, kleinere, als Inseln verpflanzt, aber gewissermaßen als Kristallisationskerne für die neue Haut dienten.

Die Reverdinschen Läppchen werden genauso abgestoßen wie alle anderen, nicht »passenden« Körperteile auch. Sie sind aber ein Fremdkörperreiz und regen die erhaltene Unterhaut zur beschleunigten Neubildung an.

Pavianleber hilft aus

Seit 1979 arbeitete der junge Dr. Reinhold Pötsch als Assistent in einer chirurgischen Klinik. Bei der Operation eines süchtigen Patienten (Heroin) hatte er sich mit Hepatitis-B infiziert, ein Schicksal, das er mit nicht wenigen Chirurgen teilt. Nach der normalen Inkubationszeit von 40 Tagen erkrankte er akut. Seine Heilung blieb aus, im Gegenteil: Nach anfänglicher Besserung wurden seine Leberenzymwerte, die Transaminasen, wieder ganz schlecht, sie stiegen auf über 2000 mU/ml Serum an; normal sind Werte um 20 mU. Wie in dem Kapitel über das Herz bereits geschildert, befinden sich im Herzen und vor allem in der Leber Zellen mit diesen Enzymen. Gehen viele von ihnen plötzlich zugrunde, erhöht sich die Zahl der Enzyme im Serum stark bis drastisch. Dr. Pötsch wurde in die nächste Universitätsklinik verlegt. Offensichtlich hatte sich eine hochakute Hepatitis-A-Infektion hinzugesellt. Innerhalb von 13 Tagen brach die Leber zusammen. Ehe er ins Koma fiel, konnte der junge Arzt mit einem Ambulanzflugzeug nach München gebracht werden, wo sein Blut durch drei Pavianlebern geleitet wurde, was seine eigene Leber entlastete.

Damals wurden solche Leberperfusionen mit Hilfe von

Pavianlebern an drei Stellen in der Bundesrepublik durchgeführt: in Bonn von Professor Lie an der Klinik von Professor Gütgemann, in Berlin von Privatdozent Tung und in München von Privatdozent Fischer. Als der Zustand von Reinhold Pötsch der Krise zutrieb, hatten nur die Münchner genügend Paviane zur Verfügung. Insgesamt 31 Stunden des 50stündigen Komas konnten die drei Lebern die Giftstoffe aus Dr. Pötschs kranker Leber aufnehmen und deren Stoffwechselleistungen übernehmen, dann brachen auch sie zusammen. Selbst diese doch relativ großen Tiere haben für einen Erwachsenen eine zu kleine Leber. Deshalb wird eine Pavianlebertransplantation wohl nie eine Chance haben. Die 31stündige Perfusion hat Reinhold Pötsch jedoch das Leben gerettet. Nach fast einjähriger Krankheit, Rekonvaleszenz und Rehabilitation hat er seine Tätigkeit als chirurgischer Assistent wieder aufgenommen und steht heute vor dem Abschluß seiner Ausbildung als Facharzt für Chirurgie.

Ein Jahrzehnt mit neuer Leber

Da die Leber ein Einzelorgan ist, kommt es bei ihrem Versagen zu ernsten Problemen: wegen einer Hepatitis, eines Tumors, einer alkoholbedingten Zirrhose, aber auch bei Vergiftungen aller Art.

Vor einem solchen Problem stand der schon öfter zitierte Professor Rudolf Pichlmayr, als er seiner Patientin Ingeborg Dölfs aus Bad Seesen Anfang 1975 eröffnete, ihr Lebertumor habe sich so weit entwickelt, daß nur eine Lebertransplantation sie retten würde. Frau Dölfs, Mutter zweier schulpflichtiger Kinder, war im September 1974 wegen Gallenblasenbeschwerden ins Krankenhaus von Seesen gekommen. Doch der vorgesehene Eingriff wurde nicht durchgeführt. Trotz chronischer Beschwerden entließen die Ärzte Frau Dölfs nach Hause. Die Schmerzen im Oberbauch nahmen weiter zu, der Zustand der Patientin wurde zusehends schlechter. Da empfahl ihr ein Arzt, in der Medizinischen Hochschule von Hannover Professor Pichlmayr aufzusuchen. Der dachte zunächst an eine Entfernung des befallenen rechten Leberlappens, mußte dieses Vorhaben aber nach einer Leberspiegelung verwerfen. Die bösartigen Veränderungen der Leber waren für eine solche Operation schon zu weit fortgeschritten. Im Februar 1975 besprach Professor Pichlmayr mit dem Ehepaar Dölfs die Situation. Ohne eine Lebertransplantation bestehe überhaupt keine Chance für Frau Dölfs. Auf ihre Frage, wie groß die Chance einer Transplantation sei, mußte er zugeben, daß bis dahin in Deutschland noch kein Patient auf Dauer eine Lebertransplantation überlebt habe. Frau Dölfs fuhr mit ihrem Mann nach Hause; sie allein mußte jetzt entscheiden, ob sie, völlige Hoffnungslosigkeit und den sicheren Tod vor Augen, die Chance einer Überlebensmöglichkeit wagen sollte. Am 22. April 1975 rief sie in Hannover an und erklärte, daß sie bereit sei. Pichlmayr erwiderte: »Jetzt geht es nur darum, eine geeignete Leber für Sie zu finden.«

Die weitere Geschichte von Ingeborg Dölfs ist schnell erzählt. Am 18. November 1975 wurde sie innerhalb von zwei Stunden nach Hannover gerufen, weil die Leber einer am selben Tag in der Klinik an einem Hirntumor verstorbenen Patientin in ihrem Antigenmuster zu Frau Dölfs HLA-Antigenen paßte.

Die Operation verlief gut; auch die postoperative Phase brachte keine Überraschungen, so daß die Patientin mit ihrer neuen Leber bereits nach drei Wochen zur Nachkur entlassen wurde, kurz vor Weihnachten war Frau Dölfs wieder zu Hause bei ihrem Mann und ihren beiden Jungen. Im Jahr 1984, neun Jahre später, ging es ihr nach wie vor gut: Sie versorgt Familie, Haushalt und Garten, ist allerdings vom Fahrrad aufs Auto umgestiegen und hält zumindest einen deutschen Rekord als Trägerin einer transplantierten Leber.

Thomas Starzl leistete Pionierarbeit

Zum ersten Mal war das komplizierte Organ 1967 von dem in Wien geborenen Chirurgen Thomas Starzl in Denver/Colorado einem Leberkrebspatienten transplantiert worden. Die operativen Schwierigkeiten sind erheblich größer als bei der Nierentransplantation; es nimmt daher nicht wunder, daß nur wenige Patienten längerfristig überlebten. Dazu kam die Belastung durch die Immunsuppression. Aus diesem Grund ist Professor Pichlmayrs erfolgreiche Transplantation bei Frau Dölfs auch weltweit beachtet worden. Heute, dank der Anwendung von Cyclosporin und Kortikosteroiden, beide in niedrigen Dosen, liegt die Ein-Jahres-Überlebenszeit bei 70 bis 80 Prozent.

Deshalb hat die Gesundheitsbehörde des Staates New York die Klassifizierung der Lebertransplantation als »experimentell« aufgehoben. Seither muß die staatliche Versicherung die Kosten für die Operation übernehmen. Wenn man sich vorstellt, daß das Team von Professor Starzl, der heute an der Universität von Pittsburgh arbeitet, 60 Wissenschaftler und Techniker umfaßt, kann man ermessen, wie hoch die Kosten sind. Angesichts seiner Erfolge – er hat von 19 Kindern, die infolge schwerer Stoffwechsel- oder Tumorerkrankungen dem sicheren Tod entgegensahen, 15 retten können, sie leben nach einem Jahr noch – wird klar, welche Fortschritte die Lebertransplantation gemacht hat. Die Ergebnisse in England von Roy Calne oder in Hannover von Rudolf Pichlmayr sind ähnlich günstig zu veranschlagen.

Wenn die Bauchspeicheldrüse versagt

Völlig anders, das heißt: nicht so günstig, ist das Bild bei der Transplantation der Bauchspeicheldrüse oder von Teilen des Pankreas. Dabei wären vor allem schwer einstellbare, insulinabhängige Typ-I-Diabetiker sehr glücklich, wenn hier eine Möglichkeit erarbeitet werden könnte, solchen Patienten zu helfen.

Weltweit sind zwischen 1966 und 1982 178 Transplantationen der Bauchspeicheldrüse vorgenommen worden. Nur in 19 Fällen funktionierte das Transplantat so gut, daß auf Insulin verzichtet werden konnte.

Einer der Hauptgründe ist die Uneinigkeit der Chirurgen über die Methode. Beim Internationalen Organtransplantationskongreß in Brighton im August 1982 wurde über acht verschiedene Operationsmethoden diskutiert, auf einen gemeinsamen Nenner kam man nicht. Über Transplantationen bei Zuckerkranken wird im Diabeteskapitel berichtet. Das Operationsrisiko ist bei dieser Technik kleiner, aber die Erfolge entsprechen noch längst nicht den Erwartungen.

Knochenmarkstransplantation (KMT)

Große Hoffnungen knüpfen sich hingegen an die Knochenmarkstransplantation. Sie wurde in den fünfziger Jahren begonnen, um Patienten zu retten, deren Knochenmark durch hohe Strahlendosen zerstört worden war. Denn das Fehlen der im Knochenmark gebildeten weißen Blutkörperchen führt wegen der daraus resultierenden Abwehrunfähigkeit unrettbar zum Tod.

Genau wie bei anderen Organen wird keine einheitliche Zellpopulation übertragen: Man wählt vielmehr die Stammzellen verschiedener Arten von Blutkörperchen. Das Knochenmark aus dem Beckenknochen oder aus dem Brustbein des Spenders besitzt eine unglaubliche Orientierungsfähigkeit. Wenn solche Zellen in die Venen gespritzt werden, finden sie im Körper automatisch den Weg ins Knochenmark, um sich hier zu vermehren und damit das Weiterleben zu ermöglichen. Deshalb sind die Probleme bei der Knochenmarkstransplantation nicht chirurgisch-technischer Art; es handelt sich vielmehr um die immunologische Abstoßung und die Graft versus Host Reaction, das heißt, die Zellen des übertragenen Gewebes rebellieren gegen den Empfänger, der Gast gegen den Wirt.

Wesentliche Fortschritte gerade in jüngster Zeit ließen sich durch zwei Methoden erzielen: Die eine ist die Retransplantation von Tiefkälte-konserviertem Knochenmark. Unter flüssigem Stickstoff können die Stammzellen bei minus 196 Grad unbegrenzt lange im Tiefschlaf und damit am Leben erhalten werden. Der Patient wird nach der Entnahme seines eigenen Knochenmarks mit Zytostatika oder Bestrahlung behandelt; anschließend wird ihm sein eigenes ungeschädigtes Knochenmark wieder implantiert. Die zweite Methode ist eine Ganzkörperbestrahlung zur Ausschaltung möglichst aller Reste des kranken Knochenmarks.

Drei Erkrankungen, die unbehandelt tödlich verlaufen, werden heute in zunehmender Zahl und mit zunehmendem Erfolg mit Knochenmarkstransplantationen behandelt; die verschiedenen Formen der akuten Myeloblasten – und der nicht differenzierten Leukämien, zweitens die aplastische Anämie und schließlich schwere Immundefekte.

Dr. Edward D. Thomas, unter dessen Leitung in Seattle am Fred Hutchinson Cancer Research Center über 1000 Knochenmarkstransplantationen durchgeführt wurden, hält heute allerdings nur die bösartigen Erkrankungen, also die Leukämien, für echte Indikationen zur Knochenmarkstransplantation. Er begründet seinen Standpunkt mit der besonderen Bedeutung der HLA-Antigen-Übereinstimmung zwischen Spender und Empfänger. Denn eine nur bei der Knochenmarkstransplantation beobachtete Folge der Übertragung nicht kompatiblen Knochenmarks ist die schon erwähnte Graft versus Host Reaction. Die übertragenen Stammzellen vermehren sich und produzieren Antikörper gegen die Empfängerzellen. Die Graft versus Host Reaction tritt bei 70 Prozent der Transplantationen auf und verläuft bei 20 bis 30 Prozent tödlich.

Die Immunschwäche und dadurch bedingte hohe Infektanfälligkeit solcher Menschen birgt ein außerordentliches Risiko. Am Memorial Sloan Kettering Center in New York wurde nun ein Verfahren entwickelt, mit dem die Graft versus Host Reaction vielleicht in Zukunft ausgeschaltet werden kann. Die Suspension der Knochenmarkszellen wird mit Lektin, einem pflanzlichen Polysaccharid versetzt. Schickt man diese Mischung über einen besonderen Eiweißfilter, die Albuminsäule, dann bleiben die für die Graft versus Host Reaction verantwortlichen reifen T-Zellen, also Stoffe, die die direkte Abwehr stärken (Makrophagen), auf der Säule zurück.

Nach einer zweiten derartigen Reinigung scheint, nach den bisherigen Ergebnissen, die restliche Knochenmark-Zellaufschwemmung frei von T-Zellen zu sein. Bei fünf von acht Kindern, denen so behandeltes Knochenmark transplantiert worden war, trat keine Graft versus Host Reaction auf. Aber, so schränkte Dr. Richard O'Reilly die erfreuliche Nachricht ein, die Transplantate gehen viel schwerer als unbehandelte, manchmal sogar überhaupt nicht an.

Die Frage erhebt sich also: Wird hier der Teufel mit dem Beelzebub ausgetrieben? Denn es bedarf nun viel größerer Mengen Knochenmarks. Jedoch: Die zweite positive Bilanz, die Dr. Thomas zog, war die Erkenntnis, daß die Ergebnisse der Leukämiebehandlung, seien es akute oder chronische Myeloblasten-Leukämien, um so besser werden, je früher transplantiert wird. Myeloblasten sind die Vorstufe der Myelozyten, die im Knochenmark gebildet werden. Wurde in der Vergangenheit bis zur zweiten oder gar dritten Remission, also Stabilisierung des Krankheitsbildes durch Chemotherapie oder Bestrahlung gewartet, ehe eine Knochenmarkstransplantation durchgeführt wurde, zeigte sich eine viel höhere Heilungsrate, wenn bereits in der ersten Remission transplantiert wurde. Das gilt für alle Formen der Leukämie, ganz besonders aber auch für die chronische myeloische. Ist sie erst einmal aus der chronischen, infolge einer Myeloblastenkrise, in die akute Form übergegangen, und daran starben die meisten Patienten, bleiben Chemotherapie und Knochenmarkstransplantationen fast immer erfolglos. Unsere Kenntnisse über Krankheitsablauf und Therapiemöglichkeiten sind aber noch lückenhaft, und aus diesem Grund werden sich in naher Zukunft wesentlich mehr Indikationen und bessere Resultate mit der Knochenmarkstransplantation einstellen.

Herz- und Lungentransplantationen

In der Nacht zum Rosenmontag 1983 gelang im Münchner Universitätsklinikum Großhadern zum ersten Mal in Deutschland eine der schwierigsten Transplantationen, nämlich von Herz und Lungen. Dem 27jährigen Kfz-Mechaniker Kurt Stiegele wurden Herz und Lungen eines 21jährigen Soldaten eingepflanzt, der an einer Gehirnblutung gestorben war. Anders als bei der Niere lassen sich Herz und Lunge nicht konservieren. Spender und Empfänger müssen also im gleichen Haus sein. In Großhadern lag Kurt Stiegele wegen eines Lungenhochdrucks schon seit April 1982. Es ging ihm zunehmend schlechter. Herz und Lungen arbeiteten immer weniger.

Als der 21jährige Soldat Heinz Fischer am Morgen des 13. Februar in Augsburg eine Hirnblutung erlitt und in der dortigen Klinik klar wurde, daß er keine Überlebenschance hatte, benachrichtigten die Augsburger Ärzte ihren Münchner Kollegen Professor Dr. Bruno Reichart. Der erfahrene Herzchirurg hatte sich schon lange auf einen solchen Eingriff vorbereitet, besonders bei mehrmaligen Aufenthalten an der Klinik von Norman Shumway im kalifornischen Palo Alto an der Stanford University. Von Norman Shumway und seinem Team waren zu dieser Zeit zehn Herz/Lungentransplantationen durchgeführt worden. Am 13. Februar wurde der sterbende Spender nach Großhadern gebracht. Es begann eine achtstündige Operation.

Das klingt ganz einfach: Herz und Lungen werden entnommen und dem Empfänger anschließend die gesunden Organe eingepflanzt. Doch welche Feinarbeit ist damit verbunden! Unter größtmöglicher Schonung aller Gewebe, des besonders empfindlichen Lungengewebes, der Gefäße wie Aorta, Arteria und Vena Pulmonalis, der Nerven und Lymphgefäße, sind die Organe zu entnehmen und wieder einzusetzen.

Hatte Shumway in den ersten Fällen wirklich noch den gesamten Brustinhalt en bloc entnommen, so modifizierte er die Methode vom siebten Patienten ab, weil mit der aufeinanderfolgenden Präparation die Sichtverhältnisse besser und die Operation damit schonender wurde. Die Schädigung der Nerven, vor allem des Nervus recurrens, der hinter dem Brustbein verläuft und die Stimmbänder reizt, kann so eher vermieden werden. Die Reihenfolge bei der Entnahme ist: Herz, linke Lunge, linker Bronchus, rechte Lunge, rechter Bronchus und zum Schluß die Luftröhre. Beim Empfänger wird zuerst die Trachea angeschlossen, dann das Herz, die Gefäße und zum Schluß die Aorta. Dann werden die Lungen beatmet, nachdem vorher das Herz durch einen Elektroschock wieder zum Schlagen gebracht wurde.

Für Kurt Stiegele war es allerdings nur ein Schlagen auf Zeit. Zehn Tage nach der Transplantation versagten Leber und Nieren, er starb. Seine Grundkrankheit, der Lungenhochdruck, hatte die Organe wesentlich mehr geschädigt, als das vor der Operation aus allen Laborbefunden abzulesen war.

Die Frage, ob eine Transplantation denn dann überhaupt zu rechtfertigen sei, beantwortete Professor Werner Klinner, der Chef der Herzchirurgischen Klinik in Großhadern, mit einem uneingeschränkten »Ja«. »Wir werden die Möglichkeit der Lebensverlängerung nicht aufgeben«, fügte er hinzu. Inzwischen wurden einem zweiten Patienten in Großhadern Herz und Lungen transplantiert. Ihm geht es gut.

Daß die Möglichkeit absolut realistisch ist, beweisen neue Zahlen. Nach Angaben des National Institute of Health in Bethesda/Maryland brauchen jährlich 15000 Amerikaner ein neues Herz, in Deutschland stehen 6000 Patienten auf der Warteliste. Weltweit werden rund 10000 Nieren überpflanzt, in den USA allein etwa 5000. Das sind aber immer noch weniger als zehn Prozent der Patienten, die aufgrund des Nierenversagens von der Dialyse abhängig sind.

Die beiden Probleme, die es als wichtigste zu lösen gilt: Erstens muß die Zahl der Spender dem Bedarf besser angepaßt werden. Dazu bedarf es des Umdenkens der ganzen Bevölkerung in dem Sinn, in dem es Professor Pichlmayr formuliert hat. Zweitens muß die Immunbarriere überwunden werden. Hier ist die pharmazeutische, pharmakalogische und immunologische Forschung gefordert. Fortschritte wurden erzielt, aber sie genügen noch nicht, um alten Menschen helfen zu können, deren Leben von einem neuen, gesunden Organ abhängt. Und das sollte in den kommenden Jahren doch möglich werden.

Schlußfolgerung: Chirurgie dieser Art ist nur mit Hilfe neuer Pharmaka möglich. Die Frage lautet nicht, ob es besser ist, zu schneiden oder mit Chemotherapie zu arbeiten, sondern beide Hilfen für Schwerkranke noch besser aufeinander abzustimmen.

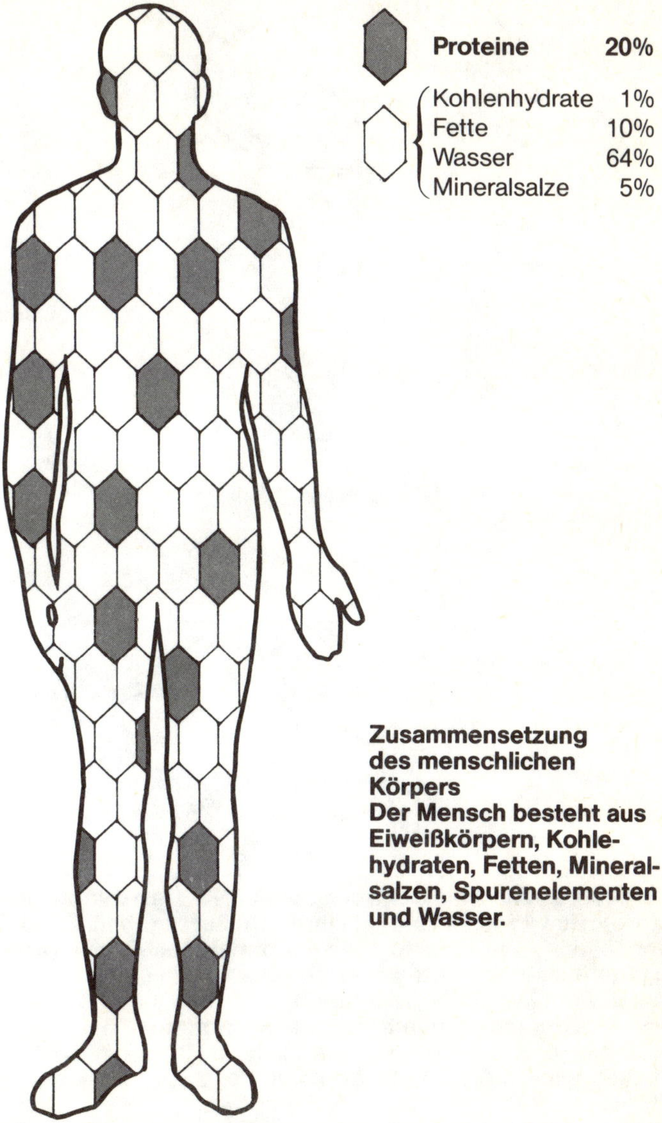

Zusammensetzung des menschlichen Körpers
Der Mensch besteht aus Eiweißkörpern, Kohlehydraten, Fetten, Mineralsalzen, Spurenelementen und Wasser.

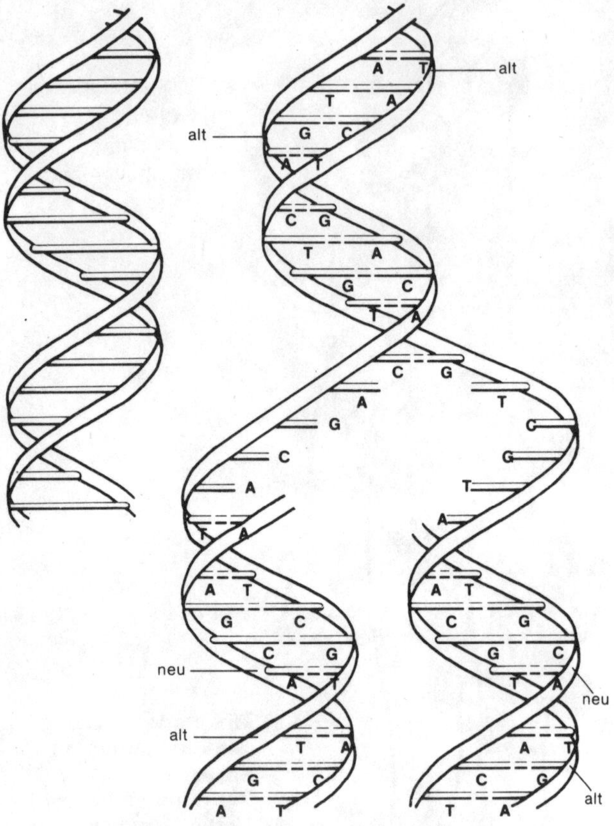

Der Stoff, aus dem die Gene sind, heißt DNS (Desoxyribonukleinsäure); sie wurde allein durch ihre Struktur berühmt. Es ist eine Doppelhelix, auf deutsch: eine Doppelwendel, eine um die eigene Achse gedrehte Leiter. Die Sprossen bestehen aus den Basen Adenin (A) und Thymin (T), Cytosin (C) und Guanin (G), jeweils verbunden durch ein Wasserstoffatom (H). Sie sind aufgehängt an den Holmen aus Zuckern (Desoxyribosen) und Phosphorsäure (P). Die Reihenfolge der Basen in einem DNS-Strang wird DNS-Sequenz genannt. Sie bildet die Erbinformation. (Englisch heißt DNS Desoxyribonucleic acid, die Abkürzung ist DNA).

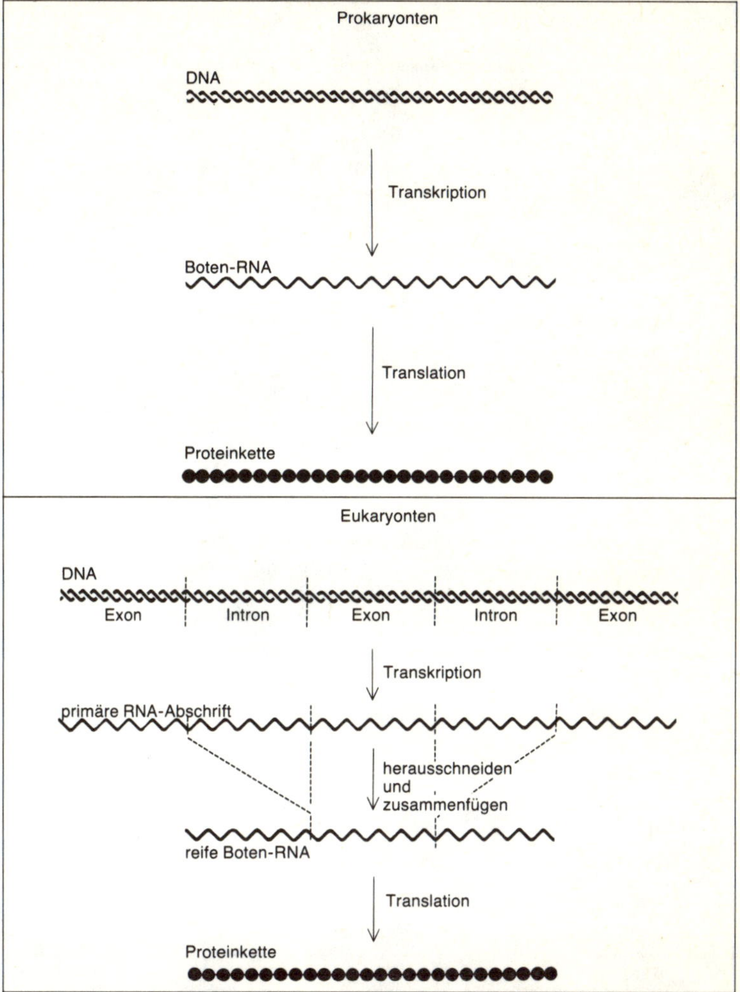

Bei Bakterien (also prokaryontischen Organismen) ist die an der DNA abgeschriebene RNA bereits die fertige Boten-RNA (oben). Bei eukaryontischen Organismen, insbesondere bei den höheren, bilden die meisten Strukturgene sogenannte Mosaikgene: Codierende Sequenzen (Exons) sind darin durch nicht codierende Sequenzen (Introns) unterbrochen (unten). Am Gen entsteht zunächst eine primäre RNA-Abschrift, aus der nach und nach die den Introns entsprechenden Teile herausgeschnitten werden.

Name	Symbol	Formel
Alanin	Ala	$CH_3-CH(NH_2)-COOH$
Arginin	Arg	$H_2N-C(=NH)-NH-CH_2-CH_2-CH_2-CH(NH_2)-COOH$
Asparagin	Asn	$H_2N-C(=O)-CH_2-CH(NH_2)-COOH$
Asparaginsäure	Asp	$HOOC-CH_2-CH(NH_2)-COOH$
Cystein	Cys	$HS-CH_2-CH(NH_2)-COOH$
Cystin	Cyss	$HOOC-CH(NH_2)-CH_2-S-S-CH_2-CH(NH_2)-COOH$
Methionin	Met	$CH_3-S-CH_2-CH_2-CH(NH_2)-COOH$
Ornithin	Orn	$H_2N-CH_2-CH_2-CH_2-CH(NH_2)-COOH$
Phenylalanin	Phe	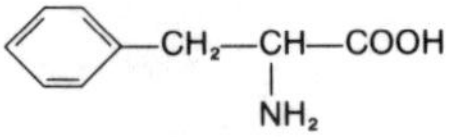
Prolin	Pro	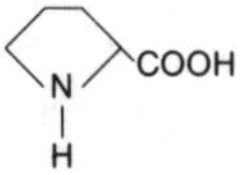
Serin	Ser	$HO-CH_2-CH(NH_2)-COOH$
Threonin	Thr	$CH_3-CH(OH)-CH(NH_2)-COOH$
Glutamin	Gln	$H_2N-C(=O)-CH_2-CH_2-CH(NH_2)-COOH$

Die Aminosäuren sind Bausteine aller Eiweißverbindungen.

Name	Symbol	Formel
Glutaminsäure	Glu	$HOOC{-}CH_2{-}CH_2{-}CH(NH_2){-}COOH$
Glycin	Gly	$H_2N{-}CH_2{-}COOH$
Histidin	His	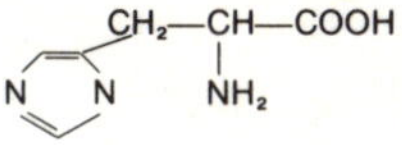
Hydroxyprolin	Hyp	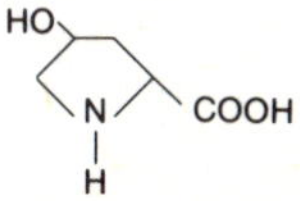
Isoleucin	Ile	$CH_3{-}CH_2{-}CH(CH_3){-}CH(NH_2){-}COOH$
Leucin	Leu	$CH_3{-}CH(CH_3){-}CH_2{-}CH(NH_2){-}COOH$
Lysin	Lys	$H_2N{-}CH_2{-}CH_2{-}CH_2{-}CH_2{-}CH(NH_2){-}COOH$
Tryptophan	Trp	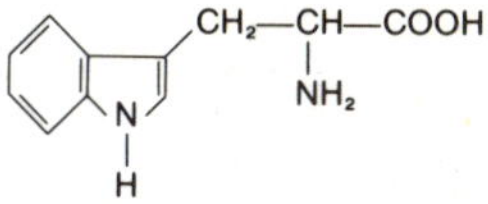
Tyrosin	Tyr	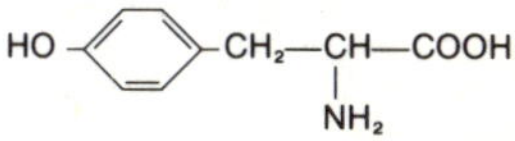
Valin	Val	$CH_3{-}CH(CH_3){-}CH(NH_2){-}COOH$

Die Aminosäuren sind Bausteine aller Eiweißverbindungen.

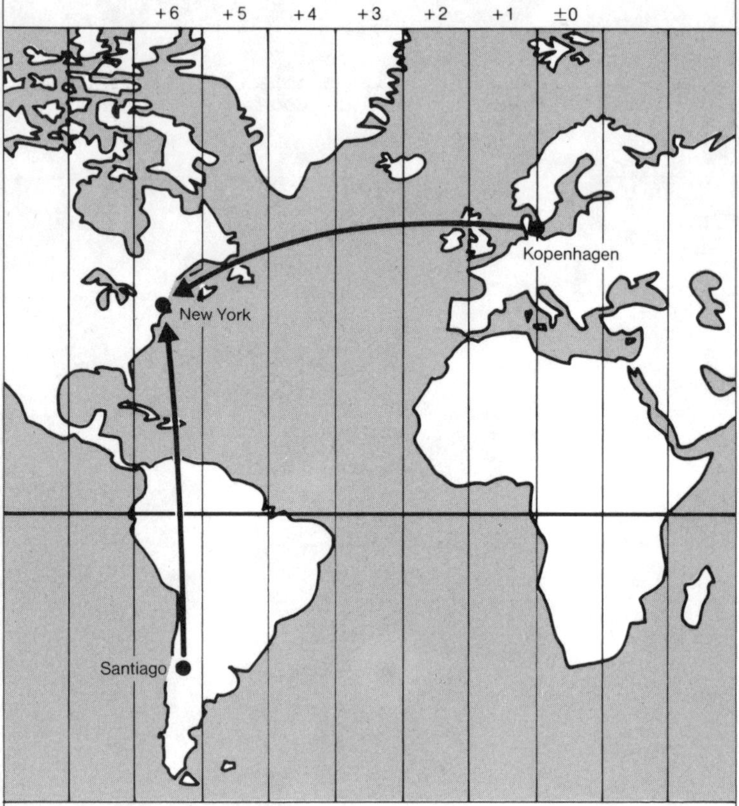

Die biologische Uhr wird beeinflußt durch die Zeitverschiebung. Von Längengrad zu Längengrad. Bei Reisen von Nord nach Süd (und umgekehrt) verlängert sich die biologische Uhr nicht.

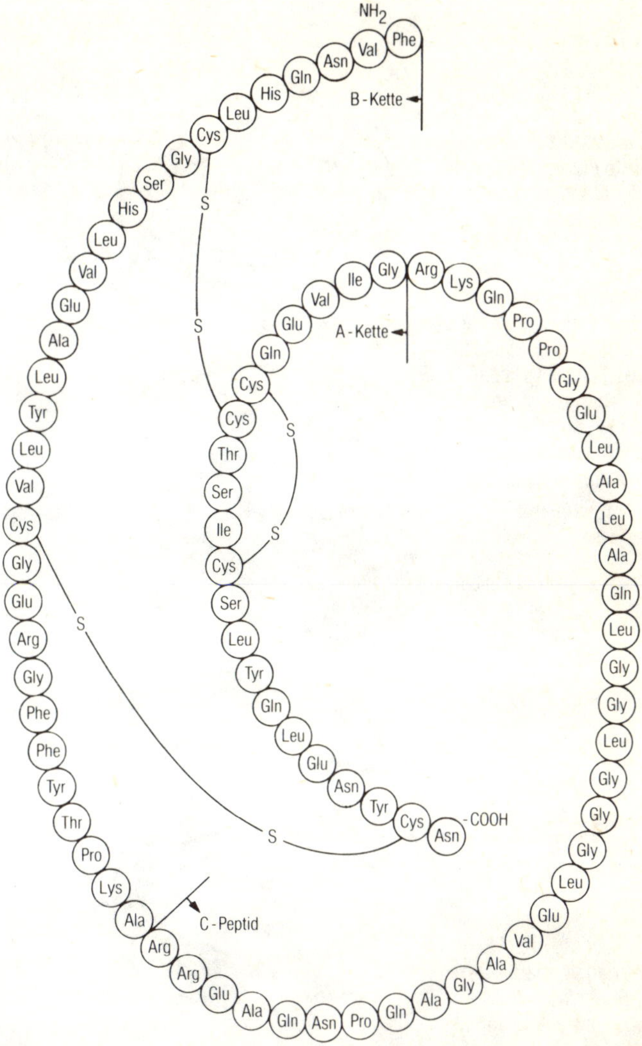

Proinsulinmolekül mit A-Kette, B-Kette und C-Peptid. Das Insulin entsteht daraus durch Abspaltung des C-Peptids. Insulin ist aus A- und B-Kette aufgebaut, die über die beiden Schwefelbrücken verknüpft sind.

Die wesentlichen Teilschritte der genetischen Rekombination, die einer Organtransplantation nahekommt, sind in der Abbildung schematisch dargestellt: Trägermolekül ist ein Plasmid, das vorher aus einer Bakterienzelle isoliert worden ist. Mit Hilfe eines Restriktionsenzyms wird das Plasmid „aufgeschnitten". Ebenso wird aus der DNS, der Desoxyribonukleinsäure (Trägerin der Erbanlagen), einer Zelle, das die gewünschte Information enthaltende Nukleinsäure-Stück (zum Beispiel Insulin-Gen) „herausgeschnitten". Mit einem weiteren Enzym, der Ligase, läßt sich das DNS-Stück in das Plasmid „einkleben". Anschließend wird das so modifizierte Trägerplasmid in ein Bakterium eingeschleust.

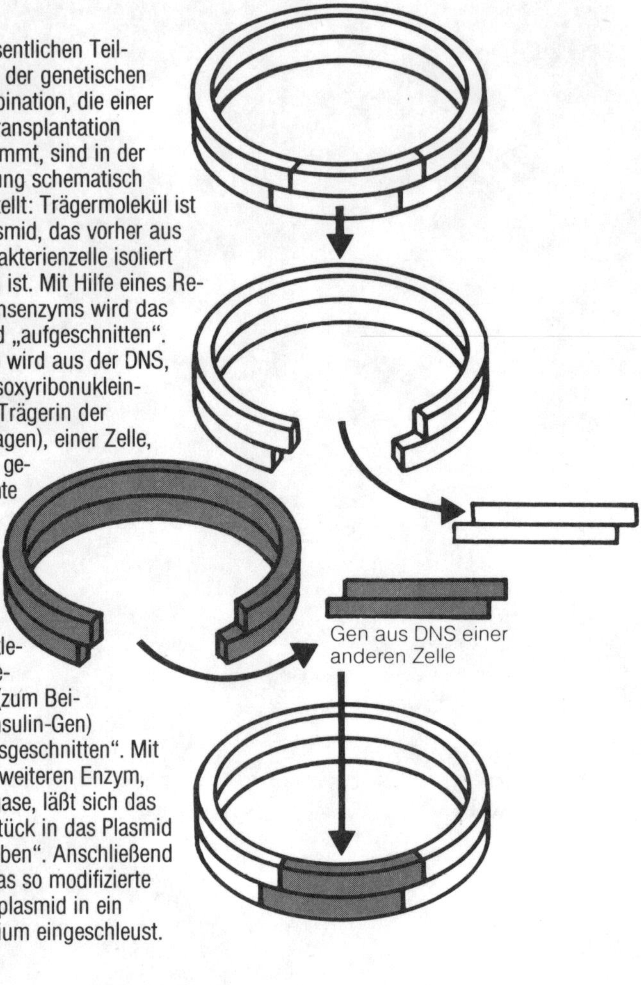

Schematischer Ablauf einer Gentransformation

»Zucker« muß nicht mehr bitter sein

Diagnose: Diabetes

Andrea Rittmeyer war die Jüngste von vier Kindern einer Familie, in der Diabetes oder Zuckerkrankheit unbekannt war. Ihr Vater, gestorben im Alter von 75 Jahren, hatte niemals eine ernstere Krankheit durchgemacht; ihre Mutter lebte, achtzigjährig und immer noch rüstig. Andrea war mit 27 Jahren in den Orden der Salesianerinnen eingetreten, hatte dort den neuen Namen Magdalena erhalten und war als Lehrerin ausgebildet worden.

Rückblickend glaubt sie, daß ihr Leiden an einem Wandertag begann, während sie mit ihren Schülerinnen an einem sonnigen Tag durchs Land ging. Es war warm, doch das erklärte nicht ihren ständigen Durst, die schwere Müdigkeit und die Muskelschmerzen, die sie quälten. Sie hielt das alles für eine plötzliche Erkältung. Doch der Durst und die Schmerzen blieben in den folgenden Tagen gleich stark. Deshalb suchte sie schließlich den Vertrauensarzt des Ordens auf. Dabei klagte sie über ständige Gewichtsabnahme. Bei einer gründlichen Untersuchung, in deren Verlauf Urin und Blut auf ihren Zuckergehalt geprüft wurden, stand die Diagnose fest: Diabetes mit extrem hohen Zuckerwerten. Normale Blutzuckerwerte liegen zwischen 80 und 120 Milligramm/Prozent, hier waren es 230 Milligramm/Prozent und das im nüchternen Zustand, ohne Belastung durch eine Mahlzeit.

Der bei zahlreichen Zuckerkranken beobachtete Faktor

»Übergewicht« war bei Schwester Magdalena nicht festzustellen. Deshalb verschrieb ihr der Arzt Rastinon-Tabletten (»orale Antidiabetika«) und verordnete regelmäßige, über den ganzen Tag verteilte Nahrungsaufnahme. Anfangs schien diese Behandlung erfolgreich zu sein, doch bald kehrten alle Beschwerden wieder zurück, die regelmäßigen Urinkontrollen zeigten erneut hohe Zuckerwerte an, auch der Blutzucker war wieder erhöht. So wurde jetzt dreimal täglich Insulin gespritzt. Trotzdem fühlte sie sich weiter schwer krank.

Sie kam daher nach München ins Schwabinger Krankenhaus zu Professor Hellmut Mehnert. Er schlug ihr vor, sich innerhalb des Ordens nach München versetzen zu lassen, damit er sie fortlaufend behandeln könne. 1975 wurde dieses Vorhaben verwirklicht.

Minipumpe statt Spritze

Die Überwachung zeigte, daß trotz regelmäßiger Insulinspritzen die Blutzuckerkurve einfach nicht in den Griff zu bekommen war. Die quälenden Muskelschmerzen als Zeichen einer Spätschädigung durch den Diabetes hörten nicht auf. Eigenartig war: Diese Schäden waren bei der 46jährigen Schwester überraschend früh aufgetreten, ihre Erkrankung dagegen erst spät erkannt worden. Denn normalerweise sieht man den Typ I des Diabetes, auch jugendlicher (juveniler) Diabetes genannt, schon früher.

Deshalb unternahm Professor Mehnert bei seiner Patientin einen Versuch, der bis dahin in Deutschland noch nicht riskiert worden war. Von der Siemens AG in Erlangen war er gefragt worden, ob er einem Patienten eine Minipumpe implantieren wollte. Sie war so konstruiert, daß sie fortlaufend Insulin abgeben konnte, um eine bessere Kontrolle des Blutzuckerspiegels zu gewährleisten.

Damit eine solche Insulinpumpe überhaupt funktionieren kann, hatte die Pharmaforschung zunächst ein neues

Insulin entwickeln müssen. Erste Versuche im Labor hatten nämlich ein überraschendes Ergebnis gebracht. Wenn Insulin vom Rind oder Schwein bei normaler Körpertemperatur von 37 Grad Celsius nur einen Tag lang geschüttelt wird, dann flockt es aus, gerinnt, ist also weder durch eine Injektionskanüle zu spritzen noch biologisch wirksam. Das bedeutet aber: Es senkt den Blutzucker nicht mehr.

Unterhalb des Schlüsselbeins ...

Erst nach langjährigen Versuchen konnte das Problem gelöst werden. Dann allerdings war ein neuer Rekord erzielt worden. Das neue Pumpeninsulin ist unter den Bedingungen des menschlichen Körpers länger als 549 Tage haltbar und biologisch wirksam: ein Ergebnis, das zuvor niemand für möglich gehalten hätte.

Nachdem beides, die Pumpe von Siemens und das Insulin von Hoechst, ausführlich in Erlangen am Tier erprobt worden war, bekam Professor Mehnert die erste Pumpe, um sie einem zuckerkranken Menschen unter die Haut, unterhalb des rechten Schlüsselbeins, einzupflanzen.

Am 5. August 1981 war es soweit: In knapp 15 Minuten hatten die Ärzte im Schwabinger Krankenhaus die Operation vollendet, und in der darauffolgenden Zeit hatte die mittlerweile 51jährige Schwester Magdalena »zehn Monate lang ein Wunder erlebt«, wie sie selber sagte. Das heißt, ihre Schmerzen verschwanden, ebenso die Müdigkeit. Sie konnte wieder mit vollem Einsatz arbeiten.

Leider erwies sich die winzige Pumpe, die nicht größer als eine Zigarettenschachtel ist, als technisch noch etwas anfällig. Sie mußte in einer kurzen Operation entfernt werden. Bis Ersatz geschaffen ist, muß Schwester Magdalena sich wieder mit mehreren Insulininjektionen täglich behelfen oder mit einer Pumpe, die an einem Halfter auf der Haut getragen wird.

Mangelnde Ernährung – weniger Diabetes

Zu welchem Diabetiker-Typ gehört Schwester Magdalena, und wie kann ihre Erkrankung entstanden sein?

Die Frage nach dem Typ läßt sich verhältnismäßig leicht beantworten, da nach den Empfehlungen des Expertenkomitees der WHO zwischen dem Insulinmangeldiabetes meist Jugendlicher als Typ I und dem Diabetes des Erwachsenen vom Typ II unterschieden wird. Und hier wird noch einmal zwischen einem Typ IIa (Patienten mit normalem Körpergewicht) und Typ IIb (übergewichtige Diabetiker) differenziert.

Für den Typ IIb haben die Hungerjahre des letzten Weltkriegs charakteristische Beobachtungen geliefert. Menschen, die vor dem Krieg zuckerkrank waren, »profitierten« von der Mangelernährung während der Kriegs- und ersten Nachkriegszeit wenigstens in einer Hinsicht: Sie wurden vollkommen symptomfrei. Erst in der ersten Wohlstandsphase nach 1950 erkrankten sie wieder mit allen Zeichen des Diabetes.

Etwa drei Prozent der deutschen Bevölkerung, das sind rund zwei Millionen Menschen, gelten als zuckerkrank. Nur ein bis fünf Prozent aller Diabetiker (20 000 bis 25 000) zählen zum Typ I: die überwiegende Zahl gehört dagegen zum Typ II mit seiner weitreichenden Abhängigkeit von der Ernährung. Mit Recht zählt man den Diabetes daher zu den Wohlstandskrankheiten. In den Universitätskliniken wird die Diagnose Diabetes nicht nur absolut, sondern auch relativ am häufigsten gestellt.

Sind Viren im Spiel?

Wodurch erkrankt ein Kind oder ein Jugendlicher an diesem Stoffwechselleiden? Schon im vorigen Jahrhundert wurde der Verdacht geäußert, Infektionen könnten daran beteiligt sein. In den letzten Jahren konnten wirklich Teilchen und Bruchstücke zusammengefügt werden, die den uralten Verdacht bestätigten: Viren zerstören, zumindest im Tierversuch, Inselzellgewebe. Dazu gehören Mumps, Röteln, Masern-Influenza-Zytomegalie- und Coxsackie-B-Infektionen.

Zu Infektionen mit diesen Viren kommt es in Westeuropa recht häufig. Die Erkrankungsspitzen liegen in den Monaten September bis März. In derselben Zeit werden auch jedes Jahr die meisten Neuzugänge an Insulinmangeldiabetes gezählt.

Leider werden solche Virusinfektionen oft übersehen, aber der Nachweis von Antikörpern z. B. gegen das Coxsackie-B 4-Virus im Blutserum frisch erkrankter jugendlicher Diabetiker deutet auf einen Zusammenhang mit der noch nicht lange zurückliegenden Virusinfektion hin.

Ähnliches wird bei den gefürchteten Röteln-Infektionen während der Schwangerschaft beobachtet. Sie bedeuten für das Ungeborene nicht nur die Gefahr der Erblindung, sondern gerade Kinder rötelnkranker Mütter erkranken auffallend häufig an einem Insulinmangeldiabetes.

Schließlich konnten 1981 bei zwei Kindern, die nur wenige Tage nach einer Grippe an einem Diabetes aufgrund von Insulinmangel erkrankt waren, die vermutlich für die Grippe verantwortlichen Viren isoliert werden. Beide Virusstämme ließen sich in der Bauchspeicheldrüse (Pankreas) von Mäusen vermehren. Das eine war ein Coxsackie-Virus der Variante B 4, das andere der Variante B 5. Zwei wenig angenehme »Zeitgenossen«!

Wäre eine solche Virusinfektion aber unmittelbar für den Diabetes verantwortlich, dann wäre zu vermuten, daß die Viren direkt die B-Inselzellen zerstörten. Dagegen spricht aber, daß die in Frage kommenden Virusarten sehr weit verbreitet sind, daß die meisten erwachsenen Europäer und Amerikaner sicher im Laufe des Lebens mit Coxsackie-B-Viren in Berührung gekommen sind, ohne daß ihre Bauchspeicheldrüse erkennbar geschädigt worden wäre. So bleibt nur der Verdacht, besonders gefährliche, aber relativ seltene Virusvarianten seien verantwortlich für die Zerstörung der Inselzellen.

Antikörper im Zwielicht

Eine andere Annahme hat mehr für sich. Eines der genannten Viren zerstört nur eine geringe Zahl von Inselzellen, verändert aber gleichzeitig einen Teil der anderen. Die Konsequenz: Das Immunsystem erkennt diese Zellen nicht mehr als körpereigene und entwickelt dagegen Antikörper. Damit werden weitere Inselzellen geschädigt, und ein Insulinmangeldiabetes entsteht.

In der Tat konnten in den letzten zehn Jahren zwei verschiedene Typen von Auto-Antikörpern gegen ihre eigenen Inselzellen im Serum von jugendlichen Diabetikern nachgewiesen werden. Autos ist griechisch und heißt: selbst, eigen; ein Auto-Antikörper ist also ein Antikörper gegen sich selbst.

Bei der Untersuchung solcher Auto-Antikörper wurden zwei verschiedene Typen Inselzellantikörper, die die Amerikaner und Engländer Islet Cell Antibody oder ICA nennen, in 60 bis 90 Prozent aller frisch erkrankten und gerade diagnostizierten jugendlichen Diabetiker entdeckt. Im Laufe von zehn Jahren etwa waren solche Antikörperspiegel nur noch bei fünf bis zehn Prozent der Patienten nachweisbar. Also war ein Autoimmunprozeß unmittelbar vor der Stoffwechselerkrankung Diabetes abgelaufen. Die ICA reagieren allerdings mit Bestandteilen nicht nur der B-Inselzellen, sondern mit denen aller Inselzelltypen, also auch A und D.

Der zweite Antikörper existiert auf der Oberfläche von Inselzellen (Islet Cell Surface Antibody, ICSA). Er reagiert nur mit der Oberfläche von B-Zellen. Werden im Reagenzglas solche Antikörper mit B-Inselzellen zusammengebracht, dann werden die B-Zellen zerstört, wenn ein weiterer Serumbestandteil, das Komplement, zugegeben wird. Das Komplement ist in diesem Fall unspezifisch, aber notwendig für die Reaktion. Damit hat die Folge von Ereignissen – zunächst eine Virusinfektion mit Zerstörung und Veränderung der B-Zellen und, daraus resultierend, die Bildung B-Zellen zerstörender Auto-Antikörper – einen hohen Grad an Wahrscheinlichkeit erreicht.

Schwester Magdalena kann sich nicht erinnern, als Kind Röteln, Mumps oder eine Grippe gehabt zu haben. Doch spricht einiges dafür, daß ihr Diabetes so entstanden ist.

Die Rolle der Gene

Die zweite Möglichkeit, nämlich ein Defekt im Erbgut der Schwester, ließe sich heute noch nachweisen. In den letzten Jahren wurde nämlich tatsächlich die Zahl von Untersuchungen immer größer, aus denen sich ein Zusammenhang zwischen Vererbung und Körpermerkmalen oder -eigenschaften und der Häufigkeit eines klinisch diagnostizierten Diabetes ergibt.

Im Kapitel über die Transplantation menschlicher Organe wird von dem Haupt-Histokompatibilitätssystem HLA berichtet – eine der aufregendsten Errungenschaften der Immunologie. Die Gewebsverträglichkeit beruht auf der Existenz menschlicher Lymphozytenantigene, kurz HLA (Human Lymphocyte Antigens) genannt. Diese wurden auf Chromosom Nr. 6 der Menschen geortet. Bis heute wurden 81 gefunden und fünf solcher Genorte ausgemacht. Sie werden mit A, B, C, D und DR bezeichnet. Die weitere Unterteilung geschieht mit Zahlen, also HLA-A 1–29.

Im Fadenkreuz der Forschung

Wie im Kapitel über Organtransplantation beschrieben, enthält die HLA-Region gleichzeitig die Erbinformation für die Transfusions- und die Transplantationsantigene und zumindest einen Teil des genetischen Kodes, der bestimmt, wie empfänglich ein Mensch für bestimmte Krankheiten ist. Sogar die Erbinformation, in welchem Ausmaß ein Individuum zur Immunantwort fähig oder unfähig ist, scheint auf Chromosom Nr. 6 gespeichert zu sein – kein Wunder, daß dieses Chromosom unter den 46 des Menschen besonders in das »Fadenkreuz« der Forscher gerückt ist.

Seit der Entschlüsselung der ersten HLA-Antigene fahnden die Epidemiologen natürlich auch danach: Treten bestimmte Krankheiten bei Menschen mit bestimmten HLA-Antigenen gehäuft auf? Der engste Zusammenhang besteht bei der chronischen Entzündung der Gelenke, vor allem der Wirbelsäule, der Spondylitis ankylopoetica, allgemeiner bekannt als Bechterewsche Erkrankung. Etwa 95 Prozent aller Patienten weisen das HLA-B 27-Antigen auf, aber nur drei Prozent der gesunden Bevölkerung. Nur nebenbei: Von den Bechterew-Kranken sind 90 Prozent Männer und nur zehn Prozent Frauen befallen. Meist beginnt dies Leiden zwischen dem 15. und 30. Lebensjahr.

Beim Diabetes ergab sich: Diabetiker des Typs II zeigen keine gehäufte Korrelation. Anders beim Typ I, dem insulinbedürftigen Diabetes der Jugendlichen, zwischen den HLA-Antigenen DR 3 und DR 4 oder einer Kombination von beiden und Diabetes Typ I, die niedrigste ist bei Menschen mit HLA-DR 2.

Diese Erkenntnisse der Universitätsklinik in Ulm, einem der Zentren deutscher Diabetesforschung, stimmten gut überein mit den in Europa 1980 in einer Gemeinschaftsstudie ermittelten Zahlen. Bei japanischen Diabetikern dagegen existiert eine positive Beziehung mit HLA-DR 4 und DR 8, nicht aber mit DR 3; HLA-DR 2 hat auch bei den Japanern eine negative Korrelation.

Die genannten Befunde lassen sich auf zwei Arten erklären. Es wäre möglich, daß die Beziehungen zwischen HLA-Antigenen und Diabetes rein zufällig sind, obwohl statistisch einwandfrei gesichert. Sie hätten demnach mit der Entstehung eines jugendlichen Diabetes vom Typ I nichts zu tun. Oder aber die Erbanlagen für die Empfänglichkeit bei der Entstehung der Krankheit sind auf dem Chromosom Nr. 6 lokalisiert, und zwar auf dem kurzen Arm. Umgekehrt könnte natürlich an diesem »Locus« auch eine Resistenz verankert sein.

Schließlich ergaben intensive Studien noch Unterschiede zwischen den HLA-DR 3- und HLA-DR 4-Patienten. Danach leiden die HLA-DR 3-Träger besonders unter Autoimmunerkrankungen, z.B. durch Inselzellantikörper-Resistenz. HLA-DR 4-Patienten sind dagegen familiär besonders belastet und erkranken sehr frühzeitig. Der Erkrankungsgipfel liegt bei ihnen zwischen Oktober und Dezember. Ganz besonders erkranken Patienten, die beide Antigene HLA-DR 3 und DR 4 aufweisen.

Ob Schwester Magdalena HLA-DR 3- oder DR 4-Antigene trägt, wurde bisher noch nicht untersucht. Wir sind hier sicher erst am Anfang eines Weges. Wird er erfolgreich weiter verfolgt, so wäre eines Tages eine Serienuntersuchung auf HLA-Antigene denkbar. Es ließen sich dann all jene Menschen ermitteln, die ein besonders hohes Risiko tragen, am Diabetes vom Typ I zu erkranken. Solche Untersuchungen müßten natürlich im Kindesalter vorgenommen werden.

Erste Verdachtsmomente

Wie wird heute Diabetes diagnostiziert, und in welche Stadien läßt sich die Krankheit einteilen?

Im Fall von Schwester Magdalena fanden sich in ihrer Vorgeschichte – der Anamnese –, die sie den Ärzten berichtete, erste Hinweise auf die Erkrankung. Vor allem der starke Durst, der andauernde Drang, Wasser zu lassen, dazu Abgeschlagenheit, Schmerzen und fortschreitende Gewichtsabnahme. Bei solchen Symptomen wird jeder Arzt zunächst einmal mit einem Teststreifen den Urinzucker bestimmen, jedoch auf keinen Fall aus einem Sammelurin. Denn im Laufe eines Tages können auch im Urin große

Schwankungen in der Zuckerausscheidung auftreten. Dadurch könnte ein negatives Ergebnis vorgetäuscht werden.

Ausschlaggebend für die Sicherung der Diagnose Diabetes aber sind mehrere Bestimmungen des Blutzuckerspiegels. Für diesen Zweck wird aus der Fingerbeere oder dem Ohrläppchen nach einer Mahlzeit – die noch immer in lateinische oder griechische Wortgebilde verliebten Mediziner sagen »postprandial« – Blut entnommen und untersucht. Ergeben mehrere Untersuchungen Werte von mehr als 180 Milligramm/Prozent Blutzucker, ist die Diagnose gesichert.

Von den Methoden, die im Laufe der Jahre entwickelt wurden, sollten nicht mehr benutzt werden: chemische Teststreifen, die Uraltmethoden nach Hagedorn/Jensen, Fehling oder Crecelius/Seifert. Zuverlässig sind die Proben, bei denen die Enzyme Hexokinase oder Peroxydase gemessen werden. Die Teststreifen ergeben nur dann exakte Werte, wenn sie mit Reflektometern wie dem Reflotest-System oder Eyetone-Reflektometer bestimmt werden. Weiter ist natürlich für die Patientenüberwachung das Rapignost-Testsystem sehr gut geeignet.

Liegen die Werte zwischen 130 und 180 Milligramm/Prozent, dann muß eine Glukosebelastung vorgenommen werden. Glukose ist im übrigen nichts anderes als der uns allen bekannte Traubenzucker, chemisch gesehen ein Monosaccharid. Der Glukosetoleranztest kann die Situation klären. Allerdings sind sich die Ärzte keineswegs einig über die Traubenzuckermenge, mit der ein Glukosetoleranztest vorgenommen werden soll.

Lange Zeit galten 100 Gramm Traubenzucker, in Wasser gelöst und getrunken, als die richtige Dosis. Englischen Ärzten erschien dies zu hoch, deshalb schlugen sie 50 Gramm vor. Darauf entschied sich das Diabetes-Experten-Komitee der WHO, in dem die Angloamerikaner die Mehrheit bilden, für einen typischen Kompromiß, sie halten 75 Gramm Traubenzucker für die richtige Dosis.

Doch mit 75 Gramm Glukose, also Traubenzucker, gibt es noch größere Schwankungen in den Befunden. Deshalb wollen die deutschen Diabetologen wohl die bewährte 100-Gramm-Dosis beibehalten. Liegt der Blutzuckerwert im Kapillarblut zwei Stunden nach der Einnahme noch über 140 Milligramm/Prozent, dann ist das nach den WHO-Richtlinien eine »impaired glucose tolerance« oder eine »gestörte Glukosetoleranz«. In Deutschland heißt diese Form »subklinischer« oder »Protodiabetes«. Doch stets müssen mehrere Paralleluntersuchungen gemacht werden. Die Diagnose darf sich nie auf eine Probe allein stützen.

Mit der Diagnose beginnt die Therapie

Die Diagnose Diabetes mellitus hat für den Patienten schwerwiegende Konsequenzen. Die allerwichtigste: Er muß einen Arzt finden, zu dem er volles Vertrauen besitzt und mit dem er eng zusammenarbeiten kann. Bei älteren Jugendlichen und Erwachsenen sollte das eigentlich keine Schwierigkeiten bereiten. Leider ist diese Grundbedingung einer erfolgreichen Therapie oft nicht gegeben.

Warum? Da ein Diabetes nicht geheilt werden kann, muß das oberste Ziel sein: den Stoffwechsel so optimal wie möglich einzustellen. Beim Typ I durch Ernährung und Behandlung mit Insulin, beim Typ II mit Insulin oder oralen Antidiabetika. Aber stets sollen die Blutzuckerschwankungen so gering wie nur möglich gehalten werden. Von der optimalen Blutzuckerkurve wird das spätere Schicksal des Patienten entscheidend bestimmt.

Natürlich kann man keinem Patienten innerhalb von 24 Stunden 8640 Blutproben entnehmen, damit ein wirklich exakter Verlauf der Blutzuckerkurve nachgezeichnet werden kann. Das ist nur möglich mit dem künstlichen Pankreas. Von einer hochempfindlichen Membran, die in der Vene liegt, werden laufend die Meßwerte eingegeben. Leider sind die neuesten Geräte noch immer so groß wie ein

Fernsehapparat. Deshalb können sie nur in der Klinik genau überwacht und der Therapieplan entsprechend der Schwankungen ihrer Blutzuckerkurve aufgestellt werden.

Früher wußten auch die Fachleute nicht, wie stark die Ausschläge der Blutzuckerwerte sind. Je niedriger sie dank einer optimalen Therapie gehalten werden, sei es nur mit Diät, mit Diät und Insulin oder mit Diät und oralen Antidiabetika, desto besser wird Spätschäden vorgebeugt. Dabei ist darauf zu achten, daß die Blutzuckerwerte 160–180 Milligramm/Prozent nie überschreiten und daß kein Zucker im Urin ausgeschieden wird.

Diese strengen Forderungen machen nochmals deutlich, wie wichtig die Kontrolle durch den Patienten selbst ist. Ja, es ist für den Arzt unmöglich, einen Diabetiker ohne diese Selbstkontrolle sinnvoll zu führen. Von Anfang an wurden daher alle Bemühungen darauf gerichtet, Verfahren auszuarbeiten, die der Patient zu Hause anwenden kann und die zugleich einigermaßen zu handhaben sind. Drei Methoden haben sich bewährt: Clinitest von der amerikanischen Firma Ames, Diabur 5000 von Boehringer in Mannheim und Gluko-Merckognost.

Mit dem Diabur-5000-Test kann der Patient sogar im Harnstrahl die Zuckerkonzentration messen, er muß den Urin nicht erst in ein Gefäß geben.

Clinitest hat leider einen Nachteil, weil er nach dem Genuß hoher Vitamin-C-Mengen falsch-positive Resultate anzeigt, ebenso nach Aspirin oder Antibiotika wie Tetracyclin. Im Prinzip gleichartig ist der Test auf Ketonkörper als Zeichen der Stoffwechselentgleisung, also Keltur-Test, Ketostix und Keto-Merckognost. Ketonkörper sind organische Verbindungen mit einer oder mehreren CO-Gruppen, die an Kohlenwasserstoffreste gebunden werden.

Ein Tropfen Blut genügt

Die Harnzuckerkontrolle liefert zwar einen Hinweis, doch kann auf die Kontrolle des Blutzuckers nicht verzichtet werden. Natürlich mag der Patient sie nicht; doch der Stich für den Tropfen Blut ist nicht zu umgehen. Mit Autoclix oder Autolet stehen ihm heute Hilfsmittel zur Verfügung, die diesen Einstich fast schmerzlos machen. Mit diesem einen Tropfen Blut kommen die Teststreifen völlig aus, ob es sich nun um Haemo-Glucotest, Dextrostix oder Haemo-Glucotest 20–800 handelt. Dextrose ist wie Glucose ein Traubenzucker, der in fast allen Früchten vorkommt.

Soll es genauer sein, müßten die Reflektometer herangezogen werden. Es gibt von diesen Apparaturen inzwischen mehrere Typen: Reflonal, Glucomat A und B, Glucometer, Glucocheck und Sanoquell. Die Reflektometer, die der einfachen Messung mit dem Teststreifen überlegen sind, sind allerdings nicht ganz billig.

Natürlich kann der Patient den Blutstropfen auch in einer Glaskapillare aufziehen, die Proben von mehreren Tagen sammeln und dann im Labor seines Hausarztes testen lassen. Damit kann er sich aber natürlich nicht laufend selbst überwachen und seine Lebensweise bzw. Behandlung einstellen.

Weder dem Patienten noch dem Arzt nützen Kontrollen, die nicht ständig und exakt protokolliert werden. Nur dann können auch die therapeutischen Konsequenzen aus der Urin- und Blutzuckerkontrolle gezogen werden: Veränderungen der Diät, der Insulin- oder Tablettendosis, oft auch nur Verschiebungen der Mahlzeiten oder der Behandlungszeiten im Laufe des Tages.

Helfer: Mikroprozessoren

Ende 1982 hatte die Medizinisch-Pharmazeutische Studiengesellschaft, eine Vereinigung der großen Pharmahersteller, nach Tutzing am Starnberger See gebeten, um dort mit Diabetologen und Journalisten über die neuesten Meßmethoden zu diskutieren. Es ergaben sich einige hoffnungsvolle Aspekte, wie ein Test noch einfacher und exakter ausgeführt werden kann. In einem Gerät, das mit Mikroprozessoren ausgestattet ist, läßt sich der Teststreifen »Reflocheck« ablesen; seine Werte werden auch gleich noch ausgedruckt, damit also protokolliert. Dieses Gerät ist von einer der großen pharmazeutischen Firmen der Bundesrepublik Deutschland, von Boehringer Mannhein, entwickelt worden.

Für welche Kontrolle man sich entscheidet hängt von den Kosten ab. Etwa 20 Pfennig kostet heute eine Kontrolle des Zuckers im Harn. Um den Zucker im Blut kontrollieren zu können, muß DM 1,50 aufgewendet werden. Setzt man die Krankenhauskosten für einen Tag mit DM 250 ein, könnte ein Diabetiker seinen Harnzucker für dasselbe Geld 625 Tage selbst überwachen, das sind zwei Tests täglich, insgesamt 1250 Teste. Oder er kann an 52 Tagen 156 Blutzuckerbestimmungen machen, drei Teste täglich gerechnet.

Allein diese Zahlen demonstrieren, daß die häusliche Selbstüberwachung durch den Zuckerkranken zweckmäßiger und billiger ist, als wenn derselbe Patient immer wieder ins Krankenhaus muß, um sein Blutzuckerprofil bestimmen zu lassen. Dieses erfordert dann auch wieder neue Behandlungspläne.

Die Therapie, dies muß noch einmal gesagt werden, besteht eben aus den Elementen Diät, Insulin beim Typ I und Tabletten beim Typ II. Kombinationen oder Übergänge können jederzeit und bei jedem Patienten notwendig werden.

Älter als die Pyramiden

Diese relativ einfachen Entscheidungen, »was bei wem?«, sind nicht alt. Bereits vor mehr als zwei Jahrtausenden, im Jahr 33 v. Chr., hat der griechische Arzt Aretäus in Kappadozien den Diabetes folgendermaßen beschrieben: »Die Kranken haben einen unlöschbaren Durst, aber sie lassen mehr Urin, als sie trinken. Denn Fleisch und Bein schmelzen im Urin zusammen. Die Abzehrung nimmt überhand, und nach einem elenden, schmerzvollen Leben folgt bald der Tod.«

1862 fand der deutsche Archäologe Ebers in einem Grab bei Theben einen Papyrus aus dem Jahre 1550 v. Chr., der ebenfalls über den Diabetes berichtet. Die Krankheit ist gewiß älter als die Pyramiden.

Schon im Sanskrit finden sich die Hasteimeha, »die riesige Harnflut wie bei einem Elefanten«, und die Madhumeha, »der Honigharn«.

Die ersten »süßen Spuren«

Die Ärzte wußten schon seit Jahrtausenden von der Zukkerkrankheit. Doch solange sie die Ursachen nicht kannten, war jede Hoffnung auf erfolgreiche Therapie illusorisch. Das änderte sich im vergangenen Jahrhundert. Forscher in Berlin und Straßburg fanden die »süße Spur«: In Berlin entdeckte der 22jährige Medizinstudent Paul Langerhans in der Bauchspeicheldrüse, dem Pankreas, inselförmige Zellhaufen. Bald darauf machte der Berliner Internist Friedrich Theodor Frerichs eine wichtige Feststellung. Er fand bei der Obduktion von Diabetikern, daß die Inselzellen bei solchen Patienten häufig fehlten.

In Straßburg wurden die Berliner Erkenntnisse 1889 durch Joseph Freiherr von Mering und Oskar Minkowski in Tierexperimenten bestätigt: Wenn Hunden die Bauchspeicheldrüse entfernt wurde, erkrankten sie an Diabetes – die meisten starben.

Von nun an bemühten sich die Forscher, Diabetes durch Übertragung von Pankreasstückchen oder mit Pankreas-Extrakten rückgängig zu machen. Den Stoff, der das bewirkt und den um diese Zeit noch niemand gesehen hatte, nannte Jean de Meyer in Brüssel im Jahre 1909 hellseherisch »Insulin«.

Ein Schüler Oskar Minkowskis, Georg Ludwig Zuelzer, hat wohl als erster 1890 wirksame Extrakte aus der Bauchspeicheldrüse hergestellt. Er konnte die Wirksamkeit aber nicht messen und daher auch nicht standardisieren. Infolgedessen gab es tödliche Zwischenfälle. Zuelzers Arbeiten mit Hoechst und in Höchst (1910) wurden aus diesem Grund eingestellt. Fortschritt kann nur erzielt werden, wenn neue Methoden zur Verfügung stehen.

Geburtsstunde der Therapie

Damals fehlte eine geeignete und sichere Methode, den Blutzucker zu messen. Durch die Entdeckung der Dänen Hans-Christian Hagedorn und Birger Norman Jensen wurde die Lücke später gefüllt. Erst mit der Hagedorn/Jensen-Methode konnten Frederick G. Banting und Charles H. Best 1921 in Toronto messen, wie hoch der Blutzucker ihrer Hündin Marjorie nach Entfernung der Bauchspeicheldrüse angestiegen war, nämlich auf 430 Milligramm/Prozent, und auch sein Absinken auf 150 Milligramm/Prozent. Und nachdem sie Marjorie den neuen Extrakt aus Inselzellen in der Nacht vom 6. zum 7. August injiziert hatten, sank der Blutzucker auf 150 Milligramm/Prozent – also auf einen fast normalen Wert – ab. Die Geburtsstunde der Insulintherapie des Diabetes hatte geschlagen. Marjorie hatte der Menschheit einen Dienst erwiesen.

In den USA nahm die Eli Lilly Inc. die Insulinproduktion auf. In Deutschland konnte die Hoechst AG, damals noch Farbwerke Hoechst, vormals Meister Lucius und Brüning, 1923 in enger Zusammenarbeit mit Professor Oskar Minkowski und dem Frankfurter Stoffwechselforscher Professor Carl von Noorden Insulin trotz der Notsituation jener Jahre herstellen.

Warum Insulin gespritzt werden muß

Zunächst handelte es sich um unverändertes, normales Insulin. Es mußte drei- bis fünf- oder sechsmal am Tag gespritzt werden, gespritzt deshalb, weil Insulin – wie bereits mehrfach erwähnt – ein Eiweißkörper, ein Peptidhormon, ist. Es wird im Magen und im oberen Dünndarm durch Verdauungsenzyme unwirksam gemacht. Deshalb kann es nicht als Tablette oder Dragee eingenommen werden.

Die Arbeit ging weiter. Man suchte nach länger, verzögert wirkenden Insulinen. Ob Kristallsuspensionen, ob angelagert an Depotstoffe wie das Präparat Surfen oder menschliches Globin (Teil des roten Blutfarbstoffs), immer waren die Forscher von Hoechst im Wettstreit mit den Wissenschaftlern der Welt um Depotinsuline in vorderster Linie.

Anfangs ging es um die Trennung von Rinder- oder Schweineinsulin, denn es hatte sich herausgestellt, daß Insulin von Schweinen, vielleicht weil es dem Humaninsulin chemisch näher verwandt ist, weniger unerwünschte Nebenwirkungen zeigt, beispielsweise Allergien oder Antikörperbildung. So konnten Patienten damals schon vom Rinder- auf Schweineinsulin umgestellt werden. Es folgten Reinigungsverfahren, wie die Gelfiltrationsreinigung und die Ionenaustauscher-Chromatografie.

Insulin wird entschlüsselt

Mittlerweile hatte Frederick Sanger 1955 in Cambridge den chemischen Aufbau des Insulins aufgeklärt. Er ermittelte, daß Insulin aus 51 verschiedenen Aminosäuren aufgebaut ist. Sie sind in zwei Ketten aneinandergereiht, die durch zwei Schwefelbrücken verbunden werden. Damit konnte der Sohn eines Landarztes in Rendcomb erstmals die Konstitution eines Peptidhormons darstellen, eine wissenschaftliche Leistung, für die Sanger 1958, bald nach seiner

Entdeckung, mit dem Chemie-Nobelpreis ausgezeichnet wurde.

Sanger ist übrigens gegenwärtig der einzige, dem zweimal im selben Fach die höchste wissenschaftliche Auszeichnung verliehen wurde. Im Jahre 1980 bekam er ihn nochmals, zusammen mit den Amerikanern Paul Berg und Walter Gilbert für die Erfindung von Methoden, mit deren Hilfe innerhalb von Tagen oder Stunden die Reihenfolge der Kernsäuren in einem Molekül bestimmt werden kann. Chemiker nennen das die Sequenzanalyse der Nukleinsäuren. Ohne Sangers Methoden wüßten wir heute noch nicht, wo und wie in menschlichen Chromosomen die Erbanlage für Insulin angeordnet ist.

Nach Sangers Aufklärung des Insulin-Moleküls bemühten sich andere Forscher, Insulin zu synthetisieren. Zum ersten Mal gelang das 1963 einer Gruppe deutscher Forscher am Institut für Wollforschung der Technischen Hochschule in Aachen unter Professor Helmut Zahn. Sein Verfahren ist zwar hochinteressant, aber kaum praktikabel. Niemand könnte eine Behandlung mit einem Insulin bezahlen, das mit Professor Zahns Verfahren hergestellt ist.

Synthese-Erfolg

Das wäre schon eher möglich mit der Synthese, wie sie Professor Rolf Geiger und seine Arbeitsgruppe in Hoechst vorgeschlagen haben.

Geigers Gruppe hatte ihre Ziele hochgesteckt. Auch sie wollten Insulin synthetisch herstellen. Zunächst befreiten sie Insulin von einer Aminosäure, dem Phenylanilin, denn auch das Phenylanilin war Ursache von Nebenwirkungen, und schufen damit das Des-Phe-Insulin.

Vorläufiger Höhepunkt der Arbeiten von Geiger in Hoechst und seinem Mitarbeiter Obermeier ist die Methode, Schweineinsulin in Humaninsulin zu verwandeln.

Um die Bedeutung dieses Schrittes zu begreifen, muß das

Insulinmolekül noch etwas ausführlicher beschrieben werden. Es besteht aus zwei wie Perlenschnüre aussehenden Ketten, der A-Kette mit 21 und der B-Kette mit 30 Aminosäuren. Beide sind durch Schwefelbrücken miteinander verbunden. Am Ende der B-Kette, gewissermaßen als dreißigste Perle im Schweineinsulin, befindet sich die Aminosäure Alanin, beim Humaninsulin dagegen die Aminosäure Threonin. Durch Enzyme läßt sich das Alanin abspalten und das Threonin anheften.

Menschliches Insulin müßte – so meinten viele Experten – noch weniger Nebenwirkungen als Schweineinsulin verursachen. Während der klinischen Prüfung in den letzten Jahren haben sich solche Hoffnungen nicht ganz erfüllt. Sie treten selbst bei diesem Insulin gelegentlich auf. Deshalb raten erfahrene Diabetologen, Patienten auf keinen Fall auf Humaninsulin umzustellen, die bisher gut auf Rinder- oder Schweineinsulin eingestellt waren. Neu diagnostizierte Diabetespatienten – so die Empfehlung – sollen allerdings von vornherein mit Humaninsulin behandelt werden.

Bakterien als Insulinfabriken

Die Zahl der Zuckerkranken in der Welt steigt ständig. Es wird befürchtet, daß schon Ende dieses Jahrhunderts nicht mehr genügend Insulin aus tierischen Bauchspeicheldrüsen zur Verfügung stehen wird. Um dem Mangel vorzubeugen, suchen Forscher in den USA und in Europa nach anderen Möglichkeiten der Insulinherstellung.

Der biosynthetische Weg hat bereits zum Erfolg geführt. Wie im Bakterienkapitel ausgeführt, besitzt Hoechst seit dem Sommer 1984 ausreichende Kapazitäten, um Insulin auf gentechnischem Weg herzustellen. Die klinische Prüfung ist derzeit im Gange. Das Neue und Billigere verdrängt, wie stets, das Ältere, vor allem, wenn dessen Herstellung umständlich und teuer ist. Und das gilt ja leider für die »klassische« Insulinherstellung in ganz besonderem Maße.

Insulin wird vom Typ I des Diabetikers benötigt. Diabetiker vom Typ II brauchen dieses Insulin nicht, ihnen helfen Tabletten. Eine davon ist das Glibenclamid. Fast zwei Jahrzehnte hat es gedauert, bis Kliniker und Biochemiker erkannten, was in diesem oralen Antidiabetikum der zweiten Generation steckt. Seine Vorgeschichte ist fast so alt wie die des Insulins oder – wenn man will – älter, denn schon 1918 hatte der japanische Biochemiker H. C. Watanabe entdeckt, daß man mit einer relativ einfach gebauten chemischen Substanz, dem Guanidin, den Blutzuckerpegel senken kann. Das galt auch für die Präparate, die in den zwanziger Jahren in Hoechst synthetisiert wurden.

Toxikologen schüttelten immer wieder bedauernd die Köpfe, wenn sie ein Präparat prüften, das ihnen die Kollegen von der chemischen Synthese vorgelegt hatten. Zur Diabetes-Therapie war all das nicht verwendbar. Erst die Sulfonamide brachten einen Fortschritt.

Gerhard Domagk hatte 1935 die bakterientötende Wirkung der Sulfonamide entdeckt. Prontosil hieß das erste Präparat einer langen Reihe. Noch während des Krieges fand der französische Kliniker M. Janbon in Montpellier (1942), daß Sulfonamide aber nicht nur bakterielle Infektionen bekämpfen, sondern auch – in diesem Zusammenhang durchaus unerwünscht – den Blutzucker senken.

Auguste Loubatières in Paris konnte in Tierversuchen nachweisen, daß die Sulfonamide die B-Inselzellen der Bauchspeicheldrüse zur Ausschüttung von Insulin veranlassen. Er stellte bereits fest, daß Sulfonamide bei Hunden völlig wirkungslos sind, denen man das Pankreas herausgenommen hatte, so daß weder eine Insulinproduktion noch eine Insulinausschüttung mehr möglich war.

Wie so oft in der Wissenschaft blieben Loubatières' revolutionierende Entdeckungen jedoch infolge des Krieges zunächst unbekannt. Und Janbon und Loubatières waren sich offenbar über die Tragweite ihrer Befunde nicht im klaren, sonst hätten sie nach Kriegsende versucht, ihnen größere Geltung zu verschaffen.

»D 860« bringt den Erfolg

Die entscheidenden Anstöße kamen schließlich aus Berlin, Mannheim und Frankfurt:

– aus Berlin, weil dort Professor Franke und sein Mitarbeiter Dr. Fuchs 1955 einem neuen Sulfonamid zur Bekämpfung von Infektionen attestieren konnten, es sei wirksamer als Blutzuckersenker denn als Bakterienkiller;

– das war das Präparat »BZ 55« von Boehringer in Mannheim;

– aus Frankfurt-Höchst, weil Professor Gustav Ehrhart, Leiter der Pharmaforschung von Hoechst, und seine Mitarbeiter frühzeitig die Eigenschaften eines in Prüfung befindlichen Präparats erkannten; es hieß »D 860«. Sein entscheidender Vorteil ist, daß es als Sulfonylharnstoff Bakterien überhaupt nicht mehr beeinflußt, aber den Blutzucker ganz beträchtlich senkt.

Mit der Entdeckung dieser beiden Substanzen, gleichzeitig und unabhängig voneinander, schlug die Geburtsstunde der Therapie des Altersdiabetes mit Tabletten. Es war einer der großen Augenblicke in der pharmazeutischen Forschung, als auf der 21. Tagung der Deutschen Gesellschaft für Pharmakologie am 5. September 1955 in Graz über die Eigenschaften von »BZ 55« und »D 860« berichtet und die Einführung beider Präparate bekanntgegeben wurde.

Das nächste und vorerst letzte Kapitel dieser Story wurde dann wieder in Hoechst geschrieben. Dort gelang es 1964, eine »Glibenclamid« genannte Verbindung zu synthetisieren.

Mehr als 10000 Substanzen sind bisher in den Laboratorien der Welt hergestellt worden im Bemühen um eine optimale Behandlung Zuckerkranker, die kein Insulin brauchen.

Mit Glibenclamid ist einer der großen Fortschritte in der Behandlung dieser Krankheit gemacht worden. Es ist in einer Größenordnung wirksam, wie man sie sonst nur bei Hormonen findet. Denn im Gewebe sind es Picogramme (ein millionstel Gramm), die eine erkrankte Bauchspeicheldrüse veranlassen, Insulin auszuschütten. Nicht ein tausendstel, das wäre ein Milligramm (abgekürzt mg), sondern ein milliardstel Gramm ist die wirksame Dosis.

Es gibt Aspekte der Humangenetik, die für unseren Verstand ebenso unfaßbar sind wie die Vorstellung der Astronomen von Entfernung: So wiegt die Desoxyribonukleinsäure (DNS), die Trägerin der Erbanlagen, in einer menschlichen Zelle sechs millionstel eines millionstel Gramms. Bei einer Erdbevölkerung von fast vier Milliarden wiegt die gesamte DNS, die unser aller Entwicklung bewirkt hat, zusammen nicht mehr als 24 Gramm – und sie hat Platz in einem Fingerhut.

Zurück zu den Antidiabetika: Die Wirkungsweise der beiden Generationen von Antidiabetika ist unterschiedlich: Die oralen Antidiabetika der ersten Generation, wie BZ 55 und D 860 (Invenol, Rastinon), bewegen die Inselzellen des Pankreas zu einer raschen, kurz dauernden Insulinabgabe ins Blut.

Die Dynamik des Glibenclamid verläuft dagegen anders: Seine Wirkung setzt später ein, hält dafür aber lange an, so als habe es Blutzuckersensoren, denn es wirkt bei höherem Blutzucker intensiver und länger. Damit hilft Glibenclamid den normalen Verlauf der Blutzuckerkurve Tag und Nacht aufrechtzuerhalten. Und noch mehr: Auch Patienten, die auf Rastinon oder andere Sulfonylharnstoffe nicht mehr reagieren – man sagt: sie sind »in eine Sekretionsstarre verfallen« – können in rund 40 Prozent der Fälle mit Glibenclamid wieder eingestellt werden und brauchen keine Insulinspritzen. Es hat keinen Sinn, bei Rastinon-Unwirksamkeit einen anderen Sulfonylharnstoff zu verordnen, ausgenommen Glibenclamid. Damit ist aber doch einer, wenn auch kleinen Anzahl solcher Patienten zu helfen.

Ohne Rezeptoren keine Wirkung

Ein weiterer Effekt des Präparats von ausschlaggebender Bedeutung betrifft die Insulinrezeptoren. Auf jeder Zelle befinden sich solche »Empfänger«, mit deren Hilfe Insulin erst seine Wirkung entfaltet. Ohne Rezeptor hieße es für das Insulin »Fehlanzeige«.

Glibenclamid besitzt nun zwei Eigenschaften, die es gegenüber allen Sulfonylharnstoffen der ersten Generation auszeichnet. Es erhöht nicht nur die Aufnahmebereitschaft, die Affinität, der vorhandenen Rezeptoren, sondern es steigert auch die Anzahl der Insulinrezeptoren auf der einzelnen Zelle. Damit wird die Bindungsfähigkeit für das Insulin normalisiert, der Organismus braucht weniger Insulin, weil es besser verwertet wird.

Vorher wurde unter Umständen genügend Insulin ausgeschüttet, das aber mangels Rezeptoren oder deren Unfähigkeit, das Hormon zu binden, nicht voll genutzt wurde. Viele alte Patienten können heute mit Glibenclamid behandelt werden und müssen nicht auf Insulin umsteigen, solange ihr Pankreas noch Insulin produziert. Es muß nur dazu angeregt werden.

Damit sind die maßgeblichen Behandlungsmöglichkeiten der Diabetesformen geschildert. Beim Typ I, dem Diabetes der Kinder und Jugendlichen, ist Insulin lebensnotwendig. Mit den heutigen Insulinen vom Rind, vom Schwein, aus Bakterien, die als sofort und kurz wirkend oder als verzögert und über längere Zeit wirkend gegeben werden, läßt sich der Zustand des Kranken normalisieren, wenn er sich an eine geregelte Ernährung hält und durch körperliche Betätigung, am besten Sport jeglicher Art, eine gleichmäßige Durchblutung aller Muskeln und Organe erreicht.

Manchmal genügt Abnehmen

Der Typ II, in erster Linie alters-, aber auch gewichtsbedingt, kann meist mit Tabletten reguliert werden. Als erste Maßnahme genügt aber bereits in vielen Fällen eine Gewichtsabnahme von wenigen Kilogramm.

Reicht das nicht aus und bringen auch orale Antidiabetika keine Lösung, muß der Altersdiabetiker mit Insulin behandelt werden. Früher wurde von amerikanischen Diabetologen behauptet, die Behandlung mit oralen Antidiabetika fördere die Arteriosklerose und könne die gefürchteten Spätfolgen nicht verhindern. Dies ist mittlerweile widerlegt. Wie aber steht es nun wirklich mit den Spätschäden? Die Symptome der Spätschäden können reichen von Kapillarveränderungen am Auge bis im schlimmsten Fall zur Erblindung, über Kapillarveränderungen an der Niere, Nervenschäden bis zu ganz besonders schweren Formen der Arteriosklerose. Unter Umständen werden selbst große Schlagadern verschlossen. Infolgedessen drohen ganze Gliedmaßen abzusterben, sie müssen amputiert werden.

Auch hier ist die entscheidende Prophylaxe, die »Kreuzfahrten« der Blutzuckerkurve zu verhindern, also die Schwankungen der Blutzuckerwerte zu stoppen.

Genau diese Erkenntnis bildet den entscheidenden Anstoß für alle Entwicklungsarbeiten am »künstlichen Pankreas« und an der etwas kleineren Lösung, den Insulinpumpen.

Fernziel einer solchen Entwicklung wäre ein Gerät, das laufend den Blutzuckerspiegel mißt, die Werte an einen Computer gibt, der den Insulinbedarf errechnet und seinerseits der Insulinpumpe Order gibt, die jeweils benötigte Menge abzugeben. Das ideale Gerät sollte so klein wie ein Herzschrittmacher sein.

Hoffnung durch Geräte

Niemand kann sagen, wann es diese Geräte geben wird. Von einigen Firmen wird bereits eine Apparatur, die wie eine Kombination aus Bauchspeicheldrüse und Computer arbeitet, angeboten. Sie ist aber noch so groß wie ein Fernsehgerät. Sie wird in der Klinik benutzt, um den Patienten im Koma sanft aus seinem Zustand zu holen. Eine andere wichtige Aufgabe erfüllt sie bei Diabetikerinnen im Kreißsaal. Ohne das Gerät läuft das Neugeborene nämlich Gefahr, einer Unterzuckerung oder Hypoglykämie zu erliegen, weil die Mutter mit den Wehen, dieser äußerst anstrengenden Muskelarbeit, zuviel Glukose verbraucht.. Schließlich wird die künstliche Betazelle gebraucht, wenn Diabetiker Operationen durchmachen müssen, und sie ist lebensrettend für Patienten, denen die Bauchspeicheldrüse z.B. wegen eines Pankreaskrebses entfernt werden muß.

Leider ist das Gerät so groß, daß es nur in der Klinik benutzt werden kann. Seine Clark-Elektrode mit ihrer Membran und die Platin-Silber-Elektrode sind noch zu anfällig für dauernde Benutzung. Überdies werden die Membranen durch die Blutkörperchen und Blutplättchen verklebt. Nach etwa 500 Stunden sind sie unbrauchbar. Hier liegt gegenwärtig auch der kritische Punkt für Insulinpumpen, die außerhalb des Körpers oder implantiert getragen werden können.

Weitere Entwicklungen nötig

Schwester Magdalena war eine der ersten Patienten überhaupt, der eine Pumpe eingepflanzt wurde. Vorher mußte natürlich das Tagesprofil der Blutzuckerwerte bestimmt werden. Nur so kann die Basisdosis, etwa eine Einheit Insulin pro Stunde, dem tatsächlichen Bedarf angenähert werden. Mit einer solchen Pumpe, die das Insulin entweder in die freie Bauchhöhle oder in eine Vene abgibt, können auch ohne laufende Blutzuckerbestimmung die Spitzen nach oben und unten kleiner gehalten werden.

Die Schwester spricht von »dem Wunder, das ihr geschehen sei«. In der Zeit, während der sie durch die Insulinpumpe versorgt wurde, verspürte sie keinerlei Beschwerden. Ihre Erfahrungen hatten die Ergebnisse von Tierversuchen bestätigt. Durch optimale Insulineinstellung, die einer Normalisierung des Stoffwechsels entspricht, können sich bereits aufgetretene Diabetes-Spätschäden in Tierversuchen vollkommen zurückbilden, in erster Linie Arteriosklerose und Schmerzen nervöser Art.

Ein wesentliches Problem der tragbaren, implantierbaren Insulinpumpe, nämlich die Stabilität des Insulins, konnte durch die Forschungsarbeiten der Hoechst-Biochemiker gelöst werden.

Wenn Inselzellen verpflanzt werden

Die natürlichste Methode wäre zweifellos die Transplantation von Inselgewebe aus der Bauchspeicheldrüse. Und tatsächlich sind bisher etwa 100 Bauchspeicheldrüsen von Mensch zu Mensch überpflanzt worden, aber keine wurde vom Empfänger für immer akzeptiert: Das Organ wurde entweder abgestoßen oder mußte wegen Eiterungen oder Fistelbildung entfernt werden.

Die nächste Überlegung der Wissenschaftler war: Wenn schon nicht das ganze Pankreas, vielleicht ließen sich Teile übertragen, so daß der Spender, Blutsverwandter oder nicht, noch genügend produzierendes Gewebe behält. Entsprechende Versuche brachten aber auch keine besseren Resultate.

Ein weiterer Schritt konzentrierte sich darauf, Inselzellen aus ihrem Gewebeverband zu isolieren. Mit Hilfe des Enzyms Kollagenase ist das möglich. Werden die isolierten Inselzellen in die Pfortader der Leber verpflanzt, normalisieren sich Zucker- und Fettstoffwechsel. Dieses Ergebnis war deshalb so aufregend, ließen sich doch bei Tieren Spätschäden am Auge verhindern. Andere Schäden – etwa frühe Kapillarveränderungen am Auge – bildeten sich genauso zurück wie an den Nieren. Zu Nervenschäden kam es nicht – oder sie gingen ebenfalls zurück.

Ermutigt durch die Tierversuche, wurden isolierte Inselzellen auch auf Menschen übertragen. In zwei Fällen hatten französische Ärzte, Ph. Chastan und seine Gruppe, Erfolg: Nach der Transplantation brauchten die Patienten kein Insulin mehr. Allerdings mußten die Empfänger 100 000 Inselzellen bekommen, sonst reichte das produzierte Insulin nicht aus.

Ein besonderer Fall ist die sogenannte Auto-Transplantation. Pankreasentzündungen verursachen große Schmerzen. Als letzter Ausweg bleibt manchmal nur die Entfernung des Organs. Da jedoch das Inselgewebe solcher Drüsen oft noch intakt ist, werden die Inseln zunächst isoliert und dann, nachdem die Bauchspeicheldrüse entfernt wurde, dem Patienten wieder eingepflanzt. Als körpereigene Zellen wirken sie nicht antigen, bilden also keine Antikörper und rufen deshalb keine Abstoßungsreaktion hervor. Sie erfüllen erneut ihre Aufgabe, Insulin zu produzieren.

Wie wird es im Jahr 2000 sein?

Im Jahre 1976 hielt Professor Levine – einer der großen Diabetologen – die Schlußansprache auf dem 9. Internationalen Diabetes-Kongreß in Neu-Delhi. Levine wagte eine Vorschau auf Ergebnisse des Weltdiabeteskongresses im Jahr 2000:

»Das furiose Wettrennen zwischen der Inseltransplantation und der erfolgreichen Verkleinerung der mechanoelektronischen künstlichen Betazelle würde, wie es scheint, vom biologischen System gewonnen. Das elektronische System behält zwar seinen Platz für physiologische Studien und für die akute Notfallsituation. Trotz der großartigen Fortschritte bei der Verkleinerung dieser Systeme hat die natürliche Betazelle jedoch einen unaufholbaren Vorsprung erzielt, als das allgemeine Problem der Gewebsabstoßung schon vor 15 Jahren gelöst worden ist.«

Levine hat damals prophezeit, 1985 würden die immunologischen Barrieren der Transplantationen wohl überwunden sein. Heute, 1984, scheint diese Prophetie verfrüht. Doch im Interesse der Patienten allerdings könnte das Problem nicht früh genug gelöst werden.

Herrscher im Haushalt des Lebens

Botenstoffe des Organismus

Hormone steuern unser Leben. Ein Zuviel oder ein Zuwenig dieser in geringen Mengen wirkenden Botenstoffe kann über Leben und Tod entscheiden. Ein Beispiel für das Zuwenig war im vorherigen Kapitel anhand des Hormons Insulin und der Zuckerkrankheit geschildert worden. Ein Beispiel für das Zuviel ist die Basedowsche Erkrankung, im englischen Sprachgebiet als Grave's Disease bezeichnet. Im Kapitel über die Zuckerkrankheit wurde auch dargestellt, daß Hormone im Picobereich wirksam sind. Ein Pico bezeichnet den billionstel Teil einer Menge.

Als Botenstoffe bedürfen die Hormone am Zielort – dem Erfolgsorgan – einen Empfänger, der die Botschaft aufnimmt. Das sind spezifische Strukturen der Zellen des Zielorts, die die Fähigkeit haben, ganz bestimmte stereochemische Eigenschaften des Botenstoffs zu erkennen und das Hormon in einer Art »Schloß-Schlüssel«-Beziehung zu binden.

Ähnliche Vorstellungen hat vor rund 100 Jahren schon Paul Ehrlich mit seiner genialen Seitenkettentheorie entwickelt.

Die spezifischen Strukturen der Zellen sind die Rezeptoren, und Wirkstoff und Rezeptor sind untrennbar aufeinander angewiesen. Wir kommen noch darauf zurück.

Karl Adolf von Basedow (1799–1854) in Merseburg hat die Symptome der Überfunktion der Schilddrüse genauso beschrieben wie sein irischer Kollege Robert James Graves (1797–1853) in Dublin: Die sogenannte Basedow-Trias besteht aus der Vergrößerung der Schilddrüse (der Struma), den vorstehenden, glänzenden Augen (dem Exophtalmus) und dem schnellen Herzrhythmus (der Tachykardie).

Das sind aber nur die Hauptsymptome, zu denen noch viele andere kommen. Alle sind sie bedingt durch eine Überfunktion der Schilddrüse. Die Krankheit ist gar nicht so selten, jedenfalls viel häufiger als beispielsweise die Addison-Krankheit, die durch die Unterfunktion der Nebennieren hervorgerufen wird. Sie trägt auch den Namen Bronzekrankheit; denn die Haut verfärbt sich in zunehmendem Maße bräunlich, der Stoffwechsel ist entscheidend gestört; daraus ergeben sich alle anderen Symptome wie langsamer Herzrhythmus (Bradykardie), niedriger Blutdruck (Hypotonie), Mangel an roten Blutkörperchen (Anämie) und Mangel an weißen Blutkörperchen (Leukopenie). Normalerweise hat der Mensch circa 5000 weiße Blutkörperchen (Leukozyten) pro Kubikmillimeter Blut. Bei Leukopenie (das ist griechisch und heißt Armut) sinkt diese Zahl auf unter 2000 ab.

Der Londoner Arzt Thomas Addison (1793–1860) hatte richtig beobachtet, daß Patienten, die unter der Addison-Krankheit leiden, daran sterben müssen. Erst seit bekannt ist, welche Hormone dem Addison-Kranken fehlen, nämlich die Nebennierenrinden-Hormone, die Kortikosteroide, kann man ihnen helfen. Der Name kommt vom lateinischen Cortex = Rinde und dem Steran, dem chemischen Grundskelett aller Steroide. Helfen wie den Diabetikern, nicht heilen, denn Störungen der Nebennieren lassen sich nur durch Transplantation beheben.

Diese beiden Extreme sollen nur als Beispiel für die Vielfalt von hormonell bedingten Erkrankungen dienen, bevor wir nun einen Streifzug durch das Feld der chemischen Informationsträger und Mediatoren, eben der Hormone, antreten.

Was ist ein Hormon?

Jeder lebende höhere Organismus ist aus Milliarden und Abermilliarden von Zellen aufgebaut, die verschiedene Funktionen zu erfüllen haben. Zellen mit gleicher Funktion sind in bestimmten Funktionseinheiten, Organen, zusammengefaßt, die jeweils spezifische Abläufe von Lebensvorgängen steuern. Die verschiedenen Lebensvorgänge können jedoch nur dann ordnungsgemäß normal ablaufen, wenn die einzelnen Organe miteinander kommunizieren. Sie müssen durch ein Nachrichtensystem verbunden sein, das die räumliche und zeitliche Abstimmung der Funktionen sicherstellt.

Zwei Methoden hat die Evolution für die Kommunikation zwischen den einzelnen Organen »erfunden«: Bei der einen sorgen die Nerven für Übermittlung der Nachricht; bei der anderen werden bestimmte Stoffe von bestimmten Zellen synthetisiert und ausgeschieden, die auf andere Organe einwirken und sie zu einer Funktion anregen. Diese chemischen Substanzen überbringen Informationen an die Zielorgane. Sie wirken als chemische Boten, die die Aktivitäten verschiedener Zellen in einem vielzelligen Organismus aufeinander abstimmen.

Der englische Physiologe Ernest Henry Starling, der bis 1923 an der Universität London lehrte, prägte 1904 für diese »chemical messengers« den Begriff Hormone. Damals wollte er die Wirkung des Sekretins beschreiben, das von der Schleimhaut des Zwölffingerdarms produziert wird und das er gemeinsam mit William Bayliss untersuchte. Nach der heutigen Terminologie wird Sekretin allerdings nicht mehr zu den Hormonen im engeren Sinn gerechnet, die durch die Kriterien der Synthese durch Drüsen und Abgabe in den Organismus charakterisiert werden. Das Sekretin regt die Bauchspeicheldrüse an, Wasser und Bikarbonat zu sezernieren, beeinflußt aber auch die Leberfunktion. Wieweit ein Sekretinmangel an der Entstehung von Zwölffingerdarmgeschwüren (Ulcus duodeni) mitbeteiligt ist, wird heute noch diskutiert. Im positiven Fall ergäben sich daraus Folgerungen für die Therapie. Griechisch hormao heißt: ich rege an, treibe an. Davon leitet sich also der Begriff Hormon ab.

Starling hat mit seiner Konzeption die Grundlage für die moderne Lehre von der inneren Sekretion, der Endokrinologie, geschaffen. Sie geht in ihren Anfängen sicher in die erste Hälfte des vorigen Jahrhunderts zurück. Damals beschrieb der Physiologe Arnold Adolph Berthold in Göttingen zum ersten Mal die humorale Wirkung verpflanzter Hoden auf Kapaune. Kastrierte Berthold nämlich Hähne, verloren sie alle Zeichen ihrer Männlichkeit. Implantierte er ihnen dann an irgendeiner Stelle des Körpers frisches Hodengewebe, schwoll ihnen der Kamm wieder an, sie begannen zu krähen und benahmen sich wieder wie Hähne.

Selbstversuche mit Geschlechtsdrüsen

Das allgemeine Interesse wurde aber erst geweckt, als Charles Edouard Brown-Séquard 40 Jahre später über seine Selbstversuche berichtete. Der 73jährige Wissenschaftler war eine anerkannte Koryphäe. Mitglied der »Académie Française«; geboren 1817 in der Karibik als Sohn eines amerikanischen Schiffsoffiziers und einer französischen Mutter, war er auf dem Umweg über London nach Paris gekommen und hatte dort mit seinen Forschungen, aber auch seinen ärztlichen Erfolgen so großes Ansehen erworben, daß ihn sein Zeitgenosse, der berühmte Louis Pasteur, in einem Brief mit »Lieber großer Meister und Freund« anredete.

Das Aufsehen in der wissenschaftlichen Welt und der Gesellschaft war groß, als er schrieb, seine körperliche und geistige Leistungsfähigkeit sei deutlich gesteigert worden, nachdem er sich selbst Extrakte aus den Geschlechtsdrüsen von Meerschweinchen und Hunden eingespritzt hatte.

Seiner Meinung nach ließe sich das Leben der Menschen durch Extrakte aus Affenhoden verlängern. Ihm haben seine Selbstversuche eine solche Lebensverlängerung jedoch nicht beschert. Denn er starb mit 77 Jahren (1894), ein Jahr vor Louis Pasteur, erreichte damit also nicht sein Ziel, über 100 Jahre alt zu werden. Damit ist Brown-Séquard der Vater der heute so beliebten Frischzellen-Therapie, über deren Wert die Fachleute allerdings geteilter Meinung sind. Nach unserer Ansicht überwiegt das Kontra. Ob vereinzelt beobachtete Erfolge nicht rein psychogener Natur sind, mag dahingestellt bleiben.

Seitdem sind die Kenntnisse von der Beeinflussung der Organfunktionen und des Stoffwechsels durch Hormone ungeheuer gewachsen. Die biochemischen und endokrinologischen Entwicklungen sowie die weitgehende Entschlüsselung der komplizierten Regelkreise in den letzten ein, zwei Jahrzehnten lassen erwarten, daß die schon heute außerordentliche Bedeutung dieser Wirkstoffe für die Medizin in den kommenden Jahrzehnten noch erheblich zunehmen wird. Allein die im Kapitel »Fährtensuche im Krebslabyrinth« aufgeführten Möglichkeiten hormoneller Behandlung gewisser Tumorarten weisen in diese Richtung.

Die biologische Wirkung ist vielfältig

Die Hormone sind, vom Standpunkt ihres chemischen Aufbaus betrachtet, sehr unterschiedliche Stoffe. Sie entziehen sich einer strengen Systematik, da bei der mehr oder minder willkürlichen Einteilung in einzelne Gruppen die Grenzen häufig verschwommen sind.

Zu ihrer Klassifizierung werden unterschiedliche Kriterien herangezogen: Einmal wird der chemische Aufbau zugrunde gelegt; ferner lassen sie sich nach den Organen einteilen, in denen sie synthetisiert werden, eine nicht ganz befriedigende Methode, denn vielfach ist die Bildung einzelner Hormone nicht auf ein bestimmtes Organ beschränkt. Eine weitere Möglichkeit besteht in der biologischen Einteilung nach funktionellen Kriterien. Sie hat die größte Spannweite, erfaßt sie doch alle biologisch wirksamen Hormone, auch die aus dem Tier- und Pflanzenreich. Wendet man die letztgenannte Methode an, ist zwischen fünf Gruppen zu unterscheiden.

Die erste Gruppe sind die Hormone des menschlichen Organismus - mit den Drüsenhormonen wie etwa den Geschlechtshormonen, Gewebshormonen und den Neurohormonen, die für die Verbindung der Nerven und ihrer Zentrale in Gehirn und Rückenmark sorgen.

Als zweites sind die Neurotransmitter zu nennen, sehr kurzlebige Wirkstoffe, die im Gegensatz zur elektrischen Erregungsleitung an den Verbindungsstellen (Synapsen) im Zentralnervensystem und an peripheren Nerven den Nervenreiz auf chemischem Wege weiterleiten; zu ihnen gehören Azethylcholin, Noradrenalin, γ-Amino-Buttersäure (GABA). Auf sie wird im Kapitel »Wenn die Seele leidet« ausführlich eingegangen.

Eine breite, sehr heterogene Stoffgruppe stellen die Parahormone dar. Diese Gruppe umfaßt die chemischen Botenstoffe, die in allen funktionellen Kriterien Hormoncharakter haben. Ihrer Funktion nach sind sie eigentlich Aktivatoren der Diffusion, das heißt, sie fördern den Zellstoffwechsel, indem sie das Eindringen von Substanzen durch die Zellwand erleichtern, wie die Pharmakine, die Prostaglandine und viele andere.

Eine ganz spezifische Wirkung haben bestimmte Stoffe mit Signalcharakter, die verschiedene Individuen derselben Art zueinanderführen. Diese Pheromone genannten Sexuallockstoffe wurden bei Insekten entdeckt und haben bei Schadinsekten zur Entwicklung von biologisch wirkenden Schädlingsbekämpfungsmitteln geführt. Die männlichen Schädlinge werden dabei in Fallen gelockt (»Biotrap«®) und dadurch die Befruchtung der Weibchen verhindert.

Nach neueren Untersuchungen scheint dieses Phänomen

nicht auf Insekten beschränkt zu sein: Das männliche Sexualhormon Androsteron, das unter anderem aus Schweißdrüsen exprimiert wird, scheint eine ähnliche Funktion auszuüben. Damit ausgestatteten Parfums wird nachgesagt, die Anziehungskraft des Mannes auf Frauen merklich zu beeinflussen.

Zur letzten Gruppe nach der biologischen Einteilung gehören die Phytohormone, Wirkstoffe, die in Pflanzen als chemische Boten Wachstum und Differenzierungsvorgänge steuern.

Hoch und nieder in der Welt der Hormone

Nach ihrem chemischen Aufbau differenziert sind vier Gruppen von Hormonen zu unterscheiden:

- von Aminosäuren abgeleitete Hormone
- Peptid- oder Proteohormone
- Steroidhormone und
- von Fettsäure abgeleitete Hormone.

Die niedermolekularen Aminosäure-Derivate sind Substanzen von einem Molekulargewicht zwischen 100 und 200, weitaus höher sind natürlich die Molekulargewichte der Eiweiße, der Nukleinsäuren und der Polysaccharide.

Zu den niedermolekularen Abkömmlingen der Aminosäuren gehören z.B. die sogenannten Katecholamine, die Schilddrüsenhormone u.a. Zu den biologisch wirksamsten Substanzen zählt das Adrenalin (Molekulargewicht: 183,2). Im Blut ist es anscheinend noch nicht einmal in einer Konzentration von 1:1000000000 enthalten. Es wird dort fortgesetzt zerstört und von der Nebenniere nachgeliefert.

Das Noradrenalin (Molekulargewicht: 169,18) ist eng mit dem Adrenalin verwandt. Es wird ebenfalls im Nebennierenmark gebildet, beschleunigt den Pulsschlag und ist auch als Zusatz bei lokalen Betäubungsmitteln verwendbar.

Etwas verallgemeinert kann folgender physiologischer Mechanismus registriert werden: Bei plötzlich aufkommender Angst erhöht sich der Adrenalin-Ausstoß, bei Wutgefühl steigt der Noradrenalin-Spiegel.

Auch die Schilddrüsenhormone Thyroxin und Trijodthyronin sind kleine Moleküle. Das Thyroxin hat ein Molekulargewicht von 776,9, das erst 1952 entdeckte Trijodthyronin ist in der Schilddrüse sehr viel geringer vorhanden, aber vier- bis fünfmal wirksamer. Es verfügt über ein Molekulargewicht von 651. Beide Hormone leiten sich ebenso wie das Noradrenalin und das Adrenalin vom Tyrosin ab, einer Aminosäure, die in fast allen Eiweißstoffen vorkommt. Das Molekulargewicht von Tyrosin beträgt 181,19. Auch für einen Botenstoff (Neurotransmitter) im Nervengewebe, Dopamin, ist Tyrosin die Vorstufe.

Die Zirbeldrüse (Epiphyse), ein kleines Organ an der Gehirnbasis, ist Gegenstand intensiver wissenschaftlicher Forschung, da hinsichtlich ihrer endokrinen Funktion noch manches im dunkeln liegt. Ursprünglich war sie wohl, wie bei vielen Reptilien noch heute erkennbar, ein vollfunktionsfähiges Lichtsinnesorgan.

Die Drüse, die von Descartes als »Sitz der Seele« bezeichnet wurde, produziert zwei sehr nahe verwandte Hormone, das aus der Aminosäure Tryptophan entstehende Serotonin, aus dem durch ein Enzym das zweite Epiphysenhormon, das Melatonin gebildet wird. Die Untersuchungsergebnisse deuten darauf hin, daß die Epiphyse das zentrale Regulationsorgan für die Abstimmung und Synchronisation eines Lebewesens auf den 24-Stunden-Rhythmus der Außenwelt ist.

Die Probleme um diese sogenannte »Circadiane Periodik« sind nicht zuletzt deswegen von allgemeinem Interesse, weil damit auch das medizinisch interessante Phänomen zusammenhängt, daß die Wirkung eines Pharmakons von der Zeit der Einnahme beeinflußt wird.

Frau Professor Franca Caradente, eine bekannte Chronobiologin hat, durch Tierversuche in L'Aquila, Italien, folgendes festgestellt: Für bestimmte experimentelle Krebserkrankungen gibt es besonders empfindliche Tageszeiten, zu denen die Toxizität der Zytostatika größer ist als während anderer Stunden. Wird das Langzeitzytostatikum Adriamycin zu Beginn des Dunkelintervalls (was für Nagetiere der Wach- und Aktivitätsphase entspricht) gegeben, läßt sich die höchste Heilungsrate erzielen; die Überlebenszeit wird auf 60 Tage gesteigert.

Wird jedoch am Anfang des Lichtintervalls mit der Therapie begonnen, also am Ende der Aktivitätsphase der Versuchstiere, dann führt die gleiche Behandlung zu einer signifikanten Verkürzung der Lebenszeit. Sie ist sogar kürzer als die der unbehandelten Tiere! Aus diesen Versuchen muß geschlossen werden, daß der höchste »Heilerfolg« mit dem Zeitpunkt geringster toxischer Wirkung zusammenfällt. Mittlerweile gilt es auch als erwiesen, daß das Serotonin, ein Neurotransmitter von zentraler Bedeutung, in die Regulation des Schlaf-Wachzustandes eingeschaltet ist.

Die Epiphyse wird als die wichtigste Verbindung zwischen der Außenwelt und dem Hormonsystem angesehen und wurde deshalb als ein »Sinnesorgan des humoralen Systems« bezeichnet. Der Leser wird sich erinnern, daß humoral »die Körperflüssigkeiten betreffend« bedeutet.

Peptidhormone bilden die größte Gruppe

Die Peptidhormone sind ebenfalls aus Aminosäuren aufgebaut und stellen die größte Gruppe der Hormone. Wenn sich Verbindungen aus zwei Aminosäuren aufbauen, heißen sie Dipeptide, bei drei Aminosäuren Tripeptide, bei mehr Aminosäuren Polypeptide. Nach dem bedeutenden Chemiker Burkhart Helferich werden Peptide mit zwei bis zehn Aminosäuren als Oligopeptide, solche mit mehr als zehn als Polypeptide bezeichnet.

Bei den Peptidhormonen brauchen wir nur an das Insulin oder das Glukagon zu denken. Das Insulin, ein Eiweißstoff aus 51 Aminosäuren, wird von den Betazellen der

Bauchspeicheldrüse gebildet, das Glukagon aus 29 Aminosäuren in den Alphazellen des Pankreas.

Auf die Hormone der Hypophyse, der Hirnanhangdrüse, ob es sich um das Somatotropin aus dem Vorderlappen oder um das Oxytocin und Vasopressin handelt, und auf die Hypophyse selbst, die lange Zeit als die Chefdrüse des Hormonhaushalts galt, werden wir einige Seiten später eingehen.

Die dritte Gruppe, die Steroid-Hormone, haben einen ganz anderen chemischen Aufbau als die Hormone aus der Hypophyse. Die Biosynthese der Steroid-Hormone nimmt ihren Ausgang vom Cholesterin, dessen chemisches Grundskelett in allen Steroid-Hormonen enthalten ist, z.B. das Aldesteron und das Cortison aus der Nebennierenrinde. Der Name Cholesterin, der etwa soviel wie »fester Gallenbestandteil« bedeutet, wurde 1815 von dem Pariser Chemieprofessor Michel Eugène Chevrul geprägt (chole ist griechisch und heißt Galle). Dieser für die Produktion von Steroid-Hormonen unentbehrliche Stoff nimmt interessanterweise am allgemeinen Stoffwechsel nicht teil, spielt aber eine wichtige Rolle als Hautschutzsubstanz, Nervenisolator usw. Zu den bekanntesten Steroid-Hormonen gehören das männliche Keimdrüsenhormon Testosteron und die Östrogene. Sie liegen in einem Molekularbereich von nahe 300, sind also niedermolekulare Verbindungen.

Die Wirksamkeit liegt im Mikrogramm-Bereich

Ein langer Weg war von den Selbstversuchen Brown-Séquards bis heute zurückzulegen. Wir kennen jetzt rund 50 verschiedene Hormongruppen. Gegen Ende des vorigen Jahrhunderts war bekannt, daß es im Körper Drüsen geben muß, deren Produkte nach außen gelangen, wie die Salzsäure im Magen, Speichel und Talg oder Schweiß. Drüsen, die solche Stoffe produzieren, heißen exokrine Drüsen. Die endokrinen Drüsen dagegen entlassen ihre Hormone in die

Blut- oder Lymphbahnen, durch die sie an ihre »Erfolgsorgane« transportiert werden. Unter »Erfolgsorganen« sind die Organe zu verstehen, an denen die Hormone ihre Wirkung entfalten. So wirken beispielsweise die sogenannten Releasinghormone des Hypothalamus, auf die wir später im Detail eingehen, auf die Hypophyse als Erfolgsorgan. Nur dort sind die entsprechenden Rezeptoren vorhanden, die die Wirkung garantieren.

Die Substanzen sind hochwirksam, so daß die Mengen nur extrem klein zu sein brauchen, das war für die Messung lange Zeit ein erhebliches Problem. Hormone entfalten ihre Wirksamkeit im Milligramm- bis Mikrogramm-Bereich. Zur Erinnerung: Milligramm (mg) ist ein tausendstel Gramm, Mikrogramm (mcg) der tausendste Teil eines Milligramms (Mikrogramm wurde früher Gamma genannt und µ abgekürzt). Deshalb mußten für die Isolierung ungeheure Mengen Ausgangsmaterial gesammelt werden; nach hunderttausend- bis millionenfacher Anreicherung hatten die Forscher schließlich einige Milligramm kristallisierter Reinsubstanz in der Hand.

Als erstem gelang es dem Japaner Jokichi Takamine, aus Extrakten des Nebennierenrindenmarks den Wirkstoff zu isolieren, der den Blutdruck in die Höhe treibt. Im Jahre 1901 fand er das Adrenalin: Ganze vier Gramm erhielt er aus 10 000 Nebennieren von 5000 Ochsen, genug, um die recht einfache chemische Struktur aufzuklären.

Dem Chemiker Friedrich Stolz gelang 1904 die Synthese in den Laboratorien der Farbwerke Hoechst. Damit war zum ersten Mal auf der Welt ein Hormon in der Retorte hergestellt worden.

Bei anderen Hormonen dauerte das länger. Rund 40 Jahre nach den Brown-Séquardschen Selbstversuchen konnte 1931 Adolf Butenandt, Nobelpreisträger für Chemie des Jahres 1939, erstmals eine androgen wirksame Verbindung aufklären – Androgen stammt im übrigen aus dem griechischen Wort andros = der Mann und gen = erzeugen. Butenandt konnte die Verbindung in Kristallform erhalten und ihre Struktur aufklären. Dieses Steroid, Androsteron genannt, war das erste bekannt gewordene männliche Sexualhormon. Es hat ein Molekulargewicht von 290,43, wird in den männlichen Keimdrüsen gebildet und allmählich mit dem Harn ausgeschieden.

Noch größere Schwierigkeiten bereitete das Insulin, wie in den vorhergegangenen Kapiteln geschildert wurde. Von der ersten Herstellung eines reinen, kristallisierten Insulins durch John J. Abel und seine Mitarbeiter im Jahre 1926 bis zur Aufklärung der Struktur dieses Peptidhormons durch Frederic Sanger (zweifacher Nobelpreisträger für Chemie 1958 und 1980) im Jahre 1955, vergingen rund 30 Jahre. Sanger fand, daß es sich um zwei Ketten mit insgesamt 51 Aminosäuren handelt. Erst weitere acht Jahre später, 1963, konnte Professor Helmut Zahn vom Wollforschungsinstitut der Technischen Hochschule in Aachen die Synthese vollenden – es war die erste Synthese eines Peptidhormons überhaupt.

Mitte der fünfziger Jahre wurden die Sexualhormone durch die Gestagene zu einem weltweiten Begriff. Gestagene sind Steroidhormone, die zusammen mit den Östrogenen die »Pille« bilden. Sie gehören auch zur Klasse der Steroidhormone und wirken auf die Gebärmutter. Sie stellen den Uterus ruhig.

Heute hat die moderne Hormonforschung noch viel mehr dazugelernt. Schwangerschaften können nicht nur verhindert, sie können auch ermöglicht werden. Bleibt in der Ehe der gewünschte Kindersegen aus, obwohl bei keinem der Partner Unfruchtbarkeit gefunden werden kann, ist vielfach eine hormonelle Fehlsteuerung die Ursache, eine hypothalamische Amenorrhoe, also ein Ausbleiben der Monatsblutung. Verursacht wird diese Amenorrhoe durch das Fehlen eines bestimmten Hormons, das normalerweise im Hypothalamus gebildet wird.

Wichtigstes Steuerungszentrum im Gehirn: der Hypothalamus

Der Hypothalamus ist – als einzige unter den endokrinen Drüsen – ein Teil des Gehirns und eines der wichtigsten Steuerungszentren des Lebens. Von hier aus werden die vegetativen Funktionen reguliert: Nahrungsaufnahme, Wasseraufnahme, Schlaf, die Temperaturkonstanz bzw. Fieber und andere. Außerdem, und das interessiert hier besonders, steuern vom Hypothalamus sezernierte und für die Hypophyse als »Erfolgsorgan« bestimmte Hormone durch Anregung (Stimulation) oder durch Hemmung (Inhibition) hormonale Funktionen der Hypophyse.

Da einige Hypophysenhormone auf »periphere« innersekretorische Drüsen wirken, z.B. auf Keimdrüsen, erweist sich der Hypothalamus als das übergeordnete Organ in der Hierarchie der Drüsen, als Kommandozentrale für die Hypophyse sozusagen. Die Hypophyse wiegt nicht einmal ein ganzes Gramm und wird anatomisch in einen Vorder- und einen Hinterlappen unterteilt. Lange Zeit galt sie als eigentliche Schaltstelle im hormonalen System, als die Chefdrüse sozusagen. Von ihr erhalten nicht nur die Hormonstellen der Nebennieren, sondern auch die Schilddrüse, Sexualdrüsen und vielleicht auch die Bauchspeicheldrüse ihre Impulse. Daneben produziert die Hypophyse in ihrem Vorderlappen noch das Somatotropin und im Hinterlappen die Hormone Vasopressin und Oxytocin.

Alle Hormone, die aus dem Hypothalamus und der Hypophyse stammen, sind Peptide, Verbindungen aus kettenförmig aneinandergereihten Aminosäuren. Sind solche Ketten aus 100 oder mehr Aminosäuren zusammengesetzt, werden sie nicht mehr als Peptide, sondern als Proteine, Eiweißkörper, angesprochen.

Hormone des Hypothalamus bewirken das Freisetzen bestimmter Hypophysenhormone. Wegen dieses »Freisetzens« oder »Auslösens« werden sie als »Releasing Hormone« bezeichnet (engl. to release = auslösen). Auf Deutsch könnte man sie als »Freisetzungshormone« bezeichnen, international werden sie »Liberine« genannt. Sie steuern die Hypophyse.

Wenn die Regelblutung der Frau durch eine Fehlsteuerung des Hypothalamus ausfällt (es wird dann von einer hypothalamischen Amenorrhoe gesprochen), so ist dies durch das Fehlen des sogenannten Luteinisierungshormons – Releasing Hormons –, abgekürzt LH-RH, verursacht. Bei der gesunden Frau wandert dieser Wirkstoff, der aus zehn Aminosäuren aufgebaut ist, also ein Dekapeptid, vom Hypothalamus zur Hypophyse. Die Hypophyse wird dadurch angeregt, Gonadotropine auszuschütten. Das Wort ist aus den Begriffen Gonaden = Keimdrüsen und der Silbe -trop gebildet, die allgemein eine Richtungsorientierung bedeutet, zusammen also »auf die Keimdrüsen gerichtet«.

Die Gonadotropine erzeugen bei der Frau folgende Wirkungen: Das follikelstimulierende Hormon (FSH) löst das Wachstum des Eibläschens (Follikel) aus, indem die eine Gruppe weiblicher Sexualhormone gebildet wird, nämlich die Östrogene.

Das Luteinisierungshormon (LH) bewirkt im geplatzten Follikel (Eisprung) die Bildung des Gelbkörpers, corpus luteum, in dem die zweite Gruppe der weiblichen Sexualhormone, die Gestagene, gebildet werden.

Wird die nach dem Eisprung freiliegende Eizelle in der Zyklusmitte befruchtet, so nistet sich das befruchtete Ei wenige Tage später in der durch die Geschlechtshormone, die Östrogene und die Gestagene, vorbereitete Schleimhaut der Gebärmutter ein: die Schwangerschaft beginnt.

Bleibt das Ei unbefruchtet, so bildet sich der Gelbkörper zurück, und die Sekretion des Progesterons – dem für den Menschen wichtigsten Gestagen – nimmt ab. Die Uterusschleimhaut regeneriert, und die Menstruationsblutung wird ausgelöst.

Keine Krebsgefahr durch die Pille

Die weiblichen Sexualhormone haben einen weltweiten Bekanntheitsgrad erreicht, weil sie mit der »Pille« die wirksamste Empfängnisverhütung ermöglichen. Die Pille besteht aus Mischungen von Östrogenen und Gestagenen in unterschiedlichen Mengenverhältnissen. Der Gestagengehalt hat eine schon jahrelang anhaltende Diskussion über das Thema ausgelöst, ob die Brustkrebsentstehung der Frau durch diesen Bestandteil gefördert wird oder nicht.

Um so erfreulicher sind die neuesten Feststellungen der als ungewöhnlich streng bekannten amerikanischen Gesundheitsbehörde FDA, nach denen der Vorwurf der erhöhten Brustkrebsgefahr infolge des erhöhten Gestagengehalts durch nichts gerechtfertigt wird.

Die Gonadotropine sind Hormone des Hypophysenvorderlappens und für beide Geschlechter gleich. Erst die Hormone der Keimdrüsen, der Gonaden, bei der Frau die Eierstöcke, beim Mann die Hoden, sind geschlechtsspezifisch. Sie sind für die Prägung des weiblichen oder männlichen Habitus verantwortlich. Gonadotropine aus der Hypophyse sind das Follikel-stimulierende Hormon (FSH), das Luteinisierungshormon (LH) und das Prolactin. Prolactin wiederum ist ein Protein aus 198 Aminosäuren, das die Milchproduktion und Milchausscheidung stimuliert.

Isolierung, Aufklärung der Struktur, Synthese

Kommen wir zurück zum Anfang dieser Kaskade, den im Hypothalamus gebildeten Releasing-Hormonen. Sie sind nur in Minimalmengen vorhanden, doch sie wirken über ein spezielles Gefäßsystem und können deshalb in sehr kleinen Konzentrationen ohne Beeinflussung der übrigen Körperfunktionen allein die Hypophyse regulieren. Die Isolierung war dementsprechend mühsam, und ebenso schwierig war die Aufklärung der chemischen Struktur. Mit Hilfe neuer Analysemethoden gelang das in den siebziger Jahren vor allem durch die Arbeiten von Professor Andrew Schally an der Tulane University in New Orleans/Louisiana, USA.

Damit wurde es möglich, die Releasinghormone synthetisch herzustellen, die bis dahin nur durch Extraktion tierischer Drüsen in kleinsten Mengen gewinnbar waren. Neben anderen Forschungsgruppen gelangen solche Synthesen auch in der Hoechst AG, die seit Jahrzehnten in der Peptidchemie zu den Spitzenunternehmen gehört. Die dort ebenfalls gelungene Synthese des Insulins aus 51 Aminosäuren war eine Pionierleistung von Professor Rudolf Geiger und seinen Mitarbeitern.

Nachdem das natürliche Peptid LH-RH synthetisiert war, konnten auch Molekülvarianten, analoge Verbindungen, hergestellt werden, die zum Teil bemerkenswerte Eigenschaften aufweisen.

Durch Molekülvarianten besser wirksam

Eine charakteristische Eigenschaft der niederen Peptide ist ihre Kurzlebigkeit; sie werden rasch abgebaut, und dieser rasche Abbau gehört zu einem Regulationsprinzip: So stark wirkende Substanzen wie die bereits in minimalen Mengen wirksamen Hormone müssen, wenn sie physiologisch nicht mehr benötigt werden, zum Schutz des Körpers zerstört werden, um nicht schaden zu können.

Die durch Synthese zugänglichen Varianten sind jedoch wesentlich länger wirksam. Eine Molekülvariante aus neun Aminosäuren, ein Nonapeptid (das als Buserelin bekannte Hoechst-Präparat HOE 766), entfaltet eine biologische Wirkung: Buserelin ist widerstandsfähiger gegen die Abbau-Enzyme in Leber und Niere und verbindet sich inniger mit den spezifischen Rezeptoren der Hypophyse. Diese Eigenschaften des Präparats wurden durch Austausch gewisser Molekülgruppen erzielt.

In der Medizin werden Releasinghormone immer breiter

verwendet. Sie dienen zum Beispiel zur Diagnose von Störungen der Schilddrüse und der Keimdrüsen. Das Thyreotropin-Releasing-Hormon (TRH-Relefact®), ein aus drei Aminosäuren bestehendes Peptid, hat seinen gesicherten Platz in der Unterscheidung der Unter- und Überfunktion der Schilddrüse. Mit dem LH-RH läßt sich der Funktionszustand der Hypophyse prüfen.

Die schon erwähnte hypothalamische Amenorrhoe wurde diagnostiziert, indem bei Frauen mit Amenorrhoe die ruhende Hypophyse durch zehntägige Behandlung mit LR-RH aktiviert wurde und als Folge eine Menstruationsblutung auftrat. Die Befunde nach diagnostischer und therapeutischer Anwendung von Luteinisierungshormonen – Releasinghormonen – lassen den Schluß zu, daß dieses Hypothalamus-Hormon bei bestimmten Funktionsstörungen der Sexualentwicklung und Gonadenfunktion ursächlich beteiligt ist.

Medikament gegen Hodenhochstand

Der Kryptorchismus, der kindliche Hodenhochstand, wurde zunächst häufig mit Geschlechtshormonen behandelt; nachdem man erkannt hatte, daß das Herabsteigen des Hodens aus der Bauchhöhle in den Hodensack – der Descensus Testis – von männlichen Sexualhormonen, also Androgen-abhängig ist.

Eine moderne, viel elegantere Methode der Kryptorchismus-Behandlung ist die mit einem LH-RH-Nasenspray. Es hat sich nämlich herausgestellt, daß mit dieser Applikationsform, die durch den synthetischen Wirkstoff möglich wurde, das Hormon über die Nasenschleimhaut resorbiert wird. Aufgrund der höheren biologischen Aktivität des Wirkstoffs ist die therapeutische Dosis wesentlich geringer als die des natürlichen Dekapeptids. Deshalb können die Eltern ihrem Kind den Wirkstoff mit dem Nasenspray schmerzfrei zu Hause applizieren.

Das Kryptokur – synthetisches LH-RH – bewirkt den Abstieg des Hodens durch die Stimulierung gewisser Zellen im Regelkreis Hypothalamus-Hypophyse-Gonaden. Da es sich um eine Nachahmung des normalen Wirkungsmechanismus handelt, wird nur so viel Testosteron ausgeschüttet, wie es dem altersgemäßen Normbereich entspricht und für den Hodenabstieg notwendig ist.

Feedback – Kennzeichen biologischer Regelkreise

Die meisten biologischen Regelkreise verfügen über eine Rückkoppelung, ein Feedback. Dadurch werden zuviel produzierte Wirkstoffe entweder unwirksam gemacht oder das Rückangebot an den Auslöser, in unserem Fall von der Hypophyse zurück an den Hypothalamus, stoppt die Kommandozentrale: Es wird kein LH-RH mehr abgegeben und damit wiederum in der Hypophyse die weitere Produktion des Hormons gestoppt, das die Hoden zur Androgen-Sekretion anregt.

Bei einem großen Teil der mit Kryptokur behandelten Knaben – es leiden immerhin zwei Prozent aller männlichen Kinder im ersten Lebensjahr an Kryptorchismus – wurde ein voller Erfolg erzielt. Die operativen Eingriffe wie früher waren nicht notwendig.

Auch bei der Behandlung der verschiedenen Formen von unterentwickelten Hoden (Hypogonadismus) beim Mann, die vermutlich eine Sekretionsschwäche des Hypothalamus zur Ursache haben, hat sich die ruhende Hypophyse durch mehrfache Behandlung mit LH-RH reaktivieren und eine darauf beruhende Unfruchtbarkeit beseitigen lassen.

Für die Anwendung von LH-RH-Analogen zur Behebung von Fruchtbarkeitsstörungen mußte zunächst eine Reihe von Regulationsmechanismen aufgeklärt werden, die für die sichere klinische Anwendung von Bedeutung ist. Entscheidend ist zum Beispiel die Dosisabhängigkeit. Eine niedrige Dosis von Hoe 766 führt zu einer starken Stimulierung der Gonadenfunktion, der Funktion der Keimdrüsen. Weit erhöhte Dosen beeinflussen aber andere hormonale Systeme nicht; die Substanz ist ausgezeichnet verträglich.

Bei diesen Untersuchungen zeigte sich aber ein anderer überraschender Effekt: Während durch normale physiologische Dosen des Nonapeptids, des Buserelins, die Empfängnisbereitschaft erhöht wird, bewirken weit überhöhte, aber nicht toxische Dosen das Gegenteil. Sie führen zu einer reversiblen Hypophysenhemmung. Der Eisprung, den geringe Dosen hervorrufen, wird mit höheren Dosen verhindert. So wird die Entstehung einer Schwangerschaft blockiert, Fertilität gehemmt. Die Unfruchtbarkeitswirkung ist nach Absetzen des Präparats innerhalb weniger Tage vollständig aufzuheben, also reversibel.

Glieder eines Regelkreises

Hormone sind Glieder biologischer Regelkreise. Sie üben in diesen normalerweise mit höchster Präzision arbeitenden Regelkreisen eine Regulationsfunktion aus. Im Regelkreis der Hormonsekretion fallen dem Hypothalamus und der Hypophyse die zentrale Rolle zu: Die Tätigkeit der Hormondrüsen wird selbst durch Hormone gesteuert, die von der Hypophyse ins Blut abgegeben werden. Die Hypophyse unterliegt ihrerseits der Kontrolle durch die neurosekretorischen Hormone des Hypothalamus – die Evolution hat hier mit unglaublicher Raffinesse das Gleichgewicht lebender Organismen gesteuert.

Im Regelkreis des Lebens sind stets Gegenspieler erforderlich. Bei den Releasing-Hormonen, die, wie schon gesagt, auch Liberine genannt werden, sind die Gegenspieler im Feedback-System die hemmenden Hormone – sie werden Release-Inhibiting-Hormone oder Statine genannt. Im Hypothalamus wird im Feedback zentral nicht nur die Hormonkonzentration im Regelkreis registriert, sondern – und das kennzeichnet die hormonellen Regelkreise als nicht geschlossene Systeme – es werden dort auch Einflüsse des Zentralnervensystems verarbeitet. Im Hypothalamus ist auch das sogenannte Rhythmuszentrum lokalisiert, die »innere Hormon-Uhr«, die für Tag-Nacht-Rhythmus der Sekretion verschiedener Hormone verantwortlich ist.

Rezeptoren verantwortlich für die Spezifität

Wir wissen nun zwar über die Hormonregelkreise Bescheid, aber noch nichts über den direkten Wirkungsmechanismus. Die meisten Hormone wirken auf bestimmte Organe bzw. Gewebe, die als »Erfolgsorgane« bezeichnet werden. Ihre Spezifität ist in den Hormonrezeptoren der Erfolgsorgane begründet. Bekannt sind nicht nur spezifische Insulinrezeptoren in der Plasmamembran der Zielzellen, sondern auch Rezeptoren für Östradiol, für Progesteron, Testosteron, Cortison. Es scheint sich also wirklich um ein allgemeines Prinzip zu handeln.

Die Rezeptoren sind Proteine, die das Hormon binden und damit das wichtigste Glied für den Wirkungsmechanismus der Hormone darstellen. So ist z.B. die insulinbindende Untereinheit des Rezeptors ein Glykoprotein mit einem Molekulargewicht von 135 000 Dalton. Dagegen mutet das Molekulargewicht von Insulin mit 6000 Dalton bescheiden an.

Zwei wesentliche Mechanismen haben sich herauskristallisiert, über die die Hormone wirken. Da ist einmal die Genaktivierung.

Man muß grundsätzlich zwischen den Hormonen unterscheiden, die fettlöslich und die nicht fettlöslich sind: Fettlöslich sind z.B. die Steroidhormone, nicht fettlöslich dagegen die Peptid- oder Proteohormone. Die Fettlöslichkeit entscheidet darüber, ob das Hormon die Zellmembran durchdringen kann oder nicht.

Das fettlösliche Hormon, etwa Östrogen, reagiert mit den an den Zelloberflächen befindlichen Rezeptoren zu einem

Hormon-Rezeptor-Komplex. Dieser Komplex wandert von der Zelloberfläche in den Zellkern. Er reagiert dort mit bestimmten Kernbestandteilen. Durch diese Reaktion wird Desoxyribonukleinsäure (DNA) gebildet.

Dadurch wird die Transskription, also die Umwandlung bestimmter Gene, in Gang gesetzt. Aus dem Transskriptions-Produkt entsteht eine Boten-Ribonukleinsäure, die sogenannte Messenger-RNA (m-RNA). Sie steuert an den Ribonosomen, den »Eiweißfabriken« der Zellen, die Synthese eines Enzym-Proteins. Dieser Wirkungsmechanismus ist kennzeichnend für die Steroidhormone.

Die zweite Botensubstanz

Der zweite Wirkungsmechanismus verläuft folgendermaßen: Das ankommende Hormon wird auf der Zelloberfläche an den Rezeptor der Zellmembran gebunden. Durch diesen Prozeß wird ein an der Innenseite der Membran gelegenes Enzym aktiviert. Es handelt sich um die Adenylat-Cyclase, die dann die Bildung von »cyclischem« Adenosin-Monophosphat veranlaßt. Das cyclische Adenosin-Monophosphat, abgekürzt c-AMP, wirkt in der Zelle als »second messenger« – als zweite Botensubstanz – auf verschiedene Prozesse ein oder beeinflußt Transportsysteme in der Membran. Seine Wirkung ist nur kurz, denn das cyclische Adenosin-Monophosphat wird in der Zelle rasch abgebaut.

Erst in den letzten Jahrzehnten wurde entdeckt, daß die Zelle außer den Hormonen und Enzymen zusätzliche Stoffe braucht, um ihre Aufgaben zu erfüllen. Auch sie sind »Boten«, denn sie geben die Befehle der im Blut befindlichen Boten, der Hormone, in das Innere der Zelle weiter, »second messenger«, wie das eben erwähnte cyclische Adenosin-Monophosphat. Der amerikanische Physiologe Earl Wilbur Sutherland, Nobelpreisträger 1971, hat es entdeckt und als »zweiten Boten« bezeichnet. Das war 1957.

Prostaglandine sind Parahormone

Sieben Jahre später, 1964, wurde festgestellt, daß eine Wechselwirkung zwischen diesen Stoffen mit weiteren Naturstoffen bestand, den Prostaglandinen. Ihre Erforschung ist für die Wissenschaft ungemein reizvoll. Die Forschung auf dem Gebiet der Peptid- und Proteo-Hormone war von außerordentlichen Erfolgen begleitet. Völlig neue Perspektiven haben sich im Zusammenhang mit der Erforschung der Prostaglandine ergeben. Voraussetzung war wie immer beim Betreten von Neuland die Schaffung neuer Methoden, mit denen mehr oder bessere Nachweise geführt werden können.

Die Prostaglandine gehören, wie bereits erwähnt, zur Gruppe der sogenannten Parahormone. Sie werden als Gewebshormone (der Begriff geht auf Feldmann, 1930, zurück) oder als Mediatoren bezeichnet. Selbst wirken sie nicht als Hormone, scheinen aber die Hormonwirkung zu regeln.

Diese biologisch hoch aktiven Stoffe werden nicht in endokrinen Drüsen, sondern in spezialisierten Zellen innerhalb der Gewebe produziert und teils endokrin, über das Blut, teils – und überwiegend – parakin, also durch Diffusion im Zwischengewebe, zu ihren Zielzellen geführt.

Produktion am Wirkort

Charakteristisch für die Hormone ist der Umstand, daß bei ihnen der Ort ihrer Bildung und der Ort ihrer Wirkung weit voneinander entfernt sind.

Anders ist das bei den Parahormonen. Diese werden im Blut sehr rasch inaktiviert, sind also durch Kurzlebigkeit gekennzeichnet: Deshalb ist eine Fernwirkung wie bei den Hormonen die Ausnahme und nur von geringer Bedeutung. Bei ihnen sind Entstehung und Effekt nahe beisammen. In der Regel wirken die Mediatoren am Ort ihrer Entstehung, obwohl prinzipiell ein Transport auf dem Blutweg möglich ist.

Erste Hinweise aus den USA, England und Schweden

Die Prostaglandine sind ungesättigte Fettsäuren und entstehen aus solchen. Sie sind biologisch sehr aktiv, werden in vielen Geweben und Organen gebildet und haben ein ungewöhnlich breites Wirkungsspektrum.

Die ersten Hinweise auf Prostaglandine gehen bis auf den Anfang der dreißiger Jahre zurück. Damals beschäftigten sich der amerikanische Gynäkologe Raphael Kurzrock und der Pharmakologe Charles Lieb mit den Problemen der künstlichen Befruchtung. In ihren Untersuchungen brachten sie männliche Samenflüssigkeit mit dem Muskelgewebe aus der Gebärmutter zusammen. Dabei traten sowohl Kontraktionen als auch völlige Entspannung des Gewebes auf. Ähnliche Phänomene beobachteten unabhängig voneinander Maurice Goldblatt in England und Ulf Svante von Euler (Sohn des Chemienobelpreisträgers von 1929, Hans von Euler-Chelpin) in Stockholm etwa zur gleichen Zeit. Während Goldblatt seinen Ergebnissen keine besondere Bedeutung beimaß, führte von Euler die Untersuchungen weiter. Im Jahr 1935 schlug er für den Wirkstoff den Namen Prostaglandin vor.

Zu dem Zeitpunkt konnte Euler nur sagen, da ist ein Stoff, der führt einen starken Blutdruckabfall herbei. Die Substanz hatte er nicht in der Hand. Prostaglandin sollte er nach dem ersten Fundort heißen, dem Sekret der männlichen Vorsteherdrüse, der Prostata (lat. prostata = Vorsteher; lat. glandula = Drüse).

30 Jahre braucht der Fortschritt

Aber erst in den sechziger Jahren nahm dank wesentlich verfeinerter Untersuchungsmethoden das Interesse an ihrer biologischen Wirksamkeit zu, nachdem 1957 dem Schweden Sune Bergström (einer der drei 1982 mit dem Nobelpreis für Medizin ausgezeichneten Prostaglandin-Forscher) an der Universität Lund die erste grobe Trennung verschiedener Prostaglandine gelungen war.

Die Schwierigkeit seiner Arbeit wird deutlich, wenn man bedenkt: Der menschliche Organismus produziert täglich nur ein paar hunderttausendstel Gramm dieser Prostaglandine. Davon zerfällt jeweils die Hälfte in wenigen Minuten. Außerdem wird die Isolierung durch das Vorhandensein chemisch sehr ähnlicher Substanzen enorm erschwert.

Schließlich mußten hochempfindliche Analysen- und Trennungsmethoden zur Verfügung stehen wie die Gaschromatografie und der Radioimmunassay (RIA). Mit ihnen können Prostaglandine über den Milliardstel-Gramm-Bereich hinaus erfaßt werden. Rosalynn Yalow aus New York erhielt 1977 für die Schaffung des Radioimmunassay den Nobelpreis.

Das Beispiel zeigt wieder, wie sehr doch wissenschaftlicher Fortschritt von der Entwicklung neuer Methoden abhängt.

Aus welcher Grundsubstanz aber bestehen die Prostaglandine? Die Kenntnis darüber verdanken wir einem Holländer und einem Schweden. Der Holländer D. A. van Dorp in den Laboratorien der Unilever in Vlaardingen und der Schwede Sune Bergström haben 1964 unabhängig voneinander nachgewiesen, daß die Arachidonsäure, eine mehrfach ungesättigte Fettsäure, Ausgangspunkt für die Prostaglandinsynthese im Organismus ist. Ein paar Jahre später, Ende der sechziger Jahre, konnten E. O. Corey von der Harvard University in Cambridge/Massachusetts und U. F. Axen bei der amerikanischen Arzneimittelfirma The Upjohn Company in Kalamazoo am Michigan-See zum ersten Mal ein Prostaglandin synthetisieren.

Bis heute sind viele Prostaglandine isoliert und auch synthetisiert worden. Sie unterscheiden sich alle nur durch recht geringfügige Differenzen ihrer chemischen Struktur voneinander.

Immer mehr Prostaglandine

Die weltweite Forschung hat einen kaum überschaubaren Umfang erreicht, eine Informationsflut geht in den letzten Jahren über die Interessierten nieder. Trotzdem erscheinen die Möglichkeiten, bei biologischen Prozessen bisher noch unbekannte Prostaglandin-Funktionen aufzudecken, nach wie vor unbegrenzt.

Wir kennen mindestens fünf Gruppen mit jeweils zahlreichen Untergruppen. Sie werden aus den ungesättigten Fettsäuren und Sauerstoff synthetisiert. Wichtigster Syntheseschritt ist die Bildung eines reaktionsfreudigen Zwischenprodukts mit Hilfe des Enzyms Cyclo-Oxygenase. Daraus entsteht durch spezifische Enzyme das Prostaglandin vom Typ PGE_2 oder die 1975 und 1976 entdeckten hochwirksamen Prostaglandine Thromboxan und Prostazyklin.

Kurzlebigkeit, ein Schutzmechanismus

Prostaglandine sind, wie schon erwähnt, außerordentlich kurzlebig. Das ist physiologisch besonders wichtig, denn durch die sofortige biologische Inaktivierung am Bildungs- und Wirkungsort wird der übrige Organismus vor weiteren unerwünschten Wirkungen der hochaktiven Stoffe bewahrt. Die Kurzlebigkeit ist ein Schutzmechanismus für den Körper.

Der Hoechster Chemiker Dr. Bartmann formuliert diesen Tatbestand sehr griffig: »Die Natur hat ein Fettsäuremolekül so geformt, daß daraus ein ›Passe-partout‹ entstand, ein Generalschlüssel für viele Zellen. Damit aber dieser Generalschlüssel kein Unheil anrichtet, wird er im Bedarfsfall dort hergestellt, wo er gebraucht wird, und nachher sofort zerstört.«

Kennzeichen: Wirkungsvielfalt

Die Vielzahl der Prostaglandine und ihre hohe biologische Aktivität erklären ihre lebenswichtigen – teilweise recht gegensätzlichen – physiologischen und pathophysiologischen Wirkungen. Sie wirken nämlich gefäßerweiternd und damit blutdrucksenkend. Sie stimulieren aber auch die Muskelkontraktion, während andere sie hemmen. Sie fördern nicht nur Entzündungen, sondern sie können Entzündungen auch hemmen; sie beeinflussen die weibliche und die männliche Fertilität; einige Prostaglandine schützen die Magenschleimhaut; sie verstärken oder schwächen in dosisabhängiger Weise die Wirkung des Zyklo-Adenosinmonophosphat (c-AMP) und bewirken noch vieles andere mehr.

Diese Wirkungsvielfalt legt den Schluß nahe, daß die Prostaglandine an der Steuerung unzähliger physiologischer und pathologischer Prozesse im Organismus beteiligt sind. Aber wie häufig in der wissenschaftlichen Forschung, steckt bei den Prostaglandinen besonders ausgeprägt der Teufel im Detail.

Trotz umfangreicher weltweiter Forschungsarbeiten auf nahezu allen Gebieten der Biologie und Medizin ist die volle Bedeutung der Prostaglandine im lebenden Organismus noch keinesfalls klar, wurden doch bei der Untersuchung ein und desselben Problems oft widersprüchliche Ergebnisse erzielt.

Bisher noch wenig therapeutisch nutzbar

Angesichts dieser vielfältigen Wirkungen der Prostaglandine keimte die Hoffnung bei der Suche nach ihrer therapeutischen Nutzung. Eineinhalb Jahrzehnte intensiver Arbeit haben jedoch leider nur wenige erfolgreiche Therapieansätze gebracht:

Die stark kontraktionsfördernde Wirkung des Prostaglandins vom Typ F_2 auf die Uterusmuskulatur wird zur

Auslösung von Wehen für die Einleitung der Geburt benutzt. Wird es zwischen dem dritten und sechsten Monat der Schwangerschaft gegeben, kann es zum Schwangerschaftsabbruch führen. Allerdings haben sich Patientinnen, bei denen diese Methode benutzt wurde, wegen der damit verbundenen Beschwerden vehement gegen eine weitere Anwendung ausgesprochen.

Das Prostaglandin vom Typ E_2 wirkt stark relaxierend, also entspannend, auf die Koronararterien und bietet vielleicht Möglichkeiten zur Prophylaxe bzw. zur Therapie des frischen Herzinfarkts.

Das Prostaglandin vom Typ E hat sich bei den sogenannten »Blauen Babys« als wirksam erwiesen. Sie leiden an einer lebensbedrohenden Herzmißbildung, die nach der Geburt einen normalen Blutfluß durch das Herz zur Lunge verhindert.

Das Prostazyklin wurde von John Vane, einem Pharmakologen in den Wellcome-Forschungslaboratorien in England und ebenfalls Medizin-Nobelpreisträger 1982, als gefäßerweiternde und gerinnungshemmende Substanz entdeckt. Es hat sich als der wirksamste, körpereigene Hemmer von Zusammenballungen von Blutplättchen erwiesen. Damit ist der androgene Thrombozyten-Aggregationshemmer Prostaglandin ein natürlicher Antagonist der von Bengt Samuelsson (dem dritten im Bunde der 1982er Nobelpreisträger) aufgefundenen Thromboxane. Sie werden von den Blutplättchen gebildet und fördern die Blutgerinnung, denn sie regen die Thrombozyten-Aneinanderlagerung, die Aggregation, an.

Prostaglandine und Antiphlogistika

Eine andere, für die Prostaglandin-Forschung grundlegende Entdeckung stammt ebenfalls von John Vane. Er fand nämlich, daß entzündungshemmende Präparate, Antiphlogistika, wie Aspirin, Indometazin, Novalgin und andere, über eine Hemmung des Enzyms Prostaglandin-Zyklo-Oxygenase die Bildung aller Prostaglandine verhindern, einschließlich der Thromboxane und der Prostazykline. Diese grundlegende Erkenntnis machte erstmals den Wirkungsmechanismus des seit acht Jahrzehnten dem Arzneischatz angehörenden Aspirins verständlich. Außerdem ermöglicht sie die Entwicklung spezifischer Inhibitoren.

Damit stehen wertvolle Werkzeuge zur weiteren Aufklärung der physiologischen und pathophysiologischen Wirkungen verschiedener Verbindungen des Prostaglandinsystems zur Verfügung. Dem gleichen Ziel dienen Prostaglandin-Antagonisten. Sie besetzen im Zellstoffwechsel die Prostaglandin-Rezeptoren und blockieren sie damit.

Konkurrenz der Enzyme

1979 entdeckten Bengt Samuelsson und seine Mitarbeiter einen weiteren Abkömmling der Arachidonsäure. Sie stellten fest, daß zwei Enzymsysteme um die aus Membranphospholipiden durch die Phospholipase freigesetzte Arachidonsäure konkurrieren. Das eine ist die Zyklo-Oxygenase. Sie führt, wie bereits erwähnt, zu den Prostaglandinen, Prostazyklinen und Thromboxanen. Das andere Enzym, die Lipoxygenase, führt zu einer Gruppe neuer Metaboliten essentieller Fettsäuren, vor allem zu den Leukotrienen.

Bengt Samuelsson wies erstmals die Bildung von Leukotrienen in Leukozyten nach. Er publizierte auch die komplette Struktur des ersten Leukotriens (LTC_2) und schlug den Namen Leukotriene vor. Diese Bezeichnung ergab sich zwanglos aus der Entstehung in Leukozyten und den drei konjugierten Doppelbindungen (lat. tres = drei).

Es begann in Australien

Die Geschichte der Leukotriene begann nicht mit ihrer Entdeckung im Jahre 1979, sondern eigentlich schon 1938 in Australien. Dort wurden Stoffe nachgewiesen, die langsame Kontraktionen der glatten Muskulatur verursachten. Deshalb wurde ihnen der Name »slow reacting substances« (SRS) gegeben. Es dauerte rund 40 Jahre, bis sich herausstellte, daß diese »langsam reagierenden Substanzen« eine Mischung von drei Leukotrienen sind.

Wieder war es E. J. Corey von der Harvard University, dem die Totalsynthese der Leukotriene gelang. Der Forschung stehen damit ausreichende Mengen zur Verfügung.

Die Leukotriene wirken vor allem auf die glatte Muskulatur des Bronchial- sowie des Gefäßsystems und des Magen-Darm-Traktes. Sie vermitteln allergische und entzündliche Reaktionen, und es wird angenommen, daß sie zur Entstehung von Asthma und rheumatoider Arthritis beitragen.

Leukotriene sind sehr wirksam. In den oberen Luftwegen und in der Lunge von Affen sind manche Leukotriene 100- bis 1000mal effektiver als Histamin oder Prostaglandine. Aus englischen Untersuchungen geht hervor, daß sich auf die Gabe von Leukotrien G die Herzkranzgefäße sehr intensiv zusammenziehen. Deshalb wird vermutet, daß Leukotriene bei der Entstehung einer Koronarinsuffizienz und besonders einer Angina pectoris eine Rolle spielen.

Auch das Nervensystem scheinen Leukotriene zu beeinflussen. Norbert Murphy und Barry Hoffer an der University of Colorado in Denver konnten mit sehr niedrigen Konzentrationen verschiedener Leukotriene eine lang dauernde Erregung bestimmter Gehirnzellen auslösen. Es scheint durchaus denkbar, daß sie als langfristige Regulatoren der Nervenerregbarkeit fungieren. Ob das nur für die Dauer allergischer Reaktionen so ist oder auch unter normalen Verhältnissen, ist heute noch nicht genau zu unterscheiden.

Substanzen der Zukunft?

Die Leukotrienforschung steht vor vielen Fragen. So ist noch nicht bekannt, wie die Leukotriene ihre Wirkungen entfalten. Auch ist unklar, ob Beziehungen zwischen ihren Funktionen und denen von Thromboxanen und Prostaglandinen bestehen. Wie weit sie für die Therapie bestimmter Erkrankungen benutzt werden können, ist fraglich. Besonders interessant wären natürlich spezifische Hemmsubstanzen (Inhibitoren) der Leukotriensynthese – die sich etwa wie Aspirin in bezug auf die Prostaglandinsynthese verhalten. Leukotrien-Inhibitoren müßten wohl an dem Enzym Lipoxygenase ansetzen, um die Entstehung von Leukotrienen zu verhindern.

Vielleicht erweisen sich solche neuen Wirkungsprinzipien als wertvoll in der Behandlung des Asthmas oder von Erkrankungen des rheumatischen Formenkreises. Erste Untersuchungen führten zu dem überraschenden Ergebnis, daß Extrakte aus Zwiebeln und Knoblauch die Lipoxygenasewirkung hemmen. Ob daraus das hohe Alter resultiert, das Menschen erreichen, die viele Zwiebeln und Knoblauch essen? Damit ließen sich bis zu einem gewissen Grad uralte Beobachtungen der Volksmedizin vieler Völker erklären.

Eines steht heute schon fest: Trotz der ungezählten Fragezeichen, die die Prostaglandin- und Leukotrienforschung noch aufweisen, kann man ohne Risiko prophezeien, daß Prostaglandine und Leukotriene ebenso wie die Hormone des Hypothalamus im Laufe der nächsten 20 Jahre therapeutische Möglichkeiten eröffnen werden, an die wir noch gar nicht denken oder von denen wir heute nur träumen können.

Alle drei Gruppen, ob die Hormone des Hypothalamus, die Prostaglandine oder die Leukotrienen, haben ein so breites Wirkungsspektrum, daß sie selbst oder ihre Gegenspieler eines Tages neue Maßstäbe in Diagnostik und Therapie setzen werden.

Rheuma –
die teuerste Krankheit der Welt

So alt wie die Menschheit

Der Südhang des Taunus, die Wald- und Berglandschaft zwischen Lahn, Rhein und Main, ist der Ursprung zahlreicher warmer Heilquellen. Schon die Römer haben hier Heilbäder angelegt. Orte wie Bad Ems, Schlangenbad, Wiesbaden und Bad Nauheim haben einen hervorragenden Ruf in der Behandlung aller entzündlichen oder degenerativen Erkrankungen des Knochen- und Bindegewebes, des Bewegungs- und Stützapparates des Menschen. Rheuma heißen sie im allgemeinen Sprachgebrauch. Das klingt hoffnungslos veraltet, ist aber nach modernen Auffassungen der Medizin gar nicht falsch. Früher diagnostizierten die Fachleute etwa 100 verschiedene Krankheiten; heute zählen alle zum sogenannten rheumatischen Formenkreis.

Die Krankheit ist so alt wie die Menschheit selbst. Ägyptische Mumien weisen ebenso wie Skelette aus nordischen Urnengräbern Veränderungen an Knochen und Gelenken auf, die zweifellos rheumatischen Ursprungs sind.

In den Industrienationen gehen rund zehn Prozent aller Arbeitsunfähigkeitstage sowie 20 Prozent der Berufsunfähigkeitsrenten zu Lasten rheumatischer Erkrankungen. Rheumapatienten bilden die zweitgrößte Gruppe der Bezieher dieser Art von Renten. Um eine weitere Zahl zu nennen: Ungefähr zwei Prozent der Bevölkerung leidet an chronischer Polyarthritis, einer langdauernden Entzündung mehrerer Gelenke, über drei Millionen Rheumapatienten in der Bundesrepublik Deutschland! Ihre medizinische Versorgung kostet jährlich etwa sieben Milliarden Mark. Hinzu kommen Kosten für ausgefallene Arbeitstage und Frühinvalidität, insgesamt mehr als 30 Milliarden Mark. Es leiden, wie die Statistik zeigt, bei uns mehr Menschen an Rheuma als an Tuberkulose, Krebs, Diabetes, ja an allen Kreislaufkrankheiten zusammengenommen. Kein Zweifel, diese Krankheit stellt eines der größten medizinischen, sozialen und sozio-ökonomischen Probleme überhaupt dar.

Auch Kinder sind betroffen

Bedrohlich ist, daß immer mehr Kinder von ihr betroffen werden. Eine besonders große Gruppe bilden die der Drei- bis Vierjährigen, und eine zweite beginnt oberhalb des zehnten Lebensjahres. In Garmisch besitzen die Rummelsberger Anstalten der Inneren Mission eine Klinik zur Rheumabehandlung von Kindern unter Professor Hans Truckenbrodt. Sie nimmt Patienten bis zu 18 Jahren auf. Manche kommen nur für einige Tage zur Diagnostik und zur Festlegung eines Therapieplans in die Klinik: müssen sie behandelt werden, schwankt die Aufenthaltsdauer zwischen mehreren Wochen und Monaten. Solche Kinder erscheinen wieder, sobald ein Rückfall eingetreten ist, der erneut klinische Behandlung erfordert.

Beginn: Fieber und Leistungsschwäche

Hier wieder eine Krankengeschichte. In einer Rheumaklinik in Schlangenbad ist eine zierliche, etwa 60jährige Frau bereits zum zweiten Mal in Behandlung: Elisa Meyer. Ihre Beschwerden begannen vor vier Jahren: Sie fühlte sich schlapp, spürte keinen rechten Appetit mehr. Im Laufe der Monate verlor sie trotz nachlassender Beweglichkeit ständig an Gewicht. Manchmal, aber nicht regelmäßig, hatte sie Fieber. Sie wurde zunehmend weniger leistungsfähig. In den ersten Jahren fiel ihr auf, daß bestimmte Gelenke der Finger, mitunter auch die mittleren Zehengelenke, morgens steif waren und sich nur unter Schmerzen bewegen ließen. Sie achtete zunächst nicht darauf.

Doch als Knie- und Hüftgelenke nicht nur bei Bewegung, sondern auch während der Ruhe zunehmend schmerzten und die Morgensteifheit der Finger drei, manchmal auch vier Stunden anhielt, suchte die Frau ihren Hausarzt auf. Der stellte ausgeprägte Schwellungen fest und fand, daß die Funktionsfähigkeit der betroffenen Gelenke deutlich gestört war.

Eine Blutsenkung im Labor zeigte an, wie es um sie stand. Diese diagnostische Maßnahme gehört noch immer zum Standardrepertoire des Arztes, so denkbar einfach sie ist. Eine kleine Menge Blut wird in eine dünne Glasröhre gegeben. Nach der ersten Stunde wird abgelesen, wie weit sich die roten Blutkörperchen gesenkt haben. Gewöhnlich liegt dieser Wert bei fünf Millimeter. In der zweiten Stunde erreicht die Senkung einen Stand zwischen 10 und 15 Millimeter. Finden im Körper krankhafte Prozesse statt, die etwa auf einem Zerfall von Eiweiß beruhen, ist die Blutsenkung verändert, und die roten Blutkörperchen sinken schneller. Die Werte sind erhöht und können in der ersten Stunde 40 Millimeter und mehr betragen, in der zweiten Stunde 80 Millimeter und mehr. Bei vielen Krebserkrankungen ist eine erhöhte Blutsenkung das erste Anzeichen, das beim Arzt Verdacht erregt. Erhöhte Werte treten allerdings auch bei akuten Infektionskrankheiten auf; sie müssen im Zusammenhang mit anderen Laborergebnissen gesehen werden.

Bei Elisa Meyer war nicht nur die Blutsenkung erhöht, sondern auch die Rheumafaktoren im Blutserum. Das ist die Substanz, die übrig bleibt, wenn die roten Blutkörperchen entfernt werden.

Nun wurde Frau Elisa Meyer in der Rheumaklinik behandelt, und zwar mit einer Kombination von medikamentöser und physikalischer Therapie. Immerhin war Elisa Meyer wenigstens von den täglichen Belastungen durch den Haushalt befreit. Nach acht Wochen fühlte Frau Meyer, daß sie in der Klinik, wie sie sich ausdrückte, »so gut wie wieder hingekriegt« sei. Nach zwei Jahren kam der Rückfall.

Knochen und Gelenke verleihen die Statur

Wie entstand die Krankheit, warum kam es zum Rückfall? Man muß sich zunächst vor Augen halten, wo im Körper die krankhaften Prozesse ablaufen und was dabei im einzelnen geschieht. Das Knochengerüst oder Skelett, das dem Menschen Statur und damit Größe verleiht, hat eine Achse, die Wirbelsäule, die aus 33 bzw. 34 Wirbeln besteht, je nachdem, ob die beiden letzten Wirbel in späteren Jahren – wie meistens – zusammenwachsen. Dank der Zwischenwirbel- oder Bandscheiben ist die Wirbelsäule biegsam in den Hals- und Brustabschnitten, weniger im Bereich der Lenden. Die unteren Abschnitte, das Kreuzbein und Steißbein, bestehen aus zusammengewachsenen Wirbeln und sind daher praktisch steif. Von der Wirbelsäule geht der Schulter- und der Beckengürtel aus, die beide wieder die Verbindung zu den Extremitäten herstellen.

Alle beweglichen Knochen sind durch verschiedenartige Gelenke miteinander verbunden. Jedes Gelenk besteht aus einer Kapsel mit Gelenkinnenhaut (Synovialis), aus Gelenkhöhle und Gelenkknorpeln; hinzu kommen als oft sehr anfällige Spezialität im Kniegelenk die Menisken, zwei Knorpelscheiben, die Unebenheiten der Knochenenden von Oberschenkel- und Unterschenkelknochen ausgleichen sollen. Die Gelenkkapsel-Innenhaut ist gut durchblutet. Sie scheidet die sogenannte Gelenkschmiere aus, die mit ihren Nährstoffen die Knorpel funktionstüchtig erhält. Diese dienen als Puffer wie Kissen zwischen den harten Knochen.

Alle Gelenke wären nutzlos, gäbe es nicht die Muskeln, mit deren Hilfe die Knochen bewegt werden. Jeder Beugemuskel hat einen Gegenspieler, den entsprechenden Strekker – nur umgekehrt. Alle Muskeln sind mit Sehnen am Knochen befestigt. Müssen die Sehnen über Knochenhügel laufen, werden sie durch den Schleimbeutel (die Bursa) vor Abscheuern und Verschleiß geschützt. Aufgebaut ist das Binde- und Stützgewebe aus Zellen und Zwischenzellensubstanz im Verhältnis 2 : 98.

Die Zwischenzellsubstanz wiederum kann aus Eiweißzukkerverbindungen, den Proteoglykanen, aus verschiedenartigen Fasern und aus mehreren Arten von Knorpeln bestehen: man kennt den hyalinen Knorpel, der die Gelenkflächen bedeckt, den elastischen Knorpel in der Ohrmuschel, dem Kehlkopf und den Gehörgängen und den Faserknorpel. Der elastische Knorpel verknöchert nie, ist aber einmalig: Wird er entfernt, entsteht kein neuer an seiner Stelle.

Die Faserknorpel bauen sich aus dicht gepackten Fasern auf und sind deshalb außerordentlich widerstandsfähig. Das ist notwendig, da die Belastung sowohl der Bandscheiben als auch der Gelenkscheiben oder Menisken sehr groß ist. Ihre Hauptaufgabe besteht darin, das Gewicht des Körpers auf kleinstem Raum abzufangen. Dazu müssen sie elastisch und fest zugleich sein. Andernfalls würden sie schon im Kindesalter überfordert und verbraucht.

Auch die Knochen bestehen aus Interzellularsubstanz, in die harte, anorganische Substanz wie das Hydroxylapatit eingelagert ist. Wenn der Bewegungs- und Stützapparat erkrankt, entstehen Schmerzen, die sich auf einzelne Abschnitte, etwa ein Gelenk, beschränken können oder aber mehrere Abschnitte erfassen und nicht selten auf andere Organe übergreifen. Das hängt wesentlich von der Intensität und Dauer der entzündlichen Prozesse ab. Deshalb sollte die Diagnose immer so früh wie möglich geklärt werden.

Erkrankungen dieser Art – die Zahl 100 wurde schon genannt – faßt die Medizin heute unter dem Begriff »rheumatisch« zusammen. Sie lassen sich in vier große Gruppen unterteilen:

Die erste bilden die entzündlichen Krankheiten der Wirbelsäule und der Gelenke wie die chronische Polyarthritis oder die Bechterewsche Krankheit mit dem exotischen Namen Spondylitis ankylopoetica. Auf gut deutsch »eine Wirbelentzündung, die krumm macht«. Diese Bezeichnung haben der deutsche Internist Adolf von Strümpell und der französische Neurologe Pierre Marie der Krankheit zu Ehren von Wladimir Michailowich von Bechterew (1857–1927) gegeben. Bechterew-Patienten sind im Endstadium verwachsen. Weiter gehören zu dieser Gruppe die Entzündungen des Bindegewebes und das rheumatische Fieber.

In die zweite große Gruppe gehören die Abnutzungskrankheiten. Die entzündlichen sind stets durch die Endung »-itis« gekennzeichnet (Arthritis, Spondilitis), die degenerativen Erkrankungen werden »-osen« genannt (Arthr-osen, Spondyl-osen). In diesem Fall handelt es sich um eine Abnutzung der Gelenke oder der Wirbel. Am besten bekannt: die Coxarthrose, der Abbau des Hüftgelenks.

Die dritte Gruppe sind rheumatische Erkrankungen außerhalb der Gelenke. Wird die Muskulatur betroffen, bezeichnet man sie als Myopathien; sind es die Sehnen, spricht man von Tendopathien, sind es die Schleimbeutel, von Bursopathien. Allgemein gelten sie als Weichteilrheumatismus.

Zur vierten Gruppe schließlich zählen die Gicht, die Pseudogicht und die Erkrankungen des Knochens (Osteopathien). Es handelt sich um rheumaähnliche Erkrankungen. Wir wissen, daß die Ursache der Gicht eine Störung des Stoffwechsels ist. Sie kommt durch die Ablagerung krankhafter Stoffwechselprodukte, nämlich von harnsauren Salzen in den Gelenken und deren Umgebung zustande. Gelingt es, die Störung des Purinstoffwechsels zu beheben – in leichten Fällen allein durch eine Änderung der Ernährung –, dann ist jede Gicht heilbar.

Chronische Gelenkentzündungen verlaufen in Schüben

Die Krankheit der Patientin in Schlangenbad, Frau Meyer, chronische Polyarthritis, wurde bis vor wenigen Jahren mit drei Buchstaben abgekürzt: pcP, primär oder progredient chronische Polyarthritis. Damit wird eine über Jahre hinweg verlaufende, nicht ansteckende Allgemeinerkrankung bezeichnet. Sie bevorzugt die Gelenke, in erster Linie die Hände und Füße. Die entzündlichen Prozesse nehmen manchmal an Intensität zu und dann wieder ab. Im Verlauf solcher Schübe werden die Gelenke immer stärker deformiert, es kann zu Verkrüppelungen kommen, besonders bei Kindern.

Wodurch wird die erste Entzündung in Gang gesetzt? Dafür gibt es heute nur Theorien. Es könnte ein immunologischer Reiz sein: ein Nachweis dafür ist aber noch nicht gefunden. In der ersten entzündlichen Phase an der Gelenkinnenhaut wird vermehrt Gelenkschmiere abgegeben. Der zweite Schritt beginnt mit einer hemmungslosen Vermehrung der Innenhautzellen, die erst aufhört, wenn das ganze Gelenk ausgefüllt ist. Dadurch wird der Gelenkspalt von seiner Versorgungsbasis, nämlich den Gefäßen in der Gelenkinnenhaut, abgeschnitten. Der Gelenkspalt existiert nicht mehr, da an seine Stelle die Zellwucherung getreten ist, der Knorpelstoffwechsel nimmt deutlich ab.

Nach und nach wird die Knorpelmasse unter der Belastung immer weiter zerstört, der Abbau greift auch auf die Knochen über. Am Kniegelenk sind das der Oberschenkel, das Schienbein und indirekt das Wadenbein. Die Knochenschädigung läßt sich relativ früh im Röntgenbild nachweisen, die Zerstörung des Knochens erst im zweiten und dritten Stadium. Dann ist auch die Muskulatur schon deutlich vermindert (atrophiert), und nun verändert sich das Gelenk insgesamt: Es wird deformiert.

Im vierten Stadium schließlich, wenn alle bisher geschilderten Veränderungen ausgebildet sind, setzt die Versteifung ein. In dieser letzten Phase müssen die Patienten gepflegt werden, weil sie sich kaum mehr bewegen, geschweige denn selbst versorgen können.

Bei Kindern und jungen Menschen verläuft die chronische Polyarthritis stürmischer, schneller, mit höherem Fieber. Weil hier die noch im Wachstum begriffenen Knochenknorpelfugen ganz besonders angegriffen werden, kommt es zu Wachstumsstörungen. Dazu gesellt sich nicht selten eine Herzbeutelentzündung, an der Kinder sterben können. Der englische Pädiater George Frederick Still hat diese Form 1897 in London zuerst beobachtet, deshalb wird sie in England und den USA meist als Morbus Still bezeichnet.

Kindergelenke verdicken und versteifen schneller als die von Erwachsenen. Zuweilen werden auch die Augen in Mitleidenschaft gezogen; durch die Fieberschübe schwellen Lymphknoten und Milz an.

Die Reitersche Trias

Drei weitere Formen sind das rheumatische Fieber, auch akuter Gelenkrheumatismus genannt; ferner die Polyarthritis in Zusammenhang mit der Schuppenflechte Psoriasis, deshalb als psoriatica bezeichnet; schließlich die Reitersche Krankheit. Dem Hamburger Bakteriologen Hans Reiter fiel 1916 auf, daß Patienten, die einmal an einem Tripper (Gonorrhoe, Entzündung der Harnröhre mit eitrigem Ausfluß) erkrankt waren, nach geraumer Zeit nicht nur Entzündungen vor allem der Knie- und der Fußgelenke, sondern auch eine Bindehautentzündung (Konjunktivitis) entwickelten. Als drittes Symptom der Reiter-Trias ist die Urethritis charakteristisch, im Eiter sind aber keine Gonokokken mehr nachweisbar. Diese drei Symptome nennt man auch die Reitersche Trias.

Die Psoriasis (griech. psora = Krätze, Räude), auf deutsch die Schuppenflechte, macht sich als Hauterkrankung bemerkbar. Am ganzen Körper können die scharf begrenzten, entzündlichen Herde auftreten, die von silberweißen Schuppen bedeckt sind. Das fällt vor allem an den behaarten Körperteilen wie dem Kopf besonders auf. Oft sind auch die Finger- und Fußnägel befallen, und schließlich kommt es zur Schädigung der Gelenke. Sie verläuft im Prinzip genauso, wie bei der Polyarthritis beschrieben. Aber auch da ist bisher nicht bekannt, wie die entzündlichen Prozesse an den Gelenken wirklich entstehen.

Das rheumatische Fieber, das vor allem Kinder und junge Menschen befällt, ist die Folge einer Infektion mit Kettenkokken, ›Streptokokken‹ eines bestimmten Typs, durch die wiederum immunologische Vorgänge ausgelöst werden. Sie verursachen nicht nur die Gelenkentzündungen, sondern auch eine Entzündung des Herzens und Schädigungen der Blutgefäße. Bei dieser Form steht natürlich die antibiotische Behandlung so lange im Vordergrund, wie die Streptokokkeninfektion noch nicht voll überwunden ist.

Weil bei Kindern der Verlauf besonders stürmisch ist und auch früher dem chronischen Siechtum entgegenführt, ist die Frühdiagnose das A und O einer erfolgreichen Behandlung. Auch bei Kindern ist die erhöhte Blutkörperchen-Senkungs-Geschwindigkeit ein Ausdruck der Stärke des Entzündungsprozesses. Blutsenkungen von 80 Millimeter in der ersten Stunde sind nicht außergewöhnlich. Dazu kommt eine Erhöhung des C-reaktiven Proteins, eines Eiweißkörpers, der im Serum bei entzündlichen Prozessen vermehrt ist und in der Elektrophorese zwischen den Beta- und den Gammaglobulinen wandert.

Die übrigen blutanalytischen Werte (Veränderungen im Blutbild, biochemische Parameter) sind besonders wichtig, um mögliche Nebenwirkungen der parallel laufenden medikamentösen Behandlung frühzeitig zu erfassen. Das gilt für das weiße Blutbild (Vermehrung oder Abnahme der weißen Blutkörperchen), aber auch für die Enzyme.

Antikörper als diagnostische Hilfe

Antikörperbestimmungen gegen Streptokokken oder andere Bakterien können Hinweise auf einen möglichen bakteriellen Ursprung geben. Die Rheumafaktoren sollten bestimmt werden, ebenso die Lymphozytenantigene – über diese sogenannten HLA-Antigene wird im Kapitel »Leben mit fremden Organen« berichtet. Patienten, die das Antigen B 27 besitzen, sind besonders gefährdet oder, wie Amerikaner sagen: »persons of high risk«. Schließlich sollten auch noch die ANA bestimmt werden, die antinuklearen Antikörper. In den letzten Jahren wurden noch weitere Antikörper entdeckt, die mit chronisch entzündlichen Prozessen »vergesellschaftet« zu sein scheinen.

Ein anderes System von Antikörpern kann neuerdings mit Hilfe der Präzipitation nachgewiesen werden, sie werden »rheumatoid arthritis precipitins«, abgekürzt RAP genannt. Das Aufregende bei diesen Untersuchungen war, daß die RAPs nur bei Patienten nachgewiesen werden konnten, die eine Infektion mit dem Epstein-Barr-Virus durchgemacht hatten. Bis heute ist nicht klar, welcher Zusammenhang zwischen einer Epstein-Barr-Virus-Infektion und der rheumatischen Arthritis besteht. Wir haben darüber im Viren-Kapitel berichtet. Das Virus ist eng verwandt mit dem Herpes-Virus, das Bläschen-Krankheit und Gürtelrose verursacht. Es wurde in Burkitt-Lymphosarkomen gefunden, bösartigen Geschwülsten, die bisher nur in Afrika beobachtet wurden.

Das EBV ist aber auch verantwortlich für das Pfeiffersche Drüsenfieber (infektiöse Mononukleose, Monozytenangina), dessen Charakteristikum eine Angina mit Lymphknotenbeteiligung im gesamten Körper ist. Charakteristisch ist die Zunahme bestimmter weißer Blutkörperchen, eben der Monozyten. Bisher rätseln Virologen und Kliniker noch, welche Eigenschaften dem Epstein-Barr-Virus diese vielfältigen Wirkungen möglich machen.

Große Verdienste um den Zusammenhang zwischen EBV und Burkitt-Lymphosarkom haben sich nicht nur die Engländer Michael Epstein und Denis P. Burkitt erworben, sondern auch der Deutsche Klaus Munk, Direktor des Instituts für Virusforschung am Deutschen Krebsforschungszentrum in Heidelberg. Er konnte den unterschiedlichen Wirkungsmechanismus bei der Entstehung einer Tumorzelle und beim infektiösen Virusbefall durch das gleiche Virus nachweisen. Damit ist aber die Rolle des EBV bei der Entstehung der rheumatischen Arthritis noch nicht geklärt.

Von entscheidender Bedeutung für solche Arbeiten sind die Testmethoden. Hier sei nur bemerkt, daß die Behringwerke in Marburg den ersten ANA-Immunfluoreszenztest entwickelt haben, durch den mit Hilfe von Baby-Hamster-Nierenzellen ANA (antinukleare Antikörper) nachgewiesen werden können. Sie bilden sich im Serum, wenn fremdes Eiweiß im Körper eine immunologische Reaktion in Gang setzt.

Kinder so früh wie möglich behandeln

Jetzt ist vielleicht klar geworden, warum die kindliche Polyarthritis und das rheumatische Fieber so früh wie möglich diagnostiziert werden sollten: um die Kinder durch rechtzeitige Behandlung vor den schweren Spätfolgen der Krankheit zu bewahren.

Im Prinzip gelten dabei die gleichen Behandlungsgrundlagen wie bei Erwachsenen. Truckenbrodt in Garmisch legt besonderen Wert auf Krankengymnastik. Sie muß nach seiner Meinung von Anfang an die medikamentöse Therapie begleiten und unterstützen. In Einzel-, aber besser noch in

Gruppentherapie wird die Muskulatur gekräftigt und die Beweglichkeit der Gelenke erhalten, zumindest gebessert und, wenn irgend möglich, wiederhergestellt. Die Kinder werden im Umgang mit Hilfsmitteln (Schederad, Schederoller) und Geh-Hilfen so trainiert, daß sie diese Übungen zu Hause unter Aufsicht der Eltern weiterführen können.

Die von vielen Ärzten bisher angewandte Ruhigstellung der Gelenke im Gipsverband hält man in Garmisch für falsch. Dadurch werde die Beweglichkeit eines Gelenks ganz erheblich eingeschränkt. Natürlich ist die aktive und passive Übungsbehandlung zu Anfang wegen der Schmerzen sehr behutsam vorzunehmen, und nicht selten werden die Gliedmaßen für einige Stunden am Tag auf einer Schiene ruhiggestellt, oder es wird, ebenfalls nur für Stunden, ein Streckverband angelegt. Der Ausgang der Erkrankung wird wesentlich durch die Einstellung der Eltern bestimmt; denn der umfangreichste Teil der Therapie spielt sich erfahrungsgemäß nach der Entlassung im Elternhaus ab. Die in der Klinik erlernten Übungen sollen auch später als selbstverständlich betrachtet werden.

Kooperation zwischen Arzt und Patient: Grundbedingung

In dieser Beziehung sollte die Behandlung Erwachsener leichter sein. Leider läßt der Wille zur Kooperation mit dem Arzt auch bei älteren Patienten häufig zu wünschen übrig.

Die Behandlung der entzündlichen rheumatischen Erkrankungen hat drei Ziele. Das erste ist eine lang anhaltende Phase der Beschwerdefreiheit durch Minderung, wenn möglich Ausschaltung des krankhaften Prozesses. Zweitens soll der Patient von akuten Schmerzen befreit und drittens die Funktionsfähigkeit seiner Gelenke erhalten werden.

Da bisher die genaue Ursache der Erkrankung nicht bekannt ist – auf die Ausnahme der Gicht wurde schon aufmerksam gemacht –, gibt es bisher keine kausale Therapie. Auch die sogenannten Basistherapeutika schaffen das nicht. Sie sollen die entzündlichen Vorgänge an der Innenhaut der Gelenke (Synovialis) dämpfen oder unterbrechen. Je eher sie angewendet werden, desto weniger Mittel müssen gegeben werden. Angesichts der Nebenwirkungen, die alle Rheumamedikamente haben, ist das nur ein Vorteil.

Am wirksamsten sind Goldsalze, die enzymhemmend wirken, bisher aber injiziert werden mußten. Das erste Goldpräparat, das als Tablette genommen werden kann, hat sich bei der klinischen Prüfung gut bewährt. D-Penicillamin wirkt wie Goldsalze und kann eingenommen werden.

Die Chloroquin-Präparate wie das Resochin waren ursprünglich für die Behandlung der Malaria entwickelt worden, sie wirken aber auch bei rheumatischen Erkrankungen. Allerdings ist der entzündungshemmende Effekt am schwächsten: für sie sprechen aber ihre geringen Nebenwirkungen.

Wegen der immunologischen Vorgänge, die bei entzündlichen Prozessen fast immer eine Rolle spielen, werden als Mittel der letzten Wahl Substanzen angewendet, die eine Antikörperbildung unterdrücken. Die Immunsuppressiva greifen in die Grundvorgänge des Zellstoffwechsels ein, indem sie den Aufbau, die Synthese der Kernsäuren, der Desoxyribonukleinsäure (DNS) und der Ribonukleinsäure (RNS) hemmen. Ein solches Präparat ist Azathioprin (Imurek®) oder auch Methotrexat®. Methotrexat wird vielfach in der Kombination von Chemotherapeutika gegen Krebs verwendet. Es gehört zu den bewährtesten Zytostatika, also Mitteln, die die Teilung von Zellen hemmen.

»Heilung« durch Cortison

Weltweites Echo fanden erste Berichte über die schlagartige »Heilung« von Rheumatikern durch Cortison. Dr. Philip Showalter Hench an der Mayo-Klinik in Rochester, Minnesota, hatte einer 28 Jahre alten Hausfrau, die seit vier Jahren an einer schweren chronischen Polyarthritis litt, eine neue Substanz, genannt Compound E, gespritzt. Die Frau war praktisch bewegungsunfähig. Auf einer Krankenhaustrage war sie in die Mayo-Klinik gebracht worden. Dr. Hench spritzte ihr drei Tage jeweils 100 Milligramm Compound E; am Morgen des vierten Tages ereignete sich das Wunder: die bewegungsunfähige Frau konnte sich zum ersten Mal im Bett umdrehen. Am sechsten Tag machte sie ihren ersten Spaziergang. Dr. Hench hatte die Lahme gehend gemacht.

Compound E ist ein Hormon, das der Chemiker Edward C. Kendall vor Jahren bereits in der Nebenniere von Tieren entdeckt hatte. Nur waren die in einer Nebenniere enthaltenen Hormonmengen so winzig, daß 120 Tonnen Nebennieren nötig waren, um 50 Gramm Cortison zu gewinnen.

Für ihre Entdeckung bekamen Hench, Kendall und Tadeusz Reichstein 1950 gemeinsam den Nobelpreis für Medizin. Kendall und Reichstein hatten, unabhängig voneinander, 1935 das Kortikosteron entdeckt. Der eine in Rochester, der andere in Basel.

Kendall war am Heiligabend 1914 schon eine andere große Entdeckung gelungen: Er hatte die ersten Kristalle des Schilddrüsenhormons Thyroxin herstellen können.

Natürlich jubelten die Rheumatiker in der ganzen Welt über die Wunderwirkung des Cortisons. Leider wurden viele enttäuscht.

Mit der Zeit wurden mehrere Kortikosteroide synthetisiert; man war nicht mehr auf die mühsame Isolierung aus tierischen Nebennieren angewiesen. Doch da zeigte sich, daß sie leider nicht fähig sind, die rheumatischen Entzündungen zu heilen. Sie unterdrücken in sehr hohen Dosen zwar die Entzündung schnell, hemmen unkontrolliertes Zellwachstum und die Ausscheidung entzündlichen Sekrets in den Gelenken. Ein kluger Kopf hat den Ausdruck geprägt, Kortikosteroide machen eine »Entzündungsnarkose«.

In dem Moment, in dem die Dosen zu früh herabgesetzt oder gar überhaupt nicht mehr gegeben werden, flammen alle entzündlichen Erscheinungen aber wieder auf. Weil die Kortikosteroide so sehr wirksam sind, lösen sie vielfältige und nicht immer angenehme Nebenwirkungen aus. Sie unterdrücken mannigfache Immunitätsreaktionen, die Patienten werden also infektanfälliger. Deshalb vermeidet man heute so lange wie möglich die Anwendung von Kortikosteroiden und gibt sie, wenn überhaupt, so kurz wie unbedingt nötig. Besonders schnell und mit relativ wenig Folgeschäden wirken sie, wenn man direkt ins Gelenk spritzt. Eine solche Injektion oder gar eine Gelenkspiegelung (die Arthroskopie) wurde früher abgelehnt. Die Gelenke waren für ärztliche Eingriffe gewissermaßen tabu.

Mittel gegen Rheuma, die zur großen Gruppe der nichtsteroidalen Antirheumatika gehören, heißen NSAID.

Ihr Wirkungsmechanismus: Weil es sich bei ihnen entweder um organische Säuren wie Azetylsalizylsäure (ASS) handelt, oder um Präparate, die im Stoffwechsel zu organischen Säuren umgewandelt werden, fühlen sie sich zum entzündeten Bindegewebe hingezogen. Zu ihm haben sie eine besondere Affinität. Dank dieser Eigenschaft reichern sie sich dort mehr an als im übrigen Körper und hemmen bestimmte Enzyme, wie die Zyklo-Oxygenase und/oder die Lipoxygenase; auf diesem Weg unterbrechen sie den ungehemmten Ablauf der Arachidonsäure-Kaskade. Sie wiederum ist die Voraussetzung für die Entstehung bestimmter Prostaglandine, die man heute in erster Linie für einige Entzündungsprozesse verantwortlich macht.

Die nichtsteroidalen Antirheumatika üben nicht nur eine entzündungshemmende, antiphlogistische Wirkung aus, sondern auch eine schmerzstillende, analgetische. Außerdem verhindern sie die verstärkte Einwanderung von weißen Blutkörperchen ins Entzündungsgebiet.

Damit wurden einige nichtsteroidale Antirheumatika gezielte Mittel zur Behandlung aller rheumatischen Erkrankungen. Ihr Ahnherr, aber immer noch jung wie vor 90 Jahren, ist die Acetylsalicylsäure. Später kamen Präparate wie das Butazolidin und das Indomethazin hinzu. In den letzten Jahren machte, wenn auch nicht im positiven Sinn, Benooxaprofen Schlagzeilen. Allen Präparaten, wenn auch in sehr unterschiedlichem Ausmaß, sind charakteristische Nebenwirkungen eigen: Sie fördern die Bildung von Magengeschwüren oder von Blutungen des Magens und Darms. Sie schädigen die Niere, was zu Natriumrückständen führt und damit zur Entstehung von Ödemen. Acetylsalicylsäure bewirkt nicht selten asthmatische Beschwerden und Allergien; schließlich können die genannten Medikamente Schwindel und Kopfschmerzen auslösen. Bei einer der großen Gruppen von Schmerzmitteln, den Pyrazolonen, ist bekannt, daß das seltene Risiko einer Agranulozytose ebenso wie das eines Schocks besteht. Bei einer Agranulozytose sinkt die Zahl einer bestimmten Form von weißen Blutkörperchen, den Granulozyten, gefährlich ab. Sind im Blut des gesunden Menschen etwa 5000 bis 6000 weiße Blutkörperchen, dann weist ein Mensch, der an Agranulozytose erkrankt ist, meist weniger als 1000 Granulozyten auf. Bei einer solchen Schwächung der Abwehrkraft ist Widerstand gegen Infektionen kaum möglich.

80 Millionen Mark und kein Präparat

Seit Beginn der Pharmaforschung bei Hoechst suchen Chemiker dort nach Mitteln gegen das Rheuma. Es gab dabei Erfolge, aber auch Rückschläge; etwa bei der Entwicklung von Isoxepack. Das Präparat war in den Hoechst-Forschungslaboratorien in Somerville/New Jersey als Substanz einer neuen Wirkstoffklasse synthetisiert worden, die sich im Experiment als sehr effektiv erwies.

In der klinischen Phase I und II sprach alles für einen vollen Erfolg. Dann meldeten die Pathologen in Langzeitversuchen den Verdacht auf eine Schädigung der Leber.

Um jedes Risiko zu vermeiden, wurden die in zahlreichen Ländern laufenden Versuche, die bis dahin von der Synthese an schon über 80 Millionen Mark erfordert hatten, gestoppt und alle weiteren Arbeiten an dem hoffnungsvollen Medikament eingestellt.

Eine andere Substanz, die Tiaprofensäure, ein Antirheumatikum ohne Steroidgrundlage dagegen hat sich seit einer Reihe von Jahren weltweit bewährt. Verglichen mit den klassischen Mitteln gegen Rheuma, die nicht auf der Steroidbasis beruhen, wie Phenylbutazon und Indometazin, zeigt sie die stärkste Wirksamkeit bei akuten Entzündungen: In solchen Fällen ist sie Indometazin etwa zehnfach überlegen, während ihre Wirksamkeit bei chronischen Entzündungen der von Indometazin entspricht. Indometazin ist die Weiterentwicklung von Butazolidin, dem ersten Rheumamittel nach dem Krieg. Medikamenten wie Acetylsalicylsäure und Phenylbutazon ist die Tiaprofensäure in allen experimentellen Modellen überlegen. Das gilt sowohl für die schmerzstillende (analgetische) als auch für die antipyretische (fiebersenkende) Wirkung. Die Neigung, Magen- und Zwölffingerdarmgeschwüre zu erzeugen, ist bei der Tiaprofensäure wesentlich schwächer ausgeprägt. Das liegt wahrscheinlich daran, daß sie das gefäßregulierende Prostazyklin J_2 (PGJ_1) wesentlich schwächer hemmt; statt dessen hindert sie die Bildung der für die Entzündung mitverantwortlichen Prostaglandine E_2 und F_2 erfolgreicher als andere Präparate. Das bedeutet alles in allem, daß die Tiaprofensäure einen Fortschritt in der Therapie aller Erkrankungen des rheumatischen Formenkreises darstellt; sie läßt die Symptome rasch abklingen und hat weniger Nebenwirkungen, ist daher ein Präparat mit ausgewogenem Wirkungsspektrum. Aber auch für diese Substanz gilt als oberste Anwendungsregel: »So viel wie nötig, so wenig wie möglich.«

Der Vorgriff auf die Therapie darf aber nicht die degenerativen Erkrankungen des Bewegungsapparates vergessen lassen, die »-osen«. Mit dem 35. Lebensjahr weist jeder zweite, jenseits des 55. Lebensjahrs sogar jeder Mensch degenerative Prozesse an seinen Gelenken auf. Die Arthrosen betreffen vor allem die peripheren Gelenke; am meisten gefürchtet ist die Coxarthrose, die Degeneration des Hüftgelenks. Als Chondrosen bezeichnen die Ärzte derartige Erscheinungen an den Bandscheiben, als Spondylosen solche an den Wirbelkörpern und als Spondylarthrosen schließlich die an den Zwischenwirbelgelenken.

Viele Menschen haben das Glück, ihre »-osen« gar nicht wahrzunehmen, weil sie ihre Gelenke nicht überbeanspruchen. Das ändert sich sofort, wenn Übergewicht, Fehlhaltung und damit mechanische Überbelastung »stumme« Arthrosen aktiviert. Die Knorpelsubstanz wird mit zunehmenden Jahren schlechter, sie ist nicht mehr so elastisch. Wächst die Belastung, entsteht an den Gelenkinnenflächen »Abrieb«, ähnlich wie bei Autoreifen. Nur bleibt der Abrieb »auf der Straße«, das heißt im Gelenk, weil er nicht abtransportiert werden kann. Das verstärkt die zerstörende, die erodierende Wirkung. Es ist, als sei Sand in das Gelenk eingedrungen.

In der Ruhe bleibt das erträglich, doch mit Beginn neuer Bewegungen kommt es zu neuen Schmerzen, Startschmerzen. Der Organismus bemüht sich, den Abrieb mit Hilfe weißer Blutkörperchen zu beseitigen, die als Freßzellen dienen. Wir haben diese Art der Phagozytose bereits beschrieben. Dadurch werden Enzyme und vor allem Arachidonsäure-Stoffwechselbestandteile frei; aus der »-ose« wird wieder eine »-itis«, die jetzt den Namen »aktivierte Arthrose« führt. In Stichworten läßt sich das so ausdrücken: Knorpelverschleiß durch Lebensalter (»Stumme Arthrose«), Erosion und Abrieb durch Überbelastung,

Schmerz und Entzündung durch Phagozytose des Abriebs, sekundäre Synoviitis durch Entzündungsmediatoren. Ergebnis: »aktivierte Arthrose«.

Eine Chondrose, ein Bandscheibenschaden, entsteht eigentlich nie vor dem 30. Lebensjahr. Tritt sie früher auf, ist fast stets ein Trauma, ein Unfall – sei es beim Sport oder im Verkehr –, die Ursache. Bis zu diesem Alter sind die Bandscheiben nämlich dank ihrer Gallertkerne noch so prallelastisch, daß sie wie Wasserkissen alle Stauchungen, denen unsere Wirbelsäule und damit auch die Zwischenwirbelgelenke ausgesetzt sind, abfedern. Bandscheiben befinden sich jeweils zwischen zwei Wirbeln. Sie bestehen aus dem erwähnten Gallertkern im Zentrum und dem umgebenden Faserring, der die Aufgabe hat, den Kern in seiner Lage zu halten und zu schützen. Nimmt die Flüssigkeitsmenge des Kerns ab und wird der Faserring weniger elastisch, besteht Gefahr, daß der Kern sich aus der Mitte zur Seite verlagert oder gar bis in die Zwischenwirbellöcher verschiebt. Dann ist ein Bandscheibenvorfall eingetreten.

Er ist deshalb außerordentlich schmerzhaft, weil nun der Abstand zwischen den Wirbeln auf einer Seite kleiner geworden ist und damit auch die Öffnungen, durch die die peripheren Nerven den Wirbelkanal verlassen. So wird an der entsprechenden Stelle der Nerv eingeklemmt. Plötzlich und akut entstehen sehr starke Schmerzen. Ein klassisches Beispiel ist der Hexenschuß, bei dem der Ischiasnerv eingeklemmt wurde; beim sogenannten Schulter-Arm-Schmerz handelt es sich im Prinzip um den gleichen Vorgang im Bereich der Halswirbelsäule.

Weichteil-Rheumatismus

Das ist aber beim Muskelrheumatismus nicht der Fall. Hier ist ursprünglich gar kein Gelenk beteiligt; hier werden vor allem Muskeln, Sehnen und Sehnenscheiden, lauter Elemente, die Gelenke bewegen, in Mitleidenschaft gezogen.

Deshalb die Bezeichnung extraartikulärer oder Weichteil-Rheumatismus.

Er tritt auf, wenn Muskeln oder Sehnen stark beansprucht werden. Jeder von uns kennt den Muskelkater nach einem anstrengenden Marsch, auch bei Kälte, Nässe, sogar nach psychischer Belastung. In solchen Fällen sind die Gefäße, und nicht zuletzt die Kapillaren, unfähig, einen erhöhten Sauerstoffbedarf zu decken. Es entwickelt sich eine akute Sauerstoffarmut oder Hypoxie. Hält sie länger an, gehen Zellen zugrunde, eine Nekrose entsteht. Um sie zu beseitigen, wandern die weißen Blutkörperchen in das Gebiet ein, sie fressen die abgestorbenen Zellen auf, produzieren dabei Entzündungsstoffe: nun beginnt im Muskel oder in den Sehnenscheiden und an den Sehnen selbst grundsätzlich dasselbe, was zu Anfang des Kapitels bei der Gelenkentzündung geschildert wurde. Die Patienten klagen über ziehende Schmerzen in verschiedenen Muskelpartien, vor allem im Schultergürtel bis zum Ellenbogen, und über besondere Steifigkeit des Nachts. Sie fühlen sich miserabel und haben nicht selten Fieber. So plötzlich, wie sie aufgetreten sind, verschwinden die Beschwerden wieder. Dann helfen in manchen Fällen schon allein Schonung, Bettruhe oder als schweres Geschütz einige Kortikosteroidinjektionen. Da sich bei Muskelrheumatismus keine krankhaften Vorgänge an den Gelenken abspielen, wäre es ein Kunstfehler, spezielle Eingriffe an einzelnen Gelenken vorzunehmen.

Operationen am Gelenk

Völlig anders liegen die Dinge bei der chronischen Polyarthritis oder bei Arthrosen. Hier hat sich den chirurgischen Orthopäden im Laufe der letzten Jahre ein weites Feld eröffnet, zum Nutzen der leid- und schmerzgeplagten Patienten. Früher, das wurde schon erwähnt, waren die Gelenke tabu. Das änderte sich, als man lernte, daß Gelenke nicht so infektionsgefährdet sind, wie früher aufgrund ihrer anatomischen Verhältnisse angenommen wurde. Das entzündliche Gelenk verhält sich nicht wie ein anderes entzündetes Gewebe. Im Gelenk bildet sich eine Ansammlung von entzündlichem Gewebe. Das ist der Pannus oder Lappen. Oberstes Ziel aller chirurgischen Eingriffe ist die Entfernung des Pannus und damit die Wiederherstellung normaler Verhältnisse im Gelenk. Die sogenannte »Synovektomie« sollte im Prinzip so früh wie möglich durchgeführt werden, bevor schwere Zerstörungen am Knorpel oder gar an den Knochen erkennbar werden. Die Entscheidung, wann operiert wird, ist aber schwierig und hängt auch vom Patienten ab.

Als Frühsynovektomie läßt sich die Entfernung des Entzündungsherdes dann noch bezeichnen, wenn der Knorpel eben noch nicht angegriffen ist. Wurde eine chronische Polyarthritis mehrere Monate ohne sichtbaren Erfolg medikamentös behandelt, werden Internist und Orthopäde beraten, ob die Operation angezeigt ist. Je später sie durchgeführt wird, desto größer und umfangreicher muß der Eingriff sein, denn dann sind noch zerstörte Knorpel- oder Knochenteile ebenso zu entfernen wie Schäden an der Gelenkkapsel, den Sehnen und Sehnenscheiden. Das ist die eine Seite der Medaille; die andere ist die Frage, welche Gelenke überhaupt einer operativen Therapie zugänglich sind.

An erster Stelle steht das Kniegelenk, dann kommen die Grundgelenke der langen Finger und das obere Sprunggelenk. Ellenbogen, Handgelenke und Hüftgelenke sind dagegen viel weniger geeignet, weil dort die anatomischen Voraussetzungen ungünstiger sind.

Außerdem fragt sich in Anbetracht des Allgemeinleidens Polyarthritis, ob es gerechtfertigt ist, ein Gelenk zu operieren und die anderen nicht, und ob der Erfolg nicht durch einen Rückfall zunichte gemacht wird. Aufgrund bisheriger Erfahrungen ist die Antwort auf die letzte Frage klar mit nein zu beantworten. Die erste Frage ist natürlich vom Zustand des Gelenks abhängig. Es lohnt sich wahrscheinlich immer, die Gehfähigkeit eines Patienten durch eine Operation des Knie- oder oberen Sprunggelenks wiederherzustellen. Dann wird der Patient weniger unter den Beschwerden der anderen, kleineren Gelenke zu leiden haben. Und sie könnten vielleicht auch mit mehr Aussicht auf Erfolg durch direkte Injektion von Medikamenten in die kleineren Gelenke behandelt werden.

Andererseits ist mit der rasanten Weiterentwicklung von Operationstechnik und Prothesenmaterialien die Möglichkeit viel größer geworden, ein von einer chronischen Arthritis zerstörtes Gelenk gegen eine Endoprothese – zu deutsch: einen »Ersatz« – auszutauschen. Selbst dann sind noch die Unterschiede von Gelenk zu Gelenk zu berücksichtigen.

Genau wie bei der Endoprothese nach Arthrose ist die Operation am Hüftgelenk erfolgssicherer als beim Kniegelenk. Denn dieses kombinierte Scharnier- und Gleitgelenk stellt größere physikalische und mechanische Anforderungen an eine Prothese als das Kugelgelenk der Hüfte. Trotzdem ist im Laufe der letzten Jahre die Zahl der Knieprothesen ebenfalls steil angestiegen, die Komplikationen wie Infektionen oder Auslockerung der Prothese haben abgenommen. So wurde in Karlsruhe von nur zwei Infektionen und einer Auslockerung bei über 80 Knieprothesen berichtet.

Die Gehfähigkeit kann unter Umständen nur dann wiederhergestellt werden, wenn die Gelenkplastik mit Endoprothese durch eine operative Versteifung (Arthrodese) anderer Gelenke ergänzt wird. Der Chirurg Eduard Albert führte 1878 die operative Gelenkversteifung als Methode zur Behandlung arthritischer Gelenkveränderungen ein. So ist es nicht nur vorstellbar, sondern oft Tatsache, daß der Patient erst nach doppelseitiger Hüft- und Kniegelenksplastik und Arthrodesen der Sprunggelenke wieder gehen kann, läßt sich doch die fehlende Beweglichkeit der oberen

Sprunggelenke durch orthopädische Schuhe mit Abrollsohlen ausgleichen.

All die beschriebenen operativen Eingriffe werden die Behandlung von Polyarthritis- und Arthrosepatienten in Zukunft noch erfolgreicher machen als bisher. Selbstverständlich sind sie erst angezeigt, wenn die medikamentöse Therapie keine Heilung herbeiführen konnte, auch nicht in Kombination mit physikalischen Heilmethoden.

Rheumabehandlung im Heilbad

In den Rheumakliniken, sei es nun in Schlangenbad, Bad Aibling oder in Garmisch-Partenkirchen, werden diese Methoden natürlich am konsequentesten durchgeführt und die Patienten außerdem geschult in Bewegungsübungen. Sie sind eine Grundlage für die Fortsetzung der Therapie zu Hause.

Gesamtziel jeder Rheumabehandlung ist die Erhaltung der Gelenksfunktionen; oder ist das nicht mehr zu erreichen, dann wenigstens den bestehenden Zustand zu verbessern. Arthritis und Arthrose sind lebensbegleitende Erkrankungen; alle therapeutischen Maßnahmen müssen auf lange Sicht geplant werden. Das gilt ganz besonders für physikalische Methoden und die Bäderkuren. Sie sind heute wieder sehr modern – nicht verwunderlich in einer Zeit, in der viele zur Natur zurückdrängen. Ob dieses »Retour à la nature« zu Recht besteht, ist eine ganz andere Frage und soll hier nicht diskutiert werden.

Natürlich ist es ein Unterschied, ob eine akute, eine chronische Arthritis oder eine Arthrose behandelt werden muß. Bei der erstgenannten und bei der aktivierten Arthrose wird zunächst häufig Bettruhe erforderlich sein; Kälte kann die Entzündung deutlich schmerzlindernd und abschwellend beeinflussen. Beim Übergang ins subakute Stadium löst milde Wärme in Form von warmen Heublumenwickeln die Kälte ab.

Bei der chronischen Arthritis vermitteln dann Fango, Moor, Paraffin und Sand die notwendige Wärme, unter Umständen Diathermie durch Kurzwellenbestrahlung. Thermalbad und Sauna sind den nichtaktiven Polyarthritiden vorbehalten.

Alles muß getan werden, um die Gelenkbeweglichkeit so wenig wie möglich zu beeinträchtigen. Der Kranke wird immer zur Ruhigstellung in Gips oder auf Schiene drängen, weil er dabei die wenigsten Schmerzen hat. Das wird heute, soweit es irgend geht, vermieden. Wenn sie aber unumgänglich ist, ergänzen wenigstens passive Bewegungsübungen das Programm.

Jedes Gelenk sollte mindestens einmal täglich im gesamten Bewegungsspielraum systematisch durchbewegt werden. Unter Umständen erleichtern der Auftrieb und die milde Wärme des Bewegungsbads eine solche Gymnastik.

Die Patienten müssen lernen, bis dahin normale Bewegungen ihrem Zustand anzupassen, um eine Überforderung der Gelenke zu vermeiden. Ganz wesentlich erleichtert in jedem Fall eine weitgehende Gewichtsreduktion die Situation. Je schwerer der Mensch, desto höher die Belastung aller Gelenke. Aus biblischen Zeiten ist bekannt, wie sehr Fasten dem menschlichen Wohlbefinden nützt. Deshalb gibt es kaum eine Religion, in der das nicht vorgeschrieben ist. Denken wir an die Fastenzeit der Christen nach dem Karneval oder an den Ramadan der Mohammedaner.

Eine entscheidende Rolle spielt die Krankengymnastin in der physikalischen Therapie. Buchstäblich in ihren Händen liegt es, ob die Muskelatrophie verhindert und die Beweglichkeit bald wiederhergestellt wird. Sie wird massieren, elektrotherapeutische Maßnahmen wie Galvanisation mit oder ohne Iontophorese (griech. phorein = tragen, Ionen durch die Haut tragen), diadynamische oder Interferenzströme oder Ultraschall nach Rücksprache mit dem behandelnden Arzt anwenden. Ihr obliegt fast noch mehr als ihm die psychische Führung und die soziale Betreuung der Patienten, ist sie doch viel häufiger mit ihnen in Kontakt.

Bei Arthrosen werden die aktivierten Formen behandelt wie die Arthritiden. Die echten »-osen« aber werden viel mehr aktiv üben, sei es auf dem Zimmerfahrrad oder im Thermalbad. Massagen, besonders Unterwassermassagen, Interferenzströme, Ultraschall, Galvanisation, Jontophorese können dem Arthrose-Geplagten ebenso Entlastung und Befreiung von seinen Schmerzen bringen. Eigentlich bietet jedes Heilbad für Erkrankungen des Bewegungsapparats sorgfältig ausgearbeitete Programme an, die sich aufgrund der örtlichen Verhältnisse unterscheiden. So werden die Programme in Bad Ragaz in der Schweiz, in Abano Therme in Italien, in Schlangenbad oder in Wiesbaden natürlich differieren. Nicht nur die Quellen haben unterschiedliche Eigenschaften, auch die technische Ausstattung mit entsprechenden medizinischen Geräten differiert.

Alle Maßnahmen zusammen, die medikamentöse, die physikalisch-balneologische und die operative Behandlung, einzeln und in Kombination angewendet, sollen verhindern, daß ein Rheumatiker zum Invaliden wird. Alles dient dem einzigen Zweck, die Patienten schmerzfrei, arbeitsfähig und wieder lebensfroh zu machen.

Die heute zur Verfügung stehenden Methoden und Medikamente sind gewiß noch nicht vollkommen, in vielen Fällen kann das Leiden nur erleichtert werden. Für die Rheumakranken ist aber schon dies ein spürbarer Fortschritt.

Allergien – Aufstand der Antikörper

Auslöser lauern überall

Claudia Werting war jung, hübsch und eine leidenschaftliche Schwimmerin. Natürlich trug sie Bikinis. Voller Schreck entdeckte sie eines Tages mitten auf ihrem Bauch einen Kranz heftig juckender Bläschen, gefüllt mit einer gelblichen Flüssigkeit. Nachdem sie sich nachts auch noch gekratzt hatte, platzten die Bläschen, und eine häßliche Entzündung breitete sich rings um ihren Nabel aus. Als die verschiedenen Salben und Kosmetika nicht halfen, ging sie nach einer Woche zum Hautarzt. Der Dermatologe hörte sich wortlos Claudia Wertings Geschichte an. Anschließend betrachtete er die bewußte Stelle mit einer Lupe genauer.

Dann fragte er unvermittelt: »Tragen Sie Jeans?«

Claudia bejahte.

»Oft?« fragte der Arzt.

»Eigentlich immer«, erwiderte sie.

»Und wenn Sie radfahren, Tennis spielen oder joggen, dann wird der Stoff feucht vom Schweiß?«

»Stimmt«, sagte Claudia.

»Dann haben Sie eine Nickelallergie«, stellte er fest.

»Was ist das?« fragte sie.

Der Arzt erklärte: Jeans werden meist von einem vernikkelten Knopf gehalten. Wird der Hosenbund feucht, wandern winzige Spuren von Nickel in die Haut ein und verbinden sich dort mit Eiweiß. Von diesem Augenblick an erzeugen sie bei der Trägerin der Hose – wenn sie besonders empfindlich ist – eine hautspezifische Nickelallergie. Hautspezifisch deshalb, weil sich der Nickel mit Hauteiweiß verbunden hat.

»Ein Nickelmolekül ist ein Hapten, ein haftender Stoff, der sich besonders gerne mit Eiweißmolekülen zusammentut. Das Ergebnis ist Ihr Ekzem«, sagte der Arzt. Haptene sind so kleine Moleküle (ihr Molekulargewicht liegt unter 1000), daß sie nur nach Kopplung an einen Träger immunogen wirken können, zum Antigen werden.

»Aber was bedeutet der Ausdruck ›Allergie‹?« fragte Claudia, die von den Ausführungen des Arztes ebensowenig verstand, wie sie schon früher den Erläuterungen ihrer Ärzte nicht immer ganz folgen konnte.

Der Arzt erklärte: »Krankhafte Veränderungen der Haut durch Ekzeme mit starkem Juckreiz. Die Entzündungen infolge sekundärer Infektionen lenken automatisch den Verdacht auf eine Allergie. Sie kann nur geheilt werden, wenn der Auslöser, das Allergen, gefunden wird. Denn jede Allergie wird durch eine überschießende Antikörperbildung gegen ein Allergen verursacht. Normalerweise schützen Antikörper den Menschen zwar gegen Bakterien, Viren und andere Fremdstoffe. Doch in Ihrem Fall werden sie zu Feinden; sie schädigen den Menschen, und das kann im schlimmsten Fall zum allergischen Asthma oder zu einem tödlichen Schock führen.«

Der verdächtige Jeans-Knopf

In Claudias Fall war die Diagnose einfach, weil die Nickelallergie seit einigen Jahren bekannt ist. Offensichtlich wollen das aber die Jeans-Hersteller nicht wahrhaben, oder sie haben für den Nickelknopf noch keinen ungefährlicheren Ersatz gefunden. Jedenfalls sind sehr viele Fälle bekannt geworden, in denen die Allergie vom Jeans-Knopf ausging. Sie dehnt sich später auch auf die Hände aus, vor allem bei jungen Frauen, die viel mit nickelhaltigen Gegenständen zu tun haben. Betroffen sind Berufe wie Friseusen, Schneiderinnen, Kassiererinnen oder Krankenschwestern. Gelingt es nicht, die Ursache zu finden, können die allergischen Ekzeme so quälend werden, daß die Erkrankten ihren Beruf aufgeben müssen.

Ähnliches gilt auch für das dem Nickel verwandte Chrom, das z.B. in Eßbestecken, Handgriffen, Türdrükkern, Autoteilen, Schlüsseln oder Münzen vorkommt. Sogar in Kleidungsstücken werden Chromspuren aus Waschmitteln gefunden. Daher können durch Chrom verursachte Ekzeme an den verschiedensten Körperstellen auftreten.

Der Arzt als Detektiv

Jeder Arzt, der mit Allergien konfrontiert wird (und davon bleibt keiner verschont, sei er Praktiker, Internist, Frauen- oder Hautarzt), muß sich bei der Ursachenforschung wie ein Detektiv verhalten. Nur dann wird ihm gelingen, ein Ekzem als eine Terpentinöl-Allergie zu erkennen, ausgelöst durch Zeitungen als Toilettenpapier (oder weil der Toilettensitz mit terpentinölhaltigen Putzmitteln gepflegt wird). Noch zwei von Hunderten solcher Beispiele:

Ein Großvater setzt seinem Enkel als beliebtes Spiel immer wieder seine Brille auf. Das Kind ist gegen den Kunststoff des Gestells allergisch; bald zeichnet ein allergisches Ekzem die Form der Brille getreulich nach. Oder: Kinder benutzen heimlich den Lippenstift der Mutter. Nach kurzer Zeit entwickeln die Inhaltsstoffe eine Allergie um den Mund herum, in Form eines eitrigen Ausschlags.

Die »Paten« der Krankheit

Allergien kommen heute so häufig vor, daß sich bereits ein Spezialgebiet entwickelt hat. Die planmäßige Erforschung der erst teilweise geklärten Reaktion des Körpers gegen Fremdstoffe wird Allergologie genannt.

Der Wiener Kinderarzt Clemens von Pirquet (1874–1929) hat den Begriff 1906 geschaffen, als er nach jahrelangen klinischen Untersuchungen, gemeinsam mit Bela Schick, die Lehre von den geheimnisvollen Reaktionen oder Allergien veröffentlichte. Viele Jahre später erst wurde der Begriff auf dem 3. Internationalen Kongreß für Allergologie in Paris (1958) genauer definiert als »erworbene, qualitativ gesteigerte Fähigkeit lebenden Gewebes, auf ein induzierendes spezifisches Allergen zu reagieren«.

Und was ist ein Allergen? – Jede Substanz, die fähig ist, den Zustand oder die Manifestation einer Allergie hervorzurufen. Die Forscher kennen mehrere große Gruppen, darunter Schwermetalle, Gummi und Kunststoffe, Medikamente, Farbstoffe, Pflanzen und ihre Produkte, auch Harze, Kosmetika und andere Stoffe aus der Umwelt, die sich nicht ohne weiteres einordnen lassen.

Angesichts einer solchen Fülle auslösender Substanzen muß der Arzt tatsächlich Kriminalist sein, das heißt, er soll nicht nur an die bekannten Substanzen denken, er muß andere und neue in Erwägung ziehen.

Bei Claudia Werting lag die Diagnose nahe; mit dem Ausschalten des Allergens kam sie der Heilung um einen Riesenschritt näher.

Doch der Krankheitsprozeß verläuft oft ganz anders; und dann ist es schwer, die Ursache herauszufinden: Denn das Ekzem ist ja keineswegs die einzige Folge der Allergie. Wenn in vergangener Zeit gesagt wurde, die Syphilis sei das Chamäleon unter den Krankheiten, dann gilt das heute vor allem für die Allergien.

Die Mediziner kennen, grob gesagt, gegenwärtig sieben Krankheitsbilder allergischen Ursprungs: allen voran das Heufieber, gefolgt von dem problematischeren allergisch bedingten Asthma. Eine Rhinopathia vasomotorica (allergischer Schnupfen) wird nur selten als Allergie gedeutet, um so leichter fällt das bei der Urtikaria oder Nesselsucht. Dazu gehört eine Schwellung, das Quincke-Ödem, nach dem deutschen Arzt Heinrich Quincke benannt. Das Quincke-Ödem ist zwar den meisten Ärzten bekannt, kaum aber in der breiten Öffentlichkeit. Die sogenannte Serumkrankheit, die gelegentlich bei Impfstoffen aufgrund der fremden – tierischen – Eiweiße auftrat, war eine der frühesten Allergien, bei denen sich eine Brücke zwischen Ursache und Wirkung schlagen ließ. Im Gegensatz dazu ist die Migräne eine Krankheit, die kaum jemand als Folge einer Allergie betrachtet. Doch auch sie gehört zu diesem Kreis.

Das Fahnden nach der Ursache ist entscheidend

Die Ursachenforschung hat in den letzten Jahren durch die stürmische Entwicklung der Immunologie und der Hormonforschung wesentliche Fortschritte gemacht. Daraus ergeben sich bessere Behandlungsmöglichkeiten. Entscheidend aber bleibt die Auffindung und Ausschaltung des Allergens. Es ist das Grundübel, das jeder einzelnen Allergie vorausgehen muß.

Da es auf diesem Feld so viele Möglichkeiten gibt, wurde auf dem Allergiekongreß in London 1982, bei dem sich Biochemiker, Ärzte, Physiologen, Chemiker und Immunologen trafen, resignierend festgestellt: »Die Ärzte glauben seit 50 Jahren, sie wüßten, was eine Allergie ist. Die Forschung der letzten Jahre hat aber gezeigt, wie wenig wir wissen.«

Jede Allergie beruht auf einem immunologischen Prozeß. Der ursprünglich maßvolle und schützende Vorgang der Antikörperbildung gegen Fremdkörper (Antigene) führt durch ein Zuviel zur Erkrankung. Genaugenommen kann jede Substanz zum Allergen werden, wenn sie auf einen Organismus trifft, der mit zu starker Antikörperbildung reagiert. Bis heute wissen wir nicht, warum viele Menschen auf einige harmlose und angenehme Dinge wie Milch, Erdbeeren oder Lachs mit allergischen Erscheinungen reagieren, die nicht nur unangenehm, sondern lebensgefährlich werden können. Von allen allergischen Erkrankungen (Allergosen) aber bleibt der Heuschnupfen, die Reaktion auf absolut »natürliche« Stoffe, nämlich Pollen oder Blütenstäube, die häufigste.

Zwei Phasen prägen jede Allergie

Jede Allergie verläuft in zwei Phasen. Die erste ist Antigen-spezifisch. Auf die Antigen-Zufuhr reagiert der Organismus mit Antikörperbildung. Diese Initialphase wird weder vom Patienten noch vom Arzt bemerkt. Die zweite Phase heißt Effektorphase und fällt in jenen Zeitraum, in dem sogenannte »Mediatoren« freigesetzt werden und ihrerseits auf das Gewebe wirken. Dann entsteht z.B. der Heuschnupfen, das Asthma, der Durchfall – sie alle als Ausdruck eines Schadens, den die Mediatoren angerichtet haben. Diese Mediatoren, durch deren Wirken Antikörper freigesetzt werden, reagieren jedoch nicht nur auf Bakterien oder Viren, sondern lassen sich auch durch ganz andere, scheinbar neutrale Stoffe provozieren. Das Ende vom Lied ist dann die Gewebsreaktion als Ausdruck einer neuen Krankheit, die ausgesprochen »Allergie-typisch« ist.

Bei Mediatoren handelt es sich, wie der Name sagt, um Mittlersubstanzen, die geteilt werden in drei Gruppen: Die erste ist an Mastzellen gebunden und an bestimmte weiße Blutkörperchen, die sogenannten Basophilen, die zweite tritt vornehmlich im Serum oder in der Gewebsflüssigkeit auf. Bei der dritten schließlich handelt es sich um Lymphokine, die von einer anderen Art weißer Blutkörperchen (T-Lymphozyten) freigesetzt werden.

Histamin und seine Kollegen

Die bis heute bekannteste Substanz wird von Mastzellen und Basophilen in ihren Körnchen oder Granula auf der Zelloberfläche produziert und gespeichert. Sie heißt Histamin und ist eine niedermolekulare Substanz mit einem Molekulargewicht von 111,15. Die stickstoffhaltige Verbindung – Amin – wird biogen genannt, weil sie auf lebendes Gewebe nützliche oder schädliche Reize ausübt; und das tut Histamin nun wirklich intensiv. Die glatte Muskulatur, unserem Willen nicht unterworfen, ist verantwortlich, wenn sich die Bronchien und Bronchiolen oder der Darm entweder zusammenziehen oder erweitern.

Bei einer Einwirkung von Histamin geschieht das krampfartig. Gleichzeitig erweitern sich die Blutgefäße in der Peripherie, der Haut und den Schleimhäuten, eben in den Bronchien, der Nase, dem Rachen und, besonders rasch, im Darm. Durch die plötzliche Mehrdurchblutung kann Flüssigkeit aus den Gefäßen ins Gewebe austreten, es entwickelt sich ein Ödem. Die Drüsen in den Bronchien und im Darm produzieren massenhaft dünnflüssigen Schleim, auch in der Nase. So ruft die Freisetzung von Histamin Bronchialasthma, Fließschnupfen, Durchfall, Blutdruckabfall bis hin zum Schock hervor, aber auch Nesselfieber oder ein Ödem um Gefäße und Nerven, beispielsweise die Migräne.

Neben dem Histamin wurden noch andere Substanzen gefunden: die SRS-A (Slow Reacting Substance of Anaphylaxis), der ECF-A (Eosinophilo-Chemotactic Factor) und der PAF-A (Platelet-Aggregating Factor of Anaphylaxis).

Die langsam reagierende Substanz (SRS-A) befindet sich nicht, wie das Histamin, auf den Zellen, sondern wird erst auf einen Antikörperreiz hin gebildet. Ist der Reiz gering, wird nur wenig produziert, aber noch nichts ausgeschüttet. Erst der zweite oder dritte Reiz ist vielleicht stark genug, um die Sekretion von SRS-A auszulösen. Dann kommt es zu einer lang anhaltenden Kontraktion der Bronchialmuskulatur.

Schon vor über 40 Jahren haben Biochemiker diese Zusammenhänge aufgeklärt. Einer von ihnen ist der Nobelpreisträger von 1982, der Schwede Bengt Samuelsson. Nach Samuelsson besteht SRS-A aus drei verschiedenen

Leukotrienen. Es handelt sich um die Stoffe C, D und E. Abbauprodukte der Arachidonsäure, die – wie im Hormonkapitel schon kurz erklärt worden ist – für die Bildung der Prostaglandine zuständig ist. Sie sind etwa 4000mal wirksamer als Histamin in ihrem Reiz auf die glatte Muskulatur. Besonders sind sie spezialisiert auf die Muskeln, die die kleinen Bronchiolen zusammenziehen und damit verschließen. Sie machen die Makrophagen beweglicher. Das sind jene Zellen, die Fremdkörper, wie Bakterien, im Körper aufsuchen und auffressen, um sie dann den Plasmazellen als Antigene für die Antikörperproduktion anzubieten. So entstehen neue Antikörper, und der allergische Prozeß geht weiter.

Leukotriene gegen Asthma

Es wurde bereits gesagt, daß Bronchialasthma durch Histamin erregt werden kann und daß in diesem Fall Anti-Histamine Linderung bringen. Doch der gleiche Effekt (Asthma) kann auch von Leukotrienen in Gang gesetzt werden, und in diesem Fall bleiben Anti-Histamine wirkungslos.

Die Aufklärung der chemischen Struktur der Leukotriene C, D und E eröffnet neue Perspektiven für die Suche nach spezifischen Hemmsubstanzen. Sie könnten viele Menschen, die an allergischem Asthma leiden, von ihrer Krankheit befreien oder diese wenigstens lindern. Im Gegensatz zum histaminbedingten läßt sich das von Leukotrienen hervorgerufene Asthma durch Antihistaminika nicht hemmen.

ECF-A heißt Eosinophilo-Chemotactic Factor und PAF-A ist der Platelet-Aggregating Factor of Anaphylaxis. Der erste lockt weiße Blutkörperchen, die durch den roten Farbstoff Eosin besonders schön gefärbt werden (deshalb Eosinophile genannt), zu den Mastzellen, die Histamin ausschütten. Die Blutplättchen (Platelets = Thrombozyten) werden durch den PAF-A miteinander verklebt und setzen dabei Serotonin frei. Diese Verbindung gehört zu den bereits erwähnten Neurotransmittern, die im Gehirn die Kommunikationsaufgaben erfüllen.

Alle vier, das Histamin und die drei eben beschriebenen Faktoren, werden letzten Endes durch zwei Phosphatverbindungen in der Zelle gesteuert, nämlich das Adenosin-3,5-Monophosphat (c-AMP) und das Guanosin-3,5-Monophosphat (c-GMP). Ist mehr c-AMP, der vom Amerikaner Earl Wilbur Sutherland in Nashville/Tennessee beschriebene »second messenger«, in den Zellen vorhanden als c-GMP, wird der gesamte Prozeß der Histaminfreisetzung mit all seinen Folgen herabgesetzt oder gar verhindert. Ist mehr c-GMP in den Zellen, wird der allergische Prozeß ausgelöst. Sutherland wurde 1971 für die Entdeckung des »second messenger«, der Botensubstanz für den Zellstoffwechsel, mit dem Nobelpreis ausgezeichnet.

Aus dem Prostaglandin wurden fünf Gruppen

In der Gewebsflüssigkeit der Ödeme und im Blutserum wurden Prostaglandine gefunden. Diese ganze Gruppe von Hormonen beherrscht zur Zeit die Szene der Biochemie (im Hormonkapitel wird ausführlich darüber berichtet). Aus einem Prostaglandin, das Ulf von Euler in den vierziger Jahren in Stockholm aus der Prostataflüssigkeit isoliert hatte, sind heute mindestens fünf große Gruppen Prostaglandine geworden, die als A, B, E, F und X bezeichnet werden. Jede Gruppe besteht heute schon aus mehreren Abkömmlingen. Alle leiten sich von einer Grundsubstanz, der Arachidonsäure, ab. Sie entstehen im Körper unter verschiedensten Bedingungen und spielen in vielen biologischen Prozessen eine wichtige Rolle.

Eine weitere Mittlersubstanz (Mediator) ist das Bradykinin, das zur Gruppe der als Kinine bezeichneten Gewebshormone gehört. Alle Kinine sind Peptidhormone – aus Eiweißkörpern aufgebaut. Sie führen zur Blutdrucksenkung, aber auch zur Kontraktion bestimmter Teile der glatten Muskulatur, wirken also ähnlich wie Histamin. Bradykinin entsteht auf einen Immunreiz im Serum und ist länger anhaltend wirksam als Histamin (griech. bradys = langsam).

Der bisher letzte aus dem Serum isolierte Mediator ist das Komplementsystem. 1896 hatte Jules Bordet in Brüssel das Komplement entdeckt; heute ist es bekannt als ein System, aufgebaut aus mindestens elf verschiedenen Komponenten, vorwiegend Eiweißkörpern nämlich, die zur Auflösung oder Zusammenballung fremder Zellen führen. Diese Komponenten bilden eine Reaktionsfolge im Serum, die auch als Fermentkaskade bezeichnet wird. Nur wenn alle Einzelkomponenten in ihren Vorstufen vorhanden sind, kann die Kaskade an- und bis zum Ende ablaufen. Das Ende besteht in einer Schädigung der Zellmembran, der Zellwand, und schließlich in deren Auflösung. Vorzugsweise rote Blutkörperchen werden aufgelöst, es kommt zur Hämolyse. Bevor die Kaskade des Komplementsystems aber in Bewegung gesetzt wird, muß sie durch Antigen-Antikörper-Komplexe oder durch zusammengeballtes Immunglobulin E aktiviert werden.

Auch weiße Blutkörperchen produzieren Mediatoren

Bisher war von Mediatoren in den Mastzellen und im Serum berichtet worden. Auch die T-Lymphozyten produzieren Substanzen, die eine solche Wirkung entfalten. Die Forscher bezeichnen sie als Lymphokine. Eine ganze Anzahl davon ist isoliert, wenn auch chemisch noch nicht charakterisiert.

Die biologische Wirksamkeit hat ihre Namensgebung beeinflußt. Da gibt es den cytotoxischen Faktor (CF): Er zerstört Zellen direkt. Der Makrophagen-Faktor (MIF) lockt Makrophagen an und hält sie fest, gleichzeitig regt MIF die Makrophagen an, mehr als bisher Fremdkörper, Bakterien und Viren aufzunehmen und zu phagozytieren, zu fressen.

Dieselbe Eigenschaft hat MAF, der Makrophagen aktivierende Faktor.

Weiter entsteht aus T-Lymphozyten ein Mitogener Faktor (MF). Da das Freßvermögen, die Phagozytose, der angelockten Makrophagen bald erschöpft ist, veranlaßt dieser mitogene Faktor die Makrophagen zur Zellteilung, zur Mitose. So wird die Phagozytose-Kapazität multipliziert und damit potenziert. Damit sind die vielseitigen Fähigkeiten der T-Lymphozyten aber noch keineswegs erschöpft. Die Suche nach anderen Faktoren geht jedenfalls weiter.

Drei unterschiedliche Mediatorsysteme entstehen also nebeneinander, die auf gleiche oder ähnliche Reize reagieren. Damit kommt es zur gegenseitigen Beeinflussung: Sie hemmen sich, können sich aber genausogut auch gegenseitig hochschaukeln. Daraus entstehen dann Mischformen allergischer Erkrankungen, die manchmal gar nicht leicht zu diagnostizieren und zu differenzieren sind.

Allergische Reaktionen sind sehr unterschiedlich

Die allergischen Reaktionen lassen sich in vier verschiedene Typen einteilen:

Typ-I-Reaktion:	Prototyp der Sofort-Reaktion,
Typ-II-Reaktion:	ebenfalls eine Sofortreaktion auf cytotoxischer Basis,
Typ-III-Reaktion:	verläuft unter Bildung von Immunkomplexen langsamer und die
Typ-IV-Reaktion:	eine ausgesprochene Spät-Reaktion.

Die akute, überempfindliche (anaphylaktische) Reaktion des Typs I erfolgt sehr schnell, möglicherweise in Minuten. Sie ist damit der Prototyp einer Sofort-Reaktion. Grundlage sind Antikörper der Immunglobulinklasse E, die auf der Zellmembran der Mastzellen oder der basophilen Zellen gebunden sind. Als basophil bezeichnet man Zellen, die basische Farbstoffe leicht annehmen. Kommt das Antigen an solche antikörperhaltigen Zellen, wird es durch den Antikörper festgehalten. Diese Bindung aber löst die Ausschüttung des Mediators, z.B. des Histamins, aus. Die erste spezifische Stufe der Antigen-Antikörperreaktion geht also in eine zweite, eine unspezifische Stufe über, in der als Mediator das Histamin auf das Erfolgsorgan einwirkt, etwa die glatte Muskulatur der Bronchien. An die Zelle ist der früher gebildete Antikörper gefesselt.

Beim Typ II dagegen, der zytotoxischen (zellvergiftenden) Reaktion, ist das Antigen an die Zelle gebunden, nicht der Antikörper. An dieses Antigen bindet sich der Antikörper und aktiviert das Komplementsystem. Seine letzte Stufe schädigt dann, wie schon erwähnt, die Zelle und löst sie auf.

Die Antikörper gehören nicht dem Immunglobulin E (IgE), sondern dem Immunglobulin G (IgG), eventuell auch dem Immunglobulin vom Typ M (IgM) an. Das Immunglobulin G wurde – wen dies näher interessieren sollte – in den USA in den sechziger Jahren von Gerald E. Edelman und seinen Kollegen an der Rockefeller-Universität in New York, und in Großbritannien von Rodney R. Porter in Cambridge und seinem Team unabhängig voneinander in seiner chemischen Zusammensetzung aufgeklärt. Das Immunglobulin vom Typ G besitzt demnach etwa die Form eines Ypsilons. Es besteht aus vier Ketten von Aminosäuren, den Bausteinen aller Eiweißstoffe. Von diesen Polypeptidketten gibt es zwei: zwei schwere (lange) und zwei leichte (kurze).

Vor allem die roten Blutkörperchen oder Erythrozyten werden durch die zytotoxische Wirkung zerstört und stehen dann nicht mehr für den Sauerstoff-Kohlendioxid-Transport zur Verfügung. Im Reagenzglas läßt sich das in wenigen Minuten sichtbar machen. Aus diesem Grund zählt auch die Typ-II-Reaktion zu den Sofort-Reaktionen.

Während bei den kurzfristigen Aktionen vom Typ I und II das Antigen-Antikörpergeschehen sich an der Zellmembran abspielt, verbinden sich beim Typ III gelöstes Antigen und gelöste Antikörper ohne Beteiligung von Zellen zu neuen Immunkomplexen. Unter welchen Bedingungen diese gelösten Immunkomplexe unlöslich werden und ausfallen, ist außerordentlich verschieden, auf keinen Fall handelt es sich um eine »Alles-oder-Nichts-Gesetzmäßigkeit«. Wenn diese Immunkomplexe aus der Lösung des Blutplasmas ausfallen, lagern sie sich in erster Linie im Endstromgebiet, also den Kapillaren oder deren Umgebung, ab; vorzugsweise in der Haut, den Nieren und in den Lungen.

Die Serumkrankheit entsteht, wenn Mediatoren durch Immunkomplexe aktiviert werden. Innerhalb der Gefäße geschieht das durch die Fermentkaskade des Komplementsystems. Werden die Immunkomplexe aber im Gewebe gelagert, so kann sich eine scharf abgrenzbare Entzündung bilden, wie sie zum ersten Mal von Maurice Arthus 1903 in Lausanne beschrieben wurde.

Sie kann sich als Gefäßentzündung in der Haut, in den Nieren als Nierenentzündung – aber auch als Lungenentzündung – manifestieren: Die Nieren- wie die Lungenentzündung entstehen in dem Bindegewebe zwischen den Nierenzellen oder den Lungenbläschen. Diese »interstitielle« Nephritis bzw. Pneumonie unterscheidet sich von bakteriellen oder viralen Ereignissen in beiden Organen dadurch, daß hier eben keine Infektion vorliegt. Allerdings kann sie sich später aufpfropfen. Außerdem werden von infektionsbedingten Entzündungen nicht der Zwischenraum (das Interstitium), sondern die spezifischen Nieren- oder Lungenzellen befallen. Damit sind beide Prozesse solange gut voneinander zu differenzieren, als sie rein und nicht als vermischte Erkrankungen auftreten.

Frühreaktion im zweiten Anlauf

Bei den drei beschriebenen allergischen Krankheitsbildern vergeht eine gewisse Zeit, bis sie klinische Erscheinungen verursachen; denn zunächst braucht der Organismus sieben bis zehn Tage, um auf einen Antigenreiz genügend Antikörper zu bilden. Erst wenn diese vorhanden sind, kann auf erneuten Reiz die Früh-Reaktion erfolgen. Sie tritt aber nicht, wie die Sofort-Reaktion, nach Minuten auf, sondern erst nach sechs bis zehn Stunden.

Eine Allergose vom Typ III beginnt deshalb frühestens eine Woche nach der Injektion des Antigens ohne weitere Antigengabe. Die gebildeten Antikörper haben nur dann einen geeigneten Reaktionspartner, wenn zu diesem Zeitpunkt noch genügend Antigene in der Blutbahn kreisen und damit für eine Immunkomplexbildung zur Verfügung stehen.

Ist das nicht der Fall, geschieht nichts. Erst wenn neue Antigene von außen zugeführt werden, sei es über den Magen-Darmtrakt, sei es durch Inhalation oder Injektion, kann mit den kreisenden Antikörpern eine Immunkomplexbildung eintreten. Im Falle der Injektion würde eine sehr schnelle Reaktion vom Typ I die normale vom Typ II völlig überdecken.

Sind die Typen I, II und III abhängig von Antigen und Antikörpern, werden beim Typ IV (zellvermittelter Reaktionstyp) Lymphozyten durch eine Substanz sensibilisiert. Kommen sie nach einer gewissen Zeit wieder zusammen, scheiden sie die verschiedenartigen Lymphokine aus und verursachen damit direkt einen entzündlichen Gewebeschaden. Im Entzündungsgebiet finden sich viele Lymphozyten. Dieser Prozeß erreicht nach bis zu drei Tagen seinen Höhepunkt. Deshalb wird der Typ IV als Spättyp oder zellvermittelte Tuberkulintyp-Reaktion bezeichnet.

Allen allergischen Erkrankungen liegen komplizierte biochemische und molekularbiologische Vorgänge zugrunde. Die Prozesse, die sich dabei abspielen, sind nicht leicht überschaubar, sondern komplex; sie stehen in Wechselwirkung untereinander. Erst während der letzten 20 Jahre konnten sie dank der Fortschritte der Molekularbiologie teilweise aufgeklärt werden.

Im Gegensatz zur Komplexität der biochemischen Vorgänge ist die Reaktionspalette der sogenannten Erfolgsorgane wie Nase, Atemwege, Magen-Darmkanal, Nieren nur sehr begrenzt. Deshalb gleichen sich viele Krankheitsbilder, obwohl ihre Ursachen unterschiedlich sein können.

Der anaphylaktische Schock kann das Leben gefährden

Wie macht sich eine anaphylaktische Reaktion vom Typ I bemerkbar? Wieder ein Beispiel: Ein junger Mann namens Peter Meisinger fuhr mit seiner Braut zum Baden. Sie kamen durch ein blühendes Rapsfeld voller Hummeln und Bienen. Eine Biene flog auf Peter zu, er schlug nach ihr, verfehlte sie und wurde gestochen. Die beiden fuhren weiter und erreichten gerade noch das Schwimmbad, als es Peter schwarz vor den Augen wurde: Schweißüberströmt brach er zusammen.

Seine Braut holte den Bademeister, der Peters Puls suchte, ihn aber nicht fühlen konnte. Peter lief blau an, Schaum trat ihm aus dem Mund. Der Bademeister erkannte, daß es sich um einen Schock handelte, holte aus dem Notarztkasten eine Ampulle Adrenalin und spritzte sie in die Nähe des Herzens. Dann machte er Wiederbelebungsversuche, Mund-zu-Mund-Beatmung und ließ den Notarzt rufen.

Der war in wenigen Minuten zur Stelle, injizierte noch mal Adrenalin, ließ Peter ins Krankenhaus bringen und gab ihm unterwegs eine Infusion, um den Kreislauf aufzufüllen. Nach einiger Zeit begann der junge Mann zu atmen, schlug die Augen auf und fragte: »Wo bin ich? Was ist los mit mir?«

Der Notarzt erklärte ihm seine Situation. Peter war offenbar schon einmal von einer Biene gestochen worden. Der Bienenstich im Rapsfeld hatte dann zu einer derart starken Ausschüttung von Histamin oder anderen Mediatoren vom Typ I geführt, daß sich die Bronchialmuskulatur akut zusammenzog: Der Patient bekam keine Luft mehr, sein Blutdruck fiel dramatisch fast auf Null ab, er brach zusammen.

Es gibt viele Gründe für einen solchen Schock, der tödlich enden kann, wenn es nicht gelingt, den Patienten aus diesem bedrohlichen Tief herauszuholen. Das muß nicht immer durch eine Injektion geschehen, wie etwa bei dem Bienenstich oder einer Penicillin-Allergie. Es können nach einem schwächeren Reiz nur leichte Zeichen auftreten, die als Schockfragmente bezeichnet werden.

Sie äußern sich in bekannten Erscheinungen wie der plötzlichen Laufnase: Dünnflüssiger, eher wäßriger Schleim rinnt ununterbrochen aus der Nase, die Augen tränen, röten sich und jucken. An einzelnen Körperteilen oder über die ganze Haut verteilt schießen kleinere oder größere Quaddeln auf, blaß oder, wie bei Berührung von Feuerquallen, rot oder blau verfärbt. Die gleichen Quaddeln beobachtet man nach dem Berühren von Brennesseln. Daher der Name Nesselsucht. Überhaupt ist Juckreiz ein häufig auftretendes Symptom bei Allergien.

Heuschnupfen, die klassische Allergose

Laufnase und gerötete tränende Augen sind das typische Bild des Heuschnupfens, die klassische Allergose vom Typ I. Fast jeder Heuschnupfenpatient weiß nach kurzer Zeit genau, welche Pollen für ihn spezifisch sind. Daher konnte schon der islamische Gelehrte Abu Baker Muhammed Ibu Zakariya Al Razi um 900 n. Chr. eine Krankheit beschreiben, die regelmäßig im Frühjahr zur Zeit der Rosenblüte auftrat. Er nannte sie das »Rosenfieber«.

Im Orient wurde damals eine pollenreiche, stark duftende Damaszenerrose gezüchtet, deren Blüten so schön waren, daß die Kreuzfahrer sie mit nach Europa brachten. Speziell in Klostergärten fand sie eine zweite Heimat. Seitdem wird in der Literatur immer wieder vom Rosenfieber berichtet. Allerdings streiten die Gelehrten bis heute, ob das Rosenfieber eine Pollen- oder eine Duftallergie ist. Im zweiten Fall wären die ätherischen Öle der Pflanze dafür verantwortlich. Von den Duftstoffen des Salbeis, des Jasmins und der Zitrone weiß man das längst.

Interessant ist noch etwas anderes: Die Pollen von windbestäubten (»anemophilen«) Pflanzen sind gefährlicher als die der von Insekten bestäubten. Ob das an der höheren Pollenzahl liegt, ist nicht leicht zu entscheiden. Die windbestäubten Blüten geben in zehn Tagen zwischen 100 und mehreren 1000 Pollen je Kubikmeter Luft ab, die anderen aber nur fünf bis 99 Pollen.

Die große Unbekannte für die konkrete Gefährdung ist das unterschiedliche Reaktionsvermögen des einzelnen Patienten, denn die Menschen sind verschieden, der eine bildet auf zehn Antigeneinheiten mehr Antikörper als der andere auf 1000 Antigene.

Hausstaub und Heufieber

Während das durch Schimmelsporen hervorgerufene »Heufieber« saisongebunden ist, hat der das ganze Jahr andauernde allergische Schnupfen, die Rhinitis allergica, seine Ursache gewöhnlich im Hausstaub. Das häufigste Allergen in diesem Staub sind Stoffwechselprodukte einer Milbe namens Dermatophagoides pteronyssinus, was auf deutsch so viel wie »Hautfresser« heißt.

Die europäische Form dieser Hausstaubmilbe konnte von holländischen Forschern als Haupttäter identifiziert werden. Die kleinen Tierchen brauchen reichlich Wärme und Feuchtigkeit. Im Gebirge mit seiner trockenen, sonnenreichen Luft sind ihre Lebenschancen geringer; dort verunreinigen sie auch den Hausstaub weniger. Deshalb fühlt sich dieser Allergiker-Typ im Gebirge oft besonders wohl.

Viele Heufieber-Patienten konnten früher die schlimme Zeit des Jahres nur auf Helgoland überstehen, wo Gräser, die Allergien hervorrufen, rar sind. Auch im Mittelmeerraum fehlen sehr viele von ihnen.

Häufige Allergene sind neben den bisher genannten auch die Haare von Ratten, Mäusen, Goldhamstern und Meerschweinchen. Mancher kindliche Schnupfen hat seine Ursache in den Haaren dieser kleinen Hausgenossen, die neben Allergien auch noch handfeste Infektionen mit Viren und Bakterien vermitteln können.

Asthma quält seine Opfer

Ist schon der allergische Schnupfen unbequem und lästig, wieviel schlimmer ist dann das Asthma beim Erwachsenen, das sich im Lauf der Jahre aus einer kindlichen Rhinitis allergica entwickelt hat. Mitten in der Nacht wachen die Asthma-Opfer auf, bekommen keine Luft und kämpfen gegen heftigen Hustenreiz. Die Bronchien scheinen gefüllt mit zähem, festsitzendem Schleim. Auf dem Nachttisch steht der Tascheninhalator, mit dem der Patient sich Erleichterung zu verschaffen sucht.

Was vor allem das Leben zur Hölle macht, ist der Zeitpunkt des nächtlichen Anfalls. Er kommt, wenn der Asthmatiker am tiefsten schläft und wenn er wirklich richtig durchwärmt ist. Frische, kalte Luft am Fenster verschafft bereits eine gewisse Erleichterung. Vergebens werden immer neue Ärzte aufgesucht, die mit den verschiedensten Arzneien, vornehmlich Antihistaminika und Nebennierenhormonen helfen wollen. Die vorübergehende Erleichterung endet, sobald die Patienten versuchen, von den Medikamenten wegzukommen. Dann beginnt alles wieder von vorn. Meist weckt ein Asthmatiker allnächtlich durch seine Hustenanfälle die ganze Familie. Die anderen schimpfen oder bedauern ihn. Helfen können sie ihm nicht.

Hat beispielsweise eine Frau, die sich in diesem Dauerzustand befindet, Glück, dann findet sie einen auf Allergien spezialisierten Arzt. Er befragt sie eingehend nach Lebens- und Eßgewohnheiten, denn er hat in der Klinik gelernt: »Asthma vor Beginn des 20. Lebensjahrs beruht so lange auf allergischer Grundlage, bis das Gegenteil bewiesen ist; Asthma nach dem 40. Lebensjahr beruht so lange auf nichtallergischer Grundlage, bis das Gegenteil bewiesen ist.«

Die Wirkungslosigkeit von Antihistaminpräparaten lenkt die Aufmerksamkeit des erfahrenen Arztes auf andere Möglichkeiten. Anlaß der Krankheit ist in vielen Fällen nicht das Histamin, sondern die SRS-A, die Slow Reacting Substance of Anaphylaxis, die viel intensiver und länger anhaltend auf die glatte Muskulatur der Bronchien und Bronchiolen wirkt und sie verschließt.

Bei dieser Patientin mit »unerklärbarem Bronchialasthma« riet der Arzt, sie solle doch einmal das Waschmittel wechseln. Wie durch ein Wunder wurden die Anfälle seltener und hörten schließlich vollkommen auf. Eine hartnäckige Suche nach dem Allergen konnte die Frau von ihrem Leiden befreien.

Aber nicht nur Substanzen, die eingeatmet werden (selbst Mehl kann dazu gehören), lösen Asthma aus, sondern auch Nahrungsmittel und Medikamente. Bekannt ist die Doppelrolle der Azetylsalizylsäure – einerseits eines der bekanntesten Präparate gegen Kopfschmerzen, Muskelkater, Rheuma und andere Erkrankungen, andererseits ein gefürchteter Auslöser von Asthma-Anfällen.

Das schon erwähnte Nesselfieber (Urtikaria) wird meist durch Nahrungsmittel-Allergene in Erdbeeren, Krebsen, Eiweiß, auch Hühnereiweiß, aber auch durch Medikamente ausgelöst. Hier ist es besonders schwierig, den verantwortlichen Faktor unter den vielen Nahrungsmitteln ausfindig zu machen.

Zu viele rote Blutkörperchen werden zerstört

Damit zu den Typ-II-Allergien, die ebenfalls eine Sofortreaktion auslösen. Es handelt sich in erster Linie um hämolytische Anämien, etwa die Bleichsucht, die entsteht, wenn zu viele rote Blutkörperchen im Körper des Patienten zerstört werden; auch Mangelerkrankungen der weißen Blutkörperchen, wie die Leukopenie, sind allergischen Ursprungs. Die gefährlichste Form ist die Agranulozytose. Führt eine Verminderung der Blutplättchen oder Thrombozyten zu Störungen der Blutgerinnung, dann treten Blutungen nicht nur an den Schleimhäuten, am Mund und im Darm, sondern auch im Gewebe auf. Mediatoren sind fast ausschließlich Arzneimittel. So können Penicilline, Sulfonamide oder Schlafmittel für allergische Störungen verantwortlich sein.

Die »Sedormid-Purpura« war jahrelang ein Paradebeispiel. Die Patienten glaubten, auf leichtesten Stoß oder Druck mit blauen Flecken zu reagieren, in Wirklichkeit wurde aber durch das Schlafmittel Sedormid eine Allergie ausgelöst, die sich häufig in extremer Abnahme der Blutplättchen äußerte. Blut drang durch die Gefäßwände ins Gewebe, die Folge waren blutunterlaufene Gewebebezirke. Im allgemeinen wird sich eine Typ-II-Allergie sehr schnell aufklären lassen; denn im Gegensatz zur Vielzahl der Nahrungsmittel ist die Zahl der Arzneimittel, die ein Mensch zu sich nimmt, doch begrenzt.

Tragödie eines Arztes

Prototyp der Typ-III-Reaktion ist die Serumkrankheit. Im Schmerzkapitel wird sie beschrieben. Die Erkrankung äußert sich mit Fieber, Nesselsucht am ganzen Körper, unerträglichem Juckreiz und Gelenkschmerzen. Heute wird diese Form nur noch selten beobachtet, da immer mehr Heilsera gegen Diphtherie oder Tetanus, die früher von

Pferd, Rind oder Hammel stammten, durch Humansera ersetzt werden.

Der geradezu klassische Fall einer tödlichen Serumkrankheit ereignete sich 1896 in Berlin. Der bekannte Arzt Robert Langerhans, Bruder des Entdeckers der Inselzellen in der Bauchspeicheldrüse, Schüler Rudolf Virchows und gleich ihm Pathologe, befürchtete, daß seine zweijährige Tochter durch Diphtheriebakterien infiziert sei, und spritzte deshalb vorsorglich 1,2 Milliliter des Behringschen Diphtherieserums. Fünf Minuten später wurde das Kind unruhig, fing an zu schreien und starb innerhalb weniger Minuten.

Der tief erschütterte Vater hat das Kind selbst seziert und einen genauen Bericht über Krankheitserscheinungen und Sektionsbefund gegeben; selbst in der Todesanzeige bezeichnete er den Tod seines Kindes als »Folge einer Einspritzung des Behringschen Heilserums zur Immunisierung«.

Etwa zur selben Zeit ereigneten sich zwei weitere Fälle, die ebenfalls tödlich verliefen. Den einen hat Oscar Hoffner in Berlin, den anderen ein Arzt in Wheelersburg im Staat Oregon (USA) beobachtet.

Leider ist Serumeiweiß nicht das einzige Allergen, das für eine Serumkrankheit verantwortlich zeichnet. Auch hier sind wiederum Penicilline, Sulfonamide, daneben Schilddrüsenhemmstoffe, sogenannte Thyreostatika, die Auslöser. Infolgedessen stimmen Patienten mit Überfunktion der Schilddrüse immer öfter einer radikalen Entfernung der Schilddrüse zu, weil sie unter den allergischen Reaktionen, verursacht durch die Thyreostatika, mehr leiden als unter dem kranken Organ.

Nach der Verabreichung von Penicillin, Serum, Insulin oder anderen Stoffen, aber auch nach Insektenstichen kann eine scharf abgegrenzte Entzündung, ein steriler Abszeß auftreten. Er ist nichts anderes als das bereits erwähnte Arthus-Phänomen, eine lokale Entzündung oder Nekrose vom Typ III.

Zwei andere Formen, die allergische Alveolitis und die allergische Vaskulitis, werden unter den eigenartigen Namen wie »pituitary snuff takers lung«, Farmer-Lunge, Vogelzüchter-Lunge, Bagassosis, Käsewascher-Krankheit oder Byssinosis beschrieben. Im Grunde handelt es sich um das gleiche Krankheitsbild, nur unter verschiedenen Namen.

Die allergische Entzündung der Alveolen, die interstitielle Pneumonie, wird von den unterschiedlichsten Staubarten verursacht: Dabei spielen Sporen von Farnen, Vogelexkremente, Schimmelsporen, ja auch pulverisierter Hypophysenextrakt eine entscheidende Rolle. Die Bagassosis ist die Reaktion auf Bestandteile des Zuckerrohrs (franz. bagasse = ausgepreßtes Zuckerrohr) und wurde bei Zuckerrohrarbeitern beobachtet.

Als Byssinosis (griech. byssos = Baumwolle) tritt die Pflanzenstaublunge bei Arbeitern in Baumwollspinnereien auf; sie ist eine allergische Reaktion auf Bestandteile der Rohbaumwolle. Monday fever oder Montagsfieber wurde sie von Ärzten genannt, die zuerst beobachteten, daß am Montag, nach einer Unterbrechung des Kontaktes mit dem Allergen übers Wochenende, einzelne Arbeiter an einem akuten Fieber erkrankten, sich nicht wohl fühlten und zu husten begannen. Das geschah fast immer am Nachmittag, nachdem sie dem Baumwollstaub erneut sechs bis acht Stunden ausgesetzt waren.

Die Haut verliert die Fassung

Schlimmes Beispiel einer allergischen Gefäßentzündung ist das Krankheitsbild der »verbrühten Haut«, nach dem Entdecker Alan Lyell aus Aberdeen auch »Lyell-Syndrom« genannt. Weil die Gefäße nicht mehr in der Lage sind, die Haut des Patienten mit Blut zu versorgen, kommt es zur großflächigen, blasigen Abhebung. Die Haut verliert ihre ursprüngliche Farbe und sieht grauweiß, wie verbrüht, aus.

Davon können auch die Schleimhäute von Mund, Nase,

der Geschlechtsorgane und die Augenbindehäute befallen werden, in diesem Fall droht Erblindung. Da der Körper seiner natürlichen Schutzhülle beraubt ist, sind allen Infektionen im wahrsten Sinne Tür und Tor geöffnet. So ist die Sterblichkeit mit 20 bis 50 Prozent aller Erkrankten sehr hoch. Das Lyell-Syndrom ist eine Allergose vom Typ III. Als verantwortliche Allergene sind bisher fast ausschließlich Arzneimittel identifiziert worden, wie Sulfonamide oder Chinin. Beim ersten Verdacht gilt es, mit hohen und höchsten Dosen von Kortikosteroiden den Immunprozeß zu unterdrücken und damit dem Patienten wenigstens eine Überlebenschance zu ermöglichen.

Für die vom Typ IV hervorgerufenen Krankheitsbilder schließlich sind Kontaktekzeme der Prototyp. Neben den bereits genannten Allergenen kommen beim Typ IV noch viele andere in Frage, wie Zement, Farben, Chemikalien, Waschmittel, Putzmittel, daneben auch lokal anzuwendende Arzneimittel.

Völlig aus dem Rahmen fällt die Fotoallergie. Wie es dazu kommt, ist bis heute noch nicht sicher geklärt. Doch muß ultraviolettes Licht dabei eine Rolle spielen – indem es entweder den Körper sensibilisiert oder eine allergische Reaktion aktiviert. Ohne UV-Einstrahlung gibt es jedenfalls keine Fotoallergie. Zudem treten die Exantheme, der Hautausschlag, in der ersten Phase nur an belichteten Körperstellen auf. Zum ersten Mal wurden derartige Erkrankungen in den dreißiger Jahren bei Patienten beobachtet, die mit Sulfonamiden behandelt worden waren.

Auch die Frage, ob das Säuglingsekzem, der Milchschorf, eine Typ-IV- oder eine Typ-I-Reaktion darstellt, ist noch unklar. Das nässende und stark juckende Ekzem beginnt meist am Kopf, geht aber nicht selten auf den Körper über und wandelt sich im Lauf der Zeit. Im Alter von ein bis zwei Jahren wird aus dem nässenden ein trockenes, nicht weniger juckendes Ekzem, vorwiegend in den Ellenbeugen, den Kniekehlen und seitlich am Hals.

In den zwanziger Jahren sprachen die Ärzte bereits von Milchschorf, und sie wußten, daß er durch Milch, Zitrusfrüchte, Orangen, Zitronen, Mandarinen und Eier hervorgerufen wird. Die Ekzeme in den Ellenbeugen und Kniekehlen wurden damit aber nicht in Zusammenhang gebracht. Infolgedessen standen die Hausärzte dem Leiden der kleinen Patienten häufig hilflos gegenüber.

Um eine Allergie heilen zu können, muß offenbar zunächst der verursachende Stoff, das Allergen, erkannt werden. Wie läßt sich aber der Zusammenhang zwischen verdächtigem Stoff und Erkrankung beweisen? Die Methoden richten sich auch heute noch nach dem Reaktionstyp, weil jedem Typ ein anderer Wirkungsmechanismus zugrunde liegt.

Diagnostik mit verschiedenen Methoden

Die Ursache von Heuschnupfen oder Asthma des Typs I könnte mit einem Intrakutantest nachgewiesen werden. Geringste Mengen eines Pollenextraktes werden in die Haut eingespritzt, in zehn bis 20 Minuten erscheint die Sofort-Reaktion in Form einer Quaddel mit einem roten Hof. Begnügt sich der Arzt damit, nur eine Nadel in die Haut zu stechen, auf die zuvor ein Tropfen Antigenlösung geträufelt wurde, heißt das Verfahren Prick-Test.

Bei einem weiteren Test wird die Haut mit einer Impflanzette aufgekratzt. Dieses Verfahren wird Scratch-Test genannt. Natürlich ist Voraussetzung für das Gelingen, daß das richtige Antigen in der richtigen Konzentration benutzt wird. Hier liegt die Fehlermöglichkeit. Eine andere besteht darin, daß – beispielsweise beim Penicillin – nicht das ganze Penicillinmolekül als Antigen wirkt, sondern viel eher ein Abbauprodukt, das aber nicht in der Haut gebildet wird. So entsteht ein falsches negatives Testergebnis.

Wirklichen Wert für den Beweis der Kausalkette haben vor allem Provokations- oder Expositionstests. Dabei wird der Patient dem Stoff, den man für allergen hält, ausgesetzt – ein Asthmatiker beispielsweise müßte mehrere Pollenarten inhalieren. Allerdings erfordert das wesentlich größere Sorgfalt als die bereits genannten Verfahren; denn natürlich hängt von der Menge des inhalierten Antigens die Schwere des provozierten Asthma-Anfalls ab.

Weniger riskant und für den Patienten schonender ist es, wenn die Antigenlösung in den Bindehautsack des Auges geträufelt oder mit einem Wattetupfer auf die Nasenschleimhaut gebracht wird. Beide Testarten schlagen aber bei Nahrungsmittelallergien oft fehl.

Ein Allergen, das eine Reaktion des Typs II veranlaßt, kann nicht an der Haut getestet werden, denn hier werden doch die roten und weißen Blutkörperchen oder die Blutplättchen in den Blutgefäßen geschädigt.

Typ-II-Allergene lassen sich mit der Arthus-Reaktion nachweisen. Die Immunkomplexe des Typs II rufen eine leukozytäre Entzündung hervor. Wird das Allergen in die Haut gespritzt, entsteht acht bis zehn Stunden später am Ort der Injektion eine Entzündung.

Diagnose auch im Reagenzglas

Der Läppchentest ist das Verfahren bei allen Kontaktekzemen. Das allergengetränkte Läppchen oder Pflaster wird 24 Stunden auf der Haut gelassen. Es hängt von der Anzahl der reaktionsfähigen Lymphozyten im Gewebe ab, ob sich in dieser Zeit bereits eine positive Reaktion mit Rötung und Juckreiz entwickeln kann. Manchmal ist das erst nach zwei bis drei Tagen der Fall. Besonders häufig werden solche späten Reaktionen nach Metallen wie Nickel und Chrom, aber auch auf Lokalanästhetika beobachtet.

Neben der Prüfung von Reaktionen auf Allergene beim Menschen selbst ist auch eine Diagnostik im Reagenzglas möglich. Die Methoden richten sich wieder nach dem Reaktionstyp. Beim Typ I gibt die Bestimmung der Gesamt-Immunglobulinmenge E im Serum, aber auch die Menge Antigen-spezifisches Immunglobulin vom Typ M Auskunft darüber, ob die Krankheit wirklich auf einem allergischen Prozeß beruht. Eine Erhöhung der Werte im Radio-Immuno-Sorbent-Test (RIST) oder Radio-Allergo-Sorbent-Test (RAST) würde diese Vermutung bestätigen. Es handelt sich hier um Testverfahren, bei denen radioaktiv markierte Substanzen verwendet werden.

Der Antikörper-Nachweis beim RAST-Test erfolgt beispielsweise durch Antigen-Antikörper-Reaktion zwischen Probandenserum – also Serum aus dem Blut des Patienten – und einem definierten, an Trägerpartikel gebundenen Antigen. Nach Entfernung aller nichtgebundener Serumkomponenten werden radioaktiv markierte, gegen Immunglobulin vom Typ E gerichtete Antikörper zugesetzt. Diese binden sich an das im ersten Reaktionsschritt gebundene Immunglobulin E und liefern durch ihre meßbare Radioaktivität den Nachweis für das Vorliegen des zum Test-Antigen gehörenden Immunglobulins E.

Eine klassische Reaktion, die heute wegen der Gefahr der Übertragung einer Serumhepatitis, also einer Hepatitis-B, nicht mehr angewendet wird, haben der Breslauer Hygieniker Carl Prausnitz und der Leipziger Gynäkologe Heinz Küstner entwickelt. Einem nicht allergischen Menschen wird das Serum eines Typ-I-Patienten in die Haut gespritzt. Nach 24 bis 48 Stunden wird an dieselbe Stelle das verdächtige Allergen gespritzt. Die positive Reaktion ist gekennzeichnet durch eine sofort auftretende Rötung und Quaddelbildung. Die Antikörper wurden mit dem Serum des Patienten auf den Probanden übertragen.

Typ II läßt sich durch Agglutinations- oder Hämolyse-Reaktionen (Zusammenballung bzw. Auflösung von Blutkörperchen) nachweisen, Typ III durch Gel-Präzipitation im Agargel, einer speziellen Nährsubstanz. Der Schwede Önjan Ouchterlony hat zusammen mit dem Engländer Stephan Elek eine Methode entwickelt, mit der die miteinander reagierenden Antigene und Antikörper sichtbar gemacht werden können. Beim Aufeinandertreffen von Antigenen und Antikörpern in einer Nährlösung bildet sich an der Grenze ein weißlicher Niederschlag. Diese Grenze wird als Präzipitatlinie bezeichnet.

Wie schon mehrfach betont, spielen bei der Typ-IV-Allergie weiße Blutzellen, Lymphozyten, eine Hauptrolle. Deshalb sind serologische Tests nicht angebracht. Es wurde aber eine Methode entwickelt, in der solche Lymphozyten durch den Zusatz des spezifischen Antigens dazu veranlaßt werden, sich in Lymphoblasten umzuwandeln (sie sind die Vorstufe der aktiven Lymphozyten). Der Test heißt Lymphozyten-Transformations-Test (LTT) und ist zur Identifizierung vor allem bei negativem Hauttest gut geeignet, erspart er doch den Patienten außerdem den riskanten Expositionsversuch.

Bisher ging es um Entstehung, Wirkungsmechanismus, Reaktionstypen, klinische Erscheinungen und die Diagnostik allergischer Erkrankungen. Wie aber steht es um die wirksame Behandlung?

Die Therapie ist abhängig vom Allergietyp

Auch hier gilt es wieder, die bewährte Einteilung in Allergietypen von I bis IV aufrechtzuerhalten, denn es wäre wenig sinnvoll, einen allergischen Prozeß beispielsweise mit Antihistaminika behandeln zu wollen, wenn Histamin gar nicht als Mediator in Erscheinung tritt. So ist es in der Anfangsphase der Allergie möglich, an drei verschiedenen Punkten anzusetzen.

1. Kann das Allergen identifiziert und ausgeschaltet werden, so unterbleibt die weitere Antikörperbildung, die Erkrankung endet mehr oder weniger schnell.

2. Ist die Ausschaltung des Allergens nicht möglich, etwa bei Allergien gegen Hausstaub, Pollen oder Bienengift, wird versucht, das Antigen in langsam steigenden Mengen

zu verabreichen und damit eine Hypo- bzw. Desensibilisierung anzustreben. Das muß mit genügender Vorsicht und Geduld geschehen. Zwei bis drei Jahre Behandlungsdauer sind nicht selten. Mit dieser Methode lassen sich aber Allergien vom Typ I in etwa 75 Prozent der Fälle erfolgreich behandeln, Typ III und IV sind dafür ungeeignet.

Die dritte Möglichkeit besteht darin, die Freisetzung der Mittlersubstanzen zu hemmen oder zu verhindern. Bei der Beschreibung des Wirkungsmechanismus in diesem Kapitel wurde erwähnt, daß ein hoher c-AMP-Spiegel, also des Adenosin-3,5-Monophosphats, in der Zelle dazu in der Lage ist, während der Gegenspieler, ein höheres c-Guanosin-3,5-Monophosphat (c-GMP) die Freisetzung der Mediatoren fördert. Eine zielgerechte Therapie wird also sein, den c-AMP-Spiegel in den Zellen zu erhöhen.

Das geht, und zwar mit Adrenalin, dem berühmten Hormon des Nebennierenmarks, und seinen Abkömmlingen. Sie provozieren das Enzym Adenylzyklase in den Mastzellen, daraufhin steigt der c-AMP-Gehalt. Die Granula, die Körnchengebilde in den Zellen, werden nicht abgestoßen, Histamin und die anderen Mastzellenmediatoren werden ebenfalls nicht freigesetzt. Das Adrenalin, wie an anderer Stelle dieses Buches schon einmal erwähnt, war das erste Hormon der Welt, das synthetisch hergestellt werden konnte. Das geschah 1906 bei Hoechst. Seitdem ist es als Suprarenin unverzichtbarer Bestandteil des Arzneischatzes der ganzen Welt geblieben.

Einen weiteren Wirkungsmechanismus besitzt das Theophyllin, ein Alkaloid des Teestrauchs, das kreislaufanregend, harnfördernd und atmungsanregend ist. Theophyllin und seine Verwandten hemmen in der Zelle den Abbau von Adenosin-3,5-Monophosphat, also dem c-AMP, und erwirken damit einen Anstieg des c-AMP-Spiegels. In den Zellen der Bronchialmuskulatur führt das zur Erschlaffung und damit zu einer Erweiterung der Bronchien, die Asthmapatienten bekommen wieder Luft.

Anders wirken die Substanzen, die sich von Chromoglycat-Dinatrium ableiten. Sie sind noch nicht sehr lange bekannt und scheinen die Mediatorfreisetzung direkt, also nicht über Adenosin-3,5-Monophosphat, zu hemmen. Deshalb dient Chromoglycat-Dinatrium zur Vorbeugung gegen allergische Attacken, vor allem des Bronchialasthmas.

Konnte die Freisetzung der Mediatoren nicht mehr verhindert werden, bleibt nur noch, alles zu tun, um deren Wirkung zu unterbinden oder, wenn das auch nicht mehr möglich ist, wenigstens abzuschwächen.

Last not least muß bei der Behandlung von Allergien auch an die Kortikosteroide, die Nebennierenhormone, gedacht werden. Ihre Wirkungsweise ist vielfältig. Sie hemmen auf jeden Fall entzündliche Reaktionen. Bis ihre Wirkung eintritt, ausgenommen nach intravenöser Injektion, vergehen in der Regel mehrere Stunden. Deshalb ist die Anwendung beim akuten, allergischen Anfall, dem anaphylaktischen Schock, der Serumkrankheit oder dem akuten Bronchialasthmaanfall noch absolut umstritten. Ödeme der Luftröhre oder Quincke-Ödeme reagieren schneller, sind also einer Kortikosteroid-Soforttherapie zugänglich.

Die »Stunden« der Allergiker

Beim Quincke-Ödem oder der Urtikaria sind lokal angewendete Kortikosteroidsalben oder -cremes oft die letzte Möglichkeit, den Patienten vor allem von dem häufig unerträglichen Juckreiz zu befreien. Er hat seinen Höhepunkt – und jeder Allergiker kann ein Lied davon singen – nachts zwischen ein und drei Uhr. Manche Ärzte bezeichnen diese Zeit auch als »Stunden der Allergiker«. Diejenigen dürfen sich glücklich schätzen, die dann das warme Bett verlassen können und in der kühlen, feuchten Morgenluft an der See oder im Wald Linderung von ihrem, neben Schmerzen, schlimmsten Übel finden können.

Es gibt Menschen, die sagen, Juckreiz ist schlimmer als

Schmerz. Außer der Infusion von Calcium hatten die Ärzte der Generation vor uns praktisch kein wirksames Mittel zur Bekämpfung allergischer Erkrankungen in der Hand. Dazu fehlten ihnen auch die subtilen Kenntnisse zur Differenzierung, die wir heute haben.

Noch sind längst nicht alle Probleme der Allergien gelöst, denn von Tag zu Tag scheinen sich neue Substanzen als Allergene oder Haptene zu entpuppen. Aber wie es gelungen ist, die Rolle der Prostaglandine in diesem so komplexen Geschehen etwas aufzuklären, so gibt die Entdekkung von Stoffwechselprodukten der Arachidonsäure, die über das Enzym Lipoxygenase entstehen, neue Hoffnung. Bengt Samuelsson hat sie als Leukotriene bezeichnet, bei der SRS-A, der Slow Reacting Substance of Anaphylaxis, war von ihnen die Rede.

Die Suche nach Hemmsubstanzen der Lipoxygenase könnte zu wirksameren Arzneimitteln führen, die einen spezifischen Ansatzpunkt haben. Das wäre eine Parallele zu den Hemmern der Zyklo-Oxygenase, die die Synthese von Prostaglandinen mit ihren Folgereaktionen verhindern oder zumindest herabsetzen können.

Welches Forschungspotential auf die Aufklärung der Allergien verwendet wurde, geht vielleicht am eindrucksvollsten aus der Tatsache hervor, daß der Düsseldorfer Medizinhistoriker Hans Schadewaldt in seiner 1982 erschienenen vierbändigen »Geschichte der Allergie« weit über 3000 Literaturstellen verarbeitet hat. Wieviel müssen noch dazu kommen, bis ihre endgültige Geschichte geschrieben werden kann?

Fährtensuche im Krebslabyrinth

Jeder Tag ist kostbar

Frank Oberlin, 65 Jahre alt, ein erfolgreicher Manager, der seit Ende des Zweiten Weltkriegs die Geschicke einer Farbenfabrik in Frankfurt am Main bestimmt hatte, stand kurz vor der Pensionierung. All die Jahre hat er sich körperlich sehr wohl gefühlt; obwohl nicht sehr sportlich, hatte er doch stets auf sein Gewicht geachtet. Soweit die karg bemessene Freizeit es erlaubte, hatte er in seinem großen Garten gearbeitet. Mit besonderer Liebe hatte er seltene Bäume und Sträucher gepflanzt. So war sein Garten im Laufe der Zeit zu einem kleinen Vogelparadies geworden.

Doch nun fühlte er sich schlapper als sonst, nicht nur frühjahrsmüde. Ab und zu hustete er etwas. Seiner Frau fiel das auf, denn das kannte sie bei ihrem Mann, dem strikten Nichtraucher, überhaupt nicht. Als der Zustand sich nicht änderte, obwohl die Oberlins außer ihrem täglichen Orangensaft zum Frühstück auch noch Grapefruits aßen und außer der Gartenarbeit noch lange Spaziergänge machten, ging Frank Oberlin zu einem Freund, einem Chirurgen, um sich gründlich untersuchen zu lassen.

Angefangen mit den üblichen Blutuntersuchungen bis hin zur Computertomografie rollte ein umfangreiches Programm ab. Nach drei Tagen lagen alle Befunde vor. Nun bat der Arzt beide Oberlins zu sich. »Es besteht der dringende Verdacht eines Bronchialkarzinoms im rechten Lungenoberlappen«, eröffnete er die schwerwiegende Unterhaltung, »ich möchte Sie sofort zum Lungenchirurgen überweisen. Denn in Anbetracht dieser Diagnose müssen Sie so bald wie möglich operiert werden. Jeder Tag Verzögerung bedeutet die Gefahr einer beginnenden Metastasierung. Daß damit die Heilungschancen ganz drastisch reduziert werden, brauche ich Ihnen nicht zu sagen.«

Die schwere Operation verlief glatt, und nach drei Wochen konnte Frau Oberlin ihren zwar noch sehr schwachen, aber hoffnungsfrohen Mann aus der Universitätsklinik nach Hause holen. Die weitere Behandlung wurde durch seinen Hausarzt, zusammen mit dem Onkologen der Medizinischen Klinik, durchgeführt.

Die mikroskopische Untersuchung des Operationspräparats hatte ergeben, daß das Bronchialkarzinom von Frank Oberlin dem kleinzelligen Typ zuzurechnen war. Da dieser gegenüber einer Therapie mit bestimmten Zytostatika-Kombinationen empfindlich ist, sollten im Laufe des kommenden Jahres mehrere Zyklen mit Adriamycin, einem Antibiotikum, Vincaleukoblastin, einem Zytostatikum aus einer Immergrünpflanze, der Vinca leucoblastea, und Cytoxan, einem seit vielen Jahren bewährten Zytostatikum, durchgeführt werden. Außerdem wurde noch eine Bestrahlungsserie vorgesehen.

Als die Chemotherapie der bösartigen Geschwülste noch in den Kinderschuhen steckte – von ersten Versuchen zu Paul Ehrlichs Zeiten um 1904 abgesehen, begann sie nach dem Zweiten Weltkrieg –, wurde mit *einem* Präparat über lange Zeit behandelt. Doch kam man von dieser Monotherapie im Laufe der Jahre wieder ab, denn ihre Grundlage erwies sich als falsch: Man hatte angenommen, daß die Tumorzellen viel schneller wachsen und stoffwechseln als die normalen Körperzellen. Infolgedessen müßte eine das Zellwachstum hemmende, zytostatische Substanz die Tumorzellen viel eher hemmen oder abtöten als die Normalzellen. Die klinischen Erfahrungen und das Experiment im Tierversuch und in der Gewebekultur führten jedoch zu völlig anderen Ergebnissen.

Es stellte sich heraus, daß die meisten Tumorzellarten deutlich langsamer sind als die Normalzellen. Mit den experimentellen Befunden ließen sich die schweren, allgemeinen Vergiftungserscheinungen zwanglos erklären, werden doch die Knochenmarkszellen oder die Darmschleimhaut, die Haarwurzelzellen und viele andere Zellen des menschlichen Organismus viel eher geschädigt als die langsameren Tumorzellen.

Daraus ergaben sich drei grundsätzliche Konsequenzen: Einmal muß das jeweilige Chemotherapieschema dem Tumortyp angepaßt werden. Zweitens muß in einem Zyklus behandelt werden, in dem auf eine Behandlungsphase eine behandlungsfreie Erholungszeit für die Normalzellen folgt. Und drittens gilt es, möglichst viele Zytostatika mit unterschiedlichem Wirkungsmechanismus zu finden.

Das Idealziel, nämlich Substanzen in die Hand zu bekommen, die nur auf Tumorzellen wirken und Normalzellen nicht schädigen, ist so lange utopisch, bis Biochemiker und Molekularbiologen einmal so gravierende Unterschiede im Stoffwechsel gefunden haben, daß die Chemiker in der Pharma-Synthese spezifische Substanzen maßschneidern können. Davon kann man heute nur träumen. Und das, obwohl die Suche weltweit seit Jahrzehnten anhält.

Frank Oberlin geht es heute, fast ein Jahr nach der Operation, relativ gut. Er denkt zwar nur höchst ungern an die acht Chemotherapie-Zyklen zurück, fühlte er sich doch in der Zeit jedesmal so schlecht, daß er am liebsten schon bei der zweiten Behandlungsserie resigniert hätte. Der Appetit war wie weggeblasen; die Verdauung kam völlig durcheinander; die Haare – nicht nur auf dem Kopf – fielen komplett aus. Am schlimmsten bedrückte ihn aber die andauernde Übelkeit. Wie wichtig die Unterbrechungen der Chemotherapie waren, konnte er immer wieder erleben. War der Zyklus zu Ende, verschwanden im Laufe der nächsten Tage alle Symptome, auch die weißen Blutkörperchen stiegen wieder auf fast normale Werte, während sie am Ende eines jeden Zyklus (von normal 6000 bis 8000) auf manchmal unter 1000 pro Kubikmilliliter abgefallen waren. Oberlin gehört zu den zehn bis 30 Prozent Patienten mit einem Bronchialkarzinom, denen dank rechtzeitiger Diagnose und sofort einsetzender, radikaler Therapie mit Stahl, Strahl und Chemotherapie geholfen wurde und die, das wird sich im Laufe der nächsten Jahre zeigen, ihre Krankheit überwinden können.

Die schlimmsten Geißeln unserer Zeit

Von den Bronchialkarzinomen gibt es mindestens vier in Verlauf, Behandlungsmöglichkeiten und Lebenserwartung verschiedene Typen. Sie nehmen in ihrer Häufigkeit von Jahr zu Jahr zu. Und als Beweis für die Hypothese, daß Zigarettenrauchen einer der sichersten Risikofaktoren für ihre Entstehung ist, läßt sich die sprunghafte Zunahme des Vorkommens bei Frauen deuten. Die Erkrankungskurve hinkt um etwa 30 Jahre hinter der der Männer her. Denn erst mit dieser Verspätung begannen die Frauen weltweit Zigaretten zu rauchen.

Schon heute läßt sich der Zeitpunkt absehen, da genauso viele Frauen wie Männer einem Bronchialkarzinom zum Opfer fallen werden. Die Prognose ist nach wie vor schlecht, gibt es doch keine sicheren Frühsymptome. In vielen Fällen ist das Tumorwachstum schon zu weit fortgeschritten, wenn der Patient Beschwerden verspürt.

Das Karzinom von Frank Oberlin, dem strikten Nichtraucher, ist freilich einer der Beweise dafür, daß Zigarettenrauchen allein nicht der Grund für die Entstehung von Bronchialkarzinomen sein kann. Da ist einmal die Gefahr des passiven Mitrauchens, worüber derzeit heftig diskutiert wird. Darüber hinaus existieren noch genug andere karzinogene Schadstoffe in unserer Umgebung, deren Wirkung man noch nicht einmal genauer kennt. Sicher ist nur, daß die verallgemeinernd Lungenkarzinome genannten Krebstypen an der Spitze der beim Mann auftretenden Karzinome stehen und auch die Killer Nummer eins sind. Die Zahlen lauten 22 Prozent für die Inzidenz und 33 Prozent als Todesursache; die entsprechenden Zahlen für das weibliche Geschlecht sind (noch) sieben Prozent und zwölf Prozent.

Bei den Frauen hält der Brustkrebs diesen traurigen Rekord. Allerdings sind die regionalen Unterschiede in der Häufigkeit des Auftretens bisher ungeklärt. Die Zahlen streuen zwischen 26,5 Frauen auf 100 000 in den Niederlanden bis zu 3,06 auf 100 000 in der Dominikanischen Republik. Auch in Japan, Mexiko und Venezuela ist das Mammakarzinom relativ selten, genauso in Santo Domingo.

Die Chance: Früherkennung

Monika Feldmann, 38 Jahre alt, lebt mit ihrem Mann und zehnjährigem Sohn in einer hessischen Kleinstadt am Main. Außer bei der Geburt ihres Sohnes war sie nie bettlägerig. Stets hat sie sich wohl gefühlt. Die 170 Zentimeter große Blondine würde von den Gynäkologen als hypoplastischer Typ bezeichnet, ist sie doch sehr schlank, auch ihre Brust ist nur schwach entwickelt. Seit ihre um zwei Jahre jüngere, unverheiratete Schwester Gaby vor einem halben Jahr wegen eines Mammakarzinoms operiert worden ist, tastet Monika jeden Morgen vor dem Spiegel beide Brüste ab, sehr sorgfältig, auch bei hinter den Nacken gelegtem Arm, um ja die Unterränder der Brust und die auf diese Art gespannten Warzenhöfe gut zu erfassen. Ihr Schreck war groß, als sie eines Tages am äußeren Unterrand der linken Brust ein winziges, kaum tastbares Knötchen entdeckt. Sie läßt ihren Mann nachfühlen, und als er ihren Fund bestätigt, kann sie kaum den Beginn der Sprechstunde ihres Frauenarztes erwarten. Der macht das Richtige in dieser

Situation, er überweist Frau Feldmann in die Frauenklinik, um keine Zeit zu verlieren, stehen doch dort alle diagnostischen Möglichkeiten wie Mammografie, Thermografie, Computer-Tomografie usw. zur Verfügung. Der Verdacht auf ein Mammakarzinom erhärtet sich. Der Professor spricht mit dem Ehepaar, erklärt ihnen, daß er zunächst den Knoten entfernen, in einem Schnellschnitt die histologische Diagnose durch den Pathologen stellen lassen muß und im positiven Fall noch die gesamte Umgebung untersuchen werde. Nur so kann gesichert werden, daß nicht etwa benachbarte Lymphknoten befallen sind und die Geschwulst damit den lokalen Bereich bereits überschritten hätte.

Frau Feldmann willigt natürlich in den Vorschlag ihres Operateurs ein, hat er doch ihr volles Vertrauen, sonst wäre sie ja nicht zu ihm gegangen. Bereits am nächsten Tag findet die Operation statt, die Diagnose bewahrheitet sich, aber zu ihrem großen Glück werden keine Tumorzellen in der Umgebung bzw. den Lymphknoten gefunden.

Deshalb konnte die Operation so klein und schonend wie möglich durchgeführt werden. Der Operateur mußte also nicht die ganze Brust abnehmen und die Muskulatur einschließlich aller Achsellymphknoten entfernen, eine Operation, die nach William Stewart Halsted, einem der großen amerikanischen Chirurgen in Baltimore, benannt ist; er hat sie 1894 zum ersten Mal ausgeführt. Seit Beginn der sechziger Jahre setzt sich aber immer stärker die von Bernhard Fisher in Pittsburgh propagierte, weniger radikale Methode durch.

Damit ist die Zahl der Halsted-Operationen zwischen 1971 und 1981 in den USA von 60 Prozent auf 20 Prozent abgefallen, während die schonende Methode von knapp 20 Prozent auf 60 Prozent aller Mamma-Operationen zugenommen hat. Auch in Deutschland liegen inzwischen langjährige Erfahrungen vor. Die deutschen Gynäkologen und Chirurgen haben ihre anfangs sehr abwartende Einstellung aufgegeben. Immer erhebt sich die bange Frage: Werden mit der weniger radikalen Operation nicht ein Rezidiv oder Metastasen riskiert?

Dazu hat sicher auch beigetragen, daß dank der stetigen Aufklärung heute viel mehr Frauen zum Arzt kommen, deren Tumoren in einem so frühen Stadium entdeckt werden können, daß sie eben noch nicht gestreut haben.

Es gibt Ärzte, die meinen, die meisten Mammakarzinome würden nicht im Rahmen des Krebs-Früherkennungsprogramms, sondern von den befallenen Frauen selbst entdeckt. Darüber läßt sich diskutieren. Die Hauptsache ist doch, die Frauen immer wieder darauf hinzuweisen, sich selbst zu untersuchen und im Verdachtsfall so schnell wie möglich ihren Arzt aufzusuchen.

Genau das aber hatte die Schwester von Frau Feldmann nicht getan. Als sie ein Geschwür an ihrer Brust bemerkte, war es eigentlich schon zu spät. Die Ärzte versuchten zwar zu retten, was zu retten war, und operierten Gaby radikal, bestrahlten sie und behandelten sie mit Zytostatika. Es war aber bereits das eingetreten, was durch die Früherkennung möglichst verhindert werden soll: Tochterzellen waren auf dem Blut- und Lymphweg aus dem Tumor in den Organismus ausgeschwemmt und hatten begonnen, Metastasen zu bilden.

Neueste Behandlungsmethoden

Im Falle des Mammakarzinoms hat sich die Situation in den letzten Jahren deutlich verbessert. Seit es möglich ist, Hormonrezeptoren zu bestimmen, lassen sich im Gewebe zwei Tumortypen unterscheiden. Das sind die, die auf eine Hormonbehandlung ansprechen, und die anderen, die das nicht tun. Das Antiöstrogen Tamoxifen hat sich bei den hormonempfindlichen Tumoren sehr bewährt. Es könnte durchaus sein, daß Tamoxifen in der nächsten Zeit durch Hypothalamus-Releasing-Hormone ersetzt wird.

Wie im Hormonkapitel beschrieben, steuern die Releasing-Hormone die Hypophyse – die Hirnanhangdrüse –, die ihrerseits wieder die Hormondrüsen zur Sekretion veranlaßt. In ersten klinischen Versuchen, sowohl beim Mammakarzinom als auch beim Prostatakarzinom, konnte die Richtigkeit der Hypothese bewiesen worden. Es wird jedoch noch Jahre dauern, bis genaue Anwendungsschemata für den Einzelfall erarbeitet sind. Fest steht heute schon, daß Tamoxifen bei älteren Frauen mit positivem Hormonrezeptorstatus auf spät auftretende, lokale oder Skelettmetastasen einen günstigen Einfluß ausübt.

Die Chemotherapie mit Zytostatika hat ihre Anwendungsgebiete dort, wo bei jüngeren Frauen nach kürzerer Zeit Rezidive oder verbreitete Metastasen auftreten, negativer Hormonstatus vorausgesetzt.

Hormon- und Chemotherapie müssen bei rund 60 bis 70 Prozent aller Patientinnen mit Mammakarzinomen angewendet werden. Wie beim kleinzelligen Bronchialkarzinom gibt es eine Reihe von Kombinationsbehandlungen. Allgemein wird zuerst das CMF- oder das VAC-Schema angewendet. CMF besteht aus Cyclophosphamid (C), Methotrexat (M) und Fluoro-Uracil (F) – Dauer: jeweils vierzehn Tage – und wird als Kombination der ersten Wahl angesehen; an zweiter Stelle kommt das aus Vincristin (V), Adriamycin (A) und Cyclophosphamid bestehende VAC-Schema, das nur jeweils sechs Tage dauert. Wie bei allen Chemotherapiezyklen werden mindestens 14 Tage Erholungspause dazwischen geschoben.

Wird die adjuvante – die unterstützende – Chemotherapie unmittelbar an die operative und eventuelle Strahlenbehandlung angeschlossen, können die Frauen unter Umständen jahrelang in einem lebenswerten Zustand erhalten werden.

Schonung für gesunde Zellen

Bei Monika Feldmann ist aufgrund des wirklich winzigen Primärtumors und des absolut negativen Tumorzellbefundes in der Umgebung sowohl auf die Strahlen- als auch auf die adjuvante Chemotherapie verzichtet worden. Damit konnten ihre gesunden Zellen, besonders die schnell wachsenden des Knochenmarks und des Immunsystems, geschont werden. Die erhöhte Anfälligkeit auch gegen leichteste Infektionen nach Chemotherapie wird so vermieden.

Manchmal wachsen Tumoren unter Chemotherapie sogar schneller. Denn die Zellen eines Tumors bilden in vielen Fällen keine einheitliche Population, sondern sie bestehen aus unterschiedlich empfindlichen Zellarten. Sind solche darunter, die gegenüber den Substanzen des CMF-Schemas sehr empfindlich sind, werden sie abgetötet. Der Tumor schrumpft und stirbt im günstigsten Fall ganz ab.

Leider ist der gegenteilige Fall auch oft Realität. Die CMF-empfindlichen Zellen sind in der Minderzahl, nach kurzer Behandlung nimmt die Geschwulst wieder an Größe zu, sie besteht nur noch aus CMF-resistenten Zellen. Der Wechsel auf ein anders zusammengestelltes Therapieschema kann die scheinbar aussichtslose Situation wenden, die Zellpopulation könnte aber auch gegen das zweite Schema resistent sein.

Frau Feldmanns Schwester Gaby ist unglücklicherweise in der viel ungünstigeren Situation. Ihre Geschwulst schien zunächst anzusprechen. Bald wuchs sie aber weiter, und Knoten in der Leber signalisierten Lebermetastasen. Damit verschlechterte sich die Situation natürlich dramatisch. Bei ihr besteht kaum noch Hoffnung.

Die seelische Belastung für Monika Feldmann ist auch deshalb fast unerträglich, weil ihre Mutter an einem Krebs der Gebärmutter gestorben ist. Damit gehören die beiden Schwestern zur Gruppe von Menschen mit erhöhtem Krebsrisiko.

Das wirft die Frage auf: Wird ein Krebs direkt übertragen, z. B. von einer krebskranken Mutter auf die Tochter? Sie ist ohne Zögern mit einem klaren Nein zu beantworten.

Doch was ist dann die Ursache, daß es Familien mit hohem Krebsrisiko gibt? Und wie ist die Entstehung von Tumoren im Säuglings- und Kleinkindesalter zu erklären?

Diese Fragen sind nicht mit ein, zwei Sätzen zu beantworten. Schon vor etwa 20 Jahren haben der deutsche Krebsforscher Professor Herrmann Druckrey und sein Mitarbeiter Professor Stan Ivankovich beweisen können, daß während der Schwangerschaft einem Muttertier beigebrachte, krebserzeugende Substanzen, wie bestimmte Stickstoff-(Nitroso-)Verbindungen, verhängnisvolle Wirkungen ausüben. Abhängig vom Zeitpunkt der Applikation – ob also im ersten Drittel oder gegen Ende der Schwangerschaft – sind die Auswirkungen auf das Ungeborene völlig unterschiedlich.

In der Frühschwangerschaft entstehen schwere Mißbildungen, gegen Ende der Gravidität Krebs. Sie scheinen – und das war eine große Überraschung – organspezifisch zu sein. Abhängig von der chemischen Zusammensetzung traten in den Versuchen von Druckrey und Ivankovich Geschwülste des Gehirns, der Speicheldrüsen, des Magens oder anderer Organe auf. Das bedeutet, die Embryonalzellen sind vom Zeitpunkt der Entwicklung ab unterschiedlich reaktionsfähig.

Heute kennen wir Hunderte chemischer Substanzen, mit denen sich in der Gewebekultur und im Tierversuch bösartiges Wachstum erzeugen läßt. Dazu kommen die physikalischen Ursachen, wie Röntgen- und Radiumstrahlen oder die Strahlung von Radio-Isotopen. Das »größte menschliche Experiment« war die Atombombe von Hiroshima mit der signifikanten Erhöhung der Zahl von Leukämien. Gleichzeitig stieg die Sterblichkeit an Leukämien außerordentlich an. Zu den physikalischen Ursachen zählt auch der Einfluß von ultraviolettem Licht auf die Entstehung von Hautkrebsen.

Die dritte große Gruppe von Krebserzeugern sind die Viren, infektiöse, ultravisible Erreger. Der Amerikaner Peyton Rous konnte bereits 1910 zeigen, daß ein zellfreier Extrakt aus dem Sarkom eines kranken Huhns bei anderen Hühnern wieder Sarkome erzeugt. In der Zwischenzeit wurden viele onkogene Viren gefunden, mit denen bei Mäusen, Ratten, Hamstern, Katzen, Rindern, Vögeln und Affen bösartige Geschwülste induziert werden können. Es ließen sich die onkogenen DNA-(Oncodna-)Viren von den onkogenen RNA-(Oncorna-)Viren unterscheiden.

Das große Rätsel: Viren als Krebsauslöser?

David Baltimore und Howard Temin bekamen 1975 den Nobelpreis für Medizin, denn sie hatten 1970 das bis dahin ungeklärte Rätsel gelöst, wie ein RNA-Virus überhaupt in der Lage sein kann, die Erbinformation weiterzugeben und onkogen zu wirken. Beide fanden unabhängig voneinander ein Enzym, die Reverse Transkriptase, das dieses »Kunststück« fertigbringt. Damit war das bis dahin uneingeschränkt geltende Dogma, nur eine DNA könne über die Bildung einer RNA zur Produktion eines Proteins führen, umgestoßen. Mit Hilfe der Reverse Transkriptase kann dieser Vorgang auch von einer RNA ausgehen.

Immer noch fehlte das Verbindungsstück zwischen diesen drei Ursachen und dem Ergebnis, der bösartigen Zelle. Vor allem fehlten die Beweise beim Menschen. Zwei Krankheitsbilder werden als Beweis für die onkogene Wirksamkeit von Viren beim Menschen herangezogen. Das eine, schon seit längerem bekannt, ist das Burkitt-Lymphosarkom, eine vor allem in Afrika vorkommende Form eines Lymphosarkoms. Fast alle davon befallenen Patienten weisen Antikörper gegen das Epstein-Barr-Virus (EBV) auf.

Das EBV ist ein DNA-Virus und gehört zur Herpes-Gruppe. Am weitesten verbreitet ist das Herpes-simplex-Virus (HSV). Sein Typ 1 verursacht nicht nur die Bläschenkrankheit um den Mund, sondern auch die Gürtelrose. Für eine dem Herpes orale entsprechende Infektion des Muttermundes und der männlichen Eichel wird in erster Linie der Typ 2 des HSV verantwortlich gemacht. Die Herpes-Infektion der Genitalorgane wird zu den Geschlechtskrankheiten gezählt oder, wie die Amerikaner exakter sagen, zu den sexuell übertragenen Krankheiten, den Sexually Transmitted Diseases. Die Abkürzung STD ist zu einem Standardbegriff geworden.

Doch, was hat das alles mit der Entstehung von bösartigen Geschwülsten zu tun? Zunächst zeigt sich, wie die Entwicklung in immer kleinere Dimensionen vordringt, von der chemischen Substanz zum Virus, dem nur im Elektronenmikroskop sichtbaren Partikel, von dort auf die molekulare Ebene mit den Enzymen, in diesem Fall dem Enzym Reverse Transkriptase. Und die neueste Entwicklung geht noch einen Schritt weiter, nämlich auf die Ebene der Gene und der Chromosomen.

Die Onkogene

In den frühen achtziger Jahren erst wurde entdeckt, daß nicht nur die Samen- und Eizellen, sondern alle normalen Körperzellen Gene tragen, die mit Genen tumorerzeugender Viren eng verwandt sind. In Tumorviren ließen sich Gene identifizieren, die nur für die Vermehrung der Viren verantwortlich sind. Andere Gene sind für die Transformation zuständig, und nur sie haben Verwandte in den Normalzellen. Vielleicht ist noch wichtiger, daß solche Onkogene entstanden sind, weil sie während der Vermehrung in einer von ihnen infizierten Normalzelle von dort genetisches Material mitgenommen und stabil in ihren eigenen Gen-Bestand – das Genom – eingebaut haben. Das Virus ist also nicht ursprünglich-primär, sondern erst sekundär krebsauslösend, nachdem es sich Material aus einer Normalzelle angeeignet hat. Bis heute sind 25 solcher krebsauslösenden Onkogene (engl. oncgenes) bekannt.

Die Onkogene aus den Zellen von Menschen, Mäusen, Ratten und Äffchen beispielsweise sind sich so ähnlich, daß sie ohne weiteres von einer Zellart auf die andere übertragen werden können, ohne ihre Aktivität zu verlieren. Es scheint letzten Endes eine Frage der Anzahl von eingebrachten Tumorgenen zu sein, ob eine Zelle umgewandelt wird oder nicht.

Vielleicht läßt sich mit der Abhängigkeit von der Quantität auch erklären, warum ein Virus wie das EBV im einen Fall ein Burkitt-Lymphosarkom auslöst und im anderen eine akute Virusinfektion wie das Pfeiffersche Drüsenfieber, auch Monozyten-Angina genannt.

Der winzig-kleine Unterschied

Eine Sensation bahnte sich im letzten Jahr an, als praktisch zur gleichen Zeit von drei Forschergruppen in den USA berichtet wurde, daß sich die DNA-Aminosäurensequenz der Zellen eines menschlichen Blasenkarzinoms nur durch eine einzige Aminosäure von der entsprechenden Sequenz normaler Epithelzellen der Blase unterscheide, an der Stelle eines Guanins steht nämlich ein Thymin.

Onkogene steuern auch die Synthese von Enzymen, normalen Eiweißstoffen also. Nicht nur der von Blutplättchen gebildete Wachstumsfaktor (Platelet Derived Growth Factor, PDGF), sondern auch der von Hautzellen gebildete Wachstumsfaktor (Epidermal Growth Factor = EGF) gehören dazu.

Schließlich hat man »springende Gene« (Jumping Genes) gefunden. Sie springen von einem Chromosom auf ein anderes und verändern dabei ihre Eigenschaften. Beim Burkitt-Lymphosarkom springen Gene vom Chromosom 8 auf das Chromosom 14, das übertragene Stück enthält ein zelluläres Onkogen.

Das wirklich unheimliche, aber faszinierende molekularbiologische und genetische Puzzle hat natürlich Bewegung in die Tumorforschung gebracht. Vor allem, nachdem es Professor Robert Gallo vom National Cancer Institute in Bethesda/Maryland gelungen ist, ein Virus beim Menschen nachzuweisen, das für die Entstehung einer bestimmten Leukämieform, einer T-Zell-Leukämie, verantwortlich gemacht wird.

Das Virus »Human-T-Cell-Leukemia-Virus«, kurz HTLV genannt, ist offensichtlich weltweit verbreitet. Überall werden nämlich Menschen gefunden, die mit dem Virus infiziert wurden und darauf reagiert haben. Das beweisen die Antikörper im Serum. Ein besonderer Schwerpunkt scheint Südwest-Japan zu sein, wo mit jährlich mehreren Fällen einer T-Zell-Leukämie auf 100 000 Personen mindestens zehnmal so viel Menschen an dieser Leukämieform erkranken wie in anderen Gebieten, z.B. der Karibik, in Südamerika oder im Südosten der USA.

Das Human-T-Cell-Leukemia-Virus ist bereits vielfach aus menschlichen T-Zell-Leukämien isoliert worden. Es ist in der Lage, im Reagenzglas menschliche Nabelschnur-Lymphozyten in bösartige Zellen umzuwandeln, sie zu transformieren.

Beide Befunde zusammen bilden zur Zeit den stärksten Beweis dafür, daß auch beim Menschen Viren an der Erzeugung bösartiger Geschwülste beteiligt sind.

Unkontrolliertes Wachstum

Die bösartigen Neubildungen, die Neoplasien, die aus solchen Zellen entstehen, wachsen »überstürzt«. Das wird von den meisten Menschen gleichgesetzt mit außerordentlich schnell. Das ist aber keineswegs immer der Fall. Deshalb müßte es korrekt unkontrolliertes Wachstum heißen.

Die Tumorzellen achten keine Gewebsgrenzen, sondern sie dringen in die umliegenden Gewebe ein und verdrängen sie nicht nur, sondern zerstören sie auch. Normale Zellen stoppen ihr Wachstum, wenn sie in der Zellkultur in die Nähe anderer Zellen kommen. Dieses Phänomen nennt man Kontaktinhibition. Ob das über Impulse geschieht, die ein Sender einer Zelle an den Empfänger der anderen Zelle gibt, ist noch nicht genau bekannt. Jedenfalls haben Tumorzellen diese Eigenschaft nicht. Das befähigt sie zum Invadieren, zum eindringenden Wachstum.

Außerdem wird heute leider immer wieder vergessen, daß es »den Krebs« als allgemeines Phänomen nicht gibt. Schlagzeilen, wie »Krebs durch zu viele Wachstumssignale«, »Verbesserte Heilmethoden für krebskranke Kinder«, »Krebs, der Killer Nummer eins« sind anders kaum zu erklären. Die Fortschritte in der Behandlung bösartiger Tumoren während der letzten Jahre sind gerade dadurch erzielt worden, daß man gelernt hat, die einzelnen Arten besser voneinander zu unterscheiden.

Als Krebse, lateinisch Karzinome, werden heute nur noch die Geschwülste bezeichnet, die von Zellen der Haut und der Schleimhäute ausgehen, von Zellen des Deckgewebes, des Epithels. Dazu gehören die Zellen der Mundschleimhaut, der Speiseröhre, des Magens, der verschiedenen Darmabschnitte, der Drüsen wie der weiblichen Brust oder Speicheldrüsen genauso wie die gesamte Haut.

Unübersehbar und doch oft zu spät beachtet

Zwei Typen von Hautkrebsen kennen wir: den Stachelzellkrebs, das Spinaliom, und den Basalzellenkrebs, das Basaliom. Ihre Ursache liegt mit großer Wahrscheinlichkeit auch in der intensiven Bestrahlung mit ultraviolettem Licht. Nicht nur die Hautärzte, sondern alle Ärzte warnen vor dem Sonnenfetischismus, wie er nun seit vielen Jahren leider chic ist. Unsere Vorfahren kannten genau die Hautkrebse bei den Seeleuten oder Bauern, die eben von Berufs wegen dem Sonnenlicht extrem ausgesetzt waren. Heute begegnet man auf Schritt und Tritt den Anpreisungen von Sonnenstudios, die uns gesunde Bräune verleihen sollen. Ob die verwendeten Bestrahlungsgeräte wirklich nur den praktisch ungefährlichen UV-A-Anteil ausstrahlen, ist leider keineswegs immer garantiert.

Normalerweise dürfte kein einziger Mensch heute noch an einem Hautkrebs sterben. Wo anders, wenn nicht auf der Haut, sollten dem Patienten bereits kleinste Veränderungen auffallen. Jeder Hautbezirk, auch der kleinste, der über längere Zeit, sprich ein paar Wochen, anhaltend gerötet oder mit Krusten bedeckt ist, der juckt und beim Kratzen leicht blutet oder der sich ständig vergrößert, muß ein unübersehbares Warnsignal sein. Ein solcher Patient sollte umgehend seinen Hausarzt oder noch besser den Hautarzt aufsuchen.

Hautkarzinome entwickeln sich prinzipiell genauso wie alle anderen Tumoren auch, sie nehmen ständig an Größe zu. Von einer bestimmten Größe an entstehen zerfallende Geschwüre, die keine Neigung zur Heilung zeigen. Dann ist es bereits sehr spät, haben doch zumindest die Spindelzellkarzinome zu dieser Zeit schon Tochterzellen in die Umgebung verstreut. Basalzellenkarzinome neigen allerdings erst sehr spät, wenn überhaupt, zur Metastasierung.

Anders die dritte Tumorart, die bösartigen Melanome, deren erste Phasen sich ebenfalls an der Körperoberfläche, an der Haut, abspielen, obwohl ihre Stammzellen nicht von der Haut stammen. Es gibt fast niemanden, der nicht irgendwo am Körper, sehr häufig auf dem Rücken, aber auch im Gesicht und Nacken, an Armen oder Beinen braune Flecken oder auch bräunliche Erhebungen hat. Im Volksmund werden sie Muttermale genannt. Ihre Zahl nimmt im Alter, etwa vom 50. Lebensjahr an, bei Männern und Frauen zu.

Hier wieder ein Fall: Vor ein paar Wochen hatte sich Michael Wiener, ein Kollege und Freund, am Wochenende bei der Gartenarbeit einen Hexenschuß zugezogen. Am Montag bat er einen anderen Kollegen, sich doch mal seinen Hals und den Schultergürtel anzusehen. Vielleicht würden ein paar Massagen gegen die Schmerzen wirken.

Die gründliche Untersuchung beschränkte sich natürlich nicht nur auf den Hals. Dabei fiel eine braune, etwas krustige Erhöhung direkt neben der linken Brustwarze auf. Der untersuchende Kollege fragte Michael: »Seit wann hast du denn das?« Der konnte sich nicht erinnern, meinte nur, sicher schon jahrelang. Seine Frau bestätigte das, denn sie meinte, ihren Mann vor über zwanzig Jahren mit dieser quasi vergrößerten linken Brustwarze geheiratet zu haben. Da die Stelle aber so verdächtig aussah, wurde für den nächsten Tag eine Untersuchung in der Hautklinik angesetzt. Der Dermatologe bestätigte den Verdacht auf ein Melanom und vereinbarte mit Michael einen Termin, an dem er den Bezirk operativ entfernen wolle, um mit der histologischen Untersuchung des gesamten Operationsmaterials eine sichere Diagnose stellen zu können. Am Freitag derselben Woche geschah das.

Michael verbrachte ein sehr unruhiges Wochenende, denn erst am Dienstag sollte das Ergebnis der mikroskopischen Untersuchung vorliegen. Sie ergab ein noduläres, malignes Melanom. Das ist eine der drei genau einzuordnenden Melanomformen, während in die vierte Kategorie alle nicht klassifizierbaren Melanome gehören. Am häufigsten sind die oberflächlichen, sich ausbreitenden Melanome: Sie stellen 60 bis 70 Prozent aller Melanome.

Insgesamt gesehen gehören die Melanome zu den eher seltenen Tumoren. In den USA rechnen die Tumorepidemiologen mit jährlich 9000 neuen Fällen, denen 300 000 andere Krebserkrankungen der Haut und 600 000 bösartige

Tumore aller Typen gegenüberstehen. Während von den 300 000 Hautkrebsen nur etwa 1500 Fälle tödlich enden, sterben von den 9000 Melanompatienten ungefähr 3000. Wenn die Melanome auch relativ selten sind, verlaufen sie doch recht bösartig. Daher die Forderung der Dermatologen, jeder braune Fleck auf der Haut sollte sorgfältig beobachtet werden. Solange er seine Farbe nicht verändert, nicht größer oder dicker wird, die Oberfläche sich nicht verändert, keine Krusten auftreten, die leicht bluten, solange besteht keine Gefahr. Macht sich aber eines dieser Symptome bemerkbar – oder sind es gar mehrere –, muß unverzüglich der Arzt aufgesucht werden. Hohe Gefahr ist im Verzug.

Michael Wieners Tumor ist hoffentlich rechtzeitig diagnostiziert und entfernt worden. Denn nachdem die Diagnose feststand, wurden sicherheitshalber noch die benachbarten Lymphknoten bis in die Achselhöhle hin inspiziert und einige für die Untersuchung auf Melanomzellen entnommen. In keinem Präparat fanden sich verdächtige Zellen, und bis heute geht es Michael gut. Die Beobachtungszeit ist jedoch noch zu kurz, um ein Rezidiv garantiert ausschließen zu können.

Die radikale Entfernung eines Melanoms ist die Methode, die den Patienten die größte Heilungschance eröffnet. Das belegen amerikanische Zahlen, denn dort können zwei Drittel aller Melanompatienten geheilt werden.

Leider ist nicht nur unter Laien, sondern auch unter Medizinern die Legende noch weit verbreitet, ein Melanom dürfe nicht angetastet werden. Jede Manipulation führe zur explosionsartigen Metastasierung, und diese bedeute den Tod.

Eine Expertengruppe der WHO unter der Leitung des Direktors des italienischen Krebsforschungszentrums in Mailand, Professor Umberto Veronesi, hat erst vor kurzem eine Untersuchung angestellt, aus der eindeutig hervorgeht, daß diese Ansicht wirklich eine Legende ist. Jeder Chirurg weiß, daß zwischen einer diagnostischen Probeentnahme, einer Biopsie, und dem sich daraus ergebenden radikalen Eingriff nur möglichst kurze Zeit verstreichen soll. Das gilt für alle bösartigen Geschwülste; die Melanome bilden keine Ausnahme, weder in positiver noch in negativer Hinsicht.

Die Rolle der Chemotherapie, der adjuvanten Immunotherapie und der Bestrahlung von Melanomen ist im Augenblick noch nicht klar definiert. Eine Zeitlang glaubte man, mit einem Immunmodulator wie der BCG-Vakzine (Bacillus Calmette Guérin, ein apathogener Rindertuberkelbakterienstamm) ließe sich ein günstiger Einfluß auf Melanome ausüben. Die ursprüngliche Euphorie schlug bald ins Gegenteil um, und heute werden BCG und andere Immunmodulatoren kaum noch angewendet.

Neben den vielen Zytostatika, die bei dieser Tumorform benutzt wurden und werden, stehen zwei alkylierende Substanzen im Mittelpunkt des Interesses: eine Harnstoffverbindung, das BCNU oder Carmustin, und als zweite eine Imidazolverbindung, das DTIC oder Dacarbazin. Vor allem das DTIC wurde fast als Spezifikum für die Behandlung metastasierender Melanome angesehen. Die vielen Kombinationen, die fast alle DTIC, aber eben auch andere Zytostatika enthalten, sprechen gegen eine solche Spezifität.

Die neueste Variante der Strahlentherapie der Melanome besteht aus einer Vorbehandlung mit Cis-Platin. Damit soll der Tumor gegen die nachfolgende Bestrahlung empfindlich gemacht, sensibilisiert werden. Cis-Platin ist ein sehr wirksames Zytostatikum, warum es beim Melanom als Radiosensitizer wirken soll, ist bisher noch nicht klar.

Entscheidend für den Ausgang eines malignen Melanoms, des »schwarzen Krebses«, wie es der Gießener Dermatologe Leonhard Illig nennt, ist die Früherkennung. Leonhard Illig bemüht sich seit Jahren, diese Erkenntnis allen Menschen in seinem Wirkungskreis einzuhämmern. Die Erfolge blieben nicht aus. Sie sind dokumentiert durch die ständig steigenden Heilungsraten. Die sind eine Konsequenz der Radikaloperation zum frühest möglichen Zeitpunkt. Leider gibt es viel zu wenig »Illigs« rund um die Welt.

Die Fünf-Jahres-Marge

Die Rolle des Chirurgen in der Tumorbehandlung hat im März 1984 erst wieder der Nestor der deutschen Tumorchirurgen, der emeritierte Heidelberger Ordinarius für Chirurgie, Professor Fritz Linder beschworen. Nach seinen Worten wurde bereits vor 4000 Jahren Krebschirurgie betrieben. Heute sei die Behandlungstechnik so weit fortgeschritten, daß für rund 80 Prozent aller Tumorpatienten eine primäre operative Behandlung in Frage kommt. Er zitiert den Anstieg der Heilungschancen einzelner Tumorarten und vergleicht den Prozentsatz der geheilten Patienten der Jahre 1940 bis 1949 und 1950 bis 1969. Danach nahm der Prozentsatz bei Patientinnen mit Mammakarzinom von 53 auf 64, bei Prostatakarzinom-Patienten von 37 auf 56 und bei Schilddrüsenkarzinomen von 64 auf 84 Prozent zu, bezogen auf die Fünf-Jahres-Überlebenszeit.

Professor Linder verschweigt aber auch nicht, daß die Situation beim Magenkarzinom oder beim Bauchspeicheldrüsenkrebs viel schlechter ist, die entsprechenden Zahlen lauten neun und zwölf Prozent Fünf-Jahres-Heilungen (1940–49 und 1950–69) bzw. ein und zwei Prozent für das Pankreaskarzinom.

In Anbetracht der von Linder zitierten zwölf Prozent Heilungen 1969 waren Ergebnisse einer Studie bemerkenswert, die von einer Arbeitsgruppe der Universitäten Ulm und Heidelberg auf dem Deutschen Krebskongreß 1984 vorgetragen wurden. Zwischen 1976 und 1980 wurden in den beiden Universitätskliniken 103 Patienten mit einem Magenkarzinom radikal operiert. Die eine Hälfte, nämlich 49 Patienten, wurde mit einer Zytostatika-Kombination nachbehandelt, um damit den gefürchteten Rezidiven vorzubeugen. Zwei Ergebnisse überraschten nicht nur das Ärzteteam, das die Studie durchgeführt hat, sondern auch die Kongreßteilnehmer.

Die erste, sehr positive Überraschung war: 60 Monate, also fünf Jahre nach Therapiebeginn, waren noch etwa 50 Prozent aller Patienten am Leben. Das bedeutet, die Anzahl der Überlebenden ist doppelt so hoch, wie das sonst der Fall ist.

Die zweite Überraschung war eher negativ. In der Gruppe, die mit Zytostatika nachbehandelt worden war, überlebten nicht mehr Patienten als in der Gruppe ohne Nachbehandlung. Das bestätigt die bisher durchaus nicht positiven Erfahrungen mit der Chemotherapie des Magenkrebses, die ja noch dazu die Patienten ganz erheblich physisch belastet.

Die Zunahme der Dick- und Enddarmkrebse, der kolorektalen Tumoren, während der letzten Jahrzehnte ist in vielen Industrieländern unübersehbar. Bei älteren Männern und Frauen stehen sie hinsichtlich ihres Vorkommens – der Inzidenz – an zweiter Stelle, auf alle Altersklassen bezogen bei den Männern an dritter, bei den Frauen an zweiter Stelle. An kolorektalen Geschwülsten sterben in den USA 12 Prozent der Männer und 15 Prozent der Frauen, bezogen auf die Gesamtzahl der Krebstoten überhaupt.

Für Rettung zu spät

Doktor Thomas Krach, Praktiker in der Max-Vorstadt in München, hatte seine Praxis nicht weit vom alten südlichen Friedhof. Dort liegen viele berühmte Münchener begraben, auch Justus von Liebig, Max von Pettenkofer und Johann Nepomuk von Nußbaum, ein bekannter Chirurg im vorigen Jahrhundert. Dr. Krach hatte Patienten derselben Familie in der dritten und vierten Generation, denn schon sein Vater hatte hier praktiziert.

Als Urbayer liebte er eine Haxe mehr als den Salat, das

Bier mehr als den Orangensaft. Kurz nachdem er mit vielen Freunden und Patienten seinen 50. Geburtstag gefeiert hatte, begann er unter Beschwerden zu leiden, von denen er aber niemandem etwas sagte, auch seiner Frau und den Söhnen nicht. Seine Verdauung wurde immer schwieriger, auf der Toilette hatte er Schmerzen, und der Erfolg war immer geringer. Schließlich ging überhaupt nichts mehr, er mußte das Krankenhaus aufsuchen. Rechts der Isar war ein alter Freund und Kollege von ihm Chef der Chirurgie. Der schlug die Hände über dem Kopf zusammen, als Thomas sich, schwer atmend, bei ihm im Sprechzimmer in einen Stuhl fallen ließ und mühsam berichtete, was ihm fehlte. Die Diagnose Darmverschluß war augenblicklich gestellt und allerhöchste Lebensgefahr konstatiert. Während noch die Ursache eines solchen Ileus diskutiert wurde, war Dr. Krach schon auf dem Weg zur Operationsstation.

Im Operationssaal wurden die schlimmsten Befürchtungen bestätigt. Der Darmverschluß war weder durch eine Drehung des Darms, einen Kotballen oder einen anderen Fremdkörper verursacht, sondern durch eine über faustgroße, fast ringförmige Krebsgeschwulst am Übergang vom Dickdarm in den Enddarm. Deshalb hatte Dr. Krach immer schwerer Kot absetzen können, die Säule staute sich über 60 Zentimeter vom Verschluß. Aber nicht nur das, auch die umgebenden Lymphknoten waren befallen, und überall in der Bauchhöhle waren Metastasen zu tasten. All diese Geschwulstteile mußten unter großen Mühen entfernt werden; beim Versuch, nach der Ausschneidung der Geschwulst die beiden Darmteile wieder zu vereinigen, riß die Darmwand mehrfach ein. Schließlich mußte doch ein künstlicher Darmausgang, ein Anus praeter (naturalis), angelegt werden.

Aber alle Mühe der Chirurgen um ihren Kollegen waren vergebens, sechs Wochen später war Dr. Krach tot. Er hatte ein Schicksal erlitten, das die American Cancer Society in großen Anzeigenkampagnen verhindern möchte.

Die Anzeigen lauten: »50 000 people will be saved from colorectal cancer this year. You can save one.«

Aufklärung tut not

»50 000 Menschen werden in diesem Jahr von einem kolorektalen Krebs gerettet. Sie können einen retten.« (Nämlich sich selbst.)

Zwei Anmerkungen sollten zu dieser Anzeige der American Cancer Society gemacht werden. Die erste ist die Plazierung. Sie stand in der angesehenen wissenschaftlichen Zeitschrift »Cancer Research« und würde sicher nicht die breite Öffentlichkeit erreichen, wenn die American Cancer Society (ACS) nicht auch in Tageszeitungen inserierte, genauso wie sie durch ihre über das ganze Land verbreiteten örtlichen Komitees die Bevölkerung auf der Straße direkt anspricht. Keine Persönlichkeit der Upper Ten, aus welchem Bereich auch immer, schließt sich von solchen Kampagnen aus. Darin unterscheidet sich der American Way of Life eben doch sehr von dem unseren. Nehmen doch leider nicht wenige Leute in Deutschland Frau Mildred Scheel ihr unermüdliches Werben auf allen Ebenen um erhöhte Anstrengungen zur Krebsbekämpfung übel oder goutieren es zumindest nicht. Das ist von der Sache, um die es geht, gesehen, sehr schade.

Die zweite Anmerkung gilt den Zahlen über Häufigkeit oder Sterblichkeit. In der Bundesrepublik fehlen entsprechende Unterlagen. Hier gibt es nur zwei Krebsregister: das eine in Hamburg, das andere im Saarland; ein drittes wird in Baden-Württemberg aufgebaut. Der Kampf um die generelle Einführung wogt zwischen Politikern, Ministerialen, Ärzten und Verbänden hin und her: wann und ob er entschieden wird, ist völlig offen. Die in der Bundesrepublik vorliegenden Zahlen sind jedenfalls absolut nicht repräsentativ, um daraus Schlüsse für die Gesamtbevölkerung ziehen zu können (vgl. S. 391).

Anders in den USA! Dort existiert seit 1973 ein Programm, das abgekürzt SEER heißt: Surveillance, Epidemiology and End Results = Überwachung, Epidemiologie und Endresultate. Es beruht auf elf Bevölkerungsregistern und wird fortlaufend hochgerechnet. Danach werden für 1984 insgesamt 130 000 neue Fälle von kolorektalen Krebserkrankungen erwartet, an denen 59 000 Patienten sterben werden; doch 66 Prozent der Erkrankten werden überleben.

Wenn aber, und das möchte die Anzeige erreichen, sich jeder selbst im krebsgefährdeten Alter regelmäßig mit Hilfe der entsprechenden Testbriefchen auf okkultes Blut im Stuhl untersuchen würde, dann wären 50 000 dank einer rechtzeitig gestellten Verdachtsdiagnose zu retten.

Dr. Krach hätte wissen müssen, und sicher hat er es gewußt, daß es außer dieser Untersuchung auf unsichtbares Blut keine sicheren Frühsymptome bei kolorektalen Tumoren gibt. Die Hämokult-Untersuchung ist heute noch nicht ideal und erfaßt wahrscheinlich nicht alle Fälle frühzeitig genug. Ob sich das je wird realisieren lassen, erscheint fraglich. Aber für den einzelnen Menschen kann es lebensrettend sein. Ganz besonders gilt das für Menschen aus einer gefährdeten Umgebung, wenn zum Beispiel mehrere Verwandte an bösartigen Geschwülsten gestorben sind.

Die operativen Methoden sind so weit ausgebaut, daß von daher eine Verbesserung der Resultate nicht zu erwarten ist. Das gleiche gilt für die Symptomatik. Die Diagnostik mit dem Rektoskop und dessen Glasfaserweiterentwicklungen bringt uns nur dann weiter, wenn aufgrund der Hämokultuntersuchung Verdacht geschöpft wurde.

Chemotherapie und Bestrahlung haben bisher trotz aller Bemühungen keine Erfolge erkennen lassen. Die Früherkennung ist und bleibt vorläufig die sicherste Methode, Leben zu retten. Daran besteht bei den kolorektalen Tumoren am allerwenigsten Zweifel. Um die Verbesserung und Vereinfachung des Nachweises von unsichtbarem Blut im Stuhl bemühen sich alle dafür kompetenten Institutionen.

Diese Tumoren nehmen mit ansteigendem Alter an Häufigkeit zu. Aber auch Kinder bleiben von Geschwülsten nicht verschont.

Schon Kinder sind davon betroffen

Die Zahl der Kinder, die jährlich an bösartigen Neubildungen erkranken, ist relativ niedrig. In der Bundesrepublik sind es insgesamt 1600 Fälle von Leukämien – Neubildungen im Bereich des blutbildenden Systems –, Osteo- und Weichteilsarkomen, Wilms-Tumoren und Neuroblastomen, um die wichtigsten Geschwülste des Kindesalters zu nennen. Heute können jedoch bereits zwei von drei erkrankten Kindern geheilt werden.

Die deutschen Kinderärzte haben sich intensiv um die Erforschung und Behandlung dieser Erkrankungen gekümmert und schon sehr früh damit begonnen, Zentren aufzubauen, in denen interdisziplinär und damit nahezu optimal für die Kinder gesorgt wird. Die Fortschritte bei der Behandlung der akuten Lymphoblasten-Leukämie, der ALL, sind unübersehbar, bis zu 70 Prozent dieser Fälle können seit etwa zehn Jahren von der früher immer tödlichen Erkrankung geheilt werden. Geheilt heißt, die Kinder brauchen keinen Rückfall zu befürchten, sie werden nicht weiterbehandelt und haben die gleiche Lebenserwartung wie gleichaltrige Gefährten.

Es wird darüber diskutiert, ob solche Kinder, die inzwischen zum Teil schon herangewachsen sind, Kinder bekommen können oder ob sich die doch sehr eingreifende kombinierte Chemo- und Strahlentherapie so negativ auf Wachstum und Fortpflanzungsfähigkeit ausgewirkt hat, daß vorsichtshalber auf Nachwuchs verzichtet werden sollte. Die Frage konnte im positiven Sinn beantwortet werden. Bisher ließen sich Schäden an den Nachkommen geheilter kindlicher Leukämiepatienten nicht nachweisen.

Die Bestrahlung des Zentralnervensystems wurde vom

amerikanischen Pädiater Donald Pinkel eingeführt, weiß man doch aus der experimentellen Leukämie-Forschung, daß im ZNS Herde von Leukämiezellen zurückbleiben können, die zur Quelle des Rezidivs werden. Inzwischen glaubt der deutsche Kinderarzt Professor Hans Jörg Riehm, früher Berlin, jetzt Leiter des pädiatrisch-onkologischen Zentrums in Hannover, auch ohne Bestrahlung auszukommen.

Die akute myeloische Leukämie der Kinder hat heute eine Heilungschance von 50 Prozent, während die Lymphoblastenleukämien und die Nephroblastome bis zu 90 Prozent geheilt werden können. Leider haben nicht alle kindlichen Geschwülste eine so günstige Prognose. Das gilt vor allem für die Osteo- und die Ewing-Sarkome. Neuroblastome sind nur in den allerseltensten Fällen zu retten.

Der große Fortschritt in den Krebszentren besteht in der Zusammenarbeit aller, die den Kindern helfen können. Das sind neben den Ärzten und Schwestern vor allem Eltern und Geschwister, in den meisten Zentren lebt ein Familienmitglied mit den Kindern zusammen in der Klinik. Aber Psychologen, Kindergärtner und Lehrer werden genauso für die Aufgabe gebraucht, um die Patienten möglichst »normal« aufwachsen zu lassen. Ist die erste anhaltende Rückbildung eingetreten, dann können die Kinder entweder in ein kleineres Krankenhaus, das der Heimat näher liegt, überwiesen oder sogar durch den Hausarzt behandelt und überwacht werden. Er muß das Blutbild regelmäßig kontrollieren. Besonders gefährdet sind die Kinder durch akute Infektionen. Denn die Zytostatika schädigen das Immunsystem und erhöhen damit die Infektionsgefährdung. Im Kindesalter sonst relativ harmlose Infektionen wie die Windpocken oder Röteln können während der Chemotherapie tödlich ausgehen. Gerade hier wird der Wert einer Immunisierung im Kleinkindalter demonstriert. Haben die Kinder dank einer Impfung bereits eigene Antikörper entwickelt, sind sie durch zusätzliche Immunglobulintherapie besser zu schützen.

Die Erfolge in der Behandlung kindlicher Leukämien wurden möglich, weil die Erfahrungen mit den vielen heute zur Verfügung stehenden Mitteln inzwischen so angewachsen sind, daß sie nicht mehr nur Einzelfällen, sondern allen Erkrankten zugute kommen. Das ist auch der immer intensiveren Zusammenarbeit der onkologischen Zentren in den letzten Jahren zu danken.

Erfolge der Chemotherapie

Ein Rechenschaftsbericht über den Stand der zytostatischen Behandlung wurde im August 1983 beim XIII. Internationalen Kongreß für Chemotherapie in Wien erstattet. Mit 8000 Teilnehmern war es das größte medizinisch-wissenschaftliche Ereignis, das die alte Kaiserstadt an der Donau, fast exakt auf den Tag 300 Jahre nach der Befreiung von den Türken in der Schlacht am Kahlenberg, je erlebt hat, und Wien ist eine der medizinischen Hochburgen der Welt.

B. Rosenberg, Entdecker einer neuen chemischen Gruppe von Zytostatika, der Platinverbindungen, stellte in Wien fest: Bereits vor 80 Jahren habe Paul Ehrlich auf dem Tumorgebiet gearbeitet. Trotzdem müsse man die Chemotherapie heute noch als »work in progress« bezeichnen.

20 Jahre zuvor, auf dem Internationalen Chemotherapiekongreß in Stuttgart 1963, hatte der inzwischen an einem Bronchialkarzinom verstorbene Altmeister der Tumor-Chemotherapie, Professor David Karnofsky vom Sloan-Kettering Institute in New York, etwas resignierend konstatiert, der Fortschritt in der Chemotherapie sei so verdammt langsam.

Beide Feststellungen sind richtig. Ein Grund für diese mühselig langsamen Fortschritte liegt darin, daß trotz der immer wieder zitierten »Riesenzahlen« krebskranker Menschen eine Untersuchung wie die genannte Magenkarzinomstudie in Ulm und Heidelberg eben sieben Jahre brauchte, bis die chirurgischen Kliniken zweier Tumorzentren von 103 Magenkarzinompatienten aufgesucht wurden. Außerdem ist die Beobachtungszeit bis zur Entscheidung, geheilt oder nicht, mit fünf Jahren eben sehr lang. Auch »work in progress« ist richtig, denn wir kennen trotz aller Anstrengungen noch immer keine so signifikanten Unterschiede zwischen Tumor- und Normalzellen, daß sich für die Pharma-Chemiker daraus Ansatzpunkte für die Synthese gezielt in den Tumorstoffwechsel eingreifender Zytostatika ergeben hätten.

Daraus resultiert die allgemeine Giftigkeit der Zytostatika mit ihren Nebenwirkungen. Es muß wiederholt werden, daß die alte Vorstellung falsch ist, Tumorzellen hätten einen schnelleren Stoffwechsel als Normalzellen, würden deshalb eher die Zytostatika aufnehmen und vor den Normalzellen durch die Zytostatika abgetötet. Deshalb werden heute fast ausschließlich Kombinationen verschiedenartig wirkender Zytostatika in Behandlungszyklen angewendet. Ein Antibiotikum wie das Methotrexat und ein Hormon wie die Kortikosteroide, um eine Kombination zu nennen, wirkt in niedrigeren Einzeldosen des jeweiligen Präparats wie in Form einer Therapie mit einem dieser Präparate, einer Monotherapie.

Die Pausen zwischen den einzelnen Behandlungszyklen sollen den Normalzellen die notwendige Erholungszeit gönnen und damit die Therapie für die Patienten erträglicher machen. Denn eine Roßkur ist die zytostatische Chemotherapie immer, darüber klagen alle Tumorpatienten. Insofern sind die Ziele noch nicht erreicht: nämlich eine Heilung für alle Formen bösartiger Geschwülste zu ermöglichen, und das bei so geringen Nebenwirkungen, daß die Patienten auch während der Behandlung ein lebenswertes Leben führen können.

So hatte das sehr wirksame Adriamycin, ein Antibiotikum, den großen Nachteil, das Herz zu schädigen. Darum war es bei den ersten klinischen Versuchen zunächst gescheitert. Als man es richtig zu dosieren lernte, war die Kardiotoxizität immer noch limitierender Faktor. Durch die Entdeckung des Aclacinomycin kann sie heute fast vermieden werden, und so wurden die klinischen Erfahrungen mit diesem neuen Präparat in Wien mit großem Interesse zur Kenntnis genommen. Dazu kommt, daß es Leukämien gibt, die von vornherein gegen Adriamycin resistent sind, und solche, die es im Laufe der Behandlung erst werden. Gegen beide Formen wirkt Aclacinomycin noch, das 1984 in Deutschland von den Behringwerken in den Handel gebracht wird.

Das Bleomycin, ebenfalls von Hamao Umezawa in Tokio entdeckt, findet seine nahezu ideale Ergänzung im Cis-Platin. Beide zusammen sind sehr wirksam bei metastasierenden Hodenkarzinomen und bei den sogenannten Head-and-Neck-Karzinomen, Tumoren im Kopf-Nacken-Bereich.

Neuere Entwicklungen

Zwei Entwicklungen der letzten Jahre haben besonderes Interesse erregt, die monoklonalen Antikörper und die Hyperthermie.

Monoklonale Antikörper wurden erstmals von George Köhler und Cesar Milstein hergestellt. Das Prinzip ist ganz einfach: man verschmilzt eine sensibilisierte, Antikörper produzierende Zelle aus der Milz oder einem Lymphknoten mit einer Tumorzelle, und zwar einer Tumorzelle, die Globuline zu produzieren in der Lage ist: Das sind vor allem Myelomzellen. Die Nachkommen einer solchen verschmolzenen, hybridisierten Zelle produzieren nur einen einzigen Antikörper, aber den unablässig und unsterblich.

Was ist daran so sensationell, daß Professor Dr. C.G. Schmidt in seiner Otto-Warburg-Vorlesung auf dem 17. Deutschen Krebskongreß 1984 sagen konnte, die Auswirkungen dieser Entdeckung seien mit der Erfindung des Mikroskops vergleichbar? Entscheidend sind zwei Punkte:

1. Jede Antikörper produzierende Zelle kann nur eine einzige Art hervorbringen, aber schon ein Bakterium, geschweige denn eine Säuger- oder menschliche Zelle trägt eine große Zahl von Antigenen auf ihrer Oberfläche. Diphtherie-Antitoxin, auch Di-Serum genannt, enthält ein Gemisch von Antikörpern, das von einer großen Zahl verschiedener Lymphozyten gebildet wurde. Die Konzentration der einzelnen, spezifischen Antikörper ist relativ gering, ein solches Serum muß eingeengt werden, um auf die notwendige Konzentration zu kommen. Für die Neutralisierung des Diphtherietoxins benötigt man aber nur eine einzige Art aus dem Gemisch. Dazu kommt eine weitere Einschränkung. Normale Zellen vermehren sich außerhalb des lebenden Organismus nur sehr geringfügig über wenige Generationen.

2. Tumorzellen sind unendlich vermehrungsfähig in der Gewebe- oder Zellkultur, damit also auch unbeschränkt produktionsfähig.

Die Eigenschaften der beiden Elternzellen, Milzzelle und Myelomzelle, gehen durch die Kernverschmelzung auf das Hybridom, die Tochterzelle, über. Sie ist Stammutter einer neuen Zellreihe, eines Klons, der nur eine einzige Art Antikörper produzieren kann, aber das unendlich.

Was läßt sich mit solchen monoklonalen Antikörpern (griech. mono = eins, klon = Schößling aus einer einzigen Mutterpflanze = eine genetisch identische Zellinie) nun erreichen?

Mit derart reinen, hochkonzentrierten Antikörpern, noch dazu, wenn sie radioaktiv markiert werden, läßt sich eine hochspezifische Diagnostik betreiben. David Goldenberg von der Universität Lexington/Kentucky konnte mit deren Hilfe 85 Prozent der kolorektalen-, 88 Prozent der Eierstocks-, 90 Prozent der Zervix-Karzinome und 78 Prozent der Metastasen exakt lokalisieren.

Therapeutisch ist eine direkte Ausschaltung von Tumorzellen, z.B. von Leukämien, denkbar und von einigen Autoren schon beschrieben.

Vielleicht lassen sich an solche spezifischen Antikörper Zytostatika ankoppeln und damit die Chemotherapeutika gezielt an die Tumorzellen bringen. Eine solche Methode schwebte schon Paul Ehrlich, dem Schöpfer der Chemotherapie, als Ideal vor.

Monoklonale Antikörper zur Behandlung des Knochenmarks

Eine andere Möglichkeit bestünde darin, aus dem Knochenmark von Leukämiepatienten die bösartigen Zellen auszuschalten. Das Knochenmark von Leukämiepatienten wird vor Beginn der Chemotherapie entnommen und nach deren Abschluß wieder implantiert. Weil der Spender auch der Empfänger des Knochenmarks ist, nennt man das Verfahren eine autologe Transplantation.

Würde das autologe Knochenmark nämlich unbehandelt retransplantiert, erhielte der Patient ja mit seinem Mark auch die darin befindlichen leukämischen Stammzellen zurück. Bisher versuchte man das zu vermeiden, indem man das Mark mit Chemotherapeutika im Reagenzglas behandelte. Mit den entsprechenden monoklonalen Antikörpern müßte das Verfahren effektiver und unschädlicher sein, sind doch die monoklonalen Antikörper (MAK) ungiftig.

Eine erste Studie wurde bereits in Boston/Massachusetts am Sidney-Farber Cancer Center bei neun Patienten mit einer akuten, lymphatischen Leukämie ausgeführt. Sieben Patienten befinden sich in einer anhaltenden, kompletten Remission, weisen also keinerlei Zeichen einer klinischen Leukämie mehr auf. Die Beobachtungszeit ist natürlich noch viel zu kurz und die Patientenzahl zu klein, als daß man mehr als eine Hoffnung äußern könnte. Sicher erscheint aber, daß die MAK die Tumordiagnostik bereichern werden, die therapeutische Anwendung muß noch zurückhaltend beurteilt werden.

Die zweite Methode, nämlich die Hyperthermie oder Überwärmung, ist, im Gegensatz zu den MAK, uralt: Schon im Altertum wurden Krebse ausgebrannt.

Im November 1980 erschien in »The Sciences«, der von der New York Academy of Sciences herausgegebenen Zeitschrift ein großer Artikel, »The Heat Treatment, an ancient cancer therapy is revived«, in dem Irving A. Lerch, Strahlenonkologe an der New York University Medical School, einen Überblick gab. Er zitiert Celsus, den römischen Aristokraten, der zahllose Bücher über den Stand der medizinischen Praxis vor 2000 Jahren geschrieben hat. Er kannte damals schon den Terror des Krebses und schrieb über ihn in Worten, die von heute sein könnten: »Einige benutzen ausbrennende Medikamente, manche das Ausbrennen, manche die Ausschneidung mit dem Messer; aber kein Medikament brachte Heilung; die Teile, die ausgebrannt worden waren, wuchsen unmittelbar danach um so schneller, bis sie zum Tode führten.«

Nur zwei Therapieformen fehlen in der Liste von Celsus, die Strahlentherapie und die Immunotherapie (einschließlich der Interferone). Eine Therapieform aus Celsus' Liste ist für unsere zeitgenössische Medizin relativ neu, obwohl sie vor mehr als 2000 Jahren benutzt und von Hippokrates zum Beispiel sehr propagiert wurde: die Hitze, die Hyperthermie.

Im vorigen Jahrhundert, exakt 1866, hat der Berliner Internist W. Busch erstmals über den Einfluß von bakteriellen Infektionen und damit verbundenem Fieber auf bösartige Tumoren berichtet. Auf der Basis seiner Befunde hat William Coley in New York eine Vakzine entwickelt, von der er sich eine zweifache Wirkung versprach; einmal die Stimulierung des Immunsystems, heute Immunmodulation genannt, und zum anderen die Erzeugung von Fieber. Das Verfahren hat sich bis heute gehalten; Coleys Tochter, Helen Coley-Nauts, hat weiter daran gearbeitet. Leider konnten immer noch keine eindeutigen Statistiken vorgelegt werden.

In Deutschland haben unmittelbar nach dem Krieg der frühere Frankfurter Balneologe Professor Heinrich Lampert und sein Mitarbeiter Oleg Selawry, heute als Onkologe in Miami/Florida tätig, in der Weserbergland-Klinik die lokale Hyperthermie angewendet. Zu Beginn der sechziger Jahre hat dann Manfred von Ardenne in seinem Forschungsinstitut auf dem Weißen Hirsch bei Dresden, angeregt durch seinen Freund, den berühmten Biochemiker und Nobelpreisträger Otto Warburg, eine Apparatur geschaffen, mit der Tumorpatienten überwärmt werden können. Diese Ganzkörperhyperthermie wurde möglich, weil Ardenne den größten Wert auf eine wirksame Kühlung des Kopfes und damit des Gehirns gelegt hatte. Das Gehirn ist am empfindlichsten gegen höhere Temperaturen.

Die Ganzkörperhyperthermie allein kann allerdings keinen Tumor heilen. Deshalb hatte Ardenne von Anfang an eine Kombinationsbehandlung vorgeschlagen, die er Krebs-Mehrschritt-Therapie (KMT) nannte, eine Bezeichnung, die er als Quasi-Warenzeichen beansprucht. Der Anspruch ist nur schwer verständlich, weil es auf der einen Seite keine Behandlung gibt, die aus nur einem Schritt bestände. Zum anderen hat Ardenne im Laufe der Jahre die verschiedenen Komponenten seines Behandlungsschemas immer wieder geändert, optimiert, wie er sagt.

Vielleicht die gravierendste Änderung ist die ständige Herabsetzung der Temperatur, weil durch die anderen Therapieschritte die Empfindlichkeit der Tumoren selektiv gesteigert würde. Bisher konnten überzeugende klinische Befunde noch nicht vorgelegt werden. Wie weit das auf Schwierigkeiten in der Zusammenarbeit mit den Kliniken seinen Grund hat, ist schwer zu sagen, denn Ardenne ist ja Physiker und kann selber keine klinischen Prüfungen durchführen.

Das Phänomen der größeren Empfindlichkeit von Tumorzellen gegenüber höheren Temperaturen ist eine Tatsache, die es auszunutzen gilt. Wir selbst haben vor 15 Jahren im Krebsforschungslabor von Hoechst entsprechende Untersuchungen durchgeführt und konnten auf dem Internationalen Krebskongreß 1970 in Houston/Texas berichten, wie groß die Variationsbreite der Hyperthermie ist, daß Tumorzellen unterschiedlich empfindlich sind und daß die Empfindlichkeit ein spezifisches Kennzeichen der einzelnen Tumorarten ist.

Als Verfahren bietet sich anstelle der sehr belastenden Ganzkörper- die lokale Hyperthermie an, eine Methode, die der amerikanische Krebsforscher Charles Heidelberger zusammen mit italienischen Kollegen am Instituto Regina Elena in Rom in Form einer lokalen Perfusion erstmals bei Patienten durchgeführt hat. Die lokale Hyperthermie hat sich dank apparativer Fortschritte inzwischen derart weiterentwickelt, daß ihr eigene wissenschaftliche Kongresse gewidmet sind.

Wir haben sie zusammen mit dem Strahlenkundler Professor Franz Dietzel in Gießen und dem Urologen Professor Rolf Harzmann in Tübingen genauso verwendet wie in gemeinsamen Arbeiten mit unserem österreichischen Kollegen Professor Dr. J. R. Möse in Graz. Es gelang, mit Hilfe einer lokalen Hochfrequenzhyperthermie ein bis dahin nur unregelmäßig wirksames Verfahren, die Tumorauflösung durch nicht krankmachende, apathogene Bazillen – die Onkolyse durch Clostridien –, zu einer experimentell sicher reproduzierbaren Methode zu gestalten.

Die Methode ist bereits am Menschen angewendet und auch dort als nicht krankmachend erkannt worden. Bisher können aber die Anforderungen des Arzneimittelgesetzes in bezug auf die akuten oder chronischen Toxizitätsteste nicht erfüllt werden. Der spezifische Prozeß der Tumorauflösung ist nur am tumortragenden, nicht aber am gesunden Tier auszulösen; die als wirksames Agens fungierenden Mikroorganismen sind für gesunde Tiere absolut unschädlich. Das gilt für die Dauerform der Sporen genauso wie für die vegetative Form der Bazillenstäbchen. Werden sie injiziert, sind sie vollkommen apathogen.

Im März 1984 berichtete die Ärztezeitschrift »Selecta« unter der Überschrift »Hyperthermie erweitert das Arsenal gegen den Krebs«, daß nun Geräte für die selektive Wärmezufuhr entwickelt worden seien. Danach gehört die Zukunft der Induktion eines Radiowellen-Ringfeldes, dessen Mitte auf den Tumorbereich ausgerichtet ist. Ganz entscheidend sind spezielle Meßsonden zur Kontrolle des Temperaturprofils im Tumor und der Umgebung, die heute verfügbar sind. Sie wiederum informieren einen Computer, der die Temperaturzufuhr steuert. Die entsprechenden Geräte sind heute so weit entwickelt, daß die amerikanische Gesundheitsbehörde, die Food and Drug Administration, kurz FDA genannt, sie bereits für die klinische Anwendung akzeptiert und freigegeben hat.

Mit der Ringfeldtechnik hat man inzwischen erste Erfahrungen bei tiefliegenden Tumoren des Beckens und des Bauchraums sammeln können. Es ist möglich, in Beckentumoren Temperaturen von 42,5 Grad Celsius zu erzeugen, ohne die allgemeine Körpertemperatur auf mehr als 38,5 Grad Celsius anzuheben.

Bei Tumoren im Bauchraum herrschen ganz offensichtlich andere Verhältnisse. Hier war es bisher nur sehr schlecht möglich, höhere Temperaturen als 39,5 Grad Celsius zu erreichen, und das nur bei gleichzeitigem allgemeinen Temperaturanstieg. Im Gegensatz zu den Beckentumoren, die nach Hyperthermie objektiv meßbar kleiner und schmerzfrei wurden, ließen sich solche Erfolge bei den Tumoren des Bauchraums noch nicht erzielen.

Eines läßt sich heute aber mit Sicherheit sagen: Die Hyperthermie wird dank weiterer technischer Fortschritte zu einer Behandlungsmethode werden, die im Laufe der nächsten Jahre zunehmende Bedeutung bekommt. Zumal wir heute schon wissen, daß die Kombination mit bestimmten Strahlen oder Zytostatika, wie z.B. dem Bleomyein, wesentlich bessere Resultate bringt als die Hyperthermie allein.

Der Krebs der älteren Herren

Walter Koske ist 74 Jahre alt, ein sportlich sehr aktiver alter Herr. Die Bezeichnung ›Senior‹ liebt er gar nicht, denn er ist noch voll beruflich tätig. Seit seinem 67. Lebensjahr hat er in langsam zunehmendem Maße Beschwerden beim Wasserlassen gehabt. Vor allem nachts mußte er häufiger auf die Toilette, meist tröpfelte es nach; er hatte das Gefühl, die Blase nicht immer komplett entleeren zu können. Da er wußte, daß eigentlich nur die Vergrößerung der Prostata, der Vorsteherdrüse, die Ursache sein könne – mehr als 60 Prozent aller älteren Männer leiden darunter – machte er sich zunächst keine besonderen Gedanken.

Mit der Zeit wurden die Beschwerden stärker, und so ging er doch zum Urologen. Der untersuchte ihn rektal und stellte eine Vergrößerung und Verhärtung der Prostata fest. Eine Ultraschall-Untersuchung – eine Sonografie – bestätigte den Untersuchungsbefund mit dem Finger. Der Urologe schlug eine diagnostische Feinnadelbiopsie vor, um aufgrund des Befundes zu entscheiden, was weiterhin zu tun sei. Innerhalb von acht Tagen lag das Ergebnis vor. Es wurde ein Karzinom am Übergang vom »Haustier-« zum »Raubtierkrebs« ermittelt, um den Chirurgen Julius Hakkethal zu zitieren.

Herr Koske sah den Urologen mit großen Augen an, als der ihm diese Ausdrücke so einfach hinwarf, deshalb bedürfen sie der Erläuterung. Neu ist eigentlich nur die Bezeichnung. Sie beschreibt einen Zustand, den schon Generationen von Urologen und Pathologen einerseits als Pathologen-Prostatakarzinom bezeichnet hatten bzw. als aktiv proliferierendes Ca. Pathologenkarzinom deshalb, weil es erst auf dem Sektionstisch entdeckt wurde, rein zufällig, denn sein Träger war aus irgendeinem anderen Grund zur Obduktion gekommen.

Daß es ruhende Karzinome gibt, ist seit langem bekannt. Ein solches Karzinom kann jederzeit in die aktive Form übergehen – weshalb, wissen wir bis heute nicht. Für die Behauptung, ein ruhendes Karzinom werde durch die rektale Untersuchung und/oder die Biopsie zum »Raubtierkrebs« aktiviert, gibt es bis heute keine eindeutigen Beweise. Eigene experimentelle Befunde, die inzwischen von anderer Seite bestätigt werden konnten, sprechen jedenfalls eher dagegen.

Hier ist sicher nicht der Platz für eine Diskussion, ob tierexperimentelle Befunde auf den Menschen zu übertragen sind. Sie sind sicherlich eher übertragbar, als es Ergebnisse an isolierten Systemen wie Gewebe- oder Organkulturen je sein können. Diese Feststellung spricht absolut nicht gegen die Verwendung solcher Systeme, nur mit ihrer Hilfe lassen sich außerordentlich wichtige und präzise Einsichten in bestimmte biochemische Vorgänge unter einem ganz speziellen Blickwinkel gewinnen. Im Gegenteil, Testsysteme im Reagenzglas sollten, wo immer nur irgend möglich, angewendet werden.

Im Fall des Prostatakarzinoms bringen uns die isolierten Systeme jedenfalls nicht weiter. Der Urologe riet Walter Koske aufgrund des histologischen Befundes – er ist beim Verdacht auf eine bösartige Neubildung immer und allein entscheidend – zur Operation. Walter Koske erbat sich einen Tag Bedenkzeit, hatte er doch so viel vom schlechten Ausgang derartiger Operationen gehört, daß er seinen Entschluß überschlafen wollte. Am nächsten Tag rief er an und vereinbarte den Termin für die Krankenhausaufnahme.

Heute, zwei Jahre später, zeigt sich leider, daß die Operation schon zu spät kam. Seit einigen Wochen nimmt Herr Koske laufend ab, hat Schmerzen an den verschiedensten Stellen des Körpers, vor allem im Bereich der Wirbelsäule und in den Oberschenkeln, aber auch im Becken: Zeichen für Knochenmetastasen.

Mit Hilfe der Szintigrafie lassen sich solche Metastasen schon sehr früh nachweisen. Radioaktive Strahlen werden auf einem Monitor aufgezeichnet und ihre Intensität gemessen. Dazu eignet sich das von den Behringwerken in Marburg entwickelte Teceos® besonders gut. Wirksamer Bestandteil ist Technetium 99, ein sehr kurzlebiges Radioisotop, das eine fast spezifische Bindungsfähigkeit an Knochen hat. Wird die Technetium-99-Suspension intravenös eingespritzt, verteilen sich die strahlenden Technetium-Teilchen vor allem an Stellen im Knochen, die einen schnellen Stoffwechsel haben. Dadurch entsteht dort eine höhere Strahlenintensität als im übrigen Körper. Sie macht sich auf dem Szintigramm als andersartige Verfärbung bemerkbar. Die Strahlung ist praktisch ungefährlich, da Isotope wie Technetium 99 schon in wenigen Stunden zerfallen und damit ihre Strahlenaktivität verlieren.

Das Szintigramm von Walter Koske ergab Metastasen im Becken und im linken Oberschenkel. Vielleicht hilft hier noch eine neue Methode, die erst in den letzten Jahren erarbeitet wurde und deren Ergebnisse im Sommer 1984 auf dem Internationalen Endokrinologenkongreß in Quebec in Kanada vorgestellt wurden.

Releasing-Hormone zur Therapie

Folgender Komplex stand im Mittelpunkt des Interesses: Ist es möglich, mit LH-RH oder seinen Analoga das Karzinom der Vorsteherdrüse des Mannes, das Prostata-Ca, zu behandeln? Vor 43 Jahren hat der Amerikaner Charles Huggins am Ben May Institute in Chicago gefunden, daß sich das Prostata-Ca durch Kastration oder durch Zufuhr hoher Östrogendosen günstig beeinflussen läßt. Dafür wurde er mit dem Nobelpreis ausgezeichnet.

Im Grunde machen LH-RH oder seine Analoga wie das

Buserelin, das in jahrelanger Forschungsarbeit in den Laboratorien bei Hoechst entwickelt worden war, in hoher Dosierung genau dasselbe wie die operative Kastration. Sie schalten die Androsteronproduktion aus. Die Kastration ist endgültig, die LH-RH-Behandlung hingegen kann jederzeit gestoppt werden. Aber, und auch das ergaben Untersuchungen in Deutschland genauso wie in England, Kanada und den USA, Patienten, bei denen LH-RH-Behandlungen keine Besserung brachten, konnte auch mit Kastration oder Östrogenbehandlung nicht geholfen werden.

Es muß mit allem Nachdruck betont werden, daß durch LH-RH oder Analoga allein bisher noch kein Prostata-Ca geheilt werden konnte. Denn selbst mit dem ältesten und deshalb am längsten erprobten Buserelin reichen die Erfahrungen erst über drei Jahre. Und eine Heilung eines Krebses kann nur anerkannt werden, wenn auch fünf Jahre nach Behandlungsbeginn kein Rezidiv oder keine Metastasen-Tochtergeschwülste aufgetreten sind.

Außerdem fordern die Zulassungsvorschriften der meisten Arzneimittelzulassungsbehörden, wie die des Bundesgesundheitsamts (BGA), der Food and Drug Administration (FDA) in den USA usw., daß für die Zulassung eines neuen Präparats, dieses zunächst allein, als Monotherapie getestet wird und daß es gegenüber bekannten Methoden echte Vorteile bringt.

Erst dann, die Zulassung in der Bundesrepublik und Kanada für Buserelin ist übrigens erfolgt, können Kombinationsbehandlungen z. B. mit Bestrahlung oder Chemotherapie oder nach Rückbildung des Tumors durch Radikaloperation erprobt werden.

Solche klinischen Prüfungen können jetzt anlaufen. Sie werden im Rahmen internationaler Studien mit der European Organisation for Research on Treatment of Cancer (EORTC) durchgeführt.

Eines ist nach den zum Teil heißen Diskussionen an den Ufern des St.-Lorenz-Stroms in Quebec in Kanada sicher,

LH-RH und seine Analoga sind hochwirksame Arzneimittel, sie als Superhormone zu bezeichnen, wäre aber übertrieben.

Professor H. Druckrey hatte vor Jahren eine Behandlung angegeben, die auf spezifischen Enzymverhältnissen im Prostatakarzinom basiert. In diesen Tumoren entsteht in relativ großen Mengen das Enzym saure Phosphatase. Druckrey schlug vor, ein Zytostatikum an eine Trägersubstanz zu koppeln und damit das Zytostatikum unwirksam, aber gleichzeitig für den Organismus unschädlich zu machen. Kommt das Präparat in ein Prostatakarzinom, wird durch die saure Phosphatase der Träger abgespalten, das Zytostatikum wird frei und kann aktiv auf die Tumorzellen einwirken. Das Präparat Honvan® wird so in der unschädlichen Transportform eingespritzt, und erst im Tumor entsteht die Wirkform. Dieses Präparat hatte Walter Koske schon bekommen, leider ohne sichtbaren Erfolg.

Ziehen wir ein Fazit, dann können wir feststellen, daß die letzten Jahre eine ungeheure Zunahme unseres Wissens über die bösartigen Geschwülste gebracht haben. »A Decade of Discovery« hat sie Henry Pitot, einer der profiliertesten amerikanischen Krebsforscher genannt. Bisher konnte nur ein Bruchteil der Erkenntnisse der Grundlagenforschung in die Klinik übertragen werden. Das wird die Aufgabe für die nächsten Dekaden sein.

(Während der Drucklegung wurde die 2. Auflage des Deutschen Krebsatlas durch Minister Riesenhuber vorgestellt. Damit ist in der Bundesrepublik nun endlich auch ein epidemiologischer Anfang gemacht.)

Schmerz – Warner und Tyrann

Phantomschmerzen

Jochen Freudenberg ist 22 Jahre alt, sportlich, schlank. Sehr oft aber wirkt er bedrückt. Dann verspürt er schier unerträgliche Schmerzen in seiner rechten Hand. Faßt er jedoch danach, um durch die Berührung den tobenden Schmerz ein wenig zu lindern, greift er ins Leere. Die ihm so viel Pein bereitende Hand gibt es nicht mehr. Sie wurde ihm bei einem Motorradunfall abgerissen. In der Unfallsekunde hatten sich die Fingernägel tief in das Fleisch der Handfläche eingegraben. Seitdem verspürt Jochen genau an jener einen bestimmten Stelle den schlimmen Schmerz, und er vergeht auch nicht, wenn er auf den Armstumpf blickt, also mit eigenen Augen sieht, daß es ihm dort ja eigentlich gar nicht mehr weh tun kann.

Der junge Mann wird in der Schmerzklinik in Mainz behandelt, die von Professor Rudolf Frey gegründet und heute von Professor Hans Ulrich Gerbershagen geleitet wird. Um die Behandlung von Jochen kümmert sich Chefarzt Professor Jörg-Ulrich Krainick, ein Neurochirurg. »Wir wissen nicht«, so bekennt er offen, »wie der Phantomschmerz zu erklären ist.«

Schon die Definition dieses medizinischen Mysteriums ist schwierig. Stumpfschmerz oder Phantomschmerz lautet hier die Frage. Die Ärzte behelfen sich bei der Diagnose auch mit »Tricks«. Sie fordern den Patienten beispielsweise auf, bei geschlossenen Augen die Hand auf die schmerzende Stelle zu legen. Dann passiert Gruseliges – der Beinamputierte faßt dort hin, wo normalerweise sein Bein sein würde, ein anderer sucht nach seinem Unterarm, aber der ganze Arm existiert überhaupt nicht mehr. Er wurde unmittelbar unterhalb des Schultergelenks amputiert. Seine Reaktionen beweisen dann: Hier handelt es sich eindeutig um Phantomschmerzen.

Manchmal ist aber auch diese Art der Diagnosefindung nicht so einfach, wie es klingt. Denn im Laufe der Jahre kann die schmerzende Hand immer höher den Arm hinauf»wandern«, Richtung Schmerzzentrum im Gehirn. Fühlt der Patient anfangs die fehlende Hand noch dort, wo sie tatsächlich einmal gewesen war, so faßt er nach einiger Zeit an das Handgelenk, dann an den Ellenbogen, schließlich meint er sie am Amputationsstumpf im Oberarm zu verspüren. Die Mediziner stehen auch hier vor einem Rätsel.

Bis in die Träume hinein ...

Sogar die Träume müssen herhalten, die richtige Diagnose zu treffen. Nach dem Verlust von Gliedmaßen sehen solche Menschen sich im Traum keineswegs immer in der Gestalt des Hand-, Fuß-, Arm- oder Beinamputierten. Ein Beinamputierter kann auch träumen, daß er nach wie vor auf zwei Beinen geht. Dann wissen die Ärzte, daß der Patient an echten Phantomschmerzen leidet.

Ist die Krankheit schon unheimlich, so mutet die Therapie noch gespenstischer an. Es gibt Patienten, die mit ganz normalen Schmerztabletten ihre Beschwerden beseitigen oder wenigstens mildern können – wohlgemerkt dort, wo eigentlich überhaupt nichts weh tun kann. Bei manchen Fällen lassen sich schwierige Operationen allerdings nicht vermeiden. So müssen mitunter Elektroden in den Rückenmarkskanal implantiert werden, um mit Hilfe von Stromreizen den Schmerz zu überlagern.

Während Jochen Freudenberg weiß, daß er fast regelmäßig von seinen Phantomschmerzen heimgesucht wird, kann Frau Hilde Auer dies überhaupt nicht sagen. Sie schaut allerdings jeden Abend im Fernsehen besonders aufmerksam auf die Wetterkarte – und sie kann dem Meteorologen bescheinigen, ob seine Vorhersage eintreffen wird oder nicht. Seit einigen Jahren wacht Frau Auer nämlich ein bis zwei Tage vor einem Frontenwechsel, einem Abfall des Luftdrucks, mitten in der Nacht mit Kopfschmerzen auf.

Als sie das erste Mal morgens mit starken – bohrenden und stechenden – Schmerzen in einer Kopfhälfte wach geworden war, hatte sie dies noch nicht dem Wetter zugeschrieben. Aber nachdem dasselbe unangenehme Erlebnis sie mehrfach heimgesucht hatte, oft noch mit Erbrechen und Augenflimmern, fiel es ihr eines Tages wie Schuppen von den Augen, daß ein Zusammenhang zwischen dem Wetter und ihrer Migräne bestehen müsse.

In der Zwischenzeit war sie auch bei ihrem Hausarzt gewesen. Er stellte einen niedrigen Blutdruck fest und verschrieb ihr ein blutdrucksteigerndes Medikament. Das sollte sie abends vor dem Einschlafen nehmen, um den nächtlichen Schmerzen im Hinterkopf und der leichten Übelkeit vorzubeugen. Sie könne es aber auch zunächst mit einem Kaffee oder besser einem Espresso zur Nacht versuchen.

Das hatte ihr dann manchmal auch geholfen; sie war nicht beim Tiefstand ihres Blutdrucks, eben zwischen zwei und vier Uhr nachts, aufgewacht, sondern schlief durch und stellte zufrieden fest: »Der Wetterbericht im Fernsehen hatte zwar einen Witterungsumschlag vorausgesagt, aber ich bekam trotzdem keine Migräne.«

Die Abhängigkeit solcher Schmerzen vom Wetter, die Wetterfühligkeit, ist ein bekanntes Phänomen, an dem viele Menschen leiden.

Jeder Knochen tut weh

Unter gänzlich anderen Symptomen hat Alfred Micksche zu leiden. Er ist Tierpfleger und hat den ganzen Tag draußen und drinnen zu tun, mit den Hunden, die in ihren Boxen und Ausläufen ständig hin und her pendeln, mit Katzen und Affen, die in gut geheizten Räumen gehalten werden, und außerdem war bis zu seiner Erkrankung die Gartenarbeit sein Hobby. Eines Nachts wachte er plötzlich auf, weil ihm seine rechte große Zehe außerordentlich weh tat. Sie brannte, als würde sie gekocht, gleichzeitig hatte er das Gefühl, kaltes Wasser würde ihm über seinen Unterschenkel gegossen. Vor Schmerzen konnte er nicht wieder einschlafen. Es wurde ihm zusätzlich heiß, er fing an zu zittern, ja, es schüttelte ihn förmlich.

Im Laufe des Vormittags besserte sich der Schüttelfrost, dafür nahmen die Schmerzen zu. Sie griffen weiter um sich, auf den Fuß, und schließlich schien jeder einzelne Knochen weh zu tun. Jede Berührung des Unterschenkels und des Fußes wurde ihm zur Qual. Selbst die Bettdecke war ihm zu schwer.

So ging es fast einen ganzen Tag bis in die nächste Nacht. Da auf einmal ließen Schmerzen, Spannung und Hitze nach. Alfred Micksche schlief erleichtert und fast schmerzfrei ein. Als er am nächsten Morgen aufwachte, meinte er, alles sei nur ein böser Traum gewesen.

Doch es war kein böser Traum. Die Anfälle wiederholten sich. Nach der vierten derartigen Tortur ging er endlich zum Arzt. Der entnahm ihm Blut und verschrieb ihm ein Präparat, das er regelmäßig einnehmen sollte.

Bei der Untersuchung hatte der Doktor die Gelenke des betroffenen Fußes abgetastet und Verdickungen festgestellt. Die Diagnose lautete: Gicht. Seit Herr Micksche die Tabletten einnimmt und seine Ernährung umgestellt hat, sind die Schmerzanfälle nicht wieder aufgetreten. Er hat sein Lieblingsgericht – Leber auf Berliner Art mit Zwiebeln und Apfelscheiben – von der Speisekarte gestrichen, und die Fleischportionen sind auf wenige Häppchen reduziert. Die Schnäpschen, die er früher gern über den Tag verteilt trank, hat er ebenfalls weggelassen.

Dafür braucht Alfred Micksche keine Schmerzmittel mehr, zumal er regelmäßige ärztliche Überwachung genießt und sein Harnsäurespiegel im Blut nicht mehr stark erhöhte, sondern wieder normale Werte zeigt. Die hohen Harnsäurespiegel waren die Ursache seiner Gichtschmerzen. Der englische Arzt Thomas Sydenham (1624–1681) hatte vor 300 Jahren diese Krankheit an sich und vielen anderen Patienten beobachtet und sie damals so genau beschrieben, daß es die heutigen Ärzte auch nicht besser könnten.

Millionen leiden an chronischen Schmerzen

Jochen Freudenberg, Frau Auer und Alfred Micksche sind Menschen, die an Schmerzen der unterschiedlichsten Ursachen leiden. Sie sind drei von etwa zwölf Millionen Menschen, denen in der Bundesrepublik Deutschland chronische Schmerzen zu schaffen machen, 20 Prozent der Bevölkerung also insgesamt. In den USA rechnet man sogar mit 20 Prozent der männlichen und 35 Prozent der weiblichen Bevölkerung, die an schweren Kopfschmerzen leiden, nicht gerechnet die vielen Menschen, die von Schmerzen in anderen Regionen des Körpers gequält werden.

Diesen chronisch Kranken wirksamer zu helfen ist nach wie vor eine der großen Aufgaben der Medizin, speziell der Neurophysiologie, der Neurochirurgie und der Pharmazie.

Eine Klinik für Schmerzpatienten

In vorbildlicher Weise geschieht das in der Bundesrepublik Deutschland beispielsweise in der Schmerzklinik Mainz.

Eine Schar von Experten spürt dort gemeinsam den Ursachen der Schmerzen nach. Psychiater, Psychologen, Neurologen, Zahnärzte und Orthopäden gehören ebenso dazu wie Anästhesisten, Internisten, Neurochirurgen – und Sozialarbeiter und Soziologen. Soziologen deshalb, weil bei manchen Schmerzzuständen die sozialen Umstände des Patienten eine wesentliche Rolle spielen können. Alle in Mainz wissen: Die Therapie kann nur so gut sein wie die Diagnostik.

Bei Kopfschmerzen: 90 mögliche Ursachen

Die Schwierigkeit, eine genaue Diagnose zu stellen, ergibt sich allein daraus, daß Kopfschmerzen – die weitaus häufigste Schmerzart – nicht weniger als 90 verschiedene Ursachen haben können. Interessant ist, daß – so der Neurochirurg Professor Dr. Jörg-Ulrich Krainick – »die meisten Kopfschmerzpatienten Fehlfunktionen des Kauapparates haben«. Da die Kaumuskeln praktisch von etwas oberhalb der Schläfe bis hinunter zum Hals reichen, können alle Teile des Gesichts betroffen sein.

Für die Diagnose solcher Kaufehler hat Siemens sogar ein spezielles Gerät entwickelt. Es mißt die Kieferbewegung innerhalb weniger Minuten und zeichnet sie auf. Der »Sirognathograf« besteht aus einem Permanentmagneten, der am Unterkiefer des Patienten befestigt wird. Mehrere Sensoren zu beiden Seiten des Kopfes erfassen die durch die Kieferbewegung verursachten Veränderungen im Magnetfeld und wandeln sie in elektrische Signale um. Die elektronisch ausgewerteten Kausignale werden dann in Zentimetern digital angezeigt.

Ein Koordinatenschreiber kann anschließend grafische Darstellungen aller Raumebenen ausdrucken. Bei der Wiedergabe im Verhältnis 1:1 beträgt die Genauigkeit ± 1,5 Promille.

Wenn der Rücken schmerzt

Neben den Kopfschmerzen sehen die Mainzer Schmerzkliniker am häufigsten Patienten mit Rückenschmerzen. Ihre Ursache zu finden ist ebenfalls nicht ganz einfach. Professor Hans Ulrich Gerbershagen, der Ärztliche Direktor der Schmerz-Klinik Mainz: »Bis zu 50 verschiedene Diagnosen sind möglich, vom Bandscheibenvorfall über Entzündungen, Fehlstellungen bis hin zu den schlimmsten Erscheinungen, den Querschnittslähmungen und Karzinomen. Ständige Fehlbelastungen der Wirbelsäule, zu wenig abwechselnde Bewegung und ein gebückter statt ein aufrechter Gang verursachen in den meisten Fällen die Kreuzschmerzen.«

Das Wesen des Schmerzes

Was aber ist eigentlich Schmerz? Viele haben sich an einer Definition versucht, und von 1976 bis 1979 haben auch 14 Kliniker und Pharmakologen, Wissenschaftler aus Europa und den USA, darüber besonders intensiv nachgedacht. Sie waren von der Internationalen Vereinigung zum Studium des Schmerzes (International Association for the Study of Pain) für diese Aufgabe berufen worden. In der Zeitschrift »Pain« (Schmerz) formulierten sie folgende Leitsätze: »Schmerz ist ein unangenehmes Sinnes- und Gefühlserlebnis, das mit aktueller oder potentieller Gewebeschädigung verknüpft ist oder mit Begriffen einer solchen Schädigung beschrieben wird.«

Wesentlich an dieser Schmerzdefinition ist die Feststellung, daß Schmerz eben nicht nur ein Sinneserlebnis ist, sondern daß auch die Gefühlswelt eines Menschen mehr oder minder in Mitleidenschaft gezogen wird, und zwar im Sinne der Unlust. Das Schmerzerlebnis ist immer mit der Reizung oder der Zerstörung von Körpergewebe verbunden, das mag ein Stich, ein Schnitt, ein Stromstoß, eine Verbrennung, ein Bruch oder eine Geschwulst sein.

Die Definition läßt aber offen, ob eine solche Gewebeschädigung unbedingt für die Auslösung eines Schmerzes notwendig ist, denn sie sagt im zweiten Teil aus: ». . . oder mit Begriffen einer solchen Schädigung beschrieben wird.« Das bedeutet: Schmerzen können durchaus auch psychisch verursacht sein, und gerade der Fall von Jochen Freudenberg, dem bei einem Motorradunfall die Hand abgerissen wurde, ist ein gutes Beispiel dafür, ist doch bei ihm gar kein Gewebe mehr da, das geschädigt oder zerstört werden könnte.

Akut oder chronisch?

Akute und chronische Schmerzen lassen sich manchmal nur mit gewissen Schwierigkeiten unterscheiden, denn Phantomschmerzen können mitunter beiden Arten zugerechnet werden. Akute Schmerzen erleiden wir bei einem Stich, Schnitt oder Bruch: sie lassen nach dem akuten Höhepunkt im Laufe von Minuten, Stunden oder Tagen nach und treten nicht wieder auf. Ein typisches Beispiel ist der Schmerz beim Zahnziehen.

Akuten Schmerzen folgen eine Reihe allgemeiner Reaktionen nach: Der Blutdruck steigt, der Kopf wird rot, das Herz schlägt schneller, Schweiß bricht aus, der Mensch atmet tiefer, die Pupillen weiten sich, alles Reaktionen, die wir mit dem Willen nicht beeinflussen können. Sie werden vom vegetativen Nervensystem durch den Nervus sympathicus und den Nervus vagus gesteuert.

Eine ganz wichtige Komponente des Schmerzes, sei er akut, sei er chronisch, ist die Angst. Sie verstärkt die Schmerzempfindung und ist deshalb bei der Behandlung unbedingt zu berücksichtigen. Wird die Angst durch Psychopharmaka oder besser durch den beruhigenden Einfluß des Arztes gemildert, dann lassen meist auch die Schmerzen nach.

Unter chronischen Schmerzen werden länger anhaltende

oder immer wieder einsetzende Schmerzen zusammengefaßt. Zur ersten Kategorie gehören: Tumorschmerzen, rheumatische Gelenkschmerzen und Schmerzen des Rükkens durch Verspannungen aufgrund von Bandscheibenschäden. Zur zweiten Kategorie gehören: die Migräne oder Kopfschmerzen aller Art, einschließlich Trigeminus – Neuralgien, Angina pectoris, Gicht und Koliken von Gallenblase, Nieren und anderen Organen.

Ein wesentliches Merkmal chronischer Schmerzen ist die Neigung zu Depressionen. Patienten wie Jochen Freudenberg haben keinen Spaß mehr am Leben, sie ziehen sich zurück und werden dadurch noch mehr mit ihren Schmerzen konfrontiert. Es überrascht nicht, daß Menschen mit chronischen Schmerzen, denen nicht geholfen werden kann, keinen Ausweg mehr sehen und völlig verzweifelt ihrem Leben ein Ende setzen.

Was läßt sich gegen Schmerzen tun? Eine Möglichkeit ist die Blockade der Schmerzrezeptoren, der nervösen Fühler in der Haut. Sie sind seit etwa 100 Jahren bekannt. Auf einem Quadratzentimeter Körperoberfläche gibt es zwischen 100 bis 300 Stück. Sie werden auch als Schmerzpunkte bezeichnet.

Von den Schmerzpunkten, Schmerzrezeptoren oder korrekt Nocireceptoren (griech. noxe = Schädigung, also eigentlich Empfänger von Schädigungsbotschaften) verlaufen die Schmerznerven aus der Peripherie in die Zentrale. Alle Reize, mechanische, thermische, chemische, werden in elektrische Signale umgewandelt und über die Nervenfasern zum Rückenmark und von dort zum Gehirn geschickt.

In dicken Nervenfasern rasen solche Impulse mit einer Geschwindigkeit von 360 Stundenkilometern oder 100 Metern in der Sekunde von der Haut oder den Lippen zum Gehirn. Alle übrigen Schmerzrezeptoren sind durch viel dünnere Nervenfasern mit der Zentrale verbunden, sie gestatten nur eine Geschwindigkeit von 3,6 bis zu 70 Stundenkilometern. Auch diese Nerven kann man unterbrechen.

Schmerzzentrum: Thalamus

Vom Rückenmark zum Großhirn müssen die Signale mehrere Schaltstellen passieren, in denen sie je nach Qualität und Herkunft zu den entsprechenden Empfangsstationen im Großhirn geschickt werden. Weil die Bahnen im Rükkenmark zum größten Teil auf die gegenüberliegende Seite wechseln, liegen die Empfangsstationen für Schmerzen von der linken Körperhälfte meist in der rechten Hirnhälfte.

In den Schaltstellen können aber schon Reaktionen auf Schmerzimpulse ausgelöst werden, beispielsweise die Reflexe: Wegzieh- oder Fluchtreflex, Schmerzmimik oder Schmerzlaute gehören dazu.

Die Schmerzzentren im Großhirn werden von allen Signalen nur über ein einziges Umschalt- und gleichzeitig Schmerzzentrum erreicht, den Thalamus (griech. thalamos = die Kammer, enkephalos = das Gehirn; korrekt müßte es heißen: das Thalamenkephalon – das Thalamushirn). Das ist die letzte zentrale Umschaltstation vom und zum Großhirn. Alle Sinneswahrnehmungen unseres Körpers – ob optische vom Auge, akustische vom Ohr, geschmackliche von der Nase –, alle Schmerzbahnen haben dort ihre Zentren, eine Anhäufung grauer Gehirnzellen, sogenannter Kerne, in denen die elektrischen Impulse auf dem Hin- und Rückweg zum letzten bzw. zum ersten Mal umgeschaltet werden.

Und auch dort hat die Medizin schon einzelne Punkte gefunden, die blockiert werden können, um Schmerzen zu beseitigen. Werden aber derartige Methoden gewählt, bedeutet die Ausschaltung oder Unterbrechung immer Zerstörung von Nervengewebe und damit ein nicht wiedergutzumachendes Ereignis. Deshalb sind sie stets der letzte Ausweg, die ultima ratio, und vorher muß alles versucht werden, die Schmerzen zu lindern oder besser noch zu beseitigen.

Wie sich ein Philosoph verhält

Sicher haben nur wenige Menschen solche Willens- und Charakterstärke wie der große Philosoph Immanuel Kant aus Königsberg. Er schilderte dem berühmten Arzt Christoph Wilhelm Hufeland (1762–1836), der nicht nur Leibarzt Goethes und Herders in Weimar, sondern auch von Königin Luise von Preußen gewesen war, in einem langen Brief, wie er seine Gichtschmerzen unterdrücken und einfach nicht zur Kenntnis nehmen wollte: ». . . so fühle ich seit etwa einem Jahr diese krampfhaften Anwandlungen, die ich nach Beschreibung anderer für gichtige Anfälle halte und dafür einen Arzt aufsuchen mußte.

Nun aber aus Ungeduld, am Schlafen mich gehindert zu fühlen, griff ich bald zu meinem stoischen Mittel, meine Gedanken und Anstrengungen auf irgendein von mir gewähltes Objekt, was es auch sei (z. B. auf den Namen Cicero), zu heften: mithin die Aufmerksamkeit von jener Empfindung abzulenken; wodurch diese dann, und zwar schleunig, stumpf werden, und so die Schläfrigkeit sie überwog . . . Daß aber dieses nicht bloß eingebildete Schmerzen waren, davon konnte mich die des anderen Morgen sich zeigende glühende Röte des linken Fußes überzeugen . . .«

Natürlich ist nur in seltenen Ausnahmefällen solche Konzentrationsfähigkeit zu verlangen – heute würde man sie als autogenes Training bezeichnen. Leichter ist der Griff zur Schmerztablette, wenn auch der Weg zum Arzt, um die Ursache der Schmerzen zu finden, viel richtiger wäre.

Erstaunlich ist, daß zumindest in Europa noch nicht sehr lange wirksame Schmerzmittel existieren. Seit altersher war zwar die fiebersenkende Wirkung der Weidenrinde bekannt (Salix alba). Aber das erste Arzneimittel, das gegen Fieber und Schmerz wirkte, war Cortex peruvianus, die Rinde des Fieberbaums, welche die Spanier Anfang des 17. Jahrhunderts aus Peru mitbrachten und die 1677 in die

Londoner »Pharmakopoe« das offizielle englische Arzneibuch, aufgenommen wurde.

Erst 1820 fanden Pierre J. Pelletier und Joseph Caventou die wirksamen Substanzen des Fieberbaums, nämlich Chinin und Cinchonin. Und weitere 18 Jahre später wurde die Salizylsäure als die Verbindung entdeckt, die dem Weidenrindenextrakt die fiebersenkende Wirkung verleiht.

Vom Antipyrin zum Pyramidon

In München stand die Wiege einer ganzen Familie von Schmerzmitteln: Dort synthetisierte Otto Fischer, ein Vetter des berühmten Chemikers Emil Fischer, eine Reihe von Verbindungen, die von dem Erlanger Pharmakologen Wilhelm Filehne auf ihre fiebersenkende Wirkung geprüft wurden. In der Berliner klinischen Wochenschrift berichtete er darüber.

Unter dem Namen Kairin kam eine davon 1883 in den Handel, wurde aber bereits im nächsten Jahr durch Antipyrin abgelöst, das von Ludwig Knorr, ebenfalls einem Assistenten Emil Fischers, 1883 synthetisiert worden war. Antipyrin wirkte nicht nur länger, sondern auch intensiver als Kairin. Mit diesen Präparaten, die in erster Linie das Fieber senkten, begann übrigens die Geschichte der pharmazeutischen Abteilung der Hoechst AG, die heute zu den größten Pharmaherstellern der Welt zählt.

Dreizehn Jahre später erschien das Aminophenazon, das unter seinem Warenzeichen Pyramidon weltweit bekannt geworden ist.

Der Fortschritt erschien gewaltig, denn Pyramidon war nicht nur als Antifiebermittel (Antipyretikum) dreimal wirksamer als Antipyrin; es war gleichzeitig ein schmerzstillendes Mittel, ein Analgetikum, es wirkte krampflösend, war also auch ein Spasmolytikum und hemmte außerdem entzündliche Prozesse als Antiphlogistikum.

So hätte man eigentlich annehmen können, das Problem

der Schmerzbekämpfung sei mit einem solchen Präparat gelöst. Aber einmal war das Pyramidon sehr schlecht wasserlöslich, konnte also nicht injiziert werden, und außerdem schmeckte es abscheulich bitter.

Wieder ein Jahr später konnte in Leverkusen bei Bayer der Chemiker Felix Hoffmann die Salizylsäure verändern und mit der Azetylsalizylsäure ein reines und haltbares Schmerzmittel herstellen. Es ist bis heute als Aspirin weltbekannt. Auch Aspirin wirkt fiebersenkend (antipyretisch), schmerzstillend (analgetisch) und entzündungshemmend (antiphlogistisch). Wie Pyramidon ist aber auch Aspirin so wenig wasserlöslich, daß man es ebenfalls nicht spritzen kann.

Die Salizylsäure ist eine Substanz, mit der sich die Chemiker schon in der ersten Hälfte des 19. Jahrhunderts beschäftigt hatten. 1838 hatte der Turiner Chemieprofessor Raffaele Piria diese Wirksubstanz aus der Weidenrinde isoliert. Rund 20 Jahre später, 1859, konnte der Chemieprofessor Hermann Kolbe aus Leipzig Salizylsäure aus dem Steinkohlenteerprodukt Phenol und Kohlendioxid synthetisieren. Im technischen Maßstab realisierte die 1875 gegründete chemische Fabrik von Heyden in Dresden Professor Kolbes Synthese.

So kam es zum Aspirin

Zahlreiche Abkömmlinge der Salizylsäure wurden hergestellt und untersucht, ob sie weniger Nebenwirkungen als die Muttersubstanz hätten. Mit einer einzigen gelang das, dem Essigester der Salizylsäure. Ihn hatte ursprünglich der französische Chemiker Charles Frédéric Gerhardt synthetisiert, die Verbindung war aber nicht rein und nicht haltbar. Das gelang, wie schon erwähnt, erst dem damals 29jährigen Felix Hoffmann, der die Synthese in seinem Laborjournal unter dem 10. Oktober 1897 beschrieb.

Doch die Substanz blieb unbeachtet unter der großen Zahl der abgelehnten Präparate stehen: Professor Dr. Dreser, Leiter des pharmakologischen Laboratoriums, hielt nichts davon. »Zufall mit human touch« könnte man die weitere Entwicklung nennen.

Hoffmanns Vater wurde seit Jahren von schweren Rheumaschmerzen geplagt. Die Salizylsäure oder das Natriumsalizylat, die er dagegen nahm, linderten zwar den Schmerz, aber sie schmeckten beide scheußlich, verbrannten den Mund und reizten zum Erbrechen. Von den vielen in Leverkusen hergestellten Salizylsäurederivaten hat Hoffmann bestimmt mehrere bei seinem Vater angewendet, um ihm zu helfen. Mit der Azetylsalizylsäure gelang es ihm. Als er ihre Wirkung und gute Verträglichkeit beschrieb, genügte das wohl den Bayer-Pharmakologen, um sich erneut mit der Sustanz zu beschäftigen. Die Ergebnisse waren durchweg positiv, und so wurde das weltberühmte Aspirin 1899 in den Arzneischatz eingeführt.

Wie es zu dem Namen kam, ist vielen nicht bekannt. Das »A« steht, das ist naheliegend, für Azetyl. Das »spir« geht auf einen botanischen Begriff zurück, nämlich auf die Spirea ulmaria, den Spierstrauch, in dessen Blättern der Berliner Chemiker Karl Jacob Loweg schon 1835 die Salizylsäure nachgewiesen hatte. Die Silbe »in« schließlich ist eine in chemischen und pharmazeutischen Stoffen häufige Endsilbe, man denke an Chinin, Glutin etc.

Millionen vom Schmerz befreit

Das dritte im Bunde der erfolgreichen Schmerzmittel war das Phenazetin, das 1887, also kurz nach dem Pyramidon, zur Verfügung stand. Seine fiebersenkende Wirkung ist nicht so stark, aber der schmerzstillende, der analgetische Effekt ist ausgezeichnet. Deshalb fand es rasch weitere Verbreitung.

Mit diesen drei, nun fast 100 Jahre alten Antischmerzmitteln konnte Millionen und Abermillionen leidender Menschen geholfen werden, und das geschieht heute noch.

Ein viertes Mittel wurde bereits vor dem Ersten Weltkrieg bei Hoechst entdeckt; durch den Krieg kam es aber erst vor 60 Jahren in die Hand der Ärzte und Patienten. Es ist das 1911 von Max Bockmühl gefundene Metamizol, besser bekannt als Novalgin. Mit ihm schienen nun aber wirklich alle Schmerzprobleme gelöst zu sein, wenn es sich nicht um ganz schwere Fälle handelte, bei dem Metamizol Morphin oder Opiaten Platz machen mußte. Der große Vorteil von Novalgin ist seine Wasserlöslichkeit. Deshalb kann es intramuskulär oder intravenös injiziert werden und augenblicklich Koliken oder andere starke Schmerzen auslöschen.

Vom Novalgin wurde 1922 in der »Deutschen Medizinischen Wochenschrift« sogar berichtet: ». . . stand die analgetische Wirkung so stark im Vordergrund, daß sich der Gedanke aufdrängte, ob Novalgin nicht überhaupt anstelle anderer schmerzstillender Mittel treten könne.«

Novalgin – mild oder stark

Das hat sich in der Tat als richtig erwiesen, denn, in die Vene gespritzt, kann es wirklich Morphin und Opiate bei der Behandlung schwerer Krampfschmerzen wie Nieren- und Gallenkoliken glatt ersetzen. Auch schwerste Fieberzustände lassen sich durch intravenöse Applikationen sicher beherrschen.

Seine ausgezeichnete Verträglichkeit läßt Dosierungen zu, die mit anderen Analgetika nicht möglich sind. Novalgin ist – abhängig von der Dosis und der Zuführung, etwa als Tablette, als Zäpfchen oder als Injektion – als mildes und als starkes Schmerzmittel zu bezeichnen. Und bisher ist noch kein Fall bekanntgeworden, in dem Novalgin etwa zur Drogenabhängigkeit geführt hätte, ein Nachteil der starken Schmerzmittel.

Das allein wäre Grund genug, so lange wie möglich bei Patienten mit starken Schmerzzuständen, bei Krebspatienten beispielsweise, ein solches Präparat anstelle von Morphin, Opiaten oder anderen schweren Schmerzmitteln wie Pethidin (Dolantin) und Methadon (Polamidon) zu verwenden. Auch diese beiden stammen übrigens aus den Pharmalaboratorien von Hoechst. Das erste wurde von dem Chemiker Otto Eisleb entdeckt, 1939 wurde das Pethidin als Dolantin bekannt, und Gustav Ehrhart synthetisierte das Methadon. Beide Präparate erkannte der Pharmakologe Otto Schaumann als hochwirksame Schmerzmittel.

Methadon ist heute weltweit in der Diskussion. Der Streit, ob mit Methadon Drogenabhängige, also Heroin- oder Haschischkranke, von ihrer Abhängigkeit befreit werden können, ist bisher noch nicht entschieden; überzeugten Anhängern dieser Meinung in den USA, den Niederlanden, der Schweiz und auch in Deutschland steht eine fast ebenso starke Front von ablehnenden Ärzten, Psychosomatikern und Soziologen gegenüber. Allerdings steht die stark schmerzlindernde, ja schmerzstillende Wirkung von Pethidin und Methadon außerhalb jeden Zweifels.

Die Feststellung, Hoechst habe gerade auf dem Gebiet der Schmerzmittel nicht nur eine Tradition, nämlich seit 100 Jahren, sondern mit Pyramidon, Novalgin, Dolantin und Polamidon Besonderes geleistet, dürfte unwidersprochen bleiben. Aber die Schmerzmittel haben nicht nur ihre positiven Wirkungen. Wie jedes wirksame Präparat haben sie auch unerwünschte Folgen, und an diesen Nebenwirkungen hat sich eine Auseinandersetzung entfacht, die weniger auf wissenschaftlicher und medizinischer als auf ideologischer und politischer Ebene die Gemüter erhitzt.

Risiko und Nutzen

Der Streit hängt eng zusammen mit grundsätzlichen Fragen: Wo liegt die Grenze, an der das Risiko eines Arzneimittels dessen Nutzen übertrifft? Wie also steht es um die Nutzen-Risiko-Abwägung?

Zunächst hat jeder Arzneimittelhersteller herauszufinden, wie groß die Rate und die Schwere der Nebenwirkungen eines neuen, aber auch eines bereits seit langem bewährten Arzneimittels sind. Wiegen die Risiken der Nebenwirkungen möglicherweise den therapeutischen Fortschritt auf?

Weiterhin ist zwischen leichten – fast könnte man sagen zu vernachlässigenden – und schweren Nebenwirkungen zu unterscheiden.

Darüber hat sich der Streit bei Schmerzmitteln entzündet. So ist beispielsweise seit Jahren bekannt, daß Phenacetin die Nieren schädigen kann.

Phenacetin hat auf der einen Seite eine ausgezeichnete analgetische, ja leicht euphorisierende Wirkung, die übrigens erst viele Jahre nach der Entdeckung von Phenacetin erkannt wurde. Die krampflösende und entzündungshemmende Komponente anderer Analgetika aber fehlt ihm.

Auf die Dosis kommt es an

Erstaunlicherweise wurde die wichtigste Nebenwirkung, der Nierenschaden, der bis zum Nierenkrebs führen kann, erst relativ spät diagnostiziert, seit den fünfziger Jahren aber immer häufiger.

Wenn über lange Zeit täglich mehr als ein Gramm Phenacetin eingenommen wird, muß man von einem Mißbrauch sprechen.

Abgesehen davon, daß bis heute der Wirkungsmechanismus nicht exakt bekannt ist, der zu den chronischen Nierenschäden führt, ist ein völlig unerklärliches Phänomen die unterschiedliche geografische Verteilung. In der Schweiz ist der Phenacetinverbrauch besonders hoch gewesen, hier sind auch die umfassendsten Arbeiten über Nebenwirkungen veröffentlicht worden, die Ärzte waren also aufmerksam gemacht. Trotzdem wurde nur in etwas mehr als einem Prozent der Sektionsbefunde ein Zusammenhang zwischen Phenacetin und Nierenschaden entdeckt. Gleiches gilt für Schweden. In Australien lauten die vergleichbaren Zahlen aber 3,7 bis 20 Prozent.

Andererseits sind vom Paracetamol, dem wirksamen Derivat des Phenacetin, keine Nierenschäden bekannt. Dagegen werden hier Todesfälle durch plötzliches, fulminantes Leberversagen beobachtet. Im Gegensatz zum Phenacetin scheint die Lebernekrose, das Absterben der Gewebszellen der Leber, nicht dosisabhängig zu sein. Inzwischen läßt sich der Leberschaden erfolgreich behandeln, vorausgesetzt, er wird rechtzeitig erkannt.

Erwünschte und unerwünschte Wirkungen

Auch die Azetylsalizylsäure (ASS) hat Nebenwirkungen, die zum ersten Mal 1902 in der »Deutschen Medizinischen Wochenschrift« beschrieben wurden. In den letzten Jahren sind es nicht weniger geworden. In der Hauptsache handelt es sich um Magen-Darmblutungen. Erst später stellte sich heraus, daß diese ursprünglich unerwünschte Nebenwirkung als Hauptwirkung benutzt werden kann. Infarktgefährdete Patienten können so vor einem Reinfarkt geschützt werden.

Das Heimtückische an Salizylatvergiftungen ist, daß mit ansteigender Dosis die Ausscheidung gehemmt wird. Im Klartext heißt das: Bei normalen Dosen wird ASS einwandfrei ausgeschieden, ist also relativ unschädlich. Werden aber höhere Dosen über längere Zeit konsumiert, tritt ein akuter Nierenschaden ein. ASS wird nicht mehr ausgeschieden, es kommt schnell zur Vergiftung.

So berichten amerikanische Ärzte, in ihren Krankenhäusern würden jährlich etwa 1500 Patienten mit ASS-Vergiftungen eingeliefert, von denen 15 bis 20 Prozent zunächst auf der Intensivstation behandelt werden müssen (McLeave and Havill, 1974). Unter 25 000 Patienten, die in den ersten zehn Monaten des Jahres 1972 in 24 Krankenhäuser des Bezirks Boston im Bundesstaat Massachusetts in den USA mit der Diagnose Blutungen, Bluterbrechen, Zwölffingerdarmgeschwüre, Magengeschwüre eingeliefert worden waren, konnte Levy (1974) feststellen, daß zwischen 17,3 Prozent und 32,2 Prozent dieser Patienten regelmäßig ASS eingenommen hatten.

All das sind Nebenwirkungen, die auf einen gewissen Mißbrauch zurückgeführt werden können.

Agranulozytose seit 1922 bekannt

Unangenehmer, weil kaum voraussehbar, und damit plötzlich und überraschend eintretend, sind Nebenwirkungen, die das Blut oder die blutbildenden Organe schädigen. Die beiden Hauptereignisse sind die Agranulozytose und der Schock.

Schon 1922 hatte der Berliner Arzt Werner Schultz die Agranulozytose als eigenartige Halserkrankung beobachtet. Die Patienten erkranken akut mit hohem Fieber, haben eine stark beschleunigte Blutkörperchensenkung. Normalerweise beträgt sie in der ersten Stunde nicht mehr als zehn Millimeter, in der zweiten Stunde nicht mehr als 20 Millimeter. Bei Agranulozytose finden sich Werte von 40 Millimetern nach der ersten Stunde, nach der zweiten Stunde 80 Millimeter und mehr. Dazu kommt eine schmerzhafte Halsentzündung mit ausgeprägten Geschwüren an den Mandeln und den Schleimhäuten des Hals-Nasen-Rachenraums.

Werner Schultz und seine Kollegen konnten die Agranulozytose damals aufgrund der exakten Beschreibung ohne Punktion des Knochenmarks im Brustbein oder durch serologische Reaktionen rein klinisch von anderen Erkrankungen des Rachenraums unterscheiden, von Erkrankungen wie Diphtherie, Scharlach, Angina Plaut-Vincenti, Syphilis oder einem Abszeß neben den Rachenmandeln, dem Paratonsillarabszeß.

Die Erkennung einer Agranulozytose ist also offenbar nicht das schwierigste Problem, wenn man von Anfang an mit ihr rechnet. Agranulozytose heißt: Die weißen Blutkörperchen, die eine der wichtigsten Abwehrtruppen des menschlichen Körpers darstellen, nehmen schnell und in sehr kurzer Zeit stark ab. Fehlen sie, fehlt auch die Phagozytose, die Vernichtung von Infektionserregern durch die Leukozyten, und damit ist der Körper ziemlich wehrlos gegen Infektionen mit Bakterien und Viren.

Rechtzeitige Diagnose entscheidet

Seitdem man das weiß, können solche Erkrankungen durchaus erfolgreich behandelt werden. Antibiotika und Immunglobulinpräparate sind die wirksamen Waffen. Deshalb ist die Diagnose Agranulozytose absolut kein Todesurteil. Der überwiegende Teil – nämlich 95 Prozent der Patienten – kann gerettet werden. Ausschlaggebend ist die rechtzeitige Diagnose und die Vermeidung weiterer Schädigungen des kranken Organismus.

Es bestehen kaum Zweifel am Krankheitsbild, der Diagnostik und der Therapie einer Agranulozytose. Das Problem liegt in den enormen Differenzen, mit denen die Häufigkeit einer solchen Erkrankung angenommen wird.

Ein Amerikaner und ein Engländer als Kronzeugen

Auf zwei Kronzeugen stützen sich die Gegner der Pyrazolone, auf den Amerikaner Huguley (1964) und den Engländer Discombe (1952). Beide hatten aus sieben verschiedenen Quellen 1399 Patienten gesammelt, die aufgrund ihrer Vorbehandlung als besonders gefährdet, als »persons of high risk«, angesehen werden mußten. Davon bekamen elf eine Agranulozytose, acht von ihnen starben.

Das bedeutete nach Huguleys und Discombes Berechnung eine Häufigkeit des Auftretens – eine Inzidenz – von

0,79 Prozent und eine Sterblichkeitsrate von 0,57 Prozent. Aufgrund dieser Angaben hat die Food and Drug Administration, die FDA, in den USA Metamizol verboten – ein Argument, das wiederum stets gegen Metamizol ins Feld geführt wird. Häufig wird gefragt: Wenn die FDA ein Präparat verbietet, warum darf es dann in Deutschland weiter angewendet werden? Sind wir ein Land zweiter Ordnung?

Eine einfache Rechnung zeigt, wie unsinnig die Zahlen von Huguley und Discombe sind, denn aufgrund des tatsächlichen Metamizolverbrauchs müßten in der Bundesrepublik Deutschland 12,86 Millionen Menschen gefährdet sein. Davon müßten 102 000 Personen jedes Jahr eine Agranulozytose entwickeln, und 51 000 dieser Patienten müßten sterben. Das hieße aber, die Agranulozytose wäre in Deutschland die dritthäufigste Todesursache mit 82 Toten auf 100 000 Einwohner; 541 sterben an Herz- und Kreislauferkrankungen, 248 an Krebs. Auch in Japan wäre Agranulozytose die dritthäufigste Todesursache, in Israel sogar die zweithäufigste nach den Krebstoten.

Keine dieser Unterstellungen trifft zu. Im Gegenteil: Aus Studien in aller Welt – Israel, Indien, Japan, Bulgarien, Sowjetunion, Griechenland und Australien – läßt sich keine derartige Annahme untermauern. In Australien wurde 1965 Metamizol von der Liste der zugelassenen Präparate gestrichen, in Schweden 1973. In beiden Ländern hat sich trotzdem die Agranulozytose-Häufigkeit überhaupt nicht verändert!

In Anbetracht der unübersichtlichen Situation wurde vor einigen Jahren (1977) der Versuch unternommen, einwandfreie Zahlenangaben zu bekommen, die statistisch hieb- und stichfest ausgewertet werden können.

Weltweite Untersuchungen

Die »International Agranulocytosis and Aplastric Anemia Study« oder Boston-Studie erhielt ihren Namen von der

»Drug Epidemiology Unit« der Boston University in Boston/Massachusetts (USA), die das gesamte Material aufarbeiten wird. Die Schwierigkeiten einer solchen Studie haben folgende Gründe: Um mit an Sicherheit grenzender Wahrscheinlichkeit festzustellen, ob nicht eine, sondern zwei Nebenwirkungen bei 1000 Einnahmen eines Arzneimittels auftreten, müssen 9000 Menschen untersucht werden, tritt aber nur eine Nebenwirkung nach 10000 Einnahmen eines Medikaments auf, steigt die Zahl der zu untersuchenden Patienten bereits auf 90000 Menschen an.

Mit bisher gebräuchlichen Prüfsystemen, die sich in erster Linie auf die spontanen Berichte der Ärzte oder auf Eigenbeobachtungen von Patienten stützen, lassen sich so seltene oder in noch geringerer Anzahl auftretende Nebenwirkungen nicht mehr sicher erfassen. Auch nicht unter der Voraussetzung, und so geschieht es in Deutschland, daß die Hersteller eines Präparats alle einschlägigen Meldungen sammeln und hinsichtlich der Zusammenhänge aufarbeiten.

Die Hersteller bekommen zwar Mitteilungen von größeren Bevölkerungsteilen, aber es sind darin unübersehbare Lücken enthalten, weil ja nicht bekannt ist, wie viele Ärzte melden, wie genau sie es tun – wie stark sie durch Fachberichte, Massenmedien oder ihre Kollegen beeinflußt werden und so weiter.

Zwei Möglichkeiten für die Statistiker

Um solche Unsicherheiten auszuschalten, gibt es heute zwei Möglichkeiten. Die eine besteht in der Aufstellung von Gruppen (Kohorten) bestimmter Patienten, zum Beispiel solcher, die ein Medikament einnehmen. Bis hier genügend umfangreiche Kohorten zusammenkommen, dauert es manchmal Jahre. Die Kohort-Methode ist für die Beurteilung seltener Ereignisse sicher kaum geeignet.

Die zweite Möglichkeit ist eine Fall-/Kontroll-Studie. Als

solche wird die Boston-Studie durchgeführt. Große Bevölkerungskreise, z.B. die Bevölkerung einer Großstadt oder eines Landes, können in eine solche Studie einbezogen werden. In dieser Population werden alle gesuchten schweren Erkrankungsfälle registriert und daraufhin geprüft, wie weit Medikamente in der Vorgeschichte oder der Erkrankung selbst eine Rolle spielen können.

Nach allen bisherigen Unterlagen wird angenommen, daß etwa ein bis zehn Agranulozytosefälle unter einer Million Menschen auftreten. Die Ursache dieser Fälle kann variieren, mehr als 100 unterschiedliche Medikamente können daran schuld sein.

Die Boston-Studie soll nun beweisen, ob die Annahme, ein bis zehn Fälle pro eine Million Menschen richtig ist und wie viele von diesen Fällen in irgendeinen Zusammenhang mit Metamizol zu bringen sind.

Da die Statistiker für ihre Berechnungen mindestens 300 Fälle brauchen, um ein aussagekräftiges Ergebnis zu erhalten, bedeutet das, es müssen mindestens 20 bis 30 Millionen Menschen zwei bis drei Jahre lang beobachtet und untersucht werden, ein Aufwand, den bisher noch niemand riskiert und finanziert hat.

In Israel, der Bundesrepublik Deutschland, Italien, Spanien, Ungarn und Bulgarien wurde je ein Zentrum mit einem Team, bestehend aus einem klinischen Pharmakologen, einem Hämatologen und ein bis zwei Krankenschwestern eingerichtet.

- Jedes Team holt jede Woche einmal aus allen Krankenhäusern seines Beobachtungsgebiets, also in West-Berlin, Budapest und so weiter, Informationen über die Patienten ein, die mit der Verdachtsdiagnose Agranulozytose eingeliefert worden sind.
- Jedem einzelnen Fall wird nun nachgegangen: Die Vorgeschichte wird erhoben, hämatologische Spezialuntersuchungen werden durchgeführt, um die Diagnose und die optimale Behandlung zu sichern.

- Als »Kontrollen« werden vier gesunde Personen untersucht, die aus der Umgebung des Patienten, des »Falles«, stammen und von ihm benannt werden. Sie sollen möglichst so leben, wie der Patient in bezug auf Ernährung und Medikamentenverbrauch. Damit bekommt man einen Überblick über die Lebensgewohnheiten, aber auch Arzneimittelge- oder -mißbrauch einer ganzen Bevölkerung.
- Zweimal im Jahr diskutieren die Hämatologen aller Zentren die Ergebnisse der speziellen Blutuntersuchungen und entscheiden gemeinsam, ob und in welchem Fall die Diagnose Agranulozytose gesichert ist.
- Alle Ergebnisse werden einmal im Jahr dem Advisory Board, also dem Beratungsgremium, vorgelegt. Es besteht aus fünf international anerkannten unabhängigen Wissenschaftlern unter der Leitung des britischen Epidemiologen Sir Richard Doll. Diese »fünf Weisen« entscheiden, ob das vorliegende Material ausreicht für die endgültige Beurteilung.

Vorläufige Ergebnisse

Die Resultate der Datensammlung werden anschließend analysiert und publiziert. Nach bisherigen Schätzungen könnten bis zum genannten Zeitpunkt Berichte über 400 Agranulozytosen und über 300 aplastische Anämien (einer besonderen Form von Blutarmut) vorliegen, die einer Analyse zugänglich sind.

In Anbetracht des allgemeinen Interesses an den Ergebnissen beschloß das Advisory Board Ende 1983 eine Mitteilung an die medizinische Fachpresse zu formulieren. Der Entwurf wurde von Professor Samuel Shapiro, dem Direktor der Drug Epidemiology Unit an der Universität Boston, dem Advisory Board vorgeschlagen und von diesem genehmigt. Darin heißt es: Bis Dezember 1982 waren 17,5 Millionen Menschen untersucht worden. Es wurden 207 Fälle von

Agranulozytose, 97 Fälle einer aplastischen Anämie und 1283 Kontrollpersonen erfaßt.

Daraus ergibt sich: fünf Fälle von Agranulozytose im Jahr und drei Fälle einer aplastischen Anämie auf je eine Million Menschen im Jahr.

Diese Zahlen waren während der gesamten Beobachtungszeit stabil. Besonders beachtenswert und darauf war früher in anderem Zusammenhang schon hingewiesen worden, ist die Feststellung, daß die Diagnose Agranulozytose natürlich nicht gleichbedeutend ist mit dem tödlichen Ausgang eines solchen Falles. Das wird mit den vorliegenden Zahlen bewiesen. Von den beobachteten Agranulozytosen gingen fünf Prozent tödlich aus. Für die aplastischen Anämien ist diese Zahl erst zu bestimmen, wenn alle Fälle ein Jahr lang beobachtet wurden.

Unter der Voraussetzung, daß aber nicht alle Agranulozytosen auf Pyrazolone zurückgeführt werden müssen, und eine Reihe anderer Arzneimittel sind als Ursache bekannt, ist die angegebene Zahl zu hoch.

Um mehrere Größenordnungen überschätzt

Die andere Möglichkeit wäre die, daß nicht alle Fälle entdeckt wurden. Das erscheint aber unwahrscheinlich, denn im Rahmen einer solchen Studie wird eher ein Verdachtsfall zuviel gemeldet, dessen Diagnose oder Zusammenhang bei näherer Untersuchung nicht stichhaltig ist.

Eines erscheint heute schon sicher, so Samuel Shapiro, die ursprüngliche Annahme, daß die Inzidenz der Agranulozytose nach Pyrazolonen 0,8 Prozent betrüge, ist ein »Irrtum«. Es war eine Überschätzung um mehrere Größenordnungen. Diese Überschätzung aber hat den von der US-Food and Drug Administration ausgesprochenen Bann der Pyrazolone ganz wesentlich beeinflußt.

Aufgrund der vorliegenden Erkenntnisse ist das maximal mögliche Risiko einer Agranulozytose bei Pyrazolon-Verbrauchern nun quantitativ bekannt. Das aktuelle Risiko ist niedriger als bisher angenommen. Die genauen Daten werden nach Abschluß der Studie berichtet.

Von Bedeutung ist außerdem die Feststellung des Advisory Board vom September 1983, daß es sehr zweifelhaft erscheint, ob das Nutzen-Risiko-Verhältnis verbessert würde, wenn Pyrazolone durch andere Präparate ersetzt würden.

Das heißt aber umgekehrt: Auf keinen Fall sind die hohen Zahlen von Zwischenfällen richtig, die von den verschiedenen Seiten behauptet und mit reißerischen Überschriften veröffentlicht wurden, wie »Nebenwirkung Tod« oder »Ein neuer Arzneimittelskandal«. Es besteht vielmehr der Eindruck, als ereigneten sich eher weniger Agranulozytosen durch Metamizol als ursprünglich angenommen.

Aufwendige Erforschung der Nebenwirkungen

Eines aber ist ganz sicher: Der Aufwand für die Erfassung sehr seltener Nebenwirkungen ist so hoch, daß er wohl in einem Modellfall durchexerziert werden kann. Würde er aber durch Verbraucher, Politiker oder staatliche Behörden zum Normalfall erhoben werden, wäre das das Ende der Arzneimittelforschung. Da ohne diesen Aufwand die Entwicklung eines neuen Arzneimittels heute schon 90 bis 150 Millionen D-Mark und acht bis zehn Jahre in Anspruch nimmt, sind die zusätzlichen Kosten unbezahlbar, denn im vorliegenden Fall wird das in Frage stehende Arzneimittel eben schon seit 60 Jahren von Millionen und Abermillionen von Menschen benutzt. Die »Kontrollen« bestehen also seit Jahrzehnten. Sie müßten zusätzlich zu allen anderen Auflagen der experimentellen, klinisch-pharmakologischen und klinischen Prüfungen erbracht werden. Das aber kann niemand bezahlen, weder eine Firma als Hypothek auf die Zukunft eines neuen Arzneimittels noch die Patienten als potentielle Nutznießer.

Viele Zeichen eines Schocks

Eine zweite schwere Nebenwirkung wurde dem Metamizol angelastet, daß es nämlich verantwortlich sein könne für einen anaphylaktischen Schock. Der Ausdruck wurde von dem französischen Physiologen Charles Richet 1902 in Paris geprägt. Er stammt aus dem Griechischen: ana heißt gegen und phylaxis heißt Schutz – eine Anaphylaxie ist also das Gegenteil von Schutz, und wirklich tritt eine solche Reaktion auf, wenn ein Organismus viel zu stark gegen eine Substanz reagiert, die ihn früher einmal zur Bildung von Antikörpern angeregt hat. Dann wird aus dem ursprünglich als Schutz gedachten Vorgang eine in den meisten Fällen akut und überschießend einsetzende Erkrankung.

Früher wurde erwähnt, daß manche empfindliche Patienten, die zu Allergien neigen, auch gegen bestimmte Arzneimittel, von denen inzwischen mehr als 100 bekannt sind, eine Überempfindlichkeit entwickeln.

Wird einem solchen Patienten das entsprechende Präparat wieder verabreicht – das kann als Spritze, als Tablette, Tropfen oder als Zäpfchen sein –, ist es möglich, daß ihn plötzlich heftiger Juckreiz auf dem Kopf oder auf der Zunge plagt, er läuft rot an, nicht nur am Kopf, sondern am ganzen Körper, er bekommt keine Luft mehr, muß sich übergeben, Schweiß bricht aus. Schließlich fällt der Blutdruck stark ab, der Puls wird ganz schwach und rasend, der Patient bewußtlos. Dann ist höchste Gefahr im Verzug, und ärztliche Hilfe ist unbedingt und allerschnellstens erforderlich.

Ein solches Ereignis kann unmittelbar, also Sekunden oder Minuten, manchmal aber auch erst Stunden nach der Verabreichung des Allergens auftreten. Klassisches Beispiel sind Wespen- und Bienenstiche oder die Injektion eines tierischen Immunserums, etwa bei der Behandlung der Diphtherie. Früher gehörte die Frage: »Sind Sie schon einmal mit Serum behandelt worden?« zur Standardfrage bei der Erhebung der Vorgeschichte. Wurde die Frage bejaht, bekam der Patient erst einmal eine ganz geringe Menge Pferdeserum in die Haut gespritzt, um die Reaktion zu prüfen. Fiel die Reaktion positiv aus, eben mit Rötung und Juckreiz, wurde Serum vom Rind oder vom Hammel injiziert.

Mit Juckreiz im Puderbett

Bekannt ist der Fall eines Arztes, dem ein solches Ereignis gleich zweimal widerfahren ist: zum ersten Mal, als er als Medizinstudent auf einer Diphtheriestation arbeitete und der Verdacht bestand, er hätte sich selbst infiziert. Er bekam hohe Dosen Diphtherieserum vom Pferd. Etwa 24 Stunden später war sein ganzer Körper bedeckt mit großen Quaddeln, die Augenlider waren dick angeschwollen, sogenannte Quinckesche Ödeme (Heinrich Irenäus Quincke, 1842–1922, Internist in Kiel und Frankfurt am Main, hat sie erstmals beschrieben), und ein unerträglicher Juckreiz quälte ihn. Damals bekam er täglich Kalzium in die Vene gespritzt, selbst im Puderbett war der Juckreiz kaum auszuhalten. Erst nach Tagen klangen die Symptome ab.

Das zweite Mal bekam er eine Injektion mit einem Antibiotikum. Als er nach der Spritze in den Oberschenkel die Hose wieder anziehen wollte, wurde ihm schwarz vor Augen, der Puls raste, er fiel um. Der behandelnde Arzt erfaßte die Situation sofort, spritzte Adrenalin, machte eine Infusion und fing damit den lebensbedrohlichen Zustand ab. So ist der Patient von damals heute in der Lage, den Schock in seinen verschiedenen Formen aufgrund eigener Erlebnisse zu beschreiben: Er ist nämlich einer der Autoren dieses Buches, Dietmar Gericke, und die Ereignisse fanden 1944 und 1951 statt.

Nach 30 Jahren erstmaliger Verdacht

Ein Zusammenhang zwischen Schock und Metamizol wurde erstmals 1950, also nach fast 30 Jahren Anwendung angenommen. In einer vergleichbaren Studie aus Berlin und Israel fanden die Ärzte unter 2499 Krankenhauseinweisungen wegen akuter Lebensgefahr in Jerusalem einen Fall, in Berlin unter 2933 keinen Fall eines Schocks. In Jerusalem hatten die einweisenden Ärzte 103mal, in Berlin 167mal den Verdacht, Arzneimittelnebenwirkungen seien im Spiel.

Zwischen 1975 und 1980 wurden bei Hoechst 31 Fälle von Schock und Schockfragmenten gemeldet, acht davon mit tödlichem Ausgang. Im gleichen Zeitraum wurden rund 22 Millionen Injektionen mit Metamizol verabreicht. Das hieße, auf 700 000 Spritzen würde ein einziges solches Ereignis fallen, die Sterblichkeitsrate betrüge 1:2,7 Millionen Injektionen.

Zwischen 1975 und 1980 wurden Hoechst insgesamt 30 Fälle berichtet, bei denen es nach der Einnahme von Metamizol zu Schockwirkungen kam, einer davon endete tödlich. Bei keinem konnte ein sicherer Zusammenhang mit Metamizol festgestellt werden. Die Gefahr eines Schocks nach Tabletten, Tropfen oder Zäpfchen scheint demnach nicht zu bestehen.

In 1,7 Millionen wissenschaftlichen Veröffentlichungen, Artikeln in Fachzeitschriften oder in Büchern, die zwischen 1974 und 1980 in Hoechst registriert wurden, fanden sich 237, in denen über Schock, Allergie oder Überempfindlichkeit berichtet wurde. Aber nur in elf davon waren die Stichworte Schock und Metamizol enthalten – in elf von 1,7 Millionen! Sichere epidemiologische Schlußfolgerungen lassen sich daraus aber leider nicht ziehen. Das wäre nur möglich, wenn sowohl die Zahl der Patienten als auch der Kontrollen groß genug wäre.

Die Diskussion versachlichen

Dieser Ausflug in die Arzneimittelsicherheit und die Epidemiologie war notwendig, weil beide Probleme eben gerade in Verbindung mit Schmerzmitteln seit einigen Jahren mit zunehmender Heftigkeit diskutiert werden. Die Angriffe richten sich nicht nur gegen Arzneimittelhersteller, sondern auch gegen das Bundesgesundheitsamt und seinen Präsidenten, den früheren Münchener Epidemiologen und Medizinstatistiker Professor Karl Überla.

Er wird angegriffen und die Richtigkeit seiner Maßnahmen kritisiert, weil er versucht, die Polemik zu versachlichen und das gesamte Problem ruhig und fachlich zu untersuchen. Er will dadurch den Patienten auf der einen Seite möglichst eine Verunsicherung ersparen, sie aber gleichzeitig vor echten Gefahren wirksam schützen, ein Bestreben, in dem er von allen Parteien unterstützt und nicht bekämpft werden sollte.

Die Eigenschaften der Schmerzmittel, seien es die leichten, seien es die schweren Analgetika, lassen sich folgendermaßen zusammenfassen: Alle Schmerzmittel sind in ihren Grenzen wirksam und im allgemeinen auch gut verträglich. Keines verfügt aber nur über erwünschte Wirkungen, sondern bei allen können auch unerwünschte Wirkungen auftreten. Schwere Nebenwirkungen sind aber so seltene Ereignisse, daß sie das Nutzen-Risiko-Verhältnis nicht in Richtung Risiko verschieben.

Die unerwünschten Wirkungen sind ebenso bekannt wie die Behandlungsmaßnahmen, mit denen man ihnen begegnen kann. Letztere haben sich im Laufe der Jahre stetig verbessert, denken wir nur an Antibiotika oder Kortikosteroide. Deshalb besteht weder Anlaß, bekannte und bewährte Schmerzmittel aufzugeben noch sich verunsichern oder beunruhigen zu lassen.

Ein Australier beobachtet eine neue Krankheit

Ende 1982 wurde ein Symptomenkomplex in der amerikanischen medizinischen Literatur diskutiert, der von dem australischen Arzt Reye erstmalig beobachtet wurde und vor allem bei Kindern auftritt. Sie erkranken an Fieber, Kopfschmerzen und Erbrechen. Zuerst drängt sich der Gedanke an Grippe oder vielleicht Windpocken auf. Anstatt aber abzuklingen, entsteht plötzlich ein hochdramatisches Krankheitsbild. Die Kinder fangen an zu krampfen, Leber und Nieren versagen in zunehmendem Maße, schließlich versinkt der Patient in ein Koma, aus dem es oft kein Erwachen mehr gibt. Wird das Reye-Syndrom nur einige Stunden zu spät erkannt, ist jede Hilfe vergebens.

Nach den bisherigen Untersuchungen zeigen in den USA etwa 1200 Menschen im Jahr das Reye-Syndrom, fast jedes vierte erkrankte Kind stirbt, bei den wieder Genesenden bleiben nicht selten Hirnschäden zurück.

Noch rätseln Ärzte und Wissenschaftler über die Ursache. Ist es ein bisher noch nicht identifizierter Virustyp? Schädigt er nur im Zusammenwirken mit anderen Substanzen? Auffällig war bisher bei vielen Patienten in der Vorgeschichte die häufige Einnahme von ASS, die in den USA eines der meist gebrauchten Präparate ist.

Sicher werden hier noch sehr intensive Studien notwendig sein, um alle Einzelheiten und Zusammenhänge aufzuklären, denn zweifellos handelt es sich um ein ähnliches Ereignis, wie es vom Metamizol ausführlich geschildert wurde. Ein Ereignis, dem sich begegnen läßt, wenn man davon weiß und daran denkt.

Kommen wir zurück zum Ausgangspunkt unserer Betrachtungen: Den Patienten soll gegen ihre Schmerzen geholfen werden.

Bei einem Patienten mit Kopfschmerzen sollten aber ebensowenig wie bei einem Phantomschmerzpatienten schwere Geschütze wie Morphin und Opiate aufgefahren werden. Die Palette ist sehr viel breiter und differenzierter.

Die Psyche ist auch beteiligt

Eine Reihe erfahrener Anästhesisten, die ja nach den praktischen Ärzten in erster Linie mit dem Schmerzproblem in seiner ganzen Vielfalt konfrontiert sind, meint, auch psychische Störungen, etwa Depressionen, seien nicht selten an der Entstehung von Schmerzen verschiedenster Art beteiligt. Infolgedessen lohne nicht nur ein Versuch mit der Psychotherapie, sondern auch mit Psychopharmaka und mit autogenem Training.

J. H. Schultz hat es 1920 in Berlin zum ersten Mal beschrieben, und seitdem hat das autogene Training vielen Menschen geholfen. Schultz bezeichnete es als »konzentrative Selbstentspannung«, zu der ein Arzt seinem Patienten verhelfen kann.

In die gleiche Richtung zielt die Hypnose, allerdings ist die Zahl der für Hypnosetherapie geeigneten Menschen nicht sehr groß.

Was kann die Akupunktur leisten

Vielen Patienten kann dagegen mit der Akupunktur geholfen werden. Die aus China stammende Methode hat mittlerweile in Europa und natürlich auch in Deutschland eine große Zahl von Ärzten überzeugt. Heute gibt es wahrscheinlich genug Mediziner, die Akupunktur gut anwenden können. Ein Kämpfer der ersten Stunde ist Dr. Johannes Bischko, der Leiter des Ludwig-Boltzmann-Instituts für Akupunktur in Wien. Seine Erfahrungen, daß nämlich etwa 80 Prozent aller Patienten mit chronischen Kopfschmerzen auf die Nadeln ansprechen und von ihren Schmerzen befreit werden, wurde 1984 von der Akupunkturambulanz des Heidelberger Universitätsklinikums bestätigt.

Beide sind sich einig in der Anwendung von Metallnadeln und darüber, daß der tiefe Einstich wirkungsvoller sei als der oberflächliche. Durch Reizung spezifischer Punkte lassen sich sogar direkt biochemische Veränderungen als Ausdruck der Wirksamkeit nachweisen. Es scheint also sicher, daß die Erfolge mit der Akupunktur nicht nur psychogen, sondern naturwissenschaftlich einwandfrei realisierbar sind.

Selbstverständlich gibt es aber auch hier Versager und Rückfälle. Ihnen hat seit Beginn der zwanziger Jahre schon der praktische Arzt Ferdinand Huneke mit der Impletolinjektion begegnen wollen. Sein Sekundenphänomen bezog sich ursprünglich auf die Injektion des Schmerzmittels Impletol in den oberen Pol der Rachenmandeln, wodurch die Schmerzen innerhalb von Sekunden verlöschten. Die Schmerzen kamen oft überhaupt nicht, manchmal aber auch erst nach Stunden wieder, also sicher lange Zeit, nachdem die unmittelbare Wirkung des Lokalanästhetikums erloschen war.

Impletol besteht aus Novocain, jenem 1905 von Professor A. Einhorn entdeckten Lokalanästhetikum, das Professor H. Braun als Präparat Nummer 376 erprobte und als bis dahin wirksamstes Lokalanästhetikum bezeichnete. Von Hoechst herausgebracht, ist es mit kleinen Einschränkungen noch immer im Gebrauch. Seit 1905 sind viele Millionen Tonnen Procain auf der Welt mit Erfolg angewendet worden.

Hunekes Sekundenphänomen läßt sich aber nicht nur vom oberen Pol der Tonsillen (Mandeln) aus hervorrufen: wesentlich, wie bei der Akupunktur, ist der Einstich in das Oberflächensegment des Körpers, das der Schmerzursache zugeordnet ist. Außerdem wird häufig vergessen, daß ein Mißerfolg bei der ersten Anwendung noch keineswegs ihre Sinnlosigkeit bedeutet. Im Klartext: Ein erstes Versagen sollte einen zweiten und dritten Versuch geradezu provozieren.

Störsender gegen Schmerzen

In Kenntnis dessen, wie bestimmte Bezirke der zum Rükkenmark führenden oder von dort abgehenden Nerven durch Leitungsanästhesie unempfindlich gemacht werden können, wie man Teile des Sympathikus blockieren oder Rückenmarksnerven durch elektrische Impulse reizen und damit die Schmerzen herabsetzen kann, wurde auch eine Art Störsender gegen Schmerzen, TENS genannt, entwikkelt.

TENS ist die Abkürzung für »transkutane elektrische Nervenstimulation«. Dabei gelangen elektrische Impulse von auf der Haut aufliegenden Elektroden durch die Hautoberfläche zu den Hautnerven und tiefergelegenen Nervenbahnen.

TENS-Systeme bestehen aus einem zigarettenschachtelgroßen Stimulator (Impulsgeber), Elektrodenkabel und Hautelektroden. Die batteriebetriebenen Stimulatoren geben für den Körper harmlose Impulse ab.

Die elektrischen Impulse führen in der Haut durch Reizung der Hautnerven zu einem Kribbelgefühl und Vibrieren. Der Strom, den der Patient als Kribbeln oder Vibrieren empfindet, blockiert völlig oder zum Teil die Schaltstelle der Nerven, die den Schmerz zum Gehirn leiten.

Der Patient trägt den Sender am Körper. Mit Knöpfen, die denen an einem Kofferradio ähneln, kann er die Stromstärke dem jeweiligen Schmerzgefühl entsprechend regeln. Da solche Geräte nicht billig sind, werden sie nur bei chronischen Schmerzen verwendet. In der Schmerzklinik in Mainz wurden schon alle erdenklichen Schmerzarten mit TENS behandelt. In besonderem Maße erfolgreich erwies sich die Anwendung bei Rücken- und Rumpfschmerzen, vor allem aber bei Phantom- oder Stumpfschmerzen.

Versagen auch diese Methoden, dann gibt es weitere Möglichkeiten, mit denen so schmerzgeplagten Patienten doch noch geholfen werden kann, z.B. durch Blockade der

Ganglien des Nervus sympathicus. Durch die Injektion eines Lokalanästhetikums wie Novocain wird hier die Leitungsfähigkeit unterbrochen. Solche Blockaden können im Grunde an jedem peripheren Nerv unternommen werden, denn sie enthalten immer Fasern des Sympathikus.

Nervenblockade durch Anästhesie

Blockaden können sogar im Bereich des Rückenmarks durch verschiedene Formen der Anästhesie, wie die Peridural- oder Spinalanästhesie, vorgenommen werden. Das Rükkenmark wird von der harten Haut, der Dura, zusammengehalten. Zwischen der Dura und einer weiteren Haut, dem Ligamentum flavum, befindet sich der mit Rückenmarksflüssigkeit, dem Liquor, gefüllte Periduralraum. Spina heißt eigentlich auf deutsch der Dorn, der Stachel, der Ausdruck wird aber genauso benutzt für Wirbelsäule. Spinalanästhesie ist also eine Schmerzbefreiung über den Wirbelkanal.

Die Sympathikusganglien liegen rechts und links von der Wirbelsäule, und alle Ganglien vom Kopf bis zum Lendenwirbelbereich sind miteinander verbunden. Sie sehen aus wie eine Schnur, in die vor jedem Wirbel ein Knoten, eben ein Ganglion, geknüpft wurde.

Eine neue Methode der lokalen Anwendung von Schmerzmitteln wurde kürzlich von Ina Pichlmayr, Professorin für Anästhesie in Hannover, vorgestellt. In den Periduralraum, also nahe den Rezeptoren, etwa in Höhe der Lendenwirbel, wird ein Dauerkatheter eingepflanzt. Dies ist notwendig bei schwersten Schmerzzuständen, z.B. im Becken durch Tumoren der Gebärmutter oder der Eierstöcke, aber auch bei Phantomschmerzen. Der Katheter wird entlang des Rückens über die Schulter geführt und etwas oberhalb der Brustwarze befestigt. Der Patient kann sich also selbst das Schmerzmittel, meist Opiate, spritzen.

Der Vorteil liegt in der unmittelbaren Einwirkung des

Präparats auf die Rezeptoren. So werden Schmerzmittel eingespart, Allgemeinwirkungen weitgehend vermieden, und die Patienten können sich selbst versorgen.

Hauptsächlich wird das Ganglion stellatum, das sternförmige Ganglion, blockiert, das aus drei Knoten im Bereich der Halswirbelsäule besteht, wenn Brennschmerz, Überempfindlichkeit, Ödeme, chronische Kopfschmerzen und ähnliche Symptome durch andere Maßnahmen nicht beherrscht werden können.

Die Neurochirurgen sind gefordert

Aber selbst dann sind noch nicht alle Mittel erschöpft. Nur ist jetzt nicht mehr der Anästhesist, sondern der Neurochirurg gefordert, dieser Spezialist unter den Meistern des Skalpells, der eigentlich nur selten das Messer in die Hand nimmt, viel häufiger die Elektrosonde. Er kann aber auch mit der Spritze oder mit der Exhairese den Nerv auf Dauer ausschalten; exhaireo ist griechisch und heißt: ich nehme heraus. Heute sagt man Neuroresektion dazu, was im Grunde dasselbe ist, denn resezieren heißt auf deutsch: entfernen.

Eine besondere Plage sind Schmerzanfälle im Bereich des dreiästigen Nerven, des Trigeminus, der mit seinen drei Ästen das Gesicht von der Stirn bis zum Unterkiefer versorgt. Solche Schmerzen treten in Form von Attacken auf. Das entsprechende Gebiet ist äußerst empfindlich, das Gesicht ist erhitzt, gerötet, die Tränen fließen ebenso unkontrolliert wie der Speichel. Manchmal sind die Schmerzanfälle so stark, daß die Gesichts- und Kaumuskulatur sich zuckend zusammenzieht.

Unter solchem »tic douloureux« leidet der Patient entsetzlich, er kann durch Rasieren, Kälte oder leichteste Berührung ausgelöst werden.

Dagegen hilft, wenn alle Analgetika versagen, oft nur noch die Ausschaltung des zuständigen Ganglions Gasseri

(Johannes Lorenz Gasser lebte von 1723 bis 1765 in Wien und fand dort als Anatom den nach ihm benannten Nervenknoten am Felsenbein, einem Knochen des Gesichtsschädels). Das Ganglion wird mit Hilfe der elektrischen Verkochung, der Elektrokoagulation, zerstört, wenn es gilt, den zweiten und dritten Ast, also den mittleren und unteren Ast, auszuschalten. Sie sind für die Region unterhalb der Augen bis unter den Unterkiefer zuständig.

Durch einige Verbesserungen der Operationsmethode ist die Ausschaltung des Ganglions Gasseri wesentlich einfacher, sicherer und damit effektiver geworden. So kann diesen wirklich bedauernswerten, schwer geplagten Menschen geholfen werden, ohne einen Rückfall befürchten zu müssen.

Letzter Ausweg bei schwersten Karzinomschmerzen

Zwei weitere Eingriffe, die Rhizotomie und die Chordotomie, sind vor allem bei Karzinomschmerzen oft letzter Ausweg. Mit der Rhizotomie wird die Nervenwurzel zwischen dem Spinalganglion und dem Hinterhorn durchschnitten (griech. rhiza = die Wurzel).

Die Chordotomie setzt direkt im Rückenmark an (griech. chorda = die Saite, der Strang). Mit Hilfe der Elektrokoagulation wird abhängig von der Schmerzlokalisation ein bestimmter Teil des Vorderseitenstrangs ausgeschaltet. Diese Nervenfasern verlaufen in der rechten und linken Vorderseite des Rückenmarks.

Die Chordotomie wird im Hals- und Brustbereich vorgenommen, um unstillbare Schmerzen im Becken und unterhalb auszuschalten. Früher war dazu eine große Operation in Vollnarkose notwendig.

Vor einigen Jahren haben die zwei amerikanischen Neurochirurgen E. Ganz und S. Mullan eine wesentliche Verbesserung und Erleichterung der Methode beschrieben. Damit wird dem Patienten die Vollnarkose erspart, es genügt die örtliche Betäubung, und außerdem kann genau kontrolliert werden, daß die Ausschaltung auch exakt an dem Ort erfolgt, von dem die Schmerzen weitergeleitet werden.

So stellt die perkutane Chordotomie einen wirklich wesentlichen Fortschritt in der Schmerzausschaltung dar, der auch noch alten Patienten zugemutet werden kann oder manchen Karzinompatienten.

Immer aber sollten vor solchen neurochirurgischen Eingriffen alle Disziplinen ärztlicher Heilkunst eingeschaltet werden, also Neurologen, Internisten, Anästhesisten, Psychiater und Psychologen. Denn ein Risiko ist eine solch tiefgreifende Schmerzbeseitigung immer.

Eines darf dennoch nicht vergessen werden: Der Schmerz ist gelegentlich durchaus auch ein Freund des Menschen, denn er ist ein Warner vor schweren Schäden. Ohne dieses Alarmsystem wäre der Mensch nicht lebensfähig. Wird der Schmerz aber chronisch, verliert er seinen Sinn und verfehlt seine Aufgabe. Dann wird der Schmerz zum Tyrannen des Menschen und muß ausgemerzt werden.

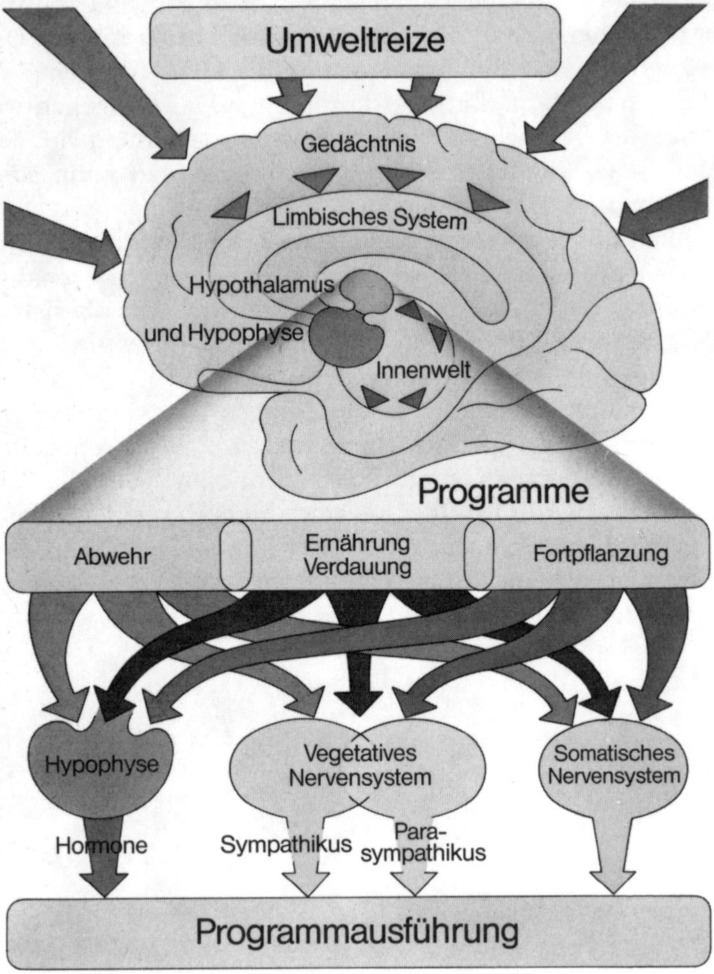

Die Vernetzung der Zentrale im Gehirn mit den Mittlern zur Peripherie, dem Endokrinium, dem vegetativen und somatischen Nervensystem.

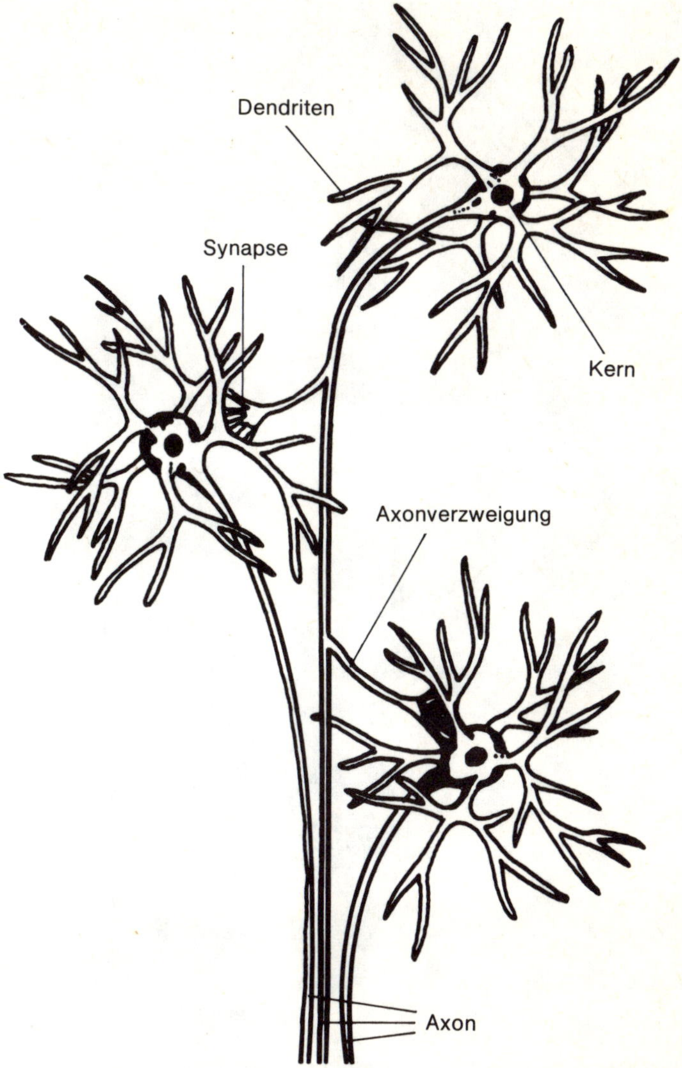

Drei Nervenzellen mit ihren Verbindungen (Synapsen)

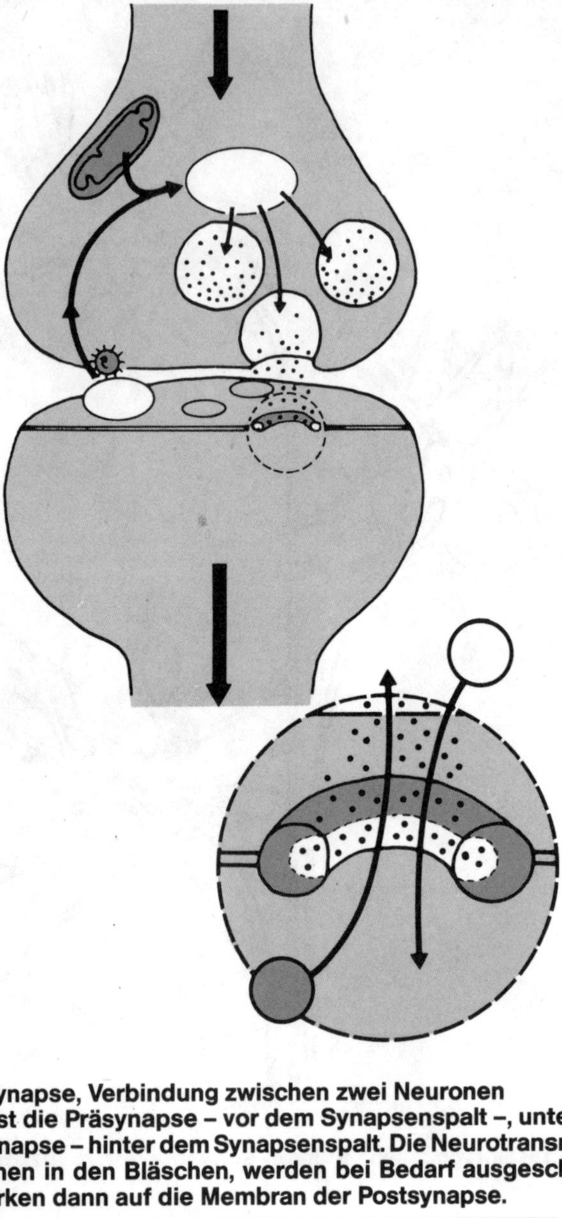

Eine Synapse, Verbindung zwischen zwei Neuronen
Oben ist die Präsynapse – vor dem Synapsenspalt –, unten die Postsynapse – hinter dem Synapsenspalt. Die Neurotransmitter entstehen in den Bläschen, werden bei Bedarf ausgeschüttet und wirken dann auf die Membran der Postsynapse.

Depressionen und ihre Gesichter

Agitierte Depression
Andere affektive Psychosen (ICD 296.8)
Agitierte Melancholie
Agitierter Mischzustand

Endogene Depression
Depression im Rahmen einer manisch-depressiven (=endogenen) Psychose (ICD 296.2)
Monopolare Depression
Monopolar depressive Psychose
Endomorphe Depression

Depressive Neurose (ICD 300.4)
Depressiver Angstzustand
Neurotische Depression
Neurotisch-depressives Zustandsbild
Depressive Reaktion

Involutionsdepression (ICD 296.0)
Involutionsmelancholie
Altersmelancholie
Depressive Psychose im Involutionsalter

Manische Psychose
Manie im Rahmen einer manisch-depressiven (= endogenen) Psychose (ICD 296.1)
Monopolare Manie

Puerperaldepression
Psychosen im Puerperium (ICD 294.4)
Endoforme Depression im Puerperium
Hormonabbruchdepression
Organisch-depressive Psychose im Puerperium

Reaktive depressive Psychose (ICD 298.0)
(Endo)reaktive Depression von psychotischem Ausmaß
Endoreaktive Dysthymie

Schizoaffektive Psychose (ICD 295.7)
Mischpyschose
Schizophreniforme Psychose, affektiver Typ
Bei entsprechenden Akzenten: Schizoide Manie oder schizoide Depression

Zyklothymie
Zirkuläre Verlaufsform manisch-depressiver Psychosen (ICD 296.3)
Bipolare affektive Psychose

Psychopharmakologische Grundbegriffe

Hypnotika
Schlafmittel

Tranquilizer
Beruhigungsmittel. Andere Begriffe: Tranquillantien, Tagessedativa, Ataraktika, Anxiolytika

Stimulantien
Weckmittel

Euphorika
anregende und stimmungshebende Medikamente

Neuroleptika
Schizophreniemittel (bei schizophrenen und verwandten Wahnpsychosen, Halluzinosen, Delir)

Antidepressiva
Thymoleptika (bei depressiven Psychosen mit und ohne Wahnbildung, ferner bei reaktiven depressiven Verstimmungen)

Psychodysleptika
psychosenerzeugende Stoffe; andere Bezeichnungen: Halluzinogene, Phantastika, Psychotomimetika, psychedelische Drogen.

Wirkung der Psychopharmaka

Pharmaka: **Zielsymptome**	Antidrepressiva	Neuroleptika	Tranquilizer
Angst	↓●	○	●
Hemmung	●	○	○
Passivität	↓●	○	•
Dysphorie	○	○	○
Agitation	↓○	●	•
Reine Traurigkeit	●	○	•
Vitale Traurigkeit	●	○	
Hypochondrie	●	●	•
Depressiver Wahn	●	○	
Hypochondr. Wahn	●	○	
Kontaktangst	○	•	•

● Wirkung sicher
○ Besserung
• Gesicherte Einzelfälle
↓ Mögliche Verschlechterung

Ala	Alanin	Leu	Leucin
Arg	Arginin	Lys	Lysin
Asn	Asparagin	Met	Methionin
Asp	Asparaginsäure	Phe	Penylalanin
Cys	Cystein	Pro	Prolin
Gln	Glutamin	Ser	Serin
Glu	Glutaminsäure	Thr	Threonin
Gly	Glycin	Trp	Tryptophan
His	Histidin	Tyr	Tyrosin
Ile	Isoleucin	Val	Valin

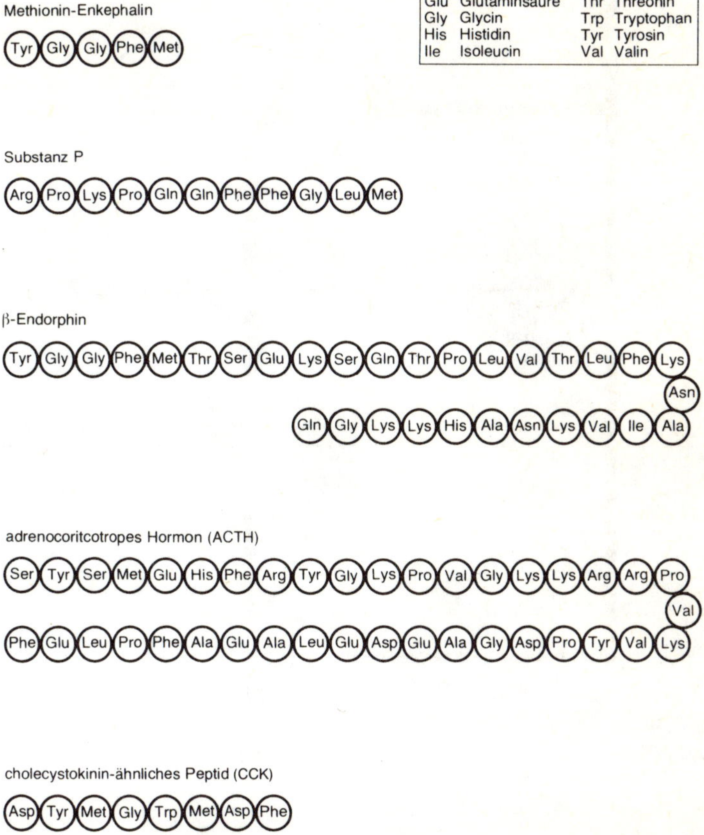

Aminosäuresequenzen einiger Neuropeptide

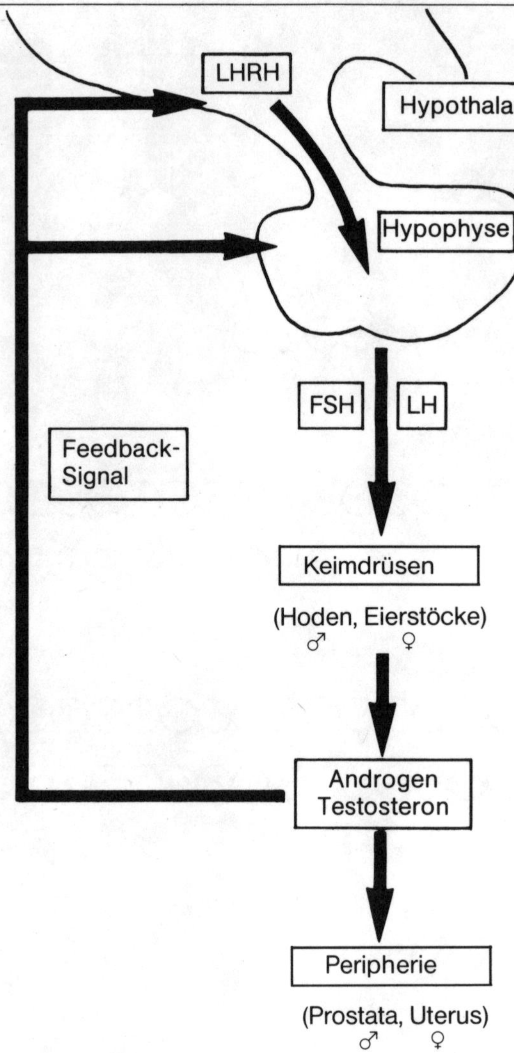

Die verschiedenen Ebenen der Geschlechtshormonproduktion und -wirkung – Hypothalamus – Hypophyse – Keimdrüsen – Peripherie. Hypothalamus und Hypophyse wirken noch geschlechtsunspezifisch, also bei Mann und Frau. Erst bei den Keimdrüsen treten die Differenzen auf und damit auch bei den Zielorganen.

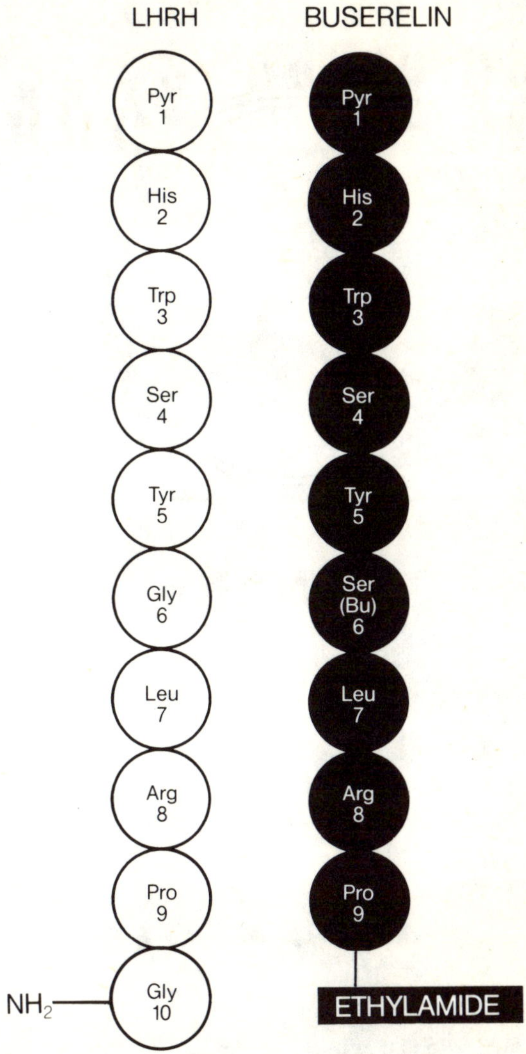

Ein Hormon und sein Analog
Beide unterscheiden sich nur an zwei Stellen im Molekül. Dadurch wird die Wirkung aber außerordentlich verstärkt.

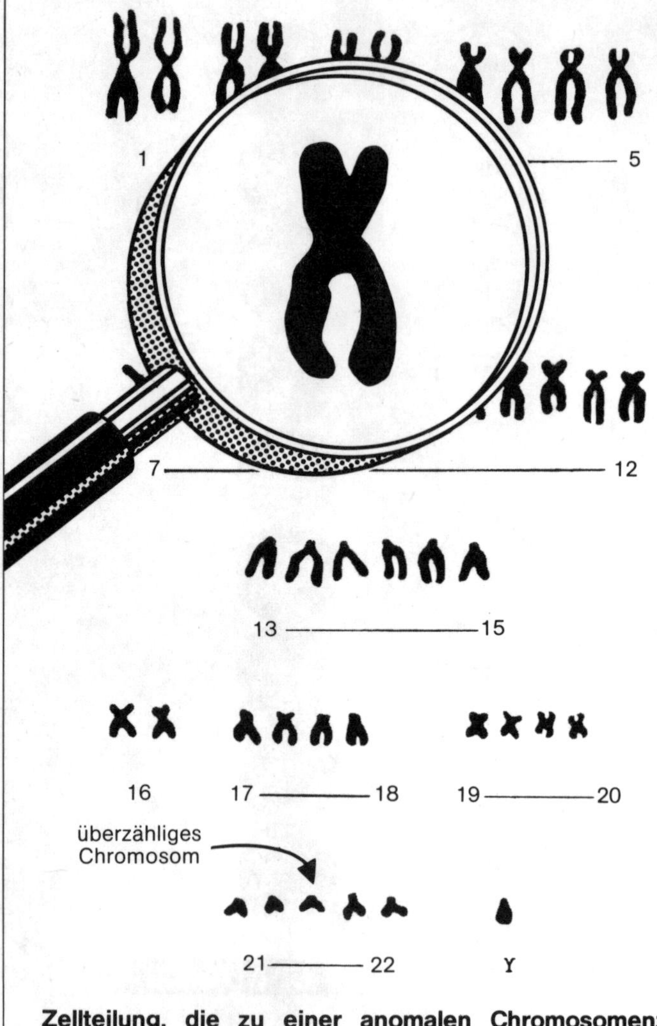

Zellteilung, die zu einer anomalen Chromosomenzahl (47 Stück) führt, wie sie beim Down-Syndrom zu sehen ist. Man beachte: das überzählige Chromosom Nr. 21 ist für dieses Syndrom typisch.

Wenn die Seele leidet

Seele und Körper

Eines der erfolgreichsten Werke über die Seele des Menschen wurde von einem Chirurgen geschrieben: August Bier. Anders als sein Freund Ferdinand Sauerbruch, der als brillanter Operateur, Techniker und auch als Rauhbein in die Geschichte einging, war Bier nicht nur Chirurg, sondern auch ein philosophisch ungemein interessierter Mann.

In seinem Buch »Die Seele« schrieb er: »Tag für Tag erlebt der Arzt, wie sehr körperliche Vorgänge die Seele und umgekehrt seelische den Körper beeinflussen. Als Beispiel nenne ich die sogenannte psychische Depression. Ihre Ursachen sind seelischer oder körperlicher Art, denn sowohl schwere Schicksalsschläge, belanglose oder eingebildete seelische Verwundungen als auch körperliche Leiden, wie z.B. die Beschwerden des Alters, als da sind Arteriosklerose und ihre Folgen, Abstumpfung der Sinne und so weiter, oder Krankheiten in allen Lebenslagen können sie hervorrufen. Ob aber Seelisches oder auch Körperliches die erste Ursache war, bleibt für den Ablauf der Krankheit gleichgültig.

Deshalb ist ja auch so oft von ärztlicher Seite betont worden, daß die große Mehrzahl der Krankheiten neben der körperlichen auch der seelischen Behandlung bedarf; eine Tatsache, der der wahre Arzt immer, und zwar meist unbewußt, gerecht geworden ist.«

Eigentlich ist diesen einfachen und überzeugenden Gedanken, die Bier vor fast 50 Jahren auf seinem geliebten Waldgut Sauen in der Mark Brandenburg geschrieben hat, nur wenig hinzuzufügen, höchstens die Feststellung, daß sich heute in der Betrachtung und Behandlung auch psychischer Erkrankungen immer mehr eine ganzheitliche Sicht durchsetzt. So spricht etwa der Hamburger Facharzt für Psychiatrie Professor Thomas Lindner in dem weit verbreiteten Ärztemagazin »euromed« klar aus, daß die Therapie und Prävention psychischer Erkrankungen dem Arzt nur gelingen wird, »wenn er körperliche, psychische und soziale Ursachen und Folgen der psychischen Behinderung individuell gewichtet und seine Sicht der Zusammenhänge in einem ganzheitlichen Behandlungs- und Betreuungsansatz zum Ausdruck bringt.«

Drei Millionen Menschen sind gemütskrank

Es ist offenbar ein Zeichen unserer Zeit, daß mehr Menschen denn je zu Depressionen neigen. Die Weltgesundheitsorganisation (WHO) stellte in einer Untersuchung fest: Jeder dritte Kranke, der einen Arzt aufsucht, leidet an Depressionen, jährlich werden von dieser Zivilisationsplage weltweit 100 bis 150 Millionen Menschen neu erfaßt.

Die allgemeine Situation ist aber mancherorts dergestalt, daß Depressionen, Verstimmungen und Angst vor dem Heute und Morgen viele Menschen peinigen. Es muß nicht gerade die bedrückende Situation politischer oder gar kriegerischer Auseinandersetzungen sein, die ihre Ängste auslösen. Schon die Anforderungen in der Schule, der Kampf um eine Lehrstelle, Schwierigkeiten in der Ehe, im Beruf, gesundheitliche und finanzielle Sorgen sind viel häufiger die Quelle, aus der das Leid der Seele fließt.

Der Wiener Neurologe und Psychologe Walther Birkmayer sieht es so: »Die heutige Lebensweise, der Zerfall der Familie als Hort der Energiegewinnung, das krankhafte Leistungsbedürfnis mit dem Wunsch nach immer mehr materiellen Gütern überfordert die Menschen. Sie werden durch Streß überbeansprucht, es kommt zu biochemischen Balancestörungen mit dem Ergebnis der Depression.«

Die Depressionen sind aber nur eine der großen Krankheitsgruppen für den Psychiater. Er hat darüber hinaus auch mit anderen Psychosen zu tun, bei denen man zwei Gruppen unterscheidet. Zu der einen gehören die symptomatischen (auch exogene genannt), die gewissermaßen nur als Begleiterscheinungen von organischen Hirnkrankheiten auftreten. Es handelt sich um Psychosen, die im Zusammenhang oder als Folge von Vergiftungen, chronischem Alkoholismus, infektiösen Erkrankungen, Hirnabszessen oder -tumoren zustande kommen. Die Art des Grundleidens bestimmt Form und Intensität der Psychosen.

Im Gegensatz zu den Psychosen aufgrund äußerer Ursachen steht die Gruppe der endogenen oder – wie sie der Heidelberger Psychiater Kurt Schneider nennt – der körperlich nicht begründbaren Psychosen. Sie stellen der modernen Psychiatrie die großen Probleme.

Schizophrenie – Krankheit mit vielen Gesichtern

Die folgenschwersten Psychosen gehören zur Gruppe der Schizophrenie, bei der ebenfalls viele Formen bekannt sind.

Es bleibt das große Verdienst des deutschen Psychiaters Emil Kraepelin (1856–1926), diesen Typus von Erkrankungen zum ersten Mal exakt porträtiert und gegenüber anderen Psychosen abgegrenzt zu haben.

Weniger Menschen als an Depressionen leiden, nämlich nur 0,3 Prozent der Bevölkerung, sind an einer chronischen schizophrenen Psychose erkrankt, jener klassischen Geisteskrankheit oder Psychose, deren Symptome schon seit dem Altertum bekannt sind. Wegen der Denkstörungen wurden sie früher häufig »Geisteskrankheiten« genannt, im Gegensatz zu den Gemütskrankheiten, den affektiven Psychosen.

Schizophrenien äußern sich in Denkstörungen, dem Verlust des Ichs gegenüber der eigenen Persönlichkeit und der Umwelt, in Wahnvorstellungen und Halluzinationen. Neben schwer psychotischen Phasen gibt es bei dieser, von so vielen Formen geprägten Krankheit auch Zeiten, in denen die Kranken nur wenig absonderlich oder fast normal wirken. Ihnen allen gemeinsam – das muß noch einmal unterstrichen werden – ist die Vielgestaltigkeit der Erscheinungsformen und des Verlaufs.

Ein charakteristisches Merkmal des Spaltungs-Irreseins ist das verhältnismäßig frühe Einsetzen der Erkrankung schon vor dem 40. Lebensjahr. Deswegen wurde die Krankheit früher oft auch als »Jugend-Irresein« und Dementia praecox, frühzeitige Verblödung, bezeichnet.

Die Krankheit verläuft schubweise, sie kann in jedem Stadium zum Stillstand kommen und unter Umständen ausheilen. Nach jedem Schub können freilich Defekte zurückbleiben. Insgesamt wird heute die Prognose jedoch nicht mehr so ungünstig gestellt wie früher.

Während Kraepelin nur so dürftige Maßnahmen wie »Bettruhe, Überwachung, Sorge für Schlaf und Nahrungsaufnahme oder Dauerbäder und feuchte Wickel« empfehlen konnte, stehen heute dem Psychiater in Form der Psychopharmaka wesentlich wirksamere Mittel zu Gebote. Eine neue Etappe in der psychiatrischen Therapie begann, als im Jahre 1935 der Wiener Psychiater Manfred Sakel (1900–1957) die Insulinkuren kreierte. Durch Einspritzung von Insulin wird künstlich ein hypoglykämisches Koma herbeigeführt. Darunter versteht man eine Bewußtlosigkeit aufgrund des herabgesetzten Zuckergehalts im Blut, ein Phänomen, das beim Diabetes genauso auftreten kann, wenn nämlich zu hohe Dosen von Insulin gegeben werden.

Zwischen 30 und 60 solcher hypoglykämischer Komata

wurden bei manchen Patienten erzeugt. Besonders bei akuten Psychosen wurden nicht selten überraschende Erfolge erzielt. Sakel, der während der unseligen NS-Zeit in die USA auswanderte, hat darüber in seiner Monographie »Neue Behandlungsmethoden der Schizophrenie« grundlegend berichtet.

Kurz nach Sakel gelang es dem ungarischen Psychiater Meduna mit Hilfe von Cardiazol, von dem jeweils mehrere Kubikzentimeter rasch eingespritzt wurden, Krampfanfälle zu verursachen. Damit war nicht selten eine ausgesprochen gute Wirkung bei den verschiedenen Psychosen zu erzielen.

Schließlich führten die beiden italienischen Psychiater Ugo Cerletti (1877–1903) und Bini 1938 durch elektrischen Strom erzeugte Heilkrämpfe in die Therapie ein. Mit Hilfe eines Spezialgeräts wird Wechselstrom mit etwa 150 Milliampere bei 80 bis 100 Volt durch den Kopf geleitet. Jeweils zehn bis zwanzig solcher Krampfanfälle werden gewöhnlich in Abständen von etwa zwei bis drei Tagen ausgelöst.

Besondere Domäne der Elektroschockbehandlung waren – und sind es heute noch – depressive Zustandsbilder, vor allem also die Krankheitsgruppe der manisch-depressiven Psychosen.

Immer mehr Depressionen

Unter den Krankheiten des mittleren und höheren Lebensalters nehmen Depressionen einen besonderen Platz ein. In der Bundesrepublik sieht das in Zahlen ausgedrückt so aus:

Ein- oder mehrmals erkranken 10 Prozent aller über 65jährigen daran. 0,5 Prozent der Bevölkerung litten irgendwann an einer psychiatrisch behandelten Depression; bis zu 14 Prozent aller Patienten, die ihren Hausarzt konsultieren, tun dies wegen einer Depression. 30 Prozent sind beim Psychiater in der freien Praxis. Der Schwerpunkt liegt bei den älteren Menschen, doch auch Kinder und Jugendliche haben psychische Erkrankungen.

Interessant ist das unterschiedlich häufige Auftreten bei den Geschlechtern. Bis zum 19. Lebensjahr überwiegen die Depressionen bei Knaben und jungen Männern; vom 20. Lebensjahr an werden mehr Frauen von diesem psychischen Leiden befallen. Besonders auffällig ist die Differenz in den Altersstufen nach dem 60. Lebensjahr. Hier stehen 15 Prozent bei den Männern 25 Prozent bei den Frauen gegenüber.

Das ist deshalb bemerkenswert, weil sich daraus entnehmen läßt, welche Rolle das Klimakterium, die sogenannten Wechseljahre, in dem Geschehen spielt. Es wird oft als Ursache der Depression genannt – obwohl ab Mitte Fünfzig für die meisten Frauen dieser oft quälende Teil des Lebens abgeschlossen ist. Allerdings besteht der begründete Verdacht, daß ein Teil der Altersdepressionen als Rückfall in eine frühere Phase der Verstimmung auftritt. Offensichtlich spielt der Charakter eine wichtige Rolle.

Was ist eine Depression?

Es ist unbestritten, daß Depressionen inzwischen eine allgemeine Zivilisationskrankheit darstellen. Das geht auch aus einer britischen Studie hervor, die 1983 abgeschlossen wurde. Sie basiert auf 2500 Krankengeschichten, die von 600 Ärzten ausgewertet wurden. Ergebnis: Allein in England leiden ein bis zwei Millionen Menschen an Depressionen.

Doch die Statistik erteilt keine Auskunft über den eigentlichen Kern des Geschehens, das heißt über die Fragen: Was ist eigentlich eine Depression? Wie äußert sie sich? Welche Hilfe kann man Patienten geben?

Es handelt sich nicht um ein einheitliches, klar abgrenzbares Krankheitsbild, sondern um vielfältige Stufen eines psychischen Leidens, die unter der Bezeichnung Depression zusammengefaßt sind. Depression ist eine Krankheit, die mit dem Willen nicht zu steuern ist. Der Ausdruck stammt übrigens aus dem Lateinischen, von deprimere, was so viel bedeutet wie herab-, niederdrücken.

Es hat keinen Sinn, einen Depressiven aufzufordern, er solle sich gefälligst »zusammenreißen«. Ganz im Gegenteil würde dies seine Depressionen nur noch verstärken, denn er kann sich ja eben nicht »zusammenreißen« – es sei denn, es handele sich nur um leichte Schwankungen in der Stimmung, die vom Patienten manchmal überschätzt werden, es dem Arzt aber bisweilen schwierig machen, eine eindeutige Diagnose zu stellen. Die Definition ist daher recht nützlich, die der Ulmer Psychiater Volker Faust in »euromed« gibt: Eine Depression ist ein Syndrom, das sich in unterschiedlicher Intensität zusammensetzt, aus psychischen, psychomotorischen und somatischen Symptomen. Daraus resultieren meist psychosoziale Konsequenzen.

Der erste Schritt zur Diagnose wird durch folgende acht Fragen erleichtert. Wenn die erste Frage mit Nein beantwortet wird, ist das Vorhandensein eines depressiven Syndroms sehr wahrscheinlich. Wenn eine der anschließenden Fragen mit Ja beantwortet wird, ist ebenfalls eine intensive Depressionsdiagnostik unumgänglich:

1. Können Sie sich noch freuen?
2. Fällt es Ihnen in letzter Zeit schwer, sich zu beschäftigen?
3. Fällt es Ihnen in letzter Zeit schwer, Entscheidungen zu treffen?
4. Haben Sie in letzter Zeit weniger Interesse?
5. Neigen Sie in letzter Zeit zum Grübeln?
6. Haben Sie Schlafstörungen?
7. Fühlen Sie sich müde und schwunglos?
8. Plagt Sie das Gefühl, Ihr Leben sei sinnlos?

Himmelhoch jauchzend und zu Tode betrübt

Die manisch-depressiven Psychosen werden durch die beiden Extreme »himmelhoch jauchzend, zu Tode betrübt«

gekennzeichnet. Ihre Prognose ist im allgemeinen besser als die der Schizophrenien. Auch die Zahl der Erkrankungen liegt bei Manisch-Depressiven offenbar etwas niedriger. Die Schätzungen schwanken zwischen 0,5 und 0,81 Prozent der Bevölkerung. Möglicherweise täuscht jedoch diese Zahl etwas, da leichtere Formen dieser Gemütskrankheit oft ambulant behandelt werden.

Ein wesentlicher Unterschied zu anderen psychiatrischen Krankheiten besteht auch darin, daß sie Intelligenz und Bewußtsein kaum antasten. Viel häufiger als die manische Phase, also die gehobene, heiter-übertriebene, vielgeschäftige, geradezu ekstatische frohe Stimmungslage der Manie ist allerdings ihr Gegenstück: die Melancholie. Der Kranke gerät in tiefe Depression, sieht alles in den freudlosesten und düstersten Farben. Das Leben verliert für ihn jeglichen Reiz. Ein tiefer Überdruß am Dasein stellt sich ein, der sich nicht selten mit Selbstmordideen paart. Da die Zahl der depressiven Phasen die der manischen übersteigt, scheinen viele Kranke allein von ihnen beherrscht zu werden.

Neben Veränderungen des Gemüts werden nicht selten auch körperliche beobachtet. Sehen die Kranken in der manischen Phase oft ausgesprochen blühend aus, so wirken sie in der depressiven Phase völlig verändert, als wären sie ein anderer Mensch. Sie schlafen schlecht, haben keinen Appetit, verlieren an Gewicht und wirken insgesamt um Jahre gealtert. Herz- und Atembeschwerden in Form von Herzdruck, Beklemmungsgefühlen, Herzrhythmusstörungen, langsamer und flacher Atmung gehören zu den prägnantesten körperlichen Symptomen. Vermutlich sind sie Folge der Belastung des vegetativen Nervensystems. Daneben sind Störungen der Verdauungs- und der Genitalorgane nicht selten.

Deshalb erscheinen manisch-depressive Kranke in ihrer depressiven Phase nicht nur traurig und verzweifelt, sondern auch still und gehemmt. Gerade solch plötzliche Umkehr der Stimmung für Stunden oder einzelne Tage, nach der einen wie der anderen Richtung, ist verhältnismäßig häufig. Es gibt auch Mischungen, bei denen gleichzeitig manische und depressive Krankheitszeichen bestehen. Seit längerem wird im übrigen der Ausdruck »manisch-depressives Irresein« mehr und mehr von der Bezeichnung »Zyklothymien« verdrängt (griech. zyklos = Kreis, thymos = Gemüt).

Heute unterscheiden Experten nur noch zwischen bipolaren (früher manisch-depressives Kranksein) und monopolaren Depressionen, die ohne Manien ablaufen und zu denen die somatisch und die psychogen bedingten Depressionen gehören. Bei den bipolaren Verlaufsformen treten sowohl melancholische als auch manische Phasen auf. Die monopolaren Verläufe zeigen jeweils nur melancholische oder nur manische Phasen. Sie können einmalig oder wiederholt auftreten.

Die Unterscheidung zwischen endogener und psychogen bedingter, reaktiver Depression ist besonders schwierig, weil auch Patienten mit endogener Depression über auslösende Ereignisse berichten. Während die Symptomatik bei reaktiver Depression jedoch mit der Zeit abnimmt, verschlimmert sie sich zusehends bei endogener Depression. Wenn man bedenkt, wie vielen Depressionen der Arzt begegnet, die eindeutig die Reaktion auf bestimmte Erlebnisse darstellen, sind die rein endogenen Depressionen verhältnismäßig selten. Selbstverständlich gibt es auch gemischte Formen.

Neben Schizophrenie und manisch-depressivem Irresein gehört zu den endogenen Psychosen auch die Paranoia. Auch dieses Wort stammt aus dem Griechischen und drückt aus: »neben dem Verstand, Verrücktheit«.

Mit einer Paranoia sind die verschiedensten Wahnvorstellungen verbunden, an denen der Kranke unerschütterlich festhält. Das übrige Persönlichkeitsbild bleibt völlig unbeeinträchtigt, so daß der Kranke, abgesehen von einem spezifischen Wahn, im Grunde genommen als ganz normal erscheint.

Dank der Psychopharmaka ist es heute bei vielen psychiatrischen Erkrankungen nicht mehr notwendig, den Patienten ständig stationär in einer Klinik unterzubringen. Die klinische Behandlung führt vielmehr häufig zu einer so markanten Besserung, daß der Kranke wieder entlassen werden kann. Allerdings ist die Fortführung der medikamentösen Therapie durch den praktischen Arzt unbedingt angezeigt.

Schleichende Krise in den Sechzigern

Noch besser für den Patienten ist es freilich, wenn der Hausarzt aus seiner persönlichen Kenntnis der familiären und sozialen Verhältnisse die medikamentöse Therapie selbst vornehmen kann, wie es in dem folgenden Fall beschrieben ist:

Als die Patientin Maria Fey vor einigen Jahren bei ihrem Hausarzt erschien, gab die Befragung durch den Arzt nach der Krankengeschichte (Anamnese) zunächst ein durchaus positives Bild. Frau Fey war gerade 63 Jahre alt geworden und lebte mit ihrem Mann in einer glücklichen Ehe. Sie hatten im Krieg geheiratet, die ersten beiden Kinder waren nach Kriegsende in einer bescheidenen Zweizimmerwohnung zur Welt gekommen.

Dann kam die Währungsreform, das Wirtschaftswunder. Der Mann, von Beruf Ingenieur, arbeitete in einer Fabrik und stieg rasch auf. Aus der Mietwohnung wurde ein Eigenheim, ein drittes Kind kam hinzu. Die Kinder machten keine Sorgen. Schule, Pubertät und Studium wurden ohne Zwischenfälle durchlaufen. Die Söhne heirateten, auch das Verhältnis zu den Schwiegertöchtern war ausgezeichnet. Dennoch kam es kurz nach dem 64. Geburtstag zu einer schleichenden Krise.

Frau Fey veränderte sich. Anfangs konnte sie ihren Zustand verheimlichen. Sie litt plötzlich an Schlaflosigkeit, und wenn sie endlich schlafen konnte, erwachte sie immer öfter aus Alpträumen. Der Mann verunglückte vor ihren Augen, ein Enkel wurde unheilbar krank, die unverheiratete Tochter verliebte sich in einen verheirateten Mann. Vor ihrem Mann verbarg sie den Zustand, so gut es ging. Wäre sie in ein eigenes Schlafzimmer gezogen, hätte er sofort Verdacht geschöpft, daß etwas mit ihr nicht stimmte.

Erst jetzt ging sie zum Hausarzt. Der erkannte zwar sehr schnell, daß Frau Fey an einer endogenen, von inneren Ursachen herrührenden Depression litt. Wie tief sie aber ging, konnte er – wie bei so vielen psychisch Kranken – nicht genau feststellen. Die Psychiatrie kann nur selten, wie in anderen Fachbereichen, Werte aus dem Blutserum oder Zahlen über Blutdruck oder Blutsenkung als Diagnosehilfe verwenden.

Medikamentöse oder Psychotherapie?

Der Arzt entschloß sich jedenfalls, Frau Fey selbst zu behandeln. Er wollte nach Möglichkeit vermeiden, daß seine Patientin zur Kur eingewiesen werden müßte. Manchmal könnte das der erste Schritt zu einem Aufenthalt in einer Heilanstalt sein. Der Verlust der häuslichen Geborgenheit, eine längere Trennung von Söhnen, Tochter und Schwiegertöchtern, von den Enkeln ganz zu schweigen, könnte die Depression eher noch verstärken. Vielleicht litt Frau Fey auch nicht an einer großen, psychogenen Depression, sondern nur an einer temporären Erscheinung, einem sogenannten depressiven Schub.

Die einzelnen Formen der Depression sind auch für die Experten nicht immer leicht zu diagnostizieren, weil sie nämlich ineinander übergehen können. Der Arzt verordnete ihr ein Medikament gegen Depressionen, ein sogenanntes Antidepressivum, und zwar Nomifensin (Alival®), das sich durch einen besonders stimmungsaufhellenden Effekt auszeichnet. Denn ein Selbstmordversuch war bei Frau Fey nicht auszuschließen, wenngleich nur 20 Prozent der Depressiven Suizid begehen gegenüber 50 Prozent der an Schizophrenie Leidenden.

Solange bei solchen Patienten die depressive Grundstimmung mit einer ausgesprochenen Antriebsarmut einhergeht, ist die Gefahr nicht groß. Die Patienten sind viel zu apathisch, um sich zu einem Entschluß aufzuraffen. Was aber geschieht, wenn die Antriebsarmut durch Psychopharmaka aufgehoben wird, ohne daß gleichzeitig die tiefe seelische Niedergeschlagenheit überwunden ist. Dann könnte die Gefahr eines Suizids im Hintergrund stehen. Deshalb sollten Antriebssteigerung und Ausschaltung der Depression sorgfältig synchronisiert werden.

In wochenlanger Zusammenarbeit mit dem Arzt gewann Frau Fey, unterstützt von Nomifensin, die Kraft, über ihre tiefe Schwermut hinwegzukommen und sich beim Einschlafen wieder auf den nächsten Tag zu freuen. Sie schlief zwar noch längere Zeit schlecht, doch die Alpträume blieben aus. Sie konnte normal essen und litt nicht mehr an Asthma. »Das beste daran«, sagte sie einmal, »ist, daß ich mich nicht mehr vor einem Rückfall fürchte. Ich weiß jetzt, daß mir geholfen wird.«

Rückfälle bei Monopolar-Depressiven und Manisch-Depressiven (bipolar) lassen sich mit Lithium mit großer Zuverlässigkeit ausschalten. Die Zufuhr von Lithium geschieht in Form seines kohlensauren Salzes, des Lithium-Carbonats. Es wird gern mit einem Neuroleptikum kombiniert. Seine volle Wirksamkeit entwickelt es erst nach sechs- bis zehntägiger, die rezidivverhindernde Wirkung nach sechs- bis zwölfmonatiger Zufuhr. Da die therapeutische Breite, also der Abstand zwischen der wirksamen und einer lebensbedrohenden Dosis gering ist, müssen Nebenwirkungen besonders beachtet werden, wie Durst, Zittern, Müdigkeit, Gewichtszunahme und Senkung der Schilddrüsenaktivität.

Neue Möglichkeiten der Behandlung

Mit den Neuroleptika begann in den fünfziger Jahren eine neue Phase der Therapie psychischer Erkrankungen, die von manchen als ein revolutionärer Fortschritt betrachtet wird. Wie häufig in der pharmazeutischen Forschung waren es Zufallsbeobachtungen von Nebenwirkungen bestimmter Stoffgruppen. Damals wurden bei der französischen Arzneimittelfirma Rhone-Poulenc Substanzen untersucht, die die Wirkung des Histamin hemmen sollten, sogenannte Antihistaminika.

Das Histamin, ein biogenes Amin, das in den Gewebs- und den Blutmastzellen gespeichert und dadurch inaktiv vor dem Abbau geschützt ist, wird durch verschiedene Eingriffe, wie z.B. Zerstörung der Zellen oder allergische Reaktionen freigesetzt und verursacht dann die unangenehmen Reizerscheinungen, die man von Insektenstichen oder der Berührung von Brennesselhaaren kennt: juckende Quaddeln, schmerzhafte Schwellungen bis zu Ödemen, die sich in Schichten abheben und eine Blase bilden können.

Antihistaminika blockieren reversibel die Histaminrezeptoren im Gewebe und wirken so als Hemmstoffe.

Bei der Untersuchung einiger Antihistaminika, unter anderem des Promethazins, eines Phenothiazinderivats, das im Jahr 1950 von Charpentier synthetisiert worden war, wurde rein zufällig eine Nebenwirkung entdeckt: Das Präparat 4560 Rhone-Poulenc beeinflußte deutlich die Stimmungslage der Patienten – es beruhigte, es dämpfte Erregungszustände, besserte Verstimmungszustände.

Professor Pierre Deniker, ein Psychiater aus Paris, erfuhr davon. Er versuchte an 153 Patienten die Nebenwirkung des Mittels zur Behandlung bestimmter Psychosen zu nutzen. Seine Kollegen Delay und Harl halfen ihm dabei. Ihr Bericht nach Abschluß der Versuche eröffnete ein neues Kapitel in der Behandlung von Krankheiten des Geistes und der Seele:

Auf einer Festveranstaltung zum hundertjährigen Bestehen der Medizinisch-Psychologischen Gesellschaft von Frankreich am 26. Mai 1952 erzählte Professor Deniker dem Auditorium die erstaunliche Krankengeschichte eines Arbeiters. Der damals 57jährige litt seit mehr als 30 Jahren unter einer Psychose und galt als unheilbar geisteskrank. Während der Anfälle begann er plötzlich politische Reden zu halten, mit völlig unbekannten Menschen zu streiten; oder aber er benahm sich ungewöhnlich friedlich, ging mit einem Blumentopf spazieren und versuchte durch Predigten, Passanten zu überzeugen. Schließlich schlug er sich als Stadtstreicher durch.

Das erste Medikament gegen Geisteskrankheit

Dieser Mann wurde als einer der ersten Patienten mit 4560 RP behandelt. Bei seiner Aufnahme war er erregt, laut, unbeherrscht. Kaum hatte er das Mittel bekommen, versank er in einen langen, tiefen Schlaf. Er wurde nur zu den Mahlzeiten geweckt, und schon bald zeigte er sich ruhiger und freundlicher.

Die Schlaf erzeugende Wirkung von 4560 RP verschwand nach einigen Tagen, und nach 22 Tagen benahm sich der Arbeiter so normal, daß die Ärzte die medikamentöse Behandlung beendeten. Sie beobachteten ihn natürlich weiterhin, doch er blieb ruhig, freundlich und gelassen. Nach 43 Tagen wurde er als geheilt nach Hause geschickt.

Zum ersten Mal also gab es ein Medikament, mit dem Geisteskrankheiten wirksam behandelt werden konnten. Unter dem Namen Largactil® kam es 1952 in Frankreich auf den Markt. Ärzte in aller Welt kennen es unter seiner pharmakologischen Bezeichnung »Chlorpromazin«. Die Ära der Psychopharmaka hatte begonnen, und bald folgten dem Largactil weitere Präparate, die eine differenzierte Therapie ermöglichen.

... wo Leiden wirksam behoben werden

Die Psychopharmaka umfassen heute die Gruppe der Neuroleptika zur Behandlung der Schizophrenien, die Thymoleptika gegen Depressionen und die Tranquilanzien oder Ataraktika gegen kleinere psychische Störungen wie etwa Angstzustände.

Welche Bedeutung den Psychopharmaka heute in der Medizin zukommt, formuliert C. Jannasch, der Hamburger Neurologe und Psychiater in eindrucksvoller Weise: »Tatsache ist: das größte Feld in der Medizin, auf dem Leiden wirksam behoben werden kann durch richtige Anwendung von Medikamenten, die in großer Fülle und Qualität vorhanden sind, ist das Feld der psychischen Störungen.« Um die Wirkung dieser Psychopharmaka besser zu verstehen, ist es vielleicht angebracht, einiges über die neueren Erkenntnisse der Neurophysiologie zu sagen.

Von Nervenzelle zu Nervenzelle

Unser Gehirn besitzt mindestens 10 Milliarden Nervenzellen, die Neuronen. Neuronen bestehen aus einem Zellkern, aus bis zu 1000 kürzeren Fortsätzen, den Dendriten, und aus einer sehr langen Faser. Sie heißt Axon und ist die eigentliche Leitungsbahn zur Weitergabe von Reizen an die Nervenzelle. Noch viel größer als die Zahl der Neuronen ist jene der Gliazellen. Sie bilden die Stützsubstanz für die Neuronen und füllen die Räume zwischen den Nervenzellen und den Blutgefäßen. Über die Gliazellen werden die Nervenzellen auch ernährt.

Anatomen haben jahrhundertelang versucht, den Aufbau des Wunderwerks Gehirn zu enträtseln. Sie waren auch nicht erfolglos. Die feineren Funktionen des Nervensystems aber blieben im dunkeln. Die wissenschaftlichen Methoden reichten einfach nicht aus. Eines aber stellten die Anatomen fest, daß die Nervenzellen nicht unmittelbar miteinander verbunden sind. Damit war die lange Zeit herrschende Theorie plötzlich in Frage gestellt, daß die Organe direkt durch elektrische Impulse angeregt bzw. gehemmt werden.

Axon und Dendriten sind an ihren Enden knopfartig verdickt. Diese Verdickung heißt Synapse. Die Synapsen reichen fast unmittelbar an die Oberfläche anderer Zellen. Dazwischen ist ein unvorstellbar winziger Abstand von etwa 100 bis 200 Angström (1 Angström ist ein zehnmillionstel Millimeter), der synaptische Spalt.

Die Synapsen sind aus mehreren Gründen für das Nervensystem von zentraler Bedeutung. Ihr Wirkungsmechanismus stellt sich so dar: In den Synapsen wird ein chemischer Stoff freigesetzt, wenn eine Erregungsinformation eingeht. Er bewirkt in den benachbarten Zellmembranen eine Erregung oder Hemmung. Es wird daher von chemischer Synapse gesprochen.

Entdeckung am Froschherzen

Schon im Jahre 1905 hat der englische Physiologe Thomas Elliot vermutet, es müßten chemische Substanzen sein, die für die Kommunikation zuständig sind.

Ähnliche Überlegungen wie Elliot hat auch Otto Loewi angestellt. Er war 1873 in Frankfurt geboren und seit 1909 Ordinarius für Pharmakologie in Graz. Eines Nachts im Jahre 1921 kam ihm die Idee, wie er seine Hypothese beweisen könnte. Um den Gedanken nicht bis zum Morgen zu vergessen, eilte er ins Labor, entnahm einem Frosch das Herz und hängte es in eine Salzlösung. Nach den Befehlen des vegetativen Nervensystems schlug das Froschherz weiter. Aus diesem ersten Gefäß leitete Loewi die Flüssigkeit in ein zweites Gefäß mit einem zweiten Froschherzen. Dann blockierte er das Nervenzentrum des ersten Froschherzens vorsichtig, so daß es langsamer schlug. Nach einer gewissen Zeit schlug auch das zweite Herz langsamer.

Loewi zog daraus den Schluß, mit der Flüssigkeit müsse eine chemische Substanz aus dem Herzen des ersten Froschs zum zweiten übertragen worden sein. Sie habe das zweite Herz veranlaßt, langsamer zu schlagen. Loewi nannte die Substanz Vagusstoff, weil sie offenbar den Vagusnerv zu einer Dämpfung des Herzschlags veranlaßt hatte. Der Vagus ist innerhalb des vegetativen Nervensystems der Gegenspieler des Sympathikus. Der Sympathikus treibt an, der Vagus dämpft.

Wenige Jahre später wurde Loewis Vagusstoff von dem Engländer Henry Dale als Acetylcholin identifiziert. Das Acetylcholin ist ein Essigsäureesther des Cholins, ein mit der Nahrung aufgenommener, stickstoffhaltiger Körper (täglicher Bedarf des Menschen zwei bis drei Gramm). Beide Forscher, Otto Loewi und Sir Henry Dale, die einst gemeinsam bei dem englischen Hormonforscher Ernest Starling gearbeitet hatten, wurden für ihre Entdeckung 1936 mit dem Nobelpreis ausgezeichnet.

Dale war übrigens in den ersten Jahren nach der Jahrhundertwende ein enger Mitarbeiter von Paul Ehrlich, den er ein Leben lang verehrte und dessen gesammelte Werke er mit herausgab.

Ort der Handlung: die Synapse

Synapsen werden von Membranen begrenzt. Die Membran des Axons und der Dendriten ist die präsynaptische und die des angrenzenden Neurons die postsynaptische Membran. Innerhalb der Synapse lassen sich mit Hilfe der Elektronenmikroskopie Bläschen von 40 bis 60 Nanometer Durchmesser, die synaptischen Vesikeln, erkennen. Bis zu 15 000 solcher Vesikeln sind in einer Synapse vorhanden. Die Vesikeln produzieren und speichern die Neurotransmitter. Im Fall des Acetylcholin sind in einem Vesikel bis zu 6000 Acetylcholinmoleküle als Paket präsent.

Wird eine Information übertragen, so werden in etwa einer tausendstel Sekunde 200 bis 300 solcher Pakete, insgesamt also etwa zwei Millionen Acetylcholinmoleküle in den synaptischen Spalt ausgeschüttet. Durch die Synapsen ist ein Neuron mit Hunderten bis über 10000 anderen Neuronen verbunden.

Nachdem der Neurotransmitter in den Synapsenspalt abgegeben ist, wird er von dem spezifischen Rezeptor auf der Oberfläche der postsynaptischen Zelle aufgenommen. Neurotransmitter und Rezeptor passen zusammen wie Schlüssel und Schloß.

Durch die Aufnahme im Rezeptor der postsynaptischen Zelle werden die elektrischen Eigenschaften der Zellmembran verändert, wodurch sich die Empfindlichkeit der Zelle für einen elektrischen Impuls entweder erhöht oder vermindert, das hängt von der Art des Transmitters ab. Um aber den Weg freizumachen für neue Impulse, werden in den Synapsenspalt abgegebene Transmittermoleküle entweder durch Enzyme sofort abgebaut oder in die präsynaptische Zelle zurückgenommen.

Es ist noch gar nicht lange her, daß die Wissenschaftler glaubten, es gebe neben dem Acetylcholin nur einige wenige biogene – biologisch wirksame – Amine, die als Neurotransmitter fungieren, wie das Adrenalin, das Noradrenalin, Serotonin und Dopamin – diese Substanzen werden allgemein als Katecholamine bezeichnet – sowie das Histamin.

Alle diese Stickstoff enthaltenden Substanzen sind relativ einfach gebaute, kleine Moleküle, die als Überträgersubstanzen – das Noradrenalin vorwiegend in den Nervenendigungen der Peripherie und des zentralen Nervensystems, das Adrenalin im Nebennierenmark – ihre Zielorte (»Erfolgsorgane«) auf dem Weg über die Körperflüssigkeiten erreichen und von Rezeptoren gebunden werden. Je nach Art der beteiligten Überträgersubstanz wird von cholinergen (Acetylcholin-bindenden), adrenergen (Adrenalin-, Noradrenalin-bindenden) und dopaminergen (Dopaminbindenden) Nervenfasern oder Rezeptoren gesprochen (die Endung »erg« kommt von dem griechischen Wort »ergon«, die Wirkung). Die Wirkung wird durch die entsprechenden Rezeptoren gewährleistet.

Die Rezeptoren gehen theoretisch auf die Vorstellung zurück, daß eine Substanz nur dann auf zellulärer Ebene wirksam werden kann, wenn ein molekularer Reaktionspartner vorhanden ist. Der Rezeptor muß ganz spezifische Eigenschaften haben, damit eine Substanz oder eine Substanzgruppe mit ihm eine Bindung eingehen kann.

Durch diese Bindung wird eine Änderung der biologischen Eigenschaften am Reaktionsort (Erfolgsorgan) ausgelöst. Sie verursacht also einen Reiz, der wiederum zu dem gewünschten Effekt führt, z. B. durch ein Hypothalamus-Releasing-Hormon die Hypophyse zu einer Ausschüttung von Gonadotropinen zu veranlassen.

Die Annahme, es gäbe neben dem Acetylcholin nur einige wenige biogene Amine, die als Neurotransmitter fungieren, stellte sich als Irrtum heraus: denn seit den siebziger Jahren wissen wir, daß nicht nur Gamma-Amino-Butyric-Acid (Gamma-Amino-Buttersäure) oder GABA, eine Aminosäure, ebenso wirkt, sondern auch Glycin und Glutamat. Dazu kamen noch Peptide, also kurzkettige Moleküle aus wenigen Aminosäuren. Peptide sind, wie bereits mehrfach dargestellt, wiederum Bausteine der größeren Proteinmoleküle.

Die Zusammenhänge sind etwas kompliziert, weil manche Stoffe unterschiedliche Funktionen haben können. So kann eine chemische Substanz in der Zelle in einer dieser drei Arten tätig werden, nämlich als Hormon, als Transmitter oder als Modulator. Sie kann aber auch eine einzige Funktion für mehrere Zellen haben. Wir kennen heute 60 Substanzen, die als Neurotransmitter und/oder -modulatoren wirksam sind.

In der Tabelle sind einige der wichtigsten Neurotransmitter und -modulatoren aufgezeichnet, einmal in ihrer chemischen Bezeichnung und einige von ihnen auch mit ihren Aminosäureketten.

Beispiele von Neurotransmittern und -modulatoren	
Adrenalin	Kortikosteroide
Noradrenalin	Östrogen
Dopamin	Enkephaline
Serotonin (S-Hydroxy-tryptamin)	
Azetylcholin	Cholecystokinin (CCK)
Histamin	β-Endorphin
Gamma-Amino-Butter-säure (GABA)	Gastrin
Glycin	Glucagon
Glutamat	Substanz P
Prostaglandine	Adrenocorticotropes Hormon (ACTH)
Luteinisierungs-Hormon-Releasing-Hormon (LHRH)	

Das Dalesche Dogma

Eine wesentliche Komplikation für den Neurologen, den Biochemiker und den Physiologen ergab sich aus der Frage, ob eine einzelne Nervenzelle mehr als nur einen einzigen Transmitter nutzen kann.

Von Sir Henry Dale stammt das nach ihm benannte Dogma, ein Neuron kann nur einen Transmitter nutzen. Das war nach seinen damaligen Erkenntnissen und experimentellen Möglichkeiten auch anzunehmen. Aber jede Hypothese hält sich nur so lange, bis bessere Methoden neue Erkenntnisse schaffen. Mit Hilfe der Immunfluoreszenz (eine Antigen-Antikörper-Reaktion) lassen sich unter dem Mikroskop die einzelnen Substanzen im Nanobereich nachweisen. Und das haben an der Harvard-Universität von Boston P. H. Patterson und seine Kollegen getan.

Heute muß das Dale-Prinzip als nicht mehr gültig angesehen werden. Unsere Nervenzellen sind vielseitiger, als wir das noch bis vor wenigen Jahren angenommen haben; denn Thomas Hökfelt und seine Gruppe am Karolinska Institutet in Stockholm – dessen Mitglieder jährlich über die Verleihung der Medizin- und Physiologie- Nobelpreise entscheiden – konnten beweisen, daß mehrere Arten von Transmitter-Molekülen in einem einzigen Neuron nebeneinander existieren. Damit ist allerdings nicht gesagt, daß sie alle auch gleichzeitig als Transmitter fungieren. Das eine Molekül wirkt als Transmitter, das andere als Modulator.

Der Vagusnerv des Frosches beispielsweise gibt auf einen elektrischen Reiz hin drei als Transmitter möglicherweise wirksame Substanzen ab, das Acetylcholin mit einem Molekulargewicht von 181,8, das Serotonin mit einem Molekulargewicht von 176,22 und das Histamin mit einem Molekulargewicht von 111,15.

Und in den wahrhaft winzigen Bläschen, den Vesikeln, die nur etwa 70 Nanometer groß sind, konnten in einem einzigen Vesikel sowohl die Substanz P als auch Serotonin nachgewiesen werden. Das bedeutet, selbst auf dieser noch niedrigeren molekularbiologischen Ebene existieren zwei Transmitter nebeneinander.

Aus all diesen neuesten Befunden ergibt sich eine ungeheure Flexibilität unserer Nervenzellen und damit des ganzen Gehirns.

Die Neurotransmitter spielen bei den psychischen Erkrankungen eine wesentliche Rolle. Ein Zuviel oder ein Zuwenig von ihnen – ähnlich wie bei den Hormonen – kann eine psychische Störung oder Krankheit hervorrufen. Vorläufig reichen unsere Erkenntnisse freilich nicht aus, um etwa die letzten Ursachen dieser Erkrankungen zu erklären. »Das Rätsel der endogenen Psychosen ist geblieben ...«, konstatiert der schon erwähnte Hamburger Neurologe und Psychiater Jannasch.

Man kann nur prinzipiell sagen, daß Transmitterstörungen an den »Schaltstellen des Geistes«, den Synapsen, zu psychischen Störungen führen.

Medikamente für die Seele

Wenn auch die Erkenntnisse über die letzten Ursachen der psychischen Erkrankungen nur langsam zunehmen, so macht die Entwicklung der entsprechenden Psychopharmaka erhebliche Fortschritte.

Nach dem ersten der Neuroleptika bei Rhone-Poulenc in Frankreich, dem Chlorpromazin, das als Megaphen bekannt ist, wurden in der Schweiz, in Deutschland, in den USA viele weitere Mittel gegen die Schizophrenien entwikkelt. Das Krankheitsbild hat sicher viele unterschiedliche Ursachen, von denen zumindest eine durch einen fehlerhaften Hirnstoffwechsel bedingt ist, nämlich auf einem Überangebot des Neurotransmitters Dopamin im synaptischen Bereich beruht. Die Bedeutung dieser Erkenntnis braucht kaum unterstrichen zu werden.

Das Spektrum der Neuroleptika, die auch eine große therapeutische Breite besitzen, ist weit gefächert. Da sind die verhältnismäßig milden Präparate vom Typ des Amitryptilin. Sie eignen sich besonders zur Behandlung von schizophrenen Defekten, die, da sie nur milde Reste der Erkrankung darstellen, als Residualsymptom bezeichnet werden. Das Spektrum reicht bis zu sehr stark wirkenden, z. B. vom Typ des Haloperidol, einem Stoff aus der Wirkstoffgruppe der Butyrophenole.

Seit 1966 sind Depotneuroleptika bekannt, eine Wirkstoffgruppe von besonderer Bedeutung für die Langzeittherapie, insbesondere die ambulante. Die Wirkung dieser Depotstoffe hält über mehrere Wochen an. Sie wird dadurch erreicht, daß das Neuroleptikum chemisch mit einer langkettigen Fettsäure verbunden wird. Dadurch entsteht eine stark fettlösliche (lipophile) Substanz, die, in Öl gelöst, intramuskulär injiziert wird. Ein Präparat dieser Art ist das Flupentixol-Decanoat der Troponwerke.

Ein anderes Prinzip wurde von Janssen in Belgien entwickelt. Die neuroleptische Substanz bildet nach intramuskulärer Injektion ein mikrokristallines Depot. Die Langzeittherapeutika haben den Vorteil, daß schizophrene Menschen mit ihrer Hilfe auch außerhalb der Klinik erfolgreich behandelt werden können.

Den Neuroleptika ist eine antipsychotische Wirkung gemeinsam. Sie hemmen die psychische Erregbarkeit und die innere Spannung und reduzieren Antrieb und Angst. Vor allem verhelfen sie aber dem Kranken zu einer stärkeren Distanzierung gegenüber seiner Umwelt. Da viele Neuroleptika auch eine angstlösende, also eine anxyolytische Wirkung haben, werden die leichteren Vertreter dieser Wirkgruppe in geringerer Dosierung auch bei der Behandlung von Menschen angewandt, die an leichteren Angstzuständen und Neurosen leiden.

Unerwünschte Wirkungen – nicht immer zu vermeiden

Selbstverständlich sind Neuroleptika nicht frei von Nebenwirkungen, wie es ja überhaupt utopisch ist, völlig nebenwirkungsfreie Arzneimittel zu fordern. Wer dies tut, verrät eine bemerkenswerte Unkenntnis pharmakologischer Grundtatsachen. Es ist ein Naturgesetz, daß jede physiologisch erwünschte Wirkung eines Stoffes auf den menschlichen Organismus zwangsläufig auch mit Nebenwirkungen verbunden ist. Selbst manche Ärzte und Gesundheitspolitiker sind hier nicht frei von »schizoiden« Haltungen, wenngleich man den Verdacht nicht los wird, daß sie es in ihrem »anderen Ich« besser wissen müßten. Diese Form von Schizophrenie ist allerdings mit Neuroleptika nicht zu beeinflussen.

Bei der Therapie mit Neuroleptika können akute Nebenwirkungen auftreten, die sich aus der Interferenz, der

Wechselwirkung der Arzneimittel mit den Überträgersubstanzen im Zentralnervensystem, den Neurotransmittern, ergeben. Derartige Nebenwirkungen sind z.B. beschleunigter Herzschlag (Tachykardie), Mundtrockenheit und Schwellung der Nasenschleimhaut. Der Blutdruck kann sinken und die Krampfbereitschaft erhöht sein.

Bei chronischer Anwendung entwickelt sich gelegentlich das als Dyskinetisches Syndrom bezeichnete Krankheitsbild, das durch unfreiwillige, abnorme Bewegungen im Kopf-, Hals- und Schultergebiet charakterisiert ist, Sprech- und Schluckschwierigkeiten mit sich bringt. Dieses Syndrom wird durch die Wirkung der Neuroleptika auf diejenigen Systeme des Zentralnervensystems hervorgerufen, die die automatisch, mehr oder weniger unbewußt und unbemerkt ablaufende Motorik, z.B. den Gang und das Gleichgewicht beeinflussen (es wird als Extrapyramidales System bezeichnet).

Eine neue Ära in der Therapie

Bei der Behandlung der Depressionen begann, ebenfalls in den fünfziger Jahren, eine neue Ära. Sie ist gekennzeichnet durch die Einführung der sogenannten Thymoleptika. Der Name stammt vom griechischen thymos = Gemüt, und analeptikos = erfrischend, erleichternd. Die Entwicklung dieser antidepressiven Mittel basiert auf sehr sorgfältigen klinischen Beobachtungen. Die Schweizer Firma Hoffmann-La Roche besaß damals ein Mittel gegen Tuberkulose, das Iproniazid. Viele Patienten in Tuberkulose-Heilanstalten, die damit behandelt wurden, zeigten plötzlich auffallende psychische Veränderungen, sie wurden heiter und fröhlich. Wie war das zu erklären, fragten sich die Ärzte. Es stellte sich heraus, daß die Stimmungsaufhellung dem Einfluß von Iproniazid zuzuschreiben war.

Das ursprünglich als Tuberkulostatikum entwickelte Mittel fördert, wie weitere Forschungen ergaben, den Abbau von Neurotransmittern. Betroffen ist die Monoamino-Oxydase. Wird das Enzym gehemmt, bleiben die Neurotransmitter länger in den Synapsen wirksam. Deshalb faßt man diese Antidepressiva unter dem Begriff der Monoamino-Oxydase-(MAO-)Hemmer zusammen.

Die trizyklischen Antidepressiva

Bald darauf fand der Schweizer Psychiater Richard Kuhn noch eine andere Gruppe von Substanzen zur Behandlung der Depressionen, die trizyklischen Antidepressiva. Sie werden so genannt, weil in ihrer Struktur drei Ringmoleküle miteinander verbunden sind. Das erste große Präparat war das Imipramin. Es ist unter dem Markennamen Tofranil® bekannt und wurde von der Schweizer Firma Geigy herausgebracht, bevor sie mit der Ciba fusioniert hatte.

Die Nebenwirkungen beziehen sich, ähnlich wie bei den Neuroleptika, auf Störungen des vegetativen Nervensystems. Mundtrockenheit, Herzklopfen und Blutdruckabfall können vorkommen. Selbstverständlich ist die Anwendung während der Schwangerschaft unbedingt zu überlegen; das gilt aber für jegliche Arzneimittelanwendung.

Zu den häufig bei Depressionen verwandten Präparaten gehört das bereits erwähnte Amitriptylin. Ein anderes trizyklisches Antidepressivum ist Lofrepamin von Merck in Darmstadt.

Ein verhältnismäßig neues Präparat für die Behandlung von Depressionen, das weder zu den MAO-Hemmern, noch zu den trizyklischen Verbindungen zählt, wurde von den Forschern der Hoechst AG entwickelt. Es ist das in der Zwischenzeit auf der ganzen Welt angewandte Nomifensin.

Das Nomifensin setzt aus Nervenfasern des Zentralnervensystems Noradrenalin und in etwas in geringerem Maß Dopamin frei und blockiert andererseits die Wiederaufnahme von Noradrenalin und Dopamin in der präsynaptischen Nervenendigung.

Nomifensin wird vom Organismus rasch und vollständig resorbiert. Die Halbwertzeit für die Ausscheidung über die Nieren liegt zwischen zwei und vier Stunden. Deshalb kommt es, durch experimentelle Untersuchungen ausdrücklich bewiesen, nicht zu einer Kumulierung.

Es wirkt sowohl als Substanz als auch über seine, durch Biotransformation entstandenen, primären Metaboliten. Die Stoffwechseluntersuchungen wurden an gesunden, freiwilligen Probanden durchgeführt. Zu diesem Zweck war das Nomifensin mit radioaktivem Kohlenstoff markiert.

Derartige Untersuchungen des Metabolismus sind heute unentbehrlich für die Entwicklung neuer Pharmaka, um deren Verhalten im Organismus, ihre Biotransformation, ihre Pharmakokinetik und andere Kriterien genauestens festzustellen.

Während die trizyklischen Antidepressiva in unterschiedlichem Ausmaß die Wiederaufnahme der Neurotransmitter Noradrenalin und Serotonin beim Rücktransport in die synaptischen Nervenendigungen hemmen und somit der biologischen Inaktivierung der Neurotransmitter entgegenwirken, führt Nomifensin – ebenfalls auf dem Weg einer Wiederaufnahmehemmung – zu einer Verlängerung der biologisch aktiven Phase von Dopamin und Noradrenalin.

Insgesamt herrscht bezüglich der Depressionen heute die Meinung, daß bei vielen Patienten vermutlich ein Mangel der beiden Neurotransmitter Noradrenalin oder Serotonin in den Synapsen besteht. Da die unmittelbare Zufuhr von Serotonin und Adrenalin deswegen nicht hilft, weil diese Stoffe die Bluthirnschranke nicht durchbrechen können, muß der Stoffwechseleingriff auf indirekte Weise geschehen. Sobald jedoch in den Synapsen wieder mehr Serotonin und Noradrenalin angeboten wird, verschwinden viele der depressiven Erscheinungen.

Die größte Gruppe unter den Psychopharmaka stellen heute die Tranquilizer, oft auch Ataraktika genannt. Das erste Präparat war das Leprobamat, besser bekannt unter dem Namen Miltaun, 1954 von den amerikanischen Wallace Laboratories entwickelt. Es wird heute kaum noch benutzt, weil die Nebenwirkungen doch recht ausgeprägt sind.

Das weitaus größere Feld haben sich die Tranquilizer vom Typ der Benzodiazepine erobert. Das erste Benzodiazepin wurde bei der Schweizer Firma Hoffmann-La Roche von dem Chemiker Dr. Leo Sternbach entwickelt. Das Chlordiazepoxyd kann heute bereits als klassisch bezeichnet werden. Es kann allein oder in Kombination verwendet werden und ist ein Beispiel für einen Tranquilizer, der erst im Organismus in einen pharmakologisch wirksamen Metaboliten umgewandelt wird. So steigt der Blutspiegel bei Librium zwar schnell an, aber die Konzentration des wirksamen Abbauprodukts baut sich erst im Laufe vieler Stunden auf; die Wirkung setzt also nicht schlagartig ein, hält dafür aber länger an.

Der Siegeszug des Diazepam

Das wohl erfolgreichste aller Benzodiazepine ist das Diazepam. Es hat unter der Markenbezeichnung Valium einen weltweiten Siegeszug angetreten. Es wird sogar in der Liste der unentbehrlichen Präparate der WHO genannt. Diazepam wird in einem Schritt unmittelbar in biologisch aktive Metabolite überführt, der Blutspiegel steigt rasch an, die Metabolite treten langsam auf; das Valium zeigt daher eine akute kurzfristige und außerdem noch eine lang dauernde Wirkung.

Jannasch lobt das Diazepam in einem für Arzneimittel ungewöhnlichen Ausmaß: »Valium (Diazepam) verdient das Beiwort souverän. Verträglichkeit, breite Wirksamkeit und Kombinierbarkeit sind ungewöhnlich. Die Brauchbarkeit bei allen myospastischen Beschwerden ist sehr gut. Die meisten aller Schmerzen sind primär von Muskelspasmen bedingt oder sekundär von solchen begleitet. Im Kreis der Verflechtung zwischen Angst – Leistungsherausforderung – muskulärer Verkrampfung – Wirbelsäulenbeschwerden (und Spannungskopfschmerzen) trifft Valium ins Schwarze.«

Zu einer anderen Gruppe von Benzodiazepinen, die unmittelbar wirken und direkt biologisch inaktiviert werden, gehören z. B. das Oxazepam und das Bromazepam.

Die Biotransformation derjenigen Benzodiazepine, die im Organismus ebenfalls zu aktiven Substanzen abgebaut werden, verlängert ihre Wirkung. Werden die Präparate wiederholt genommen, ist eine Kumulation möglich. Die Benzodiazepine haben eine relativ lange Halbwertzeit von 24 bis 48 Stunden, manche sogar bis zu 100 Stunden. Es dauert deshalb nach dem Absetzen des Medikaments noch einige Tage, bis seine Spuren völlig aus dem Körper verschwunden sind.

Ein neues Benzodiazepinpräparat ist das von der Hoechst AG entwickelte Clobazam. Diese chemisch neuartige Substanz ist das erste therapeutisch eingesetzte 1,5-Benzodiazepin, während alle anderen Benzodiazepine in die Gruppe der 1,4-Diazepine gehören. Das Präparat wirkt angst- und spannungslösend und dämpft Unruhe und Erregungszustände zuverlässig. In mancher Hinsicht ist Clobazam sogar dem Diazepam überlegen.

Die pharmakodynamischen Studien, die mit Clobazam im Vergleich zu Chlordiazepoxid, Diazepam, Dikalium-Chlorazepat, Norazepam und Placebo durchgeführt wurden, zeigen, daß die in der ambulanten Therapie üblichen Dosen des Präparats den Wachheitszustand, die sogenannte Vigilität, und die Psychomotorik nicht beeinträchtigen. In einigen Untersuchungen führt Clobazam besonders bei ängstlichen und emotional labilen Probanden sogar zu einer Verbesserung psychomotorischer Leistungen.

Clobazam ist ausgezeichnet verträglich. Bei Beginn der Behandlung kann es gelegentlich zu Ermüdungserscheinungen kommen. Diese oft durch Erschöpfung oder nachlassende Spannung erklärbare Reaktion verschwindet im allgemeinen rasch während der weiteren Behandlung. In seltenen Fällen treten Schwindelgefühle, Mundtrockenheit, Kopfschmerzen oder Tremor gelegentlich auf, so daß man insgesamt sagen kann, daß die Nebenwirkungen außergewöhnlich gering sind.

Gegen Depressionen und Angst

Das ebenfalls von Hoechst entwickelte Präparat Psyton® ist ein psychotropes Präparat mit antidepressiven und anxiolytischen Eigenschaften. Die stärkere Wirkung wird durch eine Mischung von Nomifensin, dem Antidepressivum, und Clobazam, dem Anxiolytikum, etwa im Verhältnis 10 zu 3 erzielt.

Die Wirkungen der Einzelsubstanzen sind pharmakologisch bewiesen. Die pharmakologischen Untersuchungen von Psyton haben gezeigt, daß die erwünschten Wirkungen der Einzelsubstanzen eher verstärkt, keinesfalls aber abgeschwächt sind. Das Präparat verbindet die biochemischen Wirkungsmechanismen von Nomifensin und Clobazam, ohne daß – wegen der Unterschiedlichkeit der Mechanismen – eine Antagonisierung oder Potenzierung auftritt.

Die pharmakokinetischen Untersuchungen mit radioaktiv markierter Substanz haben ergeben, daß die Biotransformation beider Wirkstoffe durch ihre gemeinsame Gegenwart in dem Produkt keine wesentlichen qualitativen Änderungen erfahren hat.

Durch weitere Versuche wurde geklärt, daß die Kombination der beiden Wirkstoffe im Vergleich zu den Monosubstanzen therapeutische Vorteile besitzt und daß die Verträglichkeit genauso gut ist.

Die Nebenwirkungen können gelegentlich in Müdigkeit, Schwindelgefühl, Übelkeit, Kopfschmerz oder feinschlägigem Tremor ihren Ausdruck finden. Sie verschwinden im allgemeinen, ohne daß die Behandlung unterbrochen werden muß. Überempfindlichkeitsreaktionen sind außerordentlich selten, und alle Reaktionen normalisieren sich nach Absetzen des Präparats rasch.

Ein besonderes Positivum der Benzodiazepinabkömmlinge ist ihre große therapeutische Breite. Darunter versteht man den Abstand zwischen der Wirkungsdosis (ED) und der letalen Dosis (LD). Diese therapeutische Breite, die etwa bei den Barbituraten verhältnismäßig schmal ist, macht Selbstmordversuche mit Benzodiazepinen fast unmöglich.

Ansatzpunkt: das Zentralnervensystem

Wie bei allen Psychopharmaka setzen auch die Benzodiazepine in ihrer Wirkung am Zentralnervensystem an, nach allen bisherigen Feststellungen bevorzugt am limbischen System. Dieses besteht aus Strukturen im entwicklungsgeschichtlich alten Gehirnteil. Dazu gehören Kerngebiete wie der Hypothalamus, der Mandelkern und der Hypocampus. Die limbischen Strukturen sind wie ein Saum (lat. limbus = Saum) angeordnet, davon haben sie auch ihren Namen.

Die Funktion des limbischen Systems ist die einer Art übergeordneter Zentrale für die Absonderung der Drüsen mit innerer Sekretion. Das limbische System ist wesentlich für die Gemütsregungen des Gesamtverhaltens, also für emotionelle Reaktionen wie Furcht, Wut oder Zuneigung verantwortlich. Viele Schmerzmittel, vor allem aber die Psychopharmaka, wirken über das limbische System. Dort müssen sich auch die Rezeptoren für die Wirksubstanz der Benzodiazepine befinden. Ohne das Wechselspiel zwischen solchen Wirksubstanzen und Rezeptoren gäbe es, wie mehrfach erwähnt, ja keinerlei pharmakologische Wirkung.

In der Pharmakologie gibt es neben den Rezeptoren zwei wesentliche Gruppen für die Erklärung des Wirkungsmechanismus: die Agonisten und die Antagonisten. Agonisten sind Substanzen, die sich mit dem Rezeptor verbinden und eine Änderung zellulärer Eigenschaften auslösen. Bei den Antagonisten unterscheidet man kompetitive von nicht kompetitiven Antagonisten. Kompetitiv bedeutet: im Wettbewerb stehend. Die kompetitiven Antagonisten verbinden sich reversibel mit denselben Rezeptoren wie die Agonisten, stehen also im Wettbewerb mit diesen, lösen aber keine Änderung zellulärer Eigenschaften aus. Sie blockieren aber in Abhängigkeit von ihrer Konzentration einen Teil der Rezeptoren, so daß der Agonist an Wirksamkeit verliert.

Gute Nacht mit Benzodiazepinen

Die Benzodiazepine haben sich auch auf dem Gebiet der Hypnotika, der Schlafmittel bewährt. Infolge ihrer großen therapeutischen Breite sind sie zur Behandlung einer Reihe von Schlafstörungen sicherer als die Barbiturate, bei denen Überdosierungen sehr gefährlich werden können.

Vor allem die Benzodiazepin-Abkömmlinge wie Nitrazepam, Flunitrazepam und Flurazepam werden häufig als Schlafmittel verordnet. Sie wirken nur einige Stunden, so daß der bekannte »hang over« wie bei anderen Hypnotika nur selten auftritt. Um das Einschlafen selbst zu erleichtern, eignen sich die Benzodiazepine, wie Diazepam (Valium) bis zum Chlordiazepam (Frisium) oder Bromazepam (Lexotanil). Sie haben auf die sogenannten REM-Phasen während des Schlafes nur einen geringen Einfluß. REM bedeutet: Rapid Eye Movement. Bei diesem Schlaf sind die Augen hinter den geschlossenen Lidern in Bewegung. Der Schlafende träumt lebhaft.

Die Schlafperiode, in der keine Augenbewegungen stattfinden, heißt Non-REM-Schlaf. Bis zum Jahre 1929 herrschte noch die Ansicht, daß der Schlaf ein Lähmungszustand des Gehirns sei. Erst als der spätere Nobelpreisträger W. R. Hess herausfand, daß ein bestimmter Hirnteil, das Stammhirn, im Schlaf stärker durchblutet ist, mußte man sich von dieser Ansicht trennen. Denn jede stärkere Durchblutung ist ein Indiz dafür, daß das betreffende Organ vermehrt beansprucht wird. Demnach mußte also dieser Gehirnteil im Schlaf nicht nur nicht ausgeschaltet sein, sondern im Gegenteil stärker als im wachen Zustand des Menschen arbeiten.

Mit Hilfe des Elektro-Enzephalogramms (EEG) untersuchten die Forscher die einzelnen Schlafphasen im Gehirn. Sie stellten fest, daß sich die Hirnstromkurven der REM-Phase, von denen der Non-REM-Phase deutlich unterscheiden. Weckte man Versuchspersonen, die sich im Non-REM-Schlaf (langsamer Schlaf) befanden, hatten sie entweder nur belanglose Dinge aus dem Alltag oder aber überhaupt nichts geträumt. Im REM-Schlaf (Traumschlaf) dagegen träumt der Mensch wirklich, meist phantastische Dinge.

Der REM-Schlaf macht etwa 20 bis 30 Prozent des Nachtschlafs aus und tritt drei- bis fünfmal in einer Nacht auf. Eine REM-Schlafphase dauert zehn bis 15 Minuten. Nur wenn der Schläfer alle Schlafstadien im richtigen Verhältnis zueinander durchläuft, kann eine richtige Erholung stattfinden.

Daß Opiate zur Sucht führen, ist jedermann bekannt. Auch Barbiturate machen süchtig, vor allem aber abhängig. Wie steht es nun mit den Benzodiazepinen? Diese Frage ist besonders wichtig angesichts der Millionen von Menschen, die Arzneimittel gebrauchen. Man muß sich dabei nochmals vergegenwärtigen, daß in Deutschland nach relativ zuverlässigen Schätzungen circa 20 Millionen Menschen Tranquilizer nehmen.

Von fachärztlicher Seite wird immer wieder betont, daß die Verschreibung von Benzodiazepinen trotz ihrer therapeutischen Breite mit Vorsicht gehandhabt werden muß. Sie sollen nur verhältnismäßig kurz angewandt werden. Anschließend muß nach psychotherapeutischen Möglichkeiten gesucht werden, um im Gespräch zwischen Arzt und Patient die Konflikte und Störungen abzubauen, die bis dahin eine Medikation mit Benzodiazepinen notwendig gemacht haben.

Selbstkritisch wird in Ärztezeitschriften immer wieder zur Diskussion gestellt, ob nicht zu leichtfertig rezeptiert und somit die »stille Sucht« gefördert wird. So hat z. B. ein Artikel im »Deutschen Ärzteblatt« vom Mai 1982 eine breite Beachtung gefunden, in der ein Arzt seine Gedanken über Mißbrauch und Abhängigkeit von Medikamenten ausspricht. Er bezeichnet eine zu großzügige Verordnung als dazu geeignet, »unangenehme Probleme« zuzudecken, nicht aber, sie zu lösen.

Abhängige – oft allein gelassen

Der tranquilisierte Patient sei für eine Psychotherapie weniger zugänglich. »Seine Probleme werden«, so heißt es da, »zugedeckt, er ist nicht mehr daran interessiert, sie zu lösen.« Läßt die als wohltuend registrierte Wirkung des Medikaments nach, wird neu eingenommen.

Dies ist die Anbahnung der Sucht für jene, die gefährdet sind. Der Abhängige, der von einem Präparat Heilung erhoffte, bemerkt seine Abhängigkeit oft erst dann, wenn »sein Medikament« seine Probleme nicht mehr beseitigt und seine Persönlichkeit zerstört, meist nicht mal dann.

Der abhängig Gewordene ist in dieser Phase mit seiner Abhängigkeit oft alleingelassen. Die Gesellschaft betrachtet ihn als moralisch verkommen, willensschwach, gottlos, arbeitsscheu, schuldhaft abhängig und anderes mehr. Daß es sich bei jeder Abhängigkeit um eine Krankheit handelt, die therapierbar ist, wenn auch oft mit sehr großen Schwierigkeiten, ist nicht einmal allen Ärzten bewußt.

Es ist fast überflüssig zu betonen, daß Alkohol im Zusammenhang mit Barbituraten oder Benzodiazepinen die Situation verschärft. Denn Alkohol erhöht ihre Wirkung. Sosehr der Ruf laut wird, Pharmakotherapie etwa in Gestalt der Benzodiazepine durch direkte Psychotherapie des

Arztes zu ersetzen, so hart stößt sich diese Forderung an der Realität. Nur wenige Ärzte finden die Zeit, die vielen Patienten, die zu ihnen wegen psychischer Störungen kommen, auch nur in Ruhe mit ihren langen Leidenslisten anzuhören oder gar therapeutisch zu beeinflussen.

Der schon öfter zitierte Psychiater C. Jannasch hat recht, wenn er postuliert, jede Medikation mit Psychopharmaka in einen Behandlungsplan einzubetten, der die ganze Lebensführung des Patienten einschließt. Doch in vielen Ländern ist jeder dritte Bürger gewohnt, Psychopharmaka einzunehmen. Wie jeder einzelne aus diesem Heer von hilfsbedürftigen Menschen psychotherapeutisch betreut werden soll, bleibt ein Rätsel.

Generell läßt sich sagen: mit den modernen Psychopharmaka kann in vielen Fällen ausgezeichnet geholfen werden, so daß das Instrumentarium der Psychiatrie bis Mitte dieses Jahrhunderts geradezu mittelalterlich anmutet. Eindrucksvoll formuliert Professor Helmut Selbach, Direktor der Psychiatrischen und Neurologischen Klinik der Freien Universität Berlin, die segensreiche Rolle der Psychopharmaka:

»Die Weltverlorenheit des Geisteskranken, die Qual des Schizophrenen in einer ihm fremd gewordenen, bedrohlichen Umgebung und das Empfinden seiner eigenen, für ihn unverständlichen, körperlichen und seelischen Veränderung, die ihn zu Selbstmorden treiben kann, die Qual des Depressiven unter seinen Selbstvorwürfen und seiner erlebten körperlichen wie psychischen Ohnmacht, die ihn ebenfalls oft veranlassen, seinem Leben ein Ende zu setzen – sie können dem Patienten nicht selten innerhalb von Stunden genommen werden; der Kranke lebt meist schon nach einigen Kurtagen wieder in unserer Welt.«

Doch ausreichend Zeit und Geduld sind das wichtigste Kapital des Psychiaters, denn Patienten wiederholen sich, wenn sie endlich reden, häufig, und das nicht nur in einer Sitzung.

Heilen allerdings können die modernen Psychopharmaka seelische Erkrankungen gewöhnlich nicht. Selbst dann nicht, wenn ärztliche Fürsorge und Arzneimittel vorbildlich kombiniert werden. Es gibt jedoch guten Anlaß zu hoffen, daß neue Substanzen in Zukunft experimentelle und klinische Erfolge bringen werden. Eine Gruppe dieser Arzneimittel von morgen sind die Neuro-Peptide.

Ein erstes Beispiel für die Neuro-Peptide ist das Adrenocorticotrope Hormon, das ACTH.

Dieses Peptidhormon ist schon lange bekannt. Es wird in der Hypophyse, der Hirnanhangdrüse, und im Gehirn synthetisiert. Natürlich wurde versucht, sein Molekül zu verändern. Zuerst interessierten sich Chemiker und Mediziner für die Frage, ob wirklich das ganze Molekül gebraucht wird oder ob sich die bekannten, erwünschten oder unerwünschten, Wirkungen nicht auch mit Untereinheiten erzielen lassen. Tatsächlich fanden sie heraus: Wenn Ratten mit längeren Bruchstücken des Adrenocorticotropen Hormons behandelt werden, gähnen sie fortwährend und strekken sich immer wieder. Werden kürzere Bruchstücke des ACTH benutzt, so hören diese abnormen Verhaltensweisen der Tiere auf.

In Utrecht in Holland beschäftigt sich Professor de Wied schon seit langem mit derartigen Forschungen. Er behandelte Tiere mit ACTH-Fragmenten, die zu wenig Aminosäuren hatten. Die Tiere lernten viel schneller und bis tausendfach besser. Gleichzeitig wurden sie lebhafter, aufmerksamer und wacher. Das ließ sich auch im Elektro-Enzephalogramm nachweisen, in dem die Hirnströme gemessen werden. Die Effekte ließen sich durch Veränderungen am Molekül variieren. Die viel kürzere Aminosäurekette gegenüber dem ursprünglichen ACTH ist etwa tausendfach wirksamer und stabiler.

Das zweite Beispiel ist das Cholecystokinin (CCK). Es

veranlaßt die Gallenblase, sich zusammenzuziehen, sich zu kontrahieren, und die Bauchspeicheldrüse, Enzyme abzugeben. Das war natürlich schon lange bekannt. Vor kurzem wurde Cholecystokinin mit Hilfe neuer, histochemischer Methoden auch in zahlreichen Hirngebieten gefunden. Da es im Gehirn die Abgabe von Dopamin zu beeinflussen scheint, wäre es denkbar, mit Cholecystokinin oder Analogen seines Moleküls Psychosen zu behandeln.

Auch bei Cholecystokinin sind Bruchstücke mit verschiedener Länge isoliert worden. Sie reichen von einem Cholecystokinin mit vier Säuren über acht, zwölf, 33 bis zu solchen mit 39 Aminosäuren. Das 33 Aminosäuren enthaltende Cholecystokinin wird im übrigen durch zwei Enzyme im Gehirn in die Substanz mit zwölf bzw. acht Aminosäuren umgewandelt.

Das natürliche Molekül hat eine Reihe wohlbekannter Effekte. Mit Cholecystokinin behandelte Mäuse und Ratten werden träger und müde. Ihre Augenlider hängen herab. Auch die Körpertemperatur nimmt ab. Die Tiere empfinden Schmerz deutlich geringer oder, je nach Dosis, gar nicht mehr. Sowohl CCK 33 als auch Caerulein, ein ähnliches Molekül wie Cholecystokinin, das aus der Froschhaut isoliert werden konnte, sind wirksamer als das Gesamtmolekül.

Die körpereigenen Schmerzstiller, die Enkephaline und die Endorphine, werden im Kapitel über den Schmerz näher beschrieben. Mit einem dieser körpereigenen Schmerzstiller, dem Beta-Endorphin, wurden depressive und schizophrene Patienten behandelt. Während eine Arbeitsgruppe über gute Wirkungen berichtete, konnte eine andere Arbeitsgruppe diese Effekte nicht bestätigen.

Aber, und das war das erfreuliche, es zeigte sich, daß ein kurzes Bruchstück des Beta-Endorphins, das Des-Tyrosin-Gamma-Endorphin (DTGE) zwar keine Opiumwirkung mehr hat, jedoch eine gute Wirkung bei Patienten mit einer erst seit kürzerer Zeit bestehenden Schizophrenie. Bei Patienten, die schon länger an ihrer Schizophrenie erkrankt waren, konnte der Verlauf durch diesen Stoff allerdings nicht beeinflußt werden.

Die Erkenntnisse über Neurotransmitter und -modulatoren berechtigen zu der Hoffnung, daß mit Hilfe der synthetischen Chemie durch Molekülveränderungen natürlich vorkommender Substanzen zum Teil wesentliche Wirkungssteigerungen als erwünschte Folge erzielt werden können. Möglicherweise sind damit schon in den nächsten Jahren psychische Erkrankungen sogar zu heilen, wenn man einmal eine kühne Vorhersage wagen darf.

Penicillin contra Paralyse

Eine therapeutische Revolution hat bei einer anderen Erkrankung stattgefunden, die zu dem Niederdrückendsten gehörte, was Psychiater früherer Generationen sehen mußten: das Bild der fortschreitenden Verblödung, die sogenannte Paralyse, volkstümlich Hirnerweichung genannt. Für viele Menschen war früher diese rein organisch erworbene Geisteskrankheit mit einem gewissen Schauder umgeben.

Die progressive Paralyse gehörte zu den im Grunde genommen sehr seltenen Formen einer syphilitischen Infektion. Das unheimliche daran war, daß sie oft erst nach zehn, 20 oder gar 30 Jahren zum Ausbruch kam. Sie bewirkte einen Abbau der Gehirnzellen, des Denkvermögens, ja der gesamten Persönlichkeit des Patienten.

Nachdem Paul Ehrlich 1909, in Zusammenarbeit mit Hoechst, das Salvarsan geschaffen hatte und damit die bis dahin risikobehafteten Quecksilberkuren durch eine wesentlich sicherere chemotherapeutische Methode ablöste, die frühen Formen der Syphilis zu kurieren, wurden die Spätfolgen der Lues immer seltener. Gegen Paralyse selbst war das Salvarsan allerdings unwirksam, weil es nicht die Bluthirnschranke passieren konnte. Kam es doch zum Ausbruch einer progressiven Paralyse, konnten energische Malaria- und andere Fieberkuren noch in den Frühstadien dieser Krankheit erstaunliche Besserungen oder gar Heilungen erzielen.

Radikal änderte sich das Bild, als Penicillin G zur Verfügung stand. Es erwies sich auch bei beginnender Paralyse als ein souveränes Mittel. Es hätte ohne Zweifel auch bei Thomas Manns berühmtem Dr. Faustus geholfen.

Heute gehört diese organische Hirnerkrankung, die man im wesentlichen als chronische Gehirnentzündung einstufen kann, zu den Raritäten. In den Heil- und Pflegeanstalten finden sich kaum mehr Paralytiker späterer Stadien.

Dr. Parkinson litt an Parkinsonismus

Wesentlich größere Aktualität als die progressive Paralyse hat auch heute noch eine Erkrankung, die der englische Arzt Parkinson zum ersten Mal 1817 beschrieben hat, eine Krankheit, an der er selbst litt. Er nannte sie »shaking palsy«, Schüttellähmung, ein Name, unter dem sie auch heute noch bekannt ist. Hauptsächlich wird sie aber, zu Ehren ihres Entdeckers, Parkinson-Krankheit beziehungsweise Parkinson-Syndrom genannt.

Die Krankheit bildet einen breiten Komplex von Erscheinungen mit sehr unterschiedlicher und vielfach unaufgeklärter Entstehung (Ätiologie). Ihre Symptome werden dadurch verursacht, daß die Ganglienzellen verschiedener Bereiche des Gehirns degenerieren und Schaden erleiden.

Ursachen dafür können Infektionen sein oder Störungen der Durchblutung in Form von Thrombosen oder dergleichen, Vergiftungen durch Kohlenmonoxid, Mangan, Alkohol und andere toxische Stoffe. Auch Tumoren oder traumatische Schäden können die Ursache sein.

Die auffallende Langsamkeit aller Bewegungen und das Zittern im Ruhezustand sind die deutlichen Symptome der Krankheit, die durch eine Störung der Motorik gekennzeichnet ist. Die wesentlichsten klinischen Merkmale stellen die Bewegungsarmut (Akinese), körperliche Steifheit (Rigor) und die schon erwähnten Zitterbewegungen (Tremor) dar. Man spricht von einer Trias der Symptome. Die Sprache der Parkinson-Kranken ist fast immer verändert: sie ist monoton, sehr leise und schließlich kaum noch verständlich.

Die Behandlung der Parkinson-Krankheit wurde im vergangenen Jahrhundert mit dem Belladonna-Alkaloid, dem Gift der Tollkirsche, begonnen. Allerdings verursachte sie mit ihrem wesentlichen Wirkstoff Atropin starke Nebenwirkungen. Es begann die Suche nach besser geeigneten Medikamenten, die schließlich zu den Anticholinergika führte.

Entscheidend war die Feststellung, daß bei Parkinsonismus der Gehalt des Neurotransmitters Dopamin im extrapyramidalen System vermindert ist. Der Mangel an Dopamin beeinträchtigt die Steuerzentrale im Gehirn, die für die Bewegungen zuständig ist.

Der Wiener Kliniker Birkmeyer und seine Mitarbeiter suchten nach Wegen, um den Mangel an Dopamin im Gehirn auszugleichen. Nun hätte nichts näher gelegen, als einfach den Kranken Dopamin zu geben. Doch von außen zugeführtes Dopamin ist nicht in der Lage, die Bluthirnschranke zu überwinden.

Erst als die Forscher auf den Einfall kamen, eine Vorstufe des fehlenden Dopamins zu verwenden, kam für die Parkinson-Kranken endlich die wirkungsvolle Therapie in Sicht. L-Dopa ist heute das Mittel der Wahl gegen die Schüttellähmung. Diese Vorstufe des Dopamins durchbricht die Bluthirnschranke und wird im Gehirn in Dopamin umgewandelt.

An der Parkinson-Krankheit leiden etwa 60000 Menschen im Bundesgebiet, das ist ein Hundertstel der Bevölkerung. Am häufigsten tritt sie zwischen dem 50. und 65., selten vor dem 40. Lebensjahr auf. Männer sind gefährdeter als Frauen. Die heute verwendeten Psychopharmaka greifen in das Gleichgewicht zwischen Dopamin und dem Acetylcholin, der anderen wichtigen Überträgersubstanz, ein. Die medikamentöse Therapie des Parkinson-Syndroms strebt entweder eine Verminderung der Acetylcholin-Aktivität (Anticholinergika) oder eine Verstärkung der Dopamin-Wirkung an.

Erbleiden Veitstanz

Das einzige bisher bekannte, durch psychische Symptome charakterisierte Leiden, das eindeutig genetisch verankert ist, also als Erbleiden anzusehen ist, ist die sogenannte Chorea Huntington, das schizophreniforme Psychosen, Demenz und neurologische Choreazeichen zeigt.

Volkstümlich ist die Chorea Major, wie sie auch heißt, als Veitstanz bekannt. Die Bezeichnung stammt von der Tanzwut, der Tarantella des 14. Jahrhunderts, zu deren Heilung man nach der Veitskapelle bei Ulm gewallfahrt war. Die Chorea tritt erst zwischen dem 30. und 50. Lebensjahr in Erscheinung. Bestimmte Hirnzellen fallen völlig aus. Es kommt zu einer Hirnatrophie mit entsprechend schweren psychischen Störungen.

Biochemisch zeigen sich eine reduzierte Enzymaktivität und verringerte cholinerge und andere Rezeptoren. Medikamente, die Dopaminrezeptoren blockieren, die Dopaminspeicher entleeren oder Azetylcholin vermehren, schwächen choreaforme Bewegungen, L-Dopa und Anticholinergika verschlimmern sie.

Risikofaktor: Alter

Ob es sich um neurologische oder psychiatrische Erkrankungen handelt, der Anteil der alten Menschen, die davon betroffen werden, ist im Wachsen. Bei ihnen muß oft eine sogenannte Multi-Morbidität konstatiert werden. Sie lei-

die Vermeidung nahezu unerträglicher psychischer und finanzieller Belastung der Gesunden, die solche Kranken pflegen müssen.

Jungen Ärzten, die heute oder morgen am Beginn ihrer medizinischen Tätigkeit dem Leid von psychisch Kranken gegenüberstehen, kann nichts Besseres als Leitlinie dienen als das, was Manfred Bleuler, der Sohn des berühmten Eugen Bleuler, im »Lehrbuch der Psychiatrie« schreibt. Seine Sätze haben besondere Gültigkeit, solange es ein Leben ohne Krankheit nicht gibt.

»Vor allem fürchten Sie sich nicht vor Ihren zukünftigen psychiatrischen Aufgaben als Arzt! Sie haben Ihre Berufung als Arzt gefunden und scheuen sich deshalb nicht, Leid, Elend und Tod zu begegnen. Sie werden auch in Ihrer psychiatrischen Arbeit, wie in den meisten ärztlichen Disziplinen, unendlichem Leid, Elend und dem Tod begegnen. Aber wo Sie dem begegnen, so können Sie immer abwehren, mildern und helfen. In der psychiatrischen Arbeit werden Sie gerade das einsetzen können, was Sie im Arztberuf suchen: Ihre ganze Menschlickeit, Ihr Mitfühlen, Ihren Hingabewillen, neben dem technischen Können, dem sachlichen Wissen. Vielen werden Sie zur Heilung verhelfen, und Sie werden spüren, daß selbst dem Kranken, den Sie nicht heilen können, Ihr Nahesein guttut. Sie werden tief ins Leben hineinsehen. Und neben allen Schwächen und allem Elend werden Sie bei Ihrem psychiatrischen Wirken auch immer wieder etwas anderes staunend erleben: was es Großes im Menschen gibt, selbst im Kranken und Schwachen, Großes an Willen, durchzuhalten, Leiden zu überwinden, an der Fähigkeit, anderen beizustehen und für andere dazusein. Sie werden es bei Ihren Kranken entdecken, aber auch bei deren Angehörigen und Helfern.«

Literatur

Neben der laufenden Literatur wie Science, Nature, DMW, MMW, Die Naturwissenschaften, Medizinische Klinik u.a. wurden, um nur einige zu nennen, folgende Bücher benutzt:

Aaken van, Ernst: Programmiert für 100 Lebensjahre. Pohl-Verlag, Celle 1982

Alpert, Elliot/Hidematsu, Hirai: Oncodevelopmental Biology and Medicine. Ann. of New York Acad. of Sciences, vol. 417. New York 1983

Aumiller, Jochen: Niemand soll der Nächste sein. Goldmann, München 1978

Bäumler, Ernst: Amors vergifteter Pfeil. Hoffmann und Campe, Hamburg 1976

–: Paul Ehrlich. Societätsverlag, Frankfurt/M. 1979

–(Hrsg): Damit wir länger leben. Societätsverlag, Frankfurt/M. 1984

Bammer, Kurt/Newberry, Benjamin H.: Stress and Cancer. C. J. Hogrefe, Toronto 1981

Battisto, Jack, et al.: Immunological Tolerance to Self and Non-Self. Ann. of New York Acad. of Sciences, vol. 392. New York 1982

Berkow, Robert (ed.): The Merck Manual of Diagnosis and Therapy. Publ. Merck Sharp and Dohme, Res. Lab. 14. Ed. Rahway (N.Y.) 1982

Bier, August: Die Seele. J. F. Lehmann, München/Berlin 1939

Bleuler, Manfred: Lehrbuch der Psychiatrie. Springer-Verlag, Berlin/Heidelberg/New York 1981

Bona, Constantin A./Köhler, Heinz: Immune Networks. Ann. of New York Acad. of Sciences, vol. 418. New York 1983

Buchardi, Hilmar: Akute Notfälle. Georg Thieme, Stuttgart/New York 1981

Facklane, Margery and Howard: From Cell to Clone. Harcourt Brace Ivanovich, New York/London 1979

Fleckenstein, Albrecht: Calcium Antagonism in Heart and Smooth Muscle. John Wiley and Sons. New York/Chichester/Brisbane/Toronto/Singapore 1983
Frühmorgen, Peter (Hrsg.): Prävention und Früherkennung des Kolorektalen Karzinoms. Springer, Berlin/Heidelberg/New York/Tokio 1983
Gericke, Dietmar, in: Enzyklopädie Naturwissenschaft und Technik, Bd. 1–5. Verl. Moderne Industrie, Landsberg 1983
Groß, Rudolf: Medizinische Diagnostik (= Heidelberger Taschenbücher). Springer, Berlin/Heidelberg/New York 1969
Harsanyi, Zsolt/Hutton, Richard: Die Marker. C. Bertelsmann, München 1982
Herbig, Jost: Der Bio-Boom. Gruner + Jahr, Hamburg 1982
Holland, James F./Emil Frei III: Cancer Medicine. Lea and Febiger, Philadelphia Sec. Ed. 1982
Kaufmann, Richard: Die Todeskontrolle. Ullstein, Berlin/Frankfurt/Wien 1981
Klieneberger-Nobel, Emmy: Pionierleistungen für die Medizinische Mikrobiologie. Gustav Fischer, Stuttgart/New York 1977
Klingmüller, Walter: Genmanipulation und Gentherapie. Springer, Berlin/Heidelberg/New York 1976
Krebs, Hans: Otto Warburg. Wiss. Verlagsanstalt, Stuttgart 1979
Kuemmerle, Helmut-P. (Hrsg.): Basiswissen Klinische Pharmakologie. Hippokrates, Stuttgart 1984
Larbig, Wolfgang: Schmerz. W. Kohlhammer, Stuttgart/Berlin/Köln/Mainz 1983
Lausch, Erwin: Diabetes. Verlag Chemie, Weinheim 1971
Lehrl, Siegfried, et al.: Gehirn-Jogging. Medity, Wehrheim 1984
McGhee, Jerry R./Mestecky, Jiri: The Secretory Immune System. Ann. of New York Acad. of Sciences, vol. 409. New York 1983
Meyer-Bertenrath, Jürgen G.: Enzymdiagnostik. Med. Verlags-Ges., Marburg/Lahn 1976
Modell, Walter/Lausing, Alfred: Medikamente und Drogen (= rororo-Sachbuch). Rowohlt, Reinbek bei Hamburg 1982
Mumenthaler, Marco: Atlas der Neurologie. Springer, Berlin/Heidelberg/New York 1982
–: Neurologie. Thieme. Stuttgart/New York 1982
Nagel, G. A./Schmähl, D.: Krebsmedikamente mit fraglicher Wirkung. W. Zukschwerdt, München/Bern/Wien 1984
Nourse, Alan E.: Der Körper (= rororo-Sachbuch). Rowohlt, Reinbek bei Hamburg 1980
Pinedo, H. M./Chabner, B. A.: Cancer Chemotherapy 1983, vol. 5. Elsevier, Amsterdam 1983

Schadewaldt, Hans: Geschichte der Allergie, Bd. 1–4. Dustin Verlag, München-Deisenhofen 1983

Schettler, Gotthard: Innere Medizin, Bd. 1 u. 2. Georg Thieme, Stuttgart/New York [5]1980

–: Der Mensch ist so jung wie seine Gefäße. R. Piper, München/Zürich 1982

Schleich, Carl-Ludwig: Besonnte Vergangenheit. Ernst Rowohlt, Berlin 1930

Schmid, Roswitha/Wessing, Wolfgang (Hrsg.): Nobelpreisträger-Rundschau. Wiss. Verlagsanstalt, Stuttgart 1981

Schmidt, Robert F./Struppler, Albrecht: Der Schmerz. R. Piper, München 1982

Schneidrzik, W. E. J.: Macht Euch die Krankheit untertan. Goldmann-Sachbuch 1983

Seiler, Friedrich R./Schwick, Gerhard (eds.): How Can Immunology Contribute to Solving Health Problems in Tropical Countries (= Behring-Institute-Mitteilungen, No. 71). Die Med. Verlagsges. mbH, Marburg/Lahn 1982

– (eds.): Models and Methods in the Immunotherapy and Chemotherapy of Cancer (= Behring-Institute-Mitteilungen, No. 74). Die Med. Verlagsges. mbH, Marburg/Lahn 1984

Sillo-Seidl, Georg: Ärzte, die Millionen geholfen haben. Ariston, Genf 1980

–: Ärzte ohne Nobelpreis. Ariston, Genf 1979

Uhlenhuth, Paul: Entwicklung und Ergebnisse der Chemotherapie. Springer, Heidelberg 1948

Vorlaender, Karl-Otto: Immunologie. Georg Thieme, Stuttgart/New York [2]1983

Werning, Claus/Seitz-Werning (Hrsg.): Taschenbuch der Inneren Medizin. Wiss. Verlagsges., Stuttgart [9]1983

Wolff, Hans Peter/Weihrauch, Thomas Peter: Internistische Therapie. Urban u. Schwarzenberg, München/Wien/Baltimore [4]1982

Woller, Reinhard: Aufbruch ins Heute. Econ-Verlag, Düsseldorf 1977

Erklärendes Wörterverzeichnis

Adenosin – 3, 5-Monophosphat: Phosphorverbindung, die in ihrer ringzyklischen Form (griech. cyclos = Ring, abgekürzt C) als zweite Botensubstanz bezeichnet wird. Ist genügend c-AMP in der Zelle, verhindert es die Freisetzung von Histamin. Sein Gegenspieler ist das zyklische 3,5-Guanosinmonophosphat (c-GMP), das die Histaminfreisetzung aus der Zelle fördert.

Adrenalin: Ein Hormon, das im Nebennierenmark gebildet wird. Adrenalin ist das »Streß-Hormon«. Bei heftiger Reizeinwirkung wird es schlagartig freigesetzt und wirkt auf das sympathische Nervensystem: Die Blutgefäße verengen sich, das Herz schlägt schneller, der Blutdruck steigt.

Adriamycin: Zytostatisches Antibiotikum.

Affinität: Neigung eines Stoffes, mit einem anderen eine chemische Verbindung einzugehen.

AIDS: Schwächung des Immunsystems, Abkürzung für Acquired Immune Deficiency Syndrome.

Akut: Plötzlich auftretend, schnell, heftig verlaufend.

Albumin: Eine der Eiweißfraktionen des menschlichen Blutplasmas. Sie ist verantwortlich für die Aufrechterhaltung des kolloid-osmotischen Drucks in den Gefäßen und als Transportvehikel für Stoffe von außerhalb und innerhalb des Organismus im Blut. Ist die Albuminfraktion vermindert, kommt es zum Austritt von Blutwasser ins Gewebe, also zur Ödembildung. Albuminlösungen dienen als vorübergehender Blutersatz.

Aldosteron: Ein Hormon, das in der Nebennierenrinde gebildet wird und besonders auf den Mineralstoffwechsel einwirkt.

Allergie: Überempfindlichkeit gegen bestimmte Stoffe durch überschießende Antikörperbildung gegen Allergene, z. B. Hausstaub und Pollen. Man unterscheidet den Soforttyp vom Spättyp.

Amplifizieren: Steigern.

Anästhesie: Das Unempfindlichmachen, die Betäubung.

Analgetika: Schmerzstillende Mittel (von griech. algos = Schmerz).

Anaphylaktischer Schock: Eine selten auftretende lebensbedrohende Sonderform allergischer Reaktionen, beginnend mit heftigem Juckreiz, Hautrötung, Schweißausbruch, Atemnot, Erbrechen, Herzrasen.

Androgene: Die männlichen Geschlechtshormone. Zu ihnen gehört das Testosteron.

Angiotensin-Converting-Enzyme: (ACE) Das Enzym, das Angiotensin I in Angiotensin II umwandelt (engl. to convert = umwandeln).

Antibiotika: Stoffwechselprodukte von Mikroorganismen wie Pilzen und Bakterien.

Antidiabetika: Blutzuckersenkende Mittel.

Antigene: Stoffe der unterschiedlichsten chemischen Stoffklassen, die den Säugetierorganismus (Mensch und Tier) zur Antikörperbildung veranlassen. Allergene z. B. sind Antigene.

Antigen-Antikörper-Reaktion: Es entstehen Immunkomplexe, die eine Erkrankung auslösen können. Viele Antigen-Antikörper-Reaktionen werden aber für die Diagnose benutzt, z. B. Gruber-Widal für Typhus, Wassermann für Syphilis. Heute meist in Form von Radio-Immun-Assays.

Antikoagulantien: Stoffe, die die Gerinnung des Blutes verhindern wie Heparin oder Marcumar. Bis zu einem gewissen Sinn ist auch Azetylsalizylsäure (ASS) als A. aufzufassen, denn sie dient der Langzeit-Infarkt-Rezidiv-Prophylaxe.

Antikörper: Eiweißkörper im Blutserum. Antwort des Organismus auf Antigenreize in Form von Bakterien, Viren, Zelloberflächen-Antigenen etc.

Antiphlogistikum: (griech. phlogiso = ich setze in Brand) Mittel gegen eine lokale Entzündung, z. B. bei Prozessen des rheumatischen Formenkreises.

Antipyretikum: (griech. pyros = Feuer) Mittel zur Fiebersenkung.

Antitoxin: Gegengift gegen ein Toxin, ein Gift.

Apathogen: Nicht krankmachend.

Asthma: Anfallsweise auftretende Atemnot, die u. a. auch auf einer allergischen Reaktion beruhen kann.

Axon: (griech. axon = Achsenzylinder) ist die Bezeichnung für den Nerv in seiner Gesamtheit. Er besteht aus mehreren Schichten, Axo(Plasma)lem, den Neurofibrillen und dem Neuroplasma.

Bakterien: Einzellige Mikroorganismen, die in den drei Hauptformen Kugeln, Stäbchen und Schrauben auftreten. Jede Zelle besteht aus der Zellwand mit der Stützmembran, dem Zytoplasma, den kernäquivalenten Nucleoiden u. a. Die Bakterien vermehren sich durch Teilung und sind auf künstlichen Nährböden züchtbar und dann auch sichtbar.

Basophile Granulozyten: Kernhaltige weiße Blutkörperchen, die sich vorzugsweise mit basischen Farbstoffen anfärben. Normalerweise beträgt ihr Anteil 0,5 Prozent der Leukozyten im Blut. Sie spielen eine sehr maßgebliche Rolle bei den verschiedenen Allergien.

Bauchspeicheldrüse: Sie mündet gemeinsam mit dem Gallengang in den Zwölffingerdarm. Sie hat zwei Funktionen, eine exokrine und eine endokrine. In der ersteren sondert sie den Verdauungssaft (Bauchspeichel) ab, der Enzyme zur Verdauung von Fetten, Eiweißen u. a. enthält, in der letzteren bildet sie Insulin und Glukagon. Insulin wird in den B-Zellen der Langerhansschen Inseln, inselförmigen Zellhaufen, Glukagon in den A-Zellen der Langerhansschen Inseln produziert.

Biotop: griech. = der Lebensraum, die Lebensgemeinschaft von Tieren und Pflanzen. Beispiele für ein Biotop sind der Tümpel, das Hochmoor, der Buchenwald.

Blutplasma: Der flüssige Teil des Blutes einschließlich des Gerinnungssystems ohne die Blutkörperchen.

B-Lymphozyten: Weiße Blutkörperchen, die aus dem Knochenmark (bone marrow) stammen und von dort ohne Passage durch die Thymusdrüse ins Blut gelangen. Aus den B-Lymphozyten entstehen unter dem Einfluß eines Antigens Plasmazellen, die für die Antikörperproduktion zuständig sind.

Bothrops javaraea: Schlangenart, nämlich eine Pfeilviper in Brasilien. Aus ihrem Gift konnte Sergio Ferreira Eiweißkörper isolieren, die blutdrucksenkend wirken. Sie wurden die Vorläufer der modernen ACE-Hemmer.

Bradykinin: Eiweißkörper, der zu den Stoffen gehört, die die glatte Muskulatur erschlaffen lassen. Dadurch werden z. B. die kleinsten Blutgefäße, die Arteriolen und Kapillaren, erweitert. Das hat eine Blutdrucksenkung zur Folge.

Cefotaxim: Ein Antibiotikum, das vom Cephalosporiumpilz produziert wird, ist ein Cephalosporin der 3. Generation. Es hat ein sehr breites Anwendungsgebiet und ist noch bei schweren bakteriellen Infektionen wirksam, bei denen andere Antibiotika versagen.

Chemotaxis: Bewegung von Organismen, z. B. Bakterien oder weißen Blutkörperchen, auf einen chemischen Reiz zu (= pos.

Ch.) oder weg von ihm (= neg. Ch.). Beispiel: Auswanderung der Leukozyten aus den Gefäßen in bakteriell infiziertes Gewebe, dort Phagozytose und Eiterbildung.

Chordotomie: Neurochirurgisches Verfahren, bei dem ein bestimmter Teil des Vorderseitenstrangs am Rückenmark ausgeschaltet wird. Damit können Schmerzen im Becken beseitigt werden, wenn dies auf andere Weise nicht möglich ist.

Chromosomen: Kernstrukturen, die in einer für jede Art charakteristischen Anzahl in jeder Zelle vorhanden sind, beim Menschen beträgt ihre Zahl 46.
Bei jeder Kernteilung, die der Zellteilung vorangeht, wird jeweils der halbe Chromosomensatz an die beiden Tochterzellen abgegeben. In den Körperzellen ist der diploide Satz, der doppelte Satz, vorhanden, in den Geschlechtszellen (Samen- und Eizellen) der halbe, der haploide Satz. Denn durch die Kernverschmelzung von Samen- und Eizelle bei der Befruchtung entsteht dann wieder ein diploider Satz. Die weiblichen Geschlechtszellen enthalten stets ein XX-Chromosom, die männlichen stets ein X- und ein Y-Chromosom. Trifft also eine Samenzelle mit einem Y-Chromosom auf eine weibliche Zelle, Eizelle, dann entsteht durch die Verbindung X + Y ein Junge, trifft aber eine Samenzelle mit dem X-Chromosom auf die Eizelle, kommen X und X zusammen, entsteht ein Mädchen.

Chronisch: Lange andauernd.

Clostridien: Grampositive, anaerobe Sporenbildner, von denen einige Krankheitserreger sind, andere bei der Onkolyse (Geschwulstauflösung) verwendet werden.

Computer-Tomografie: Verfeinerung der Tomografie (s.d.) durch Kombination mit einem Computer (1965 von G. N. Hounsfield erfunden). Die CT ermöglicht noch feinere Unterschiede in der Dichte von Geweben zu erkennen. Wenn sie noch dazu mit der Anwendung von Kontrastmitteln benutzt wird, lassen sich nicht nur Tumoren im Gehirn besser als mit jeder anderen Methode erkennen. Heute wird die CT im gesamten Körperbereich für die Tumordiagnostik erfolgreich benutzt.

Corticosteroide: s. Kortikosteroide

Cortisol: Ein Hormon, das in der Nebennierenrinde gebildet wird. Es wirkt entzündungshemmend und fördert den Aufbau des Glykogens.

Coxsackie-B-Virus: Es gehört zur Untergruppe der Coxsackie-Viren, die wiederum in die Gruppe der Picorna-Viren (s. d.) gehört. Wurde 1947 zum ersten Mal im Ort Coxsackie im Staat New York (USA) isoliert von Dalldorf und Sickles. Unterteilung in A- und

B-Typen (24 A und 5 B). Zahlreiche Krankheitsbilder, vor allem Erkrankungen im Kindesalter wie Meningitis, Myokarditis, uncharakteristische akute Erkrankungen der Atemwege.

Dalton, John D.: Nach ihm ist eine physikalische Maßeinheit genannt.

Dendrit: (griech. dendron = der Baum) ist der kurze Fortsatz einer Nervenzelle, eines Neurons. Ein Neuron hat bis zu zwölf Dendriten.

Depot-Insulin: Insulin mit verzögerter Wirkungsdauer.

Dermatophagoides pteronyssinus: Haus-Milbenart, deren Stoffwechselprodukte im Hausstaub sehr häufig Ursache von Allergien sind.

Down-Syndrom: Genetischer Defekt, der das Krankheitsbild des Mongolismus erzeugt. Symptome: Schwachsinn, schräge Lidspalten (daher der Name), Veränderungen des Gesichtsschädels, breite Hände mit kurzen Fingern. Ursache ist ein überzähliges Chromosom, Nr. 21.

Elektrolythaushalt: Lebensnotwendiges Gleichgewicht von Elektrolyten im menschlichen Körper. Elektrolyte sind im Wasser gelöste chemische Verbindungen, die in ionisierter Form vorliegen. Innerhalb und außerhalb der Zellen bestehen unterschiedliche Konzentrationen. Die wichtigsten sind Natrium, Kalzium, Magnesium, Chlorid, Bicarbonat, Phosphor, Sulfat, Proteine.

Elektrophorese: Eine Methode zur Auftrennung von Proteingemischen im elektrischen Feld.

Endokrine Drüsen: Drüsen mit innerer Sekretion, z.B. Nebennierenrinde und Hirnanhangdrüse.

Endokrinologie: Lehre von der Funktion der Drüsen mit innerer Sekretion und ihrer Produkte, den Hormonen.

Enzyme: Von lebenden Zellen produzierte unentbehrliche Eiweißstoffe, die biochemische Vorgänge im Körperhaushalt beeinflussen, katalysieren.

Enzym-Immun-Assay: (EIA) Alternative zum RIA. An die Stelle des radioaktiv markierten Antigens treten Antigene, die mit einem Enzym markiert sind. Die EIA sind genauso empfindlich, können aber ohne die Vorsichtsmaßnahmen durchgeführt werden, die bei Arbeiten mit radioaktiven Stoffen einzuhalten sind.

Eosinophile Granulozyten: Weiße Blutkörperchen, die zwischen 2 und 5 Prozent der Gesamtleukozyten ausmachen. Im Knochenmark sind rund 200mal mehr Eosinophile als im Blut. In den Lungen, der Haut und der Darmschleimhaut sind sogar 500mal mehr. Haben eine besondere Affinität zum Farbstoff Eosin.

Exokrine Drüsen: Drüsen mit äußerer Sekretion, z.B. Schweißdrüsen und Speicheldrüsen.

Expression (exprimieren): Herausdrücken, z.B. den Mutterkuchen – die Plazenta – aus der Gebärmutter – dem Uterus. Exprimieren wird auch gebraucht in der Molekularbiologie, wenn ein Bakterium z.B. Insulin in seinem Inneren nicht nur bildet, sondern es auch abgibt.

Extrapyramidales System: Mit diesem Begriff werden alle Nervenkerne und Nervenbahnen im Großhirn bezeichnet, die verantwortlich sind für die Erhaltung der normalen Muskelspannung (des M.-Tonus), der unwillkürlichen und der Koordinationsbewegungen. Durch die Nerven des extrapyramidalen Systems werden die Abwehrbewegungen genauso gesteuert wie das Gleichgewicht. Ergänzt wird es durch das pyramidale System (s.d.).

Fibrinogen: Eiweißkörper im Blutplasma usw., aus dem Fibrin entsteht (Faktor I der Blutgerinnung).

Freßzellen: Sie werden auch als Makrophagen bezeichnet.

Genom: Der vollständige Satz genetischer Information, er besteht beim Menschen aus DNS. In den Keimzellen (Samen- bzw. Eizellen) ist die DNS als einfacher Chromosomensatz (haploid) vorhanden, in allen Körperzellen als doppelter, diploider Satz.

Gestagene: Hormone, die in den Eierstöcken gebildet werden und dem Ablauf einer Schwangerschaft dienen. Wichtigstes natürliches Gestagen ist das Progesteron.

Gewebekultur: Nährflüssigkeit oder halbstarres Nährmedium, in dem Zellen vermehrt werden können. Mit dieser Methode lassen sich im Reagenzglas Krebszellen beliebig vermehren.

Glukagon: Ein Hormon, das den Glykogenabbau bewirkt und den Blutzuckerspiegel erhöht.

Glukose: Der Traubenzucker.

Glykogen: Ein Kohlenhydrat, das in der Leber und in den Muskeln gespeichert wird.

Gonadotropine: Hormone, die auf Veranlassung des Hypothalamus (Releasing-Hormone) von der Hypophyse gebildet werden. Sie wirken auf die Keimdrüsen ein.

Grenzstrang: Der Nervus sympathicus in der näheren Umgebung der Lendenwirbel. Er spielt eine große Rolle bei der Beseitigung von Schmerzen im Beckenbereich durch Lokalanästhesie.

Guanin: Bestandteil der Desoxyribonukleinsäure, der Trägerin der Erbanlagen in jeder Zelle.

Halbwertszeit: So bezeichnet man den Zeitraum, in dem die Konzentration einer Substanz z.B. im Blut auf 50 Prozent des Ausgangswertes abgesunken ist.

Hapten: (griech. hapto = ich hafte) Ein unvollständiges Antigen. Es vermag zwar mit dem spezifischen Antikörper zu reagieren, ist aber nicht in der Lage, Plasmazellen zur Bildung von Antikörpern zu veranlassen. Dazu muß ein Hapten erst an einen Träger (engl. carrier), in erster Linie sind das hochmolekulare Eiweißkörper, gebunden (gekoppelt) sein.

Head- and Neck-Karzinome: Tumoren im Kopf-Nackenbereich.

Heuschnupfen: Eine allergische Erkrankung, die durch Überempfindlichkeit gegen Blütenstaub (Pollen) bestimmter Pflanzen hervorgerufen wird.

Histamin: Der bekannteste Mediator. Er wird freigesetzt beim anaphylaktischen Schock und bei anderen allergischen Reaktionen, bewirkt Blutdrucksenkung, Erregung der glatten Muskulatur, gesteigerte Drüsensekretion u.a.

Hodgkin-Erkrankung: Lymphogranulomatose, ist eine Erkrankung des lymphatischen Systems. Hauptsymptome sind die überall im Körper vergrößerten Lymphdrüsen, Fieber, Anämie und Kachexie. Gehört zu den bösartigen Geschwülsten mit den besten Heilungsaussichten. Auch beim Hodgkin gibt es eine ganze Reihe unterschiedlicher Formen.

Human-Insulin: Aus Schweine-Insulin umgewandeltes Insulin, das mit dem Insulin des Menschen identisch ist. Es kann auf halbsynthetischem oder gentechnologischem Wege hergestellt werden.

Hyalin: (griech. hyalos = Glas) Sammelbegriff für Eiweißkörper, die chemisch und physikalisch sehr unterschiedlich sein können. Gemeinsam ist allen hyalinen Stoffen, daß sie homogen sind, ein starkes Lichtbrechungsvermögen besitzen und mit sauren Farbstoffen wie Eosin und Fuchsin gut anzufärben sind.

Hybridomazellen: Das Ergebnis der Verschmelzung einer Plasmazelle mit einer Krebszelle.

Hydrolyse nennt man eine chemische Spaltung.

Hydroxylapatit: Eine Kalzium-Phosphorverbindung, chemisch der Hauptbestandteil des Knochens.

Hyperglykämie: Zu hoher Zuckergehalt des Blutes.

Hyperthermie: Überwärmung. Die Ganzkörper-Hyperthermie nach Manfred von Ardenne geht von der größeren Empfindlichkeit von Tumorzellen gegenüber höheren Temperaturen aus. Entscheidend bei Ardennes Verfahren war die Kühlung des Kopfes, also des Gehirns, als dem gegen Überwärmung empfindlichsten Organ. Ein Fortschritt dagegen bedeutet die lokale Hyperthermie.

Hypoglykämie: Zu niedriger Zuckergehalt des Blutes.

Hypophyse: Kirschgroße endokrine Drüse an der Unterseite des Gehirns (Hirnanhangdrüse), die mit dem Hypothalamus verbunden ist. Sie bildet selbst Hormone, z.B. das Somatotropin, ist jedoch auch Befehlszentrale für nachgeordnete Drüsen.

Hypothalamus: (griech. hypo = unter, griech. thalamos = Kammer) Region des Zwischenhirns unter dem Thalamus (Sehhügel), in der sich wichtige Steuerungszentren des Lebens befinden. Von hier aus werden die vegetativen Funktionen des Körpers reguliert. Als endokrine Drüse sendet der Hypothalamus Hormone aus, die ihrerseits die Hypophyse zur hormonellen Aktivität veranlassen. Seine Boten heißen Releasing-Hormone.

Immunglobuline: Eiweißkörper im Serum, Träger der Antikörper.

Immunität: Unempfindlichkeit gegenüber Krankheitserregern infolge des Vorhandenseins von Antikörpern. Es gibt passiv erworbene Immunität durch die Spritzung von Gammaglobulinen, die Immunglobuline enthalten, eine angeborene Immunität sowie eine aktiv erworbene Immunität nach dem Überstehen bestimmter Krankheiten oder der Impfung von Antigenen, die den Körper zur Bildung der betreffenden Antikörper anregt. Lebenslange Immunität kann ein Mensch nach Masern, Scharlach, Diphtherie, Typhus, Pocken, Windpocken, Kinderlähmung und Keuchhusten erlangen.

Immunologie: Lehre von den Erkennungs- und Abwehrmechanismen des Organismus gegenüber körperfremden, jedoch unter Umständen auch körpereigenen Substanzen.

Immunsuppression: Unterdrückung der Immunantwort durch bestimmte Arzneimittel. Erwünscht, um die Abstoßung eines transplantierten Organs zu verhindern, unerwünscht als Nebenwirkung der Krebs-Chemotherapie, da sie die Infektanfälligkeit bedeutend erhöht.

Insulin: Ein Hormon, das den Kohlenhydratstoffwechsel regelt, den Glykogenaufbau steigert und den Blutzuckerspiegel senkt.

Insulin-Pumpe: Es gibt zwei Arten von Geräten. Der eine Typ wird in einem Gurt am Körper getragen, der andere wird unter die Haut verpflanzt. Die Pumpe gibt die nötige Dosis Insulin direkt in die Blutbahn ab.

Ischämie: Blutleere eines Organs oder Organteils, z.B. im Herzmuskel das Gebiet hinter dem Gefäßverschluß durch einen Thrombus. Wird eine solche Blutleere nicht schnellstens aufgehoben, stirbt die Muskulatur oder das betreffende Organ ab.

Kachexie: Allgemeine Abmagerung, Auszehrung. Ursache in den meisten Fällen bösartige Geschwülste.

Kanzerogen: Krebs verursachend (gleich karzinogen).

Karzinom: Bösartige Geschwulst des Epithelgewebes (Haut und Schleimhäute).

Kernspin-Tomografie: Ein diagnostisches Verfahren, das die magnetischen Eigenschaften z. B. der Wasserstoffatome nutzt. Die Wechselwirkung zwischen diesen Kleinstmagneten im Körper und dem Großmagneten des Tomografen wird bildlich aufgezeichnet. Daraus ergeben sich Aufschlüsse über krankhaftes Geschehen im Organismus. In Deutschland, ebenso wie sonst auf der Welt, bisher nur wenige Geräte (Preis je vier bis fünf Millionen DM) in Gebrauch. Das Verfahren befindet sich noch im Versuchsstadium. Es wird die Tumordiagnostik weiter, und zwar ganz erheblich, verbessern.

Klon: Die Nachkommen einer einzigen Zelle, die damit absolut einheitlich sind.

Kolik: Anfallsweise auftretende krampfartige Leibschmerzen.

Kontaktinhibition: Wenn in der Gewebekultur zwei Zellen aufeinandertreffen, hören sie auf weiterzuwachsen, durch den Kontakt werden sie gehemmt (inhibieren – lat. = hemmen). Diese Eigenschaft fehlt Geschwulstzellen. Deshalb wachsen sie in andere Gewebe ein, infiltrieren sie.

Kortikosteroide = Nebennieren-Hormone.

LAV: Lymph-Adenopathie-Virus, wird von den Forschern des Institut Pasteur in Paris als Erreger von AIDS angesehen.

Leitungsanästhesie: Das Unempfindlichmachen von Nerven, indem das Betäubungsmittel in den Nerv selbst oder in seine nächste Umgebung gespritzt wird.

Leukämie: Eine bösartige Neubildung von Zellen der blutbildenden Organe (Blutkrebs). Es gibt verschiedene Arten von Leukämie. Sie kann akut oder chronisch verlaufen. Die chronisch myeloische Leukämie kommt am häufigsten vor. Bei ihr ist eine enorme Vermehrung der weißen Blutkörperchen (Leukozyten) charakteristisch. Die chronisch lymphatische Leukämie ist durch Wucherung des lymphatischen Gewebes (Milz, Lymphdrüsen, Thymus, Tonsillen) gekennzeichnet. Bei ihr treten die Leukozyten ebenfalls stark vermehrt auf. Die akute Leukämie verläuft wie eine Infektionskrankheit. Die Zahl der Leukozyten ist nur gering vermehrt. Auffällig ist das Auftreten von unreifen, also von Vorstufen der Leukozyten.

Leukotriene: Substanzen, die Mediatoren bilden, die langsam auf allergische Reize reagieren.

Lymphoblasten: Entwicklungsstufe bestimmter weißer Blutkörperchen.

Lymphokine: (griech. kineo = ich bewege) Biologisch aktive Substanzen, die von den Lymphozyten freigesetzt werden. Dazu gehören ein Haut-reaktiver Faktor, der Makrophagen-Migrations-Inhibitions-Faktor, er verhindert die Wanderung der Makrophagen. Außerdem der Makrophagen-aktivierende Faktor, der Transferfaktor und eine Reihe anderer.

Lymphozyt: Kleinste Form der weißen Blutkörperchen in Blut, Knochenmark, Lymphknoten, Milz, Thymus, Tonsillen.

Mammografie: (lat. mamma = weibliche Brustdrüse) Methode für die Diagnostik von Brustkrebs der Frau.

Mediatoren: Mittlersubstanzen von hormonähnlichem Charakter, die bei einer Allergie die Freisetzung von Antikörpern bewirken.

Melanom: Bösartige Geschwulst mit starker schwarzer bis dunkelvioletter Anfärbung der Haut.

Metastase: Tochtergeschwulst. Sie entsteht durch Verschleppen bösartiger Zellen der Erstgeschwulst, meist auf dem Blut- und Lymphweg, an eine andere, ferne Stelle des Organismus.

Mitose: Vorgang der Zellteilung, bei dem aus einer Zelle zwei identische Tochterzellen entstehen. Besteht aus verschiedenen Phasen, nämlich Pro-, Meta-, Ana- und Telophase.

Molekularbiologie: Lehre von den Vorgängen, chemisch und physikalisch, auf der Ebene der Moleküle, z. B. Stoffwechselvorgänge in der Zelle oder zwischen den Zellen.

Monoklonale Antikörper: Antikörper, die von einem Klon von Zellen produziert werden, das Optimum an Einheitlichkeit.

Mycel: Pilzgeflecht, z. B. von Penicillium notatum bei der Penicillingewinnung.

Myeloblasten: Große Zellen im Knochenmark mit einem Zellkern. Sie sind die Vorstufen der Myelozyten, diese wiederum Vorstufe der Granulozyten, der kernhaltigen weißen Blutkörperchen.

Myelom: Bösartige Geschwulst, die vom Knochenmark ausgeht.

Mykosen: Erkrankungen durch Pilze, Soor, Candida albicans, Aspergillusarten. Pilzerkrankungen können oberflächlich sein, Nagel- oder Zwischenzehenmykosen, aber auch systemisch, z. B. Lungenmykosen oder Darmmykosen.

Neoplasma: Neubildung.

Neurit: Synonym für Axon (s. d.), Achsenzylinder.

Neurochirurgie: Sie befaßt sich mit den chirurgischen, den operativen Eingriffen am Nervensystem, also an Gehirn, Rückenmark, Nerven.

Neuron: Bezeichnung für eine Nervenzelle mit allen ihren Fortsätzen (Neuriten, Dendriten, Kollateralen und dem Telodendron, der Endverzweigung).

Neurophysiologie: Sie befaßt sich mit der Tätigkeit und den Funktionen des Nervensystems.

Nuklearmedizin: Anwendung radioaktiver Stoffe in der Medizin zur Diagnose und Therapie.

Ödem: (griech. oideo = mache schwellen) Ansammlungen von Flüssigkeit in der Haut und den Schleimhäuten. Ödeme können die unterschiedlichsten Ursachen haben.

Onkogen: Geschwulst verursachender Stoff.

Onkologie: (griech. logos = Lehre) Lehre von den Geschwulstkrankheiten, den bösartigen Geschwülsten.

Onkolyse: Auflösung einer Geschwulst.

Phantomschmerz: Schmerz, den ein Amputierter in seinem nicht mehr vorhandenen Glied (Arm, Bein, Hand, Fuß) empfindet.

Philadelphia-Chromosom: Das Chromosom Nr. 22 ist bei Patienten mit einer chronisch myeloischen Leukämie gegenüber dem Chromosom Nr. 22 von gesunden Menschen deutlich verkürzt.

Plasmazellen: Sie entstehen aus B-Lymphozyten und sind die Fabrikationsstätte der Immunglobuline.

Plasmazytomzelle: Zellen eines Myeloms bzw. Plasmozytoms. Es gibt mehrere Typen, die sich durch die von ihnen produzierten Eiweißkörper unterscheiden lassen.

Präzipitation: Die Bildung von unlöslichen Antigen-Antikörperkomplexen, die in Lösungen als Niederschlag (am Boden oder als Ring) oder in halbflüssigem Medium, z.B. einem Gel, als weiße Präzipitationslinie sichtbar wird.

Protoplasma: Chemische Grundsubstanz jeder Zelle, aus Wasser, Kohlehydraten, Eiweiß, Fetten, Vitaminen und Spurenelementen bestehend.

Pyramidales System: Sein Hauptbestandteil ist die Pyramidenbahn, in der alle aus der Großhirnrinde absteigenden Nervenfasern zusammengefaßt werden. Die Nerven der Pyramidenbahn steuern alle willkürlichen Bewegungsimpulse. Sie sind die Gegenspieler der Nerven des extrapyramidalen Systems (s.d.).

Quincke-Ödem: Von dem Internisten Heinrich Irenäus Quincke (1842–1922) zuerst beschriebenes Ödem, das vorwiegend an den Unter- und Oberlidern der Augen, aber auch an allen Schleimhäuten der Luftwege und des Darmes auftreten kann.

Radioaktivität: Eigenschaft mancher Elemente bzw. Nuklide, unter Aussendung von Strahlung zu zerfallen.

Radio-Immun-Assay: (RIA) Hochempfindliche Methode zum

Nachweis kleinster Mengen eines Stoffes in biologischen Flüssigkeiten. Ein speziell präparierter Antikörper wird zunächst mit seinem Antigen beispielsweise im Serum zusammengebracht. Es tritt Bindung ein. Infolgedessen ist der Antikörper blockiert und kann nicht mehr das gleiche radioaktiv markierte Antigen binden, das im zweiten Versuchsschritt zugegeben wird. Die Bestimmung der Radioaktivität ergibt den Meßwert, Kontrolle ist die Antikörpersuspension, der kein unmarkiertes Antigen zugefügt worden war.

Radionuklid: Instabile Atomart, die unter Aussendung von Strahlung der Medizin zu diagnostischen und therapeutischen Zwecken nutzt.

Reagine: Andere Bezeichnung für Antikörper bei Allergie, die der Immunglobulin-Klasse IgE angehören.

Remission: Vorübergehende oder auch dauernde Zurückbildung von Krankheitserscheinungen, Besserung der Krankheit.

Renin-Angiotensin-System: (RAS) Ein Mehrstufenprozeß, durch den das aus der Niere stammende Renin über Angiotensin I (unwirksam) zu Angiotensin II umgewandelt wird. Angiotension II ist die Substanz, die am stärksten blutdrucksteigernd wirkt.

Resistenz: Widerstandsfähigkeit. Bakterien können z. B. im Laufe der Zeit eine Resistenz gegen Antibiotika entwickeln. Sie bilden bestimmte Enzyme, mit deren Hilfe sie den Hauptbestandteil der Antibiotika, ein ringförmiges Molekül, auflösen.

Retikulo-endotheliales System: (RES) Ein System von Monozyten und Makrophagen in Milz, Leber, Lymphknoten, Knochenmark und im Bindegewebe. Alle Zellen dieses Systems sind an der Phagozytose von Bakterien, Viren und Zelltrümmern von entzündlichen Prozessen beteiligt.

Reverse Transkriptase: Ein Enzym, das die Bildung einer DNS aus einer RNS ermöglicht. Bis dahin (1970) war dieser Vorgang von den Molekularbiologen für unmöglich gehalten worden, nur der umgekehrte Prozeß, Bildung einer RNS aus einer DNS und dann weiter Produktion von Eiweißkörpern war als molekularbiologisches Dogma angesehen worden.

Rezeptoren: Empfänger von Wahrnehmungen, Reizen.

Rhizotomie: Neurochirurgisches Verfahren, bei dem die Nervenwurzel zwischen Spinalganglion und Hinterhorn im grauen Bereich des Rückenmarks durchtrennt wird. Es dient der Beseitigung unerträglicher Schmerzen, die von Karzinomen herrühren.

Sarkom: Bösartige Geschwulst, deren transformierte Normalzellen dem Binde- und Stützgewebe, Knochen, glatter und quergestreifter Muskulatur, Knorpel und Sehnen entstammen.

Schistosomiasis: Erkrankung durch Pärchenegel; Blasensch. durch Sch. haematobium in Ägypten, Darmsch. durch Sch. mansoni vor allem in Südamerika oder durch Sch. japonicum in Ostasien.

Seminom: Rasch wachsendes Hodenkarzinom, entstammt dem Keimepithel.

Sensibilisieren: Empfindlich machen, geschieht immer passiv, durch wiederholten Kontakt mit Allergenen. Desensibilisieren ist eine Methode, um einen Allergiker vor weiterer Sensibilisierung zu bewahren. Vom Arzt wird das Allergen, beginnend mit Minimalmengen, in steigenden Dosen über lange Zeiträume hinweg zugeführt.

Serum: ist die Blutflüssigkeit ohne die im Blut enthaltenen Zellen und ohne das **Fibrinogen.**

Serumkrankheit: Sie entsteht durch Überempfindlichkeit gegen artfremdes Eiweiß, z.B. beim Menschen gegen ein Heilserum von Pferd, Rind oder Hammel.

Spasmolytikum: (griech. spasmos = Krampf, griech. lyseo = ich löse). Krampflösendes Mittel.

Subklinisch: bedeutet, daß ein Krankheitsbild kaum Erscheinungen macht. Es wird deshalb nur schwer zu erkennen sein. Sowohl ein akutes als auch ein chronisches Krankheitsbild kann zunächst subklinisch sein (lat. sub = unter).

Suspension: Aufschwemmung von Zellen, Bakterien oder chemischen, unlöslichen Partikeln in einer Flüssigkeit.

Szintigrafie: (lat. scintillare = funkeln, flimmern) Methode, um Veränderungen im Körper festzustellen, z.B. Knochenmetastasen. Man spritzt eine Aufschwemmung radioaktiver Teilchen, z.B. Technetium 99, in Form von Teceos ein und mißt auf einem **Scanner** genannten Meßgerät die Intensität der Gamma-Strahlung des Technetium 99. Es reichert sich im Tumor besonders an, die Szintigrafie ist dort also besonders intensiv. Im Gegensatz zur Röntgenaufnahme (dort kommen die Strahlen von außen und gehen durch den Körper) werden beim Szintigramm die vom Körperinneren kommenden Strahlen gemessen. Da die Radioisotope sehr schnell zerfallen und damit unwirksam werden, ist die Strahlenbelastung des Verfahrens viel geringer.

Tens: Transkutane **e**lektrische **N**erven**s**timulation. Auf der Haut aufliegende Elektroden senden elektrische Impulse zu den Hautnerven und den tiefer gelegenen Nervenbahnen, die dadurch gereizt und zum Vibrieren gebracht werden. Tens dient der Blockierung von Nerven, die den Schmerz zum Gehirn weiterleiten.

Thermografie: (griech. thermos = Temperatur, grapho = ich schreibe). Temperaturaufzeichnung über entzündetem oder bösartig verändertem Gewebe.

Thymin: Bestandteil der Desoxyribonukleinsäure, der Trägerin der Erbanlagen in jeder Zelle.

Thymus: Im Volksmund »Bries« genannt. Er ist eine Drüse hinter dem Brustbein.

T-Lymphozyten: Die Gruppe weißer Blutzellen, die ursprünglich aus dem Knochenmark kommt, dann durch die Thymus-Drüse geprägt wird. 70–80 Prozent der im Blut zirkulierenden Lymphozyten sind T-Lymphozyten. Sie sind zu unterteilen in Helfer-, Killer- und Suppressorzellen. Alle sind sie zuständig für die direkte Vernichtung von Bakterien oder Viren oder Parasiten, nachdem diese in den Säugerorganismus eingedrungen sind.

Tomografie: (griech. tome = Schnitt, griech. grapho = ich zeichne auf). Die T. ist das Verfahren, sehr viele Schichten der Lunge, des Magens nacheinander aufzunehmen (mit dem Röntgengerät), um z.B. eine Geschwulst genau lokalisieren zu können.

Toxoplasma gondii: Parasiten, die vor allem von der Mutter auf das Ungeborene übertragen werden und schwere Schäden, vor allem im Gehirn verursachen. Empfindlich gegen Tetrazykline. Sichelförmiger, kleiner Parasit, der sich innerhalb der Zellen vermehrt. 1908 von Nicolle und Manceau entdeckt.

Tranquilizer: Beruhigende Medikamente.

Transformation: Umwandlung von Normalzellen in bösartige Tumorzellen, sei es durch die Einwirkung chemischer krebserzeugender Substanzen (Karzinogene), Strahlen oder Viren.

Tumor: Geschwulst. Es gibt gutartige und bösartige Tumoren.

Urtikaria: (lat. urtica = Brennessel) Nesselsucht, schnell, schubweise aufschießende Quaddeln, die stark jucken.

Viren: Äußerst kleine Mikroorganismen, deren Form und Größe sehr unterschiedlich sind. Die Viren vermehren sich in lebenden Zellen (Einz. das Virus).

Wilms-Tumor: Bei Kindern vorkommender, sehr bösartiger Nierentumor, er ist aus Karzinom- und Sarkomzellen zusammengesetzt.

ZNS: Zentral-Nerven-System, praktisch das Gehirn, im Gegensatz zum Nervensystem der Peripherie, also der Organe, Gliedmaßen. Das Nervensystem der Sinnesorgane – Auge, Ohr etc. – gehört zum ZNS.

Zytomegalie: (Cytomegalie) Kindliche Erkrankung durch Z.-Viren. Sie gehören zur Herpes-Virus-Gruppe, sind damit DNA-Viren.

Zytostatikum: Chemische Substanz, die das Zellwachstum stoppt. Im allgemeinen für Medikamente gebraucht, die das Krebswachstum hemmen.

Abkürzungsverzeichnis

ACE Angiotensin-Converting-Enzyme
ACTH Adrenocorticotropes Hormon
Ag Antigen
AIDS Acquired Immunity Deficiency Syndrom
ALG Anti-Lymphozyten-Globulin
ALL Akute Lymphoblasten-Leukämie
ANA Antinukleare Antikörper
ASS Acetylsalicylsäure
ATG Anti-Thymozyten-Globulin
BCG Bacillus-Calmette-Guérin
BCNU 1,3 bis (2-chloroethyl)-1 nitrosourea
BGA Bundesgesundheitsamt
c-AMP Cyclisches Adenosin-3,5-Monophosphat
CCK Cholecystokinin
CF Cytotoxischer Faktor
c-GMP Cyclisches Guanosin-3,5-Monophosphat
CMF-Schema Cyclophosphamid-Methotrexat-Fluorouracil-Schema
CPK Kreatin-Phosphorkinase
CRG Controlled Release Glass
DNA Deoxyribonucleic Acid
DNS Desoxyribonukleinsäure
DTGE Des-Tyrosin-Gamma-Endorphin
DTIC 5-3,3-dimethyl-1-triazen-imidazol-4-carboxamid
EBV Epstein-Barr-Virus
ECF-A Eosinophilo Chemotactic Factor of Anaphylaxis
EEG Elektro-Enzephalogramm
EGF Epidermal Growth Factor
EKG Elektrokardiogramm
ETH Eidgenössische Technische Hochschule
FDA Food and Drug Administration
FSH Follikel stimulierendes Hormon
FSME Frühsommer-Meningo-Enzephalitis
GABA Gamma-Amino-Butyric-Acid
GKV Gesetzliche Krankenversicherung
GRID Gay related immune deficiency
GvH Graft versus Host
HA Hepatitis-A
HB Hepatitis-B
HCG Human-Chorion-Gonadotropin
HDC-Vakzine Human Diploid Cells-Vakzine
HDL High Density Lipoproteins
HLA Human Lymphozyte Antigens
HSV Herpes-simplex-Virus
HTLV Human-T-Cell-Leukemia-Virus
HV Hepatitis-Virus

IAAAS	International Agranulocytosis and Aplastic Anemia Study (Boston-Studie)
ICA	Islet Cell Antibody
ICSA	Islet Cell Surface Antibody
ICSH	Interstitielles Zellen stimulierendes Hormon
IFN	Interferon
Ig	Immunglobulin
INH	Isonicotinsäure-Hydrazid
JDU	Jod-desoxy-uridin
KMT	Knochenmark-Transplantation
KMT	Krebs-Mehrschritt-Therapie
LDH	Laktatdehydrogenase
LDL	Low Density Lipoproteins
LH	Luteinisierendes Hormon
LH-RH	Luteinisierendes Hormon-Releasinghormon
LT	Leukotrien
LTT	Lymphozyten-Transformations-Test
MAF	Makrophagen aktivierender Faktor
MAK	Monoklonale Antikörper
MF	Mitogener Faktor
MHC	Major Histocompatibility Complex
MIF	Makrophagen inhibierender Faktor
M-RNA	Messenger-(Boten-) Ribonukleinsäure
NSAID	Non Steroidal Anti Inflammatoric Drugs (Nichtsteroidale Antirheumatika)
OZN	Organisationszentrale Nierentransplantation
PAF-A	Platelet Aggregation Factor of Anaphylaxis
PAS	p-Aminosalicylsäure
PAVK	Periphere arterielle Verschlußkrankheit
pcP	Primär (progredient) chronische Polyarthritis
PDGF	Platelet Derived Growth Factor
PG	Prostaglandin
Poly I:C	Poly-Inosinic-Poly-Cytidylic-Säure
PPLO	Pleuro-Pneumonia-Like-Organisms
RAP	Rheumatoid arthritis precipitins
RAS	Renin-Angiotensin-System
RAST	Radio-Allergen-Sorbent-Test
RH	Releasing-Hormone
RIA	Radioimmunoassay
RIST	Radio-Immuno-Sorbent-Test
RNA	Ribonucleic Acid
RNS	Ribonukleinsäure
SEER	Surveillance, Epidemiology and End Results
SGOT	Serum Glutamat-Oxalacetic-Transaminase
SGPT	Serum Glutamat-Pyruvat-Transaminase
SRF	Skin Reactive Factor
SRS	Slow reacting substances
SRS-A	Slow Reacting Substance of Anaphylaxis
STD	Sexually Transmitted Diseases
TENS	Transkutane elektrische Nervenstimulation
TRH	Thyreotropin-Releasing-Hormon
VAC-Schema	Vincristin-Adriamycin-Cyclophosphamid-Schema
VLDL	Very Low Density Lipoproteins
WHO	World Health Organization
ZNS	Zentralnervensystem

Personen- und Sachregister

Personenregister

Sachregister

Über die Autoren

Dietmar Gericke (geb. 1922), Dr. med., war nach seinem Studium in den Universitätskliniken Halle/S., Köln und Bonn tätig. 1950 übernahm er bei der Hoechst AG den Bereich Impfstoffe für die Humanmedizin und 1960 die Leitung der Krebsforschung. 1970 habilitierte er sich an der Johann Wolfgang Goethe-Universität, Frankfurt/M. Ernennung zum Privatdozenten für experimentelle Onkologie. Seit 1976 Honorarprofessor an der Universität Frankfurt/M.

Gericke kennt als Krebsforscher sein Thema sowohl aus der klinischen Praxis als auch aus der industriellen Forschung und hat dies in mehr als 250 wissenschaftlichen Publikationen dokumentiert. Er ist Mitglied zahlreicher nationaler und internationaler Gesellschaften, z.B. der New York Academy of Sciences und der American Association for Cancer Research. Er gibt sein Wissen aber nicht nur als akademischer Lehrer weiter, sondern bemüht sich, als Wissenschaftler auch mit populären Darstellungen Klarheit in die vielfach emotional geführte Diskussion über Krankheit und Heilung zu bringen.

Ernst Bäumler (geb. 1926) ist gelernter Journalist und seit zwei Jahrzehnten für die Öffentlichkeitsarbeit der Hoechst AG verantwortlich. Er ist mit zahlreichen Sachbüchern hervorgetreten, die fast alle die medizin-biologische Forschung zum Gegenstand haben und in mehrere Sprachen übersetzt wurden: »Ein Jahrhundert Chemie«, »Auf der Suche nach der Zauberkugel« (eine Geschichte der modernen Heilmittel), »Das maßlose Molekül« (eine Bilanz der internationalen Krebsforschung), »Amors vergifteter Pfeil« (eine kulturhistorische Schilderung venerischer Erkrankungen), »Paul Ehrlich – Forscher für das Leben« (eine Biographie des Begründers der Chemotherapie).

Verständlichkeit ohne Preisgabe wissenschaftlicher Exaktheit ist das Motto, von dem sich Bäumler bei allen seinen Publikationen leiten läßt. Seine langjährige Erfahrung in der Umsetzung von komplexen Zusammenhängen und wissenschaftlichen Forschungsergebnissen in eine allgemeinverständliche Sprache macht ihn zum Anwalt des Lesers – wie auch die hier vorliegende kritische Bestandsaufnahme zeigt.

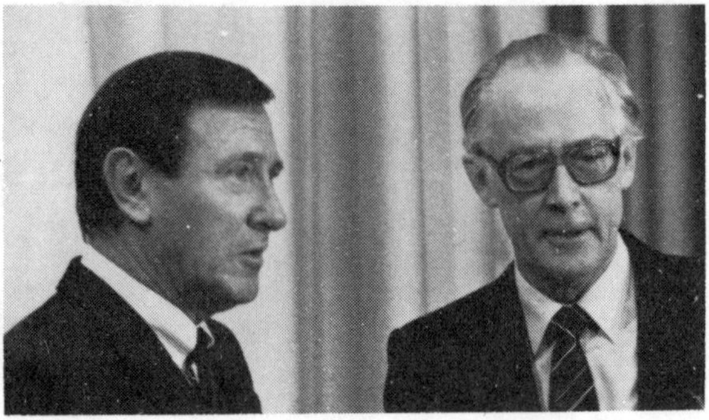

Ernst Bäumler Dietmar Gericke